国家卫生健康委员会"十四五"规划教材

全国高等学校教材
供卫生管理及相关专业用

U0292573

卫生经济学
Health Economics

第**2**版

主　编　孟庆跃　刘国祥
副主编　孙　强　陈迎春　韩优莉　应晓华

编　委　（以姓氏笔画为序）

于贞杰　潍坊医学院
于洗河　吉林大学
方　海　北京大学
朱　敏　中国医科大学
朱纪明　清华大学
刘国祥　哈尔滨医科大学
江蒙喜　国家卫生健康委卫生发展研究中心
汤质如　安徽医科大学
许兴龙　江苏大学
孙　强　山东大学
孙玉凤　宁夏医科大学
李国红　上海交通大学
杨　练　成都中医药大学

应晓华　复旦大学
张　歆　哈尔滨医科大学
张　慧　中山大学
陈　菲　重庆医科大学
陈迎春　华中科技大学
陈鸣声　南京医科大学
孟庆跃　北京大学
胡　敏　复旦大学
韩优莉　首都医科大学
谢慧玲　新疆医科大学
满晓玮　北京中医药大学
潘　杰　四川大学

编写秘书

马晓晨　北京大学

人民卫生出版社
·北　京·

版权所有，侵权必究！

图书在版编目（CIP）数据

卫生经济学 / 孟庆跃，刘国祥主编. —2 版. —北京：人民卫生出版社，2023.5（2024.10重印）
全国高等学校卫生管理专业第三轮规划教材
ISBN 978-7-117-34736-5

Ⅰ. ①卫… Ⅱ. ①孟…②刘… Ⅲ. ①卫生经济学－医学院校－教材 Ⅳ. ①R1-9

中国国家版本馆 CIP 数据核字（2023）第 068158 号

| 人卫智网 | www.ipmph.com | 医学教育、学术、考试、健康，购书智慧智能综合服务平台 |
| 人卫官网 | www.pmph.com | 人卫官方资讯发布平台 |

卫生经济学
Weisheng Jingjixue
第 2 版

主　　编：孟庆跃　刘国祥
出版发行：人民卫生出版社（中继线 010-59780011）
地　　址：北京市朝阳区潘家园南里 19 号
邮　　编：100021
E - mail：pmph @ pmph.com
购书热线：010-59787592　010-59787584　010-65264830
印　　刷：人卫印务（北京）有限公司
经　　销：新华书店
开　　本：850×1168　1/16　印张：19
字　　数：536 千字
版　　次：2013 年 9 月第 1 版　2023 年 5 月第 2 版
印　　次：2024 年 10 月第 2 次印刷
标准书号：ISBN 978-7-117-34736-5
定　　价：76.00 元
打击盗版举报电话：010-59787491　E-mail：WQ @ pmph.com
质量问题联系电话：010-59787234　E-mail：zhiliang @ pmph.com
数字融合服务电话：4001118166　E-mail：zengzhi @ pmph.com

全国高等学校卫生管理专业第三轮规划教材修订说明

我国卫生管理专业创办于 1985 年，第一本卫生管理专业教材出版于 1987 年，时至今日已有 36 年的时间。随着卫生管理事业的快速发展，卫生管理专业人才队伍逐步壮大，在教育部、国家卫生健康委员会的领导和支持下，教材从无到有、从少到多、从有到精。2002 年，人民卫生出版社成立了第一届卫生管理专业教材专家委员会。2005 年出版了第一轮卫生管理专业规划教材，其中单独编写教材 10 种，与其他专业共用教材 5 种。2011 年，人民卫生出版社成立了第二届卫生管理专业教材评审委员会。2015 年出版了第二轮卫生管理专业规划教材，共 30 种，其中管理基础课程教材 7 种，专业课程教材 17 种，选择性课程教材 6 种。这套教材出版以来，为我国卫生管理人才的培养，以及医疗卫生管理事业教育教学的科学化、规范化管理作出了重要贡献，受到广大师生和卫生专业人员的广泛认可。

为了推动我国卫生管理专业的发展和学科建设，更好地适应和满足我国卫生管理高素质复合型人才培养，以及贯彻 2020 年国务院办公厅发布《关于加快医学教育创新发展的指导意见》对加快高水平公共卫生人才培养体系建设，提高公共卫生教育在高等教育体系中的定位要求，认真贯彻执行《高等学校教材管理办法》，从 2016 年 7 月开始，人民卫生出版社决定组织全国高等学校卫生管理专业规划教材第三轮修订编写工作，成立了第三届卫生管理专业教材评审委员会，并进行了修订调研。2021 年 7 月，第三轮教材评审委员会和人民卫生出版社共同组织召开了全国高等学校卫生管理专业第三轮规划教材修订论证会和评审委员会，拟定了本轮规划教材品种 23 本的名称。2021 年 10 月，在武汉市召开了第三轮规划教材主编人会议，正式开启了整套教材的编写工作。

本套教材的编写，遵循"科学规范、继承发展、突出专业、培育精品"的基本要求，在修订编写过程中主要体现以下原则和特点。

1. 贯彻落实党的二十大精神，加强教材建设和管理 二十大报告明确指出，人才是第一资源，教育是国之大计、党之大计，要全面贯彻党的教育方针、建设高质量教育体系、办好人民满意的教育，落脚点就是教材建设。在健康中国战略背景下，卫生管理专业有了新要求、新使命，加强教材建设和管理，突出中国卫生事业改革的成就与特色，总结中国卫生改革的理念和实践经验，正当其时。

2．凸显专业特色，体现创新性和实用性　本套教材紧扣本科卫生管理教育培养目标和专业认证标准；立足于为我国卫生管理实践服务，紧密结合工作实际；坚持辩证唯物主义，用评判性思维，构建凸显卫生管理专业特色的专业知识体系，渗透卫生管理专业精神。第三轮教材在对经典理论和内容进行传承的基础上进行创新，提炼中国卫生改革与实践中普遍性规律。同时，总结经典案例，通过案例进行教学，强调综合实践，通过卫生管理实验或卫生管理实训等，将卫生管理抽象的知识，通过卫生管理综合实训或实验模拟课程进行串联，提高卫生管理专业课程的实用性。以岗位胜任力为目标，培养卫生领域一线人才。

3．课程思政融入教材思政　育人的根本在于立德，立德树人是教育的根本任务。专业课程和专业教材与思想政治理论教育相融合，践行教育为党育人、为国育才的责任担当。通过对我国卫生管理专业发展的介绍，总结展示我国近年来的卫生管理工作成功经验，引导学生坚定文化自信，激发学习动力，促进学生以德为先、知行合一、敢于实践、全面发展，培养担当民族复兴大任的时代新人。

4．坚持教材编写原则　坚持贯彻落实人民卫生出版社在规划教材编写中通过实践传承的"三基、五性、三特定"的编写原则："三基"即基础理论、基本知识、基本技能；"五性"即思想性、科学性、先进性、启发性、适用性；"三特定"即特定的对象、特定的要求、特定的限制。在前两轮教材的基础上，为满足新形势发展和学科建设的需要，与实践紧密结合，本轮教材对教材品种、教材数量进行了整合优化，增加了《中国卫生发展史》《卫生管理实训教程》。

5．打造立体化新形态的数字多媒体教材　为进一步推进教育数字化、适应新媒体教学改革与教材建设的新要求，本轮教材采用纸质教材与数字资源一体化设计的"融合教材"编写出版模式，增加了多元化数字资源，着力提升教材纸数内容深度结合、丰富教学互动资源，充分发挥融合教材的特色与优势，整体适于移动阅读与学习。

第三轮卫生管理专业规划教材系列将于2023年秋季陆续出版发行，配套数字内容也将同步上线，供全国院校教学选用。

希望广大院校师生在使用过程中多提宝贵意见，为不断提高教材质量，促进教材建设发展，为我国卫生管理及相关专业人才培养作出新贡献。

全国高等学校卫生管理专业
第三届教材评审委员会名单

顾　　问　李　斌

主任委员　梁万年　张　亮

副主任委员　孟庆跃　胡　志　王雪凝　陈　文

委　　员（按姓氏笔画排序）

马安宁　王小合　王长青　王耀刚　毛　瑛
毛宗福　申俊龙　代　涛　冯占春　朱双龙
邬　洁　李士雪　李国红　吴群红　张瑞华
张毓辉　张鹭鹭　陈秋霖　周尚成　黄奕祥
程　峰　程　薇　傅　卫　潘　杰

秘　　书　姚　强　张　燕

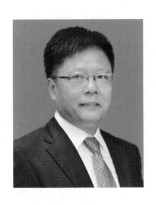

孟庆跃

男，1959年10月出生于青海省西宁市。教授、博士研究生导师。现任北京大学中国卫生发展研究中心执行主任，第七届国务院学科评议组成员，教育部公共卫生与预防医学教学指导委员会秘书长。兼任世界卫生组织西太区全民健康技术委员会副主席，中华医学会公共卫生分会副主委及候任主委，中华预防医学会常务理事兼出生缺陷专业委员会副主任委员，中国卫生经济学会常务理事兼公共卫生经济专业委员会主任委员。

从事教学和研究工作30余年。主要教授课程包括社会医学、卫生经济学、卫生事业管理学进展、公共卫生领导力等，培养博士、硕士研究生百余名。主要研究方向为卫生经济与体系。主持国家社科基金重大招标项目、国家科技支撑计划、国家自然科学基金、教育部哲学社会科学重大攻关项目、世界银行、世界卫生组织、欧洲联盟等资助的科研项目50余项，发表研究论文500余篇，主编教材1部，出版专著5部。

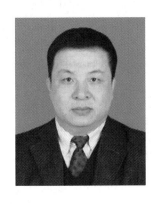

刘国祥

男，1963年1月出生于黑龙江省安达市。教授、博士研究生导师。现任哈尔滨医科大学卫生经济学教研室主任，哈尔滨医科大学卫生技术评估中心主任。兼任中国卫生经济学会医疗服务价格委员会副主任委员，中国社会科学院博士研究生导师，国家医疗保障局按病种分值付费（DIP）专家组成员，国家癌症中心卫生经济专家组成员，国家卫生健康委员会卫生费用核算项目专家组成员，中国抗癌协会早诊早治专业委员会经济学组组长等。

从事卫生经济学教学和研究工作30余年，研究领域包括卫生筹资、医疗保险、经济学评价、药物经济、医院经济管理、健康政策等；讲授课程主要包括经济学、卫生经济学、医疗保险学、药物经济学、公共政策等，培养研究生近百名；主持国家科技部重点研发课题、国家科技部科技支撑课题、国家自然科学基金课题、世界银行、世界卫生组织、比尔及梅琳达·盖茨基金会等资助的科研项目十余项，发表科研论文200余篇，主编和副主编教材7部，出版专著3部。

副主编简介

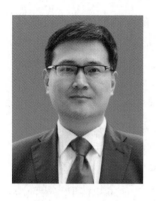

孙　强

男，1974年6月出生于山东省临沂市。教授、博士研究生导师。现任山东大学公共卫生学院常务副院长，国家卫生健康委员会卫生经济与政策研究重点实验室常务副主任，山东大学卫生管理与政策研究中心（山东省重点新型智库）主任，中国卫生经济学会公共卫生经济专业委员会副主任委员；中国疫苗行业协会疫苗经济学专业委员会副主任委员；山东省药学会药物经济与政策专业委员会主任委员。

从事教学工作22年，主要研究领域为卫生经济与政策。主持70多项国家和国际研究课题，在国内外专业学术期刊发表100多篇文章。多篇政策研究简报被国家/省级政府采纳。

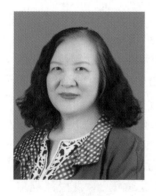

陈迎春

女，1966年1月出生于湖北省荆门市。教授、博士研究生导师。现任湖北省高校人文社科重点研究基地农村健康服务研究中心副主任，中国卫生经济学会理事，中国卫生经济学会基层卫生经济分会常务委员，中国医院协会医共体分会常务委员，中国医疗保健国际交流促进会健康保障研究分会常务委员。

从事卫生经济学教学工作35年。研究领域涉及卫生经济政策、医疗保险、农村卫生筹资与组织等。主持国家自然科学基金课题4项，省部级、厅局级及其他项目30余项。主编或副主编专著5部，参编各类专著和教材10余部。

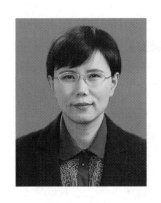

韩优莉

女，1978 年 11 月出生于河南省洛阳市。教授、博士研究生导师。现任首都医科大学公共卫生学院副院长，中国卫生经济学会青年委员会副主任委员，中国卫生经济学会卫生技术评估专业委员会常务委员，中国系统工程学会医药卫生系统工程专业委员会副主任委员，首都卫生管理与政策研究基地执行主任。

从事教学工作 19 年。研究领域包括卫生服务体系规划与整合、支付方式对医疗服务行为的影响、卫生技术与政策评估。主持国家自然科学基金 3 项，省部级课题 5 项，政府委托项目多项。发表学术论文 50 余篇。出版专著 1 部，副主编教材、专著 3 部，获省部级成果奖 3 项。

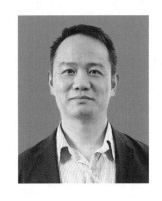

应晓华

男，1974 年 4 月生于浙江省东阳市。管理学博士、教授、博士研究生导师。现任复旦大学公共卫生学院卫生经济学教研室主任，国家卫生健康委员会卫生技术评估重点实验室副主任，复旦大学长三角医疗保障研究中心副主任；中国疫苗行业协会疫苗经济学专业委员会副主任委员，中国卫生经济学会青年委员会常务理事、医疗保险专业委员会常务理事，上海市药学会药物经济学专业委员会副主任委员，上海市预防医学会管理专业委员会副主任委员，《世界临床药物》杂志副主编。

从事教学工作 26 年。主要研究领域为医保与医保支付、卫生经济学评价与中医药评价、健康治理与信息监管等。主持国家自然科学基金 4 项，省部级、厅局级、国际组织等项目 70 余项。以第一作者或通信作者发表学术论文 130 余篇，出版专著 1 部。

前　言

本次《卫生经济学》第 2 版的编写突出三个方面的原则和目的。一是立足中国国情和健康中国战略，充分体现我国卫生事业发展经济规律和管理需求，从学科角度，既注重与国际卫生经济学教材接轨，同时更加强调我国卫生经济学教材特点；二是教材以培养新时代卫生经济研究和管理人才为目标，满足卫生管理人才培养需要；三是优化编写队伍，强调内容先进性，确保本次修订的质量和水平。

内容修订主要集中在三个方面。第一，卫生经济学教材的中国化。此前版本主要以西方经济学和西方卫生经济学为基础，侧重于传统理论和方法的介绍，而与我国卫生事业改革与发展的联系略显不足。此次修订从整体框架设计、内容编写指导思想、具体内容选择等各个方面，力求既保证卫生经济学核心知识和理论体系，又充分反映我国卫生经济学学科特色。第二，卫生经济学教材的应用性。为了提高卫生经济学服务于解决实际问题、服务于培养应用型人才的实际应用能力，教材由原来的 18 章增加到 22 章，新增内容包括医疗服务价格、卫生资源配置、卫生体系评价和健康影响评价。医疗服务价格和资源配置中的卫生经济分析和政策问题，对于帮助学生了解我国医疗服务价格政策的制定和资源配置原则和方法非常重要，这一补充对此前版本的内容是一种完善。卫生体系评价和健康影响评价是热点领域，是健康中国战略实施和优质高效医疗卫生服务体系建设评价所需要的重要内容。第三，卫生经济学教材的系统性。卫生经济学内容非常丰富，内容之间的逻辑性和关联性很强。此次修订，更加注重优化内容之间的逻辑关联，更好地展示卫生经济学理论、方法和应用的系统性。

本教材第一章概述了卫生经济学主要研究内容、方法和发展历史。第二章至第五章，阐述利用微观经济学需求和供给理论，分析健康需求、卫生服务需求、卫生服务供给和卫生服务生产。这部分内容是微观经济学理论和分析方法在卫生领域应用的核心内容。第六章至第十二章，阐述卫生服务市场特征和政府干预，并以此为基础从卫生筹资、卫生总费用、健康保险、医疗服务价格、卫生服务战略购买和供方支付制度和卫生人力资源市场等方面，展开对卫生资源筹集、配置和使用的阐述和分析。第十三章至第十七章，分析疾病经济负担和卫生资源配置的原则和主要方式，以及如何从卫生技术、卫生体系和健康影响等三个维度评价资源配置的结果。第十八章至第二十一章，选取几个重要维度进行经济学分析和阐述，包括药品、医院、传染病和健康有害行为的经济学分析，这也是卫生经济政策及影响相关度比较高的内容。最后一章是卫生经济政策与改革，分析主要卫生经济政策，介绍了全民健康覆盖和我国卫生经济改革实践。

本教材主要适用于卫生管理专业本科生，也可用于院校其他专业学习和卫生管理人员培训。本教材有纸质教材和数字内容，教师可根据授课对象和教学计划，自行安排教学内容和教案。

编委们虽然为本教材的编写付出了艰辛的劳动，但仍会存在不足，恳请教材使用者和读者批评指正，帮助我们在再次修订时进行完善。

孟庆跃　刘国祥

2022 年 10 月

目　录

第一章 绪 论

卫生经济学是利用经济学理论和方法,研究和分析卫生领域经济现象和规律的一门学科。卫生经济学主要回答四个问题,即社会总资源一定的条件下,应当向卫生领域配置多少资源;在卫生资源确定的条件下,应当提供和生产多少各类医疗卫生服务和产品;如何提供和生产这些服务和产品;为谁提供这些服务和产品。卫生经济学为实现卫生资源最优配置提供了理论和分析基础。

第一节 概 述

一、基本概念

一个社会,无论有多少资源分配给卫生领域,相对于人们的健康和卫生服务需要(want),资源总是稀缺的。所以,资源如何向卫生行业分配,卫生行业内的资源如何配置和使用,是需要研究和分析的重要问题。卫生经济学(health economics)作为经济学的分支学科,是利用经济学的理论和方法,研究和分析卫生领域经济现象和规律的一门学科。卫生经济学包括健康经济学(economics of health)和卫生服务经济学(economics of health care)两个部分。健康经济学从健康需求出发,研究个体在资源配置中的行为,包括购买卫生服务以及时间分配等。卫生服务经济学主要研究卫生服务需求和供给、卫生要素市场、政府干预、资源配置和卫生经济评价等。本书的内容虽然包括了上述两部分内容,但以卫生服务经济学内容为主。

卫生经济学能够帮助回答卫生领域许多重要的政策问题。比如,在社会总资源中,多少资源用于卫生领域比较合适;通过什么样的筹资机制才能使卫生筹资更加有效和公平,这些都是政策需要回答的问题。卫生经济学通过对健康资本的分析和健康与经济关系的研究,为回答这类问题提供了思路。再比如,如何解释社会医疗保险制度下医疗费用攀升的问题。经济学从需求行为理论出发,分析医疗保险制度的价格效应引致的医疗服务需求道德损害(moral hazard)现象,进而解释需求释放(包括过度需求)对医疗费用增长的作用,为医疗保险体制下如何合理控制卫生服务利用和费用政策的选择提供了理论依据。

提高卫生服务可及性、改善医疗卫生服务质量和提高医疗卫生服务可负担性是建设健康中国的着力点和实现全民健康覆盖(universal health coverage, UHC)目标的基础。卫生经济学通过医疗卫生服务供求分析、资源配置和卫生技术与经济政策评价等内容,进一步揭示卫生体系发展规律、提出政策发展方向。

卫生服务可及性仍然是当今卫生体系面临的重大挑战。全球婴儿死亡率从 1990 年的 64.8‰下降到 2020 年的 27.4‰。这三十年中,撒哈拉以南的非洲婴儿死亡率从 107‰下降到 50.3‰,下降幅度虽然较大,但仍然比世界平均水平高。经济发展和卫生服务可及性等方面存在的差异是导致健康不平等的主要原因。卫生服务可及性需要强调服务质量。没有质量做保证的服务可及性对健康没有实质意义。保证基本医疗卫生服务质量需要人员、设备、经济政策等方面的基本保障。医疗卫生费用持续攀升是世界各国共同面临的公共政策问题。为了改善卫生服务可及性和提高服务质量,各个国家努力增加卫生投入,建立或扩大健康保障制度,培养更多合格的卫生技术人员。而这些政策和行动必然从整体上提升医疗卫生成本,带来日益沉重的公共财政负担。

二、卫生经济学研究的基本问题

经济学的主要任务是在资源稀缺的前提下,研究资源如何分配、生产什么、如何生产和为谁生产的问题。与经济学研究的问题一致,卫生经济学主要研究四个方面的基本问题:①从宏观经济角度,研究在资源一定的条件下,卫生行业应当配置多少资源,应当生产多少医疗卫生产品和服务、生产多少非医疗卫生产品和服务;②在卫生资源确定的条件下,研究生产和提供多少各类医疗卫生产品和服务;③研究生产和提供上述医疗卫生产品和服务的方式方法;④研究谁是这些产品和服务的受益者。这四个基本问题中,前两个问题属于配置效率(allocative efficiency),第三个问题属于生产效率(production efficiency),第四个问题属于分配公平(distributive justice)。

假设资源只能用来生产两类产品和服务,即医疗卫生产品和服务以及非医疗卫生产品和服务。因为资源是有限的,需要做出选择:资源在两类产品和服务生产和提供上如何分配。如果更多的资源用来建设医院和疾病预防控制中心,就必须减少资源在其他建设上的投入,比如道路和交通设施;如果更多的资源用来培养卫生技术人员,就必须减少对其他人员培养的投入。反之亦然,增加对非医疗卫生产品和服务的投入,就必须减少对医疗卫生的投入。这就出现了资源分配的效率问题。此处效率是指测量资源被用来改善社会福利的程度。在总体经济中,如果社会资源生产的各类产品和服务是最佳组合,比如社会生产了最佳比例的医疗卫生和非医疗卫生产品和服务,则资源分配实现了配置效率。资源的稀缺性会迫使人们做出选择。资源配置过程就是选择的过程。

在卫生资源确定的条件下,也需要选择不同类型的医疗卫生产品和服务的数量组合。如果更多的卫生资源用于医疗服务,就必须减少疾病预防或者其他类型的服务;如果更多的卫生资源用于三级医院建设,就必须减少其他类型医疗卫生机构的建设投入。如果在一定的资源水平上,各类医疗卫生服务提供是最佳比例,则卫生资源实现了配置效率。相反,如果一定的资源条件下,所提供的医疗卫生服务没有达到最佳组合,比如提供了过多的三级医院服务和过少的基层医疗服务,则认为医疗资源分配没有实现配置效率。在完全竞争的市场环境下,市场和价格机制是"看不见的手",供需双方通过价格机制实现均衡,这是资源配置最有效率的方式。但医疗卫生领域往往存在着市场失灵(投资于治疗服务还是投资于疾病预防控制服务),依靠市场机制难以实现最优化配置卫生资源,需要对市场失灵进行干预。

生产或提供一定数量的医疗卫生产品和服务可以有多种方式,可以是资本密集型,也可以是劳动密集型。如果医疗服务的提供主要依靠高技术,需要较高的资本投入,患者人均资本投入值比较高,则是资本密集型的服务提供方式,我国三级医院提供的服务具有资本密集型的特点;如果医疗服务主要依靠医生和护士的技术劳动,医生和护士与患者的比例比较高,则是劳动密集型的服务提供方式,如我国基层医疗卫生服务机构提供的服务。如果有限的卫生资源通过生产要素最佳组合实现了产品和服务的最大产出,则社会实现了资源配置的生产效率。这里涉及两个基本问题,一是从体系的角度,资源在不同层级医疗卫生机构(比如医院和社区卫生机构)的配置;二是从医疗卫生机构内部角度,每个机构如何利用卫生资源提供卫生服务(医护比、医生床位比等)。

关于产品和服务的分配机制,有两个完全不同的理论体系,即市场机制和平等主义。市场机制理论认为,产品和服务分配应当完全基于人们的支付意愿和支付能力。社会中之所以出现支付能力的差异,是因为有些人比其他人工作更加努力、储蓄比别人多。支付意愿和支付能力高的人应当消费更多的产品和服务。人们为了得到更多的产品和服务,就会更加努力工作,赚取更多的收入,也会拥有合理的储蓄。供给和需求在价格机制作用下,能够实现需方支付意愿(willingness to pay)和供方提供意愿(willingness to provide)的平衡,进而促进资源分配的效率。但是,在现实社会中,支付能力的差异可能来自其他原因,比如患有精神和躯体疾病的人,因劳动能力下降或丧失,即使工作再努力,也无法实现正常收入、具有正常的支付能力。因此,平等主义认为,在完全市场分配机制下,这些人由于支付能力不足,将无法获得所需要的产品和服务,市场分配机制对于重要产品和服务(比如基本医疗卫生服务)的分配,具有先天的不公正性。平等主义强调,每一个人,无论其收入和支付意愿如何,对重要产品和基本服务都应当有平等的可及性。上述不同的理论,有助于回答医疗卫生服务的提供应当是效率优先还是公平优先这一基本问题。

第二节　卫生经济学研究内容和方法

一、卫生经济学研究内容

卫生经济学研究内容取决于需要研究的问题。国际上,卫生经济学研究内容主要包括健康及其价值、效率和公平、健康和疾病决定因素、公共卫生、健康与经济、卫生统计学和计量经济学、健康和卫生服务需求、医疗保险、卫生服务供给、人力资源、卫生保健市场和经济评价等。当前我国卫生经济学研究内容主要集中在以下八个方面。

1.健康和医疗服务需求行为研究　健康生产理论以健康需求和人力资本之间的关系为重点进行分析研究,提出健康是人力资本的重要组成部分,对健康的投资是对人力资本的投资。健康测量、健康影响因素和健康效用是研究的主要内容。医疗服务需求研究是以消费者理论为基础,研究价格和质量等因素对医疗服务需求的影响。价格弹性分析和消费者选择是研究的主要内容。随着医疗保险覆盖面的扩大,对医疗服务需求行为进行研究也越来越重要。此类研究可以帮助人们理解卫生服务选择行为,包括行为习惯的形成、各种针对医疗服务消费者的激励机制的效果评价、社会力量包括媒体对医疗服务消费者行为的影响等。

2.医疗卫生服务提供者行为研究　通过供给分析和生产函数分析,研究价格与供给之间的关系以及医疗卫生服务生产中的技术效率和配置效率等问题,是医疗卫生服务机构投入产出分析的重要内容。生产者理论是研究医疗卫生服务提供者行为的基础。由此衍生的诱导需求理论和非营利性医疗机构行为理论对分析医疗机构和人员行为也很重要。在供给分析中,研究内容包括生产要素的替代可能性、医疗技术变革和成本变化、医疗卫生新技术的推广。非营利性医院行为模型和不同所有制类型的医院效率比较也是这一部分的重要内容。

3.医疗服务市场规制和资源配置研究　许多经济学家对医疗服务市场的特性进行了研究,医疗服务市场理论正在逐步丰富和完善,医疗服务市场中存在的信息不对称、疾病的不确定性、市场准入和退出、公共卫生服务的外部效益等问题得到了比较明确的阐述和分析,为医疗服务市场规制提供了理论依据。非市场机制手段,特别是政府干预,在资源配置中的作用和方式以及干预效果,成为卫生经济学分析的重要内容。

4.卫生筹资与医疗保险研究　卫生筹资(health financing)是卫生经济学重要研究内容。在宏观层面需要回答的问题是,一个国家或地区,在一定的经济社会发展水平下,如果满足基本的医疗卫生服务需求,筹集到多少卫生费用才是合理和可持续的。在卫生经济层面,需要研究卫生资源配置效率和公平问题。世界上有几种不同的卫生筹资方式,包括税收筹资、社会医疗保险筹资、社区医疗保险筹资和直接付费,不同筹资方式各有优缺点。作为许多发展中国家实现全民健康覆盖的筹资策略,社会医疗保险已经成为卫生经济学最重要的研究领域之一。社会医疗保险研究集中在筹资机制、保险资金统筹和管理、保险经费支付、保险对卫生服务和医疗费用影响等方面,为保险制度设计和实施提供依据。

5. 卫生总费用研究　卫生总费用研究是卫生经济学分析的基础,为其他卫生经济学问题的研究提供基本数据。卫生总费用是一个国家或者地区全社会用于医疗卫生服务的资金的总额,卫生总费用研究主要分析和评价卫生资金的筹集、分配和使用。卫生总费用可以体现一个国家总体卫生投入的水平,反映卫生在经济社会发展中的地位。卫生总费用来源结构分析,可以用来评价卫生筹资的公平性以及政府在卫生发展中所承担的经济责任。卫生总费用分配及其流向的信息,可以从宏观层面评估卫生资源配置的效率和公平性。卫生总费用研究包括测算方法研究、来源结构分析、分配结构分析、趋势分析和国家间比较等。

6. 卫生经济学评价　利用经济学方法分析卫生技术的经济特性,即卫生技术投入和产出,为合理应用卫生技术提供了重要参考依据。卫生技术包括药品以及诊断、治疗和康复技术等。投入产出分析的主要内容包括成本 - 效益分析、成本 - 效果分析和成本 - 效用分析。成本 - 效益分析将产出货币化,可以直接表达投入的经济收益情况。成本 - 效果分析以实现健康产出所耗费的成本为指标,可以说明单位成本的健康改善程度,用于比较不同卫生项目的健康产出。成本 - 效用分析则对产出进行了更加合理的测量,引进了医疗卫生服务消费者生存质量和满意度等维度,用于综合反映卫生项目所产生的收益。

7. 卫生改革经济学研究　卫生经济改革是卫生改革的核心内容之一。我国自 2009 年开始的医药卫生体制改革,从改革设计到改革的实施和评价,都有大量需要研究的卫生经济学问题。从宏观角度,可以研究的问题包括如何公平有效分配和使用政府卫生经费、如何设计合理的基本医疗保险筹资水平、如何有效利用基本公共卫生服务均等化项目经费、如何更好地支付医疗卫生服务提供者等。从微观角度,内容包括评价医疗保险制度对居民卫生服务利用和经济负担的影响、评价收入改革对卫生机构和卫生人员行为的影响、评价卫生服务体系效率等。

8. 其他重要研究内容　卫生经济学还包括很多重要的研究内容:比如药物经济学分析与评价,从药品定价、研发与创新、费用控制等方面,分析药品生产和使用的经济现象和规律;比如传染病经济学分析,从传染病防控服务的特点以及传染病经济影响等方面进行介绍和分析。

二、卫生经济学研究方法

微观和宏观经济学、计量经济学、公共财政等经济学科是卫生经济学理论和方法的基础。下面介绍比较常用的卫生经济学研究方法。

1. 微观经济学方法　许多卫生经济学分析工具是基于微观经济学的。资源稀缺性与生产可能性边界的概念和分析思路,是分析卫生资源如何分配和生产的重要出发点。需求和供给分析理论,阐明了需求和供给的主要影响因素,特别是价格因素,为分析卫生服务需求供给奠定了基础。消费者行为理论,可以揭示人们为什么投资于健康,为什么在医疗保险体制下出现道德损害和逆向选择。厂商理论,可以理解医疗服务提供者如何提高产出效率,为什么会出现诱导需求。而垄断市场等市场结构分析,奠定了卫生服务市场的特殊性分析,以及为什么和如何对市场失灵进行干预。

2. 卫生计量经济学(health econometrics)　计量经济学是以数理经济学和数理统计学为方法论基础,对经济问题进行实证研究的经济学分支。计量经济学最初主要用于微观经济分析,宏观经济理论出现后,其在宏观经济方面的应用发展很快。计算机技术的发展,促进了计量经济学的发展。计量经济学利用横截面数据(cross-sectional data)、时间序列数据(time-series data)和面板数据(panel data),归纳和分析研究对象的经济行为。计量经济学在卫生领域得到了越来越多的应用，如医疗服务需求行为分析、家庭卫生支出影响因素分析、卫生福利分布的公平性分析等，经常都采用计量经济学分析的方法。

3．卫生经济评价（health economic evaluation） 卫生经济评价是利用经济分析工具对卫生项目、卫生技术、卫生活动投入产出进行评价，阐明资源配置的经济特性，主要的分析工具包括成本 - 效果分析、成本 - 效益分析和成本 - 效用分析。卫生技术评估（health technology assessment，HTA）是卫生领域利用经济分析工具评价投入产出的典型方法。许多国家在决定卫生新技术，包括新药品的投入和使用时，都需要卫生经济评价信息，以保证资源配置的经济合理性和有效性。

4．影响评价（impact evaluation） 任何公共干预活动或者项目都是为了达到一定的目标。干预或者项目实现目标的程度可以用影响评价测量。影响是指干预或者项目实施带来的结果（outcome），影响评价是把结果的不同归因于干预或者项目作用的过程。在现实社会中，有很多卫生经济干预项目，比如扩大医疗保险参保人群、改变医院支付方式、对低收入人群提供医疗救助等，都需要进行影响评价，以明确这些干预产生的结果。影响评价方法需要严格的研究设计，以消除混杂因素的作用。干预 - 对照实验方法是常用的方法，包括随机对照试验（randomized control trial，RCT）、匹配（matching）、倍差法（difference-in-difference，DD）等。

第三节　卫生经济学发展历史

卫生经济学作为术语最早出现在 20 世纪 40 年代的西方有关书籍中。到 20 世纪 60 年代中期，卫生经济学使用频率开始显著增加。肯尼斯·阿罗（Kenneth Arrow）于 1963 年发表的《不确定性和医疗服务福利经济学》（*Uncertainty and the Welfare Economics of Medical Care*），被认为是卫生经济学的奠基性论著。在这篇论文中，阿罗论述了健康与其他发展目标之间的差异，分析了卫生保健服务市场的特殊性，阐述了不确定性、信息不对称和外部性等条件对卫生服务市场干预的必要性。马克·保利（Mark Pauly）于 1968 年发表的《道德损害经济学：评论》（*Economics of Moral Hazard：Comment*）被认为是另外一篇影响卫生经济学发展的论文。这篇文章论述了健康保险对卫生服务使用和费用的影响，对阿罗论文的思想进行了扩展和深化。1972 年，麦克·格罗斯曼（Michael Grossman）发表《健康需求：理论和实证研究》（*The Demand for Health：a Theoretical and Empirical Investigation*），提出了健康需求理论，成为卫生经济学理论的又一个重要进展。1987 年，威拉德·曼宁（Willard Manning）和约瑟夫·纽豪斯（Joseph Newhouse）等学者发表了《健康保险和医疗服务需求：来自随机实验研究的证据》（*Health Insurance and the Demand for Medical Care：Evidence from a Randomized Experiment*），报告了大型医疗保险实验研究的结果，提供了不同付费制度下医疗服务需求弹性的信息，为医疗保险制度的设计提供了科学依据。

1968 年，世界卫生组织（World Health Organization，WHO）在莫斯科召开了第一次世界范围内的卫生经济研讨会，推进了卫生经济学的学科发展和应用。1996 年，国际卫生经济学会（International Health Economics Association，IHEA）在温哥华成立，并举行了学会第一届大会，此次大会成为卫生经济学发展新的里程碑。两年一届的国际卫生经济学大会对卫生经济学学科的发展、卫生经济学研究队伍的壮大、国际卫生的改革等均产生了重要影响。随着卫生经济学学科的发展，从事卫生经济学研究、教学和政策咨询的人员日益增多。世界上许多大学的公共卫生学院、经济学院、管理学院和医学院设置了卫生经济学专业，开设了卫生经济学课程，培养从事卫生经济学研究的专门人才。

卫生经济学作为一门学科在我国（不含港澳台地区）始于 20 世纪 80 年代初，以 1983 年成立中国卫生经济研究会（后改名为中国卫生经济学会）为标志。在此之前，部分高校研究人员和卫生行政管理人员开始关注卫生领域的经济问题，并根据当时改革开放的宏观背景，针对卫生发展的政策问题,比如医疗服务价格等,进行了讨论和研究。此后,随着卫生经济学学科的起步和发展,许多其他相关学科的研究人员加入到卫生经济学队伍中,部分医学院校成立了卫生经济学教研室或者教研组,成为与社会医学和卫生管理学等新兴学科同步发展的学科。

1991年由我国卫生部和世界银行学院共同成立的"中国卫生经济培训与研究网络"(简称"网络"),将我国卫生经济学发展推向了一个新的阶段。"网络"初期以医学院校卫生管理干部培训中心和卫生经济教研室为依托,通过对卫生行政管理人员和学校师资进行培训以及卫生经济专题研究等形式,培育和壮大了卫生经济学的研究和教学力量,促进了卫生经济学学科发展。

我国卫生经济学研究和教学人员结构在发展中已经发生了很大改变,早期师资主要从社会医学、卫生管理、流行病学和卫生统计等公共卫生学科转化而来,随着学科发展,卫生经济学师资中具有经济学及相关学科背景的越来越多,机构分布越来越广,卫生经济专业化教育和研究能力得到不断完善和优化。

思考题

1. 卫生经济学研究的基本问题是什么?
2. 卫生经济学主要研究哪些内容?
3. 卫生经济学主要研究方法有哪些?
4. 结合我国医疗费用增长的现状,试述学习卫生经济学的意义。

(孟庆跃)

第二章 健康需求

健康需求（demand for health）是人们在实现效用最大化过程中对包括身体、精神和社会适应上完好状态的需求。健康是一种人力资本。人们的根本需求是健康，而医疗卫生服务需求是健康需求的衍生。健康既是一种消费品，也是一种投资品。人们不仅被动地接受医疗卫生服务，也可以主动地提高自己的健康资本，其目的是获得更多的健康天数。尽管健康生产会占用时间，但健康生产使人们获得更多的健康时间，健康时间可以用于劳动力市场的工作或者闲暇消费，以增加个人效用。工资率高的人们倾向于更多的健康需求。随着年龄的增加，人们的健康需求总体上有一个下降的趋势。教育可以使人们更有效率地进行健康生产，生产同样数量健康天数所需的时间和其他要素成本更少。

第一节 概　述

一、基　本　概　念

（一）健康需求的概念

经济学假设人们是理性的，在现有的资源约束下达到效用（utility）最大化。效用即人们在消费和闲暇过程中，生理和心理上获得的满足程度。在效用最大化过程中，健康是生产和生活的必要条件，所以人们都需要健康（health）。世界卫生组织将健康定义为身体上、精神上和社会适应上的完好状态，而不仅仅是没有疾病或者身体不虚弱，所以健康需求（demand for health）可以定义为人们在实现效用最大化过程中对包括身体、精神和社会适应上完好状态的需求。人们在注重健康的同时，也有其他需求，例如衣服、食品、房子、汽车等。为了保持和提高健康水平，人们需要医疗卫生服务，所以衍生出医疗卫生服务需求，而人们的卫生行为也会影响健康。

卫生经济学使用了较大篇幅研究医疗卫生服务需求和医疗行为，但是医疗卫生服务和医疗行为在概念上其实可以归类为要素投入，以便生产出健康。某些医疗卫生服务在短期内还有可能会使人不适，降低人们的效用，例如苦药和疼痛，但是从长期来看，其会增进健康和提高效用。某些行为在短期内可能会使人们获得愉悦的感觉，例如吸烟和酗酒，但是从长期来看，其会损害健康和降低效用。健康需求研究主要包括人们为什么有健康需求、如何分配资源进行健康生产、格罗斯曼（Grossman）健康需求理论模型的基本框架、影响健康需求的因素等。

（二）健康的性质

在经济学理论中，好的物品可以提高人们的效用，而坏的物品会降低人们的效用。因为健康可以使人们获得欢乐和舒适的感觉、提高人们的工作效率和增强人们的效用，所以健康是好的物品。因为健康可以延续多个时期，所以健康还是耐用物品，人们一辈子都需要健康。除非死亡，一般来讲，健康不会立刻消失。由上所述，健康的性质可以定义为一种耐用的好的物品。因为健康具有耐用性，所以健康可以被视为一种资本。由于初始健康水平因人而异，健康与其他耐用的好的物品还是有区别的。一个健康的新生儿在出生时就先天拥有较多的健康资本，为今后的成长打下了坚实的基础。而一个有先天疾病的新生儿健康资本就相对较少，这对他以后的成长就会有限制。而且在生命进程中，健康资本不是恒定不变的，在不同人生阶段会有所增减，也会受到若干行为的影响，尤其包括所有的卫生行为。例如，患病期间健康资本会有所减少、注重体育锻炼后健康资本会增加、年老以后健康资本也会减少。

可以用效用函数来表示效用：

$$效用 = U(X, H)$$

X代表一揽子有别于健康的其他好的物品，H代表健康，U是效用函数的方程式。给定健康水平，增加其他好的物品的消费可以提高效用。反之，给定其他好的物品的消费水平，健康的改善也会提高效用。健康和其他好的物品要素投入的边际效用均为正值。与其他耐用好的物品一样，随着时间的流逝，健康也会有所损耗，就如我们使用的家用电器一样也要更新换代。卫生经济学将健康损耗这一过程称之为老龄化（aging），即健康的贬值（depreciation）。

二、健康人力资本

（一）人力资本

人力资本（human capital）理论是经济学一个非常重要的理论，也是人们研究健康需求和医疗卫生服务需求的基础。人们可以对健康进行投资，这与对教育进行投资有相近的功效，这是卫生经济学著名的格罗斯曼健康需求理论模型的基础。在健康需求理论出现以前，人们就已经将健康和教育归为重要的人力资本，并且认为人力资本是多年的连续教育、健康的身体和良好食物的结果。格罗斯曼模型将健康引进加里·贝克尔的时间分配模型，提出健康同样可以增加人力资本，最终提高收入水平。此后几乎所有的健康需求研究，包括理论研究和实证研究，均以格罗斯曼模型作为基础。同时，经济学家们也通过研究健康资本来了解年龄、工资率、受教育程度、不确定性和医疗卫生服务价格等因素在健康需求模型中的独特作用。

（二）健康人力资本

尽管健康是人力资本，健康需求却有不同于一般人力资本需求的独特方面。

1. 对医疗卫生服务的需求是间接的，例如看医生、接种疫苗、住院手术等，人们最终需求的是健康的身体。医疗卫生服务只是保持和改善健康状况的要素。所以对医疗卫生服务需求是衍生的（derived），最根源的还是对健康本身的需求。人们打针吃药产生的不适感觉不会增加效用，只是为了获得健康，所以打针吃药只是健康需求的中间产物。

2. 人们不仅可以被动地消费医疗卫生服务以便改善健康状态，而且可以通过运用自己的时间和其他要素投入主动地提高健康水平。换句话讲，健康是可以被人们自己生产的。每周运动2次，每次30分钟有助于保持体形，避免肥胖症。体育锻炼本身就是一个健康生产的过程。

3. 健康这种人力资本，可以存在于多个时期，也会贬值。今天一元钱的收益大于明天同样一元钱的收益，两天间的差额即时间价值。当前和未来之间的时间价值体现了人们对于时间的偏好。在研究健康需求时，应该考虑不同时期的健康转换以及年龄对健康需求的影响。例如，预防乳腺癌和结肠癌的筛查不仅会有助于人们了解当前的健康状况，也对提高今后健康水平有益。

4. 健康不仅是一种消费品，而且是一种投资品。作为消费品，健康可以产生直接效用。作为投资品，健康的身体可以增加健康天数，可用于工作或者闲暇消费。身体健康不仅会使人们感到非常舒服，还会提高人们的劳动效率，获得更高的工资，所以健康需求不仅是消费行为，也是投资行为。

三、健康测量指标

尽管健康对人们很重要，而且健康绝对是有价值的，但健康的市场价值并不存在。房屋、汽车和家用电器等实物资本可以用货币价值衡量它们的资本值。与实物资本不同，卫生经济学中并不存在一个通用的健康资本价值测量标准，因此健康资本也就没有一个通用的测量指标。这里只是简要介绍四种被广泛使用的健康测量指标：死亡、预期寿命、质量调整生命年、失能调整生命年。

死亡是测量健康资本一个非常简单的指标。当健康资本太少时，死亡就会出现了。在研究健康资本和死亡时，我们经常用到的第二个指标是预期寿命。预期寿命（life expectancy）表示在出生或者当前某个年龄组的人群中，预计可以存活生命年数的均值。在研究低预期寿命的国家或者死亡率高的疾病时，死亡这个指标被经常使用。对于预期寿命高的国家或者慢性病的研究，死亡这个指标就不合适了，因为死亡的概率太小了。这就需要一个能够系统描述健康资本的指标，卫生经济学经常使用质量调整生命年。美国哈佛大学经济学家理查德·泽克豪泽（Richard Zeckhauser）和同事们在 1976 年率先提出质量调整生命年这一概念。质量调整生命年（quality-adjusted life year，QALY）是基于经济学效用理论，综合生存质量和生存时间，用以测量预期寿命、疾病负担的指标。完全健康时其数值为 1，死亡时其数值为 0，其他生存质量介于两者之间，以生存质量为权重将全部生存时间加总。生命质量会受到疾病和身体残疾等影响，预期寿命将人们在疾病和残疾等不正常状态下的生存时间与正常功能状态下的生存时间等同对待，所以并不能准确地测量健康资本。我们可以用生命质量来调整预期寿命或生存年数从而得到一个新指标：通过生命质量评价把不正常功能状态下的生存年数换算成正常功能状态下有效用的生存年数，使其与健康人处于等同状态。经过调整的生命年数一般要小于预期寿命。失能调整生命年（disability-adjusted life year，DALY）是以伤残权重为基础，对生存时间进行调整，用以测量疾病负担的指标，被全球疾病负担研究采用。这四个健康资本测量指标可以相互补充，体现了健康资本的不同方面。

第二节　健康需求模型

一、健康需求行为

健康需求行为是人们维持和提高自身健康水平的行为。人们在医疗卫生机构接受医疗卫生服务是健康需求行为的一种重要方式，也可以通过自我治疗促进健康，更可以通过体育锻炼等非医疗卫生服务提高健康水平，所以健康需求行为是多种多样的。健康需求行为是人们对健康投资和消费健康的各种行为的总和。健康需求行为的目的是对健康资本存量的维持和提高，健康资本存量决定了人们的健康天数，健康生产可以改变健康资本存量。健康生产的最终产品是健康天数，健康状态应该包括肢体健康、精神健康和社会适应性健康，这些都需要通过健康需求行为来实现。健康需求行为不仅需要投入自身时间，也需要其他要素投入，如食品、健身器材、医疗卫生服务、场所等，后者可以从市场上直接购买获得。人们的闲暇时间不仅可以用于健康生产，也可以用于做饭、洗衣、看电影等，当然闲暇时间也需要有其他要素进行配合，如做饭需要有食材，这些要素投入就需要通过劳动力市场的工资收入购买获得。因此，市场上的物价水平、人们的工资收入和健康生产的效率等都会影响健康需求行为。健康需求行为本身能够增加健康资本存量，但是随着年龄的增加，健康资本存量总会有一个加速下降的趋势。

二、健康资本需求

在健康需求理论中，使用医疗卫生服务就是维持和提高健康资本存量的一种健康投资行为。究竟多少健康资本存量是合适的呢？投资需要考虑投资边际收益率，经济学对投资品需求的分析可以回答这个问题。根据边际投资效率递减理论，随着投资的增加，投资的回报率在总体上会有一个下降的趋势。以磁共振设备为例。在一个公立医院中，现在只有一台磁共振设备，由于患者众多，只有病情最为严重的患者才可以使用这台设备，病情较轻的患者不能使用。但是医院为什么不再买第二台磁共振设备呢？一个可能性是没有足够多的患者使用第二台设备，另一个可能性是使用第二台磁共振设备的患者平均疾病程度没有使用第一台设备的患者严重，进行磁共振检查在医疗效果上的回报并不高。所以第二台磁共振设备的投资回报，在经济收益和医疗效果两方面都要小于第一台。如图 2-1 所示，投资边际效率是向下倾斜的。

此外，投资需求还要考虑投资边际成本。投资受到资金利率和折旧率的影响。资本是有时间价值的，利率决定了资本的时间价值，即机会成本。今年的 100 元资金放在银行会产生利息收入，到明年其价值大于 100 元，100 元的年投资回报率应该大于或等于利率，否则就没有投资的必要了。折旧率决定了拥有资本的成本代价。资本会随着时间的推移而贬值，即使一台崭新而且没有用过的电脑，每年也要贬值，10 年以后也可能一文不值。由于健康资本会在一个很长的时期内存在，所以人们在进行健康投资时，要考虑健康资本的利率和折旧率。合适的投资数量应该选择健康投资的边际成本和边际收益相等的点，即投资的边际收益等于折旧率和利率之和。当资金利率和折旧率上升时，需要有更高的投资回报率来支持，否则健康投资必然下降。

我们还可以举另外一个例子。医院要购买 B 型超声（B 超）设备用于患者的医学检查，购买多少台才合适呢？如果年利率是 6%，而 B 超设备年折旧率是 20%，可以计算购买 B 超设备的数量，直到购买的最后一台的年利润回报为 26% 为止，即边际成本等于边际收益，这时购买的 B 超设备数量是最佳的，可以保证利润最大化。如果购买 B 超设备的数量多于这一最佳数量，就应该卖出一些多余的。这一理论对健康资本需求也一样适用。资金利率和折旧率一般是由市场决定的，作为外生变量而不受个人的影响。折旧率在不同人群中有所不同，这与人们的体质及资本存量有关。在同一人的不同年龄时期折旧率也有所变化，折旧率一般随着年龄的上升有所增加。投资边际效率向下倾斜，当利率或者折旧率上升时，健康投资减少。图 2-1 中 M 点就是对健康资本的最佳存量。不同点在于健康资本是不能出售的。

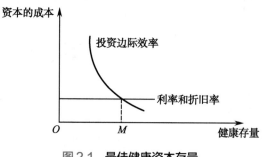

图 2-1　最佳健康资本存量

三、健 康 生 产

（一）健康生产概述

健康从何而来呢？在患病之后，人们可以在医生的帮助下部分地或者全部恢复健康，所以人们需要医疗卫生服务，产出健康。使用医疗卫生服务的过程可以被认为是一种"健康生产"过程。医疗卫生服务消费向健康转化的过程可以由生产函数表示，健康生产函数可以定义为由多种要素投入生产出健康的函数。

每个人对医疗卫生服务的需求最终会影响他们的健康和幸福。一般来讲，医疗卫生服务消费自身不会产生效用，对医疗卫生服务的需求主要源自对健康的需求。可以简单地将医疗卫生服务生产健康的过程分成两个阶段。首先组合各种资源，如人力、资金等要素生产不同的医疗卫生服务，然后人们通过消费医疗卫生服务，生产健康。因此，医疗卫生服务是健康生产的中间产出（其他影响健康的因素包括社会经济因素、环境因素、文化因素、人口因素等）。在健康生产过程中，人们需要注意几个问题。首先，健康生产受到疾病种类和疾病程度的影响。有些疾病是无法医治的或者非常严重，即使投入了医疗卫生服务，也可能没有健康产出。其次，并不是所有的健康生产都是有效的，例如有些感冒药对某些人的流行性感冒症状就没有缓解作用。对此，应该从总体上来理解，一般情况下的健康生产行为都有助于健康。再次，医疗卫生服务多种多样，在健康生产中，存在对不同医疗卫生服务的选择，这里只是笼统地将它们归为一个大类。最后，有些健康生产行为并不能改变最终的健康产出，只是加速了疾病治愈的过程，这同样是有效的健康生产，同样会增加人们的效用。

短期内，可以认为人们的健康状况是固定的，健康状况主要取决于人们过去的行为和所处的环境。然而，从长期来看，人们可以通过健康投资（包括医疗卫生服务）和其他物品的消费影响健康存量。健康被认为是一个长期耐用的产品。在每一个时点，人们都会有一个健康存量，或者称为健康基础。在一定时期内，人们可以增加或者减少健康投资，相应地，人们在下一个时期的健康存量就会有增减。健康存量的改变也可能是因为一些无法控制的原因导致的，如年龄的增长或疾病，但是更有可能是由于一些可以控制的原因造成的，比如与健康有关的卫生行为变化等。健康投资包括许多形式，如医疗卫生服务使用、合理膳食、适宜的锻炼、教育等。同样，人们的一些行为也会损害健康，如吸烟、高脂饮食等。健康生产研究正是分析各种健康投入要素如何转化为健康的过程。在此模型中，人们对健康的需求来自每个人对效用最大化的追求。对效用的追求既反映人们对各种健康投入要素的利用，也反映对其他实物商品的利用。对其他实物商品的消费受到价格、资源约束和其他社会经济因素对人们偏好（preference）的影响。一般来讲，更多的要素投入会产生出更多的健康，所以医疗卫生服务的边际产出应该为正值。当要素投入达到一定数量后，每一个单位的边际产出会有所降低。在边际产出还没有变为零甚至负值之前，当边际产出等于边际成本，这时健康生产就应该停止了。同时，健康生产也受到不同疾病的影响，相同的医疗卫生服务要素投入到不同的疾病救治中，健康产出的差别可能会很大，例如同样的住院治疗，对阑尾炎和骨折的健康生产效果就不同。

（二）健康消费者也是生产者

经济学通常假设人们拥有的资源是有限的，通过理性和前瞻性的行为，使用这些资源以便使自己的效用最大化。经济学将理性定义为人们利用所有可以获得的信息比较不同选择的成本与收益，从而做出最佳选择。前瞻性可以定义为人们不仅考虑当前的成本和收益，也会斟酌未来的成本和收益，以期在整个生命周期中做出最佳选择。人们在追求效用最大化的过程中，可以从市场上购买物品，例如医疗卫生服务、药品、家用电器、粮食和布匹等，结合自己的时间就可以生产健康和其他家庭物品，而所有这些产出的消费均可以增加其效用。生产过程可以用生产函数（production function）表示，即在一定技术水平下，生产要素投入量的组合与产品的最大产量之间的技术函数关系。生产函数可以表述为如下公式：

$$产出 = F（要素投入1，要素投入2，……）$$

F 是生产函数的具体函数技术关系。其他家庭物品产出包括但不局限于做饭、洗衣、上网等，将这些可以归类为一揽子产品 B。从而人们获得了以下两个生产函数：

$$I = I(M, T_H)$$

$$B = B(X, T_B)$$

第一个方程是健康生产函数，第二个方程是其他家庭物品（非健康产品）生产函数。I 是健康产出，T_H 是用于健康生产的时间，M 是用于健康生产的其他要素投入。B 是其他家庭物品产出，T_B 是用于其他家庭物品生产的时间，X 是用于家庭物品生产的其他要素投入。以上两个方程中，增加任何一种投入（时间或其他要素）均可以提高（或者至少不降低）产出。可以举一个例子，为了使体重维持在正常范围内，人们选择低热量的食物（可以归类为要素投入 M），并且每周运动2小时（可以归类为时间投入 T_H）以保持健康的体重，健康产出就是正常体重。这里，还要区别一下健康存量和健康流量。健康存量就是在某一时间点的健康状况，可以看成是健康资本，而健康流量是在一定时期内的健康变化，例如一个月中血压正常的天数。

假设人们的最初资源就是他们拥有的时间，以一年为例，也就是 365 天。为了购买用于健康生产和其他家庭物品生产的非时间要素投入，人们必须在劳动力市场上工作以换取收入。有了收入后就可以从市场上购买其他商品作为要素投入进行生产。在劳动力市场上供给的时间为 T_W，其实可以将用于健康生产的时间和其他家庭物品生产的时间都归入闲暇时间。在经济学研究中，非劳动时间全部可以看作闲暇时间，人们利用闲暇时间来进行健康生产或者单纯的休闲享受，比如看电影。这里假设睡眠（例如 8 小时）时间已经被去除，没有包括在总体时间内。其实在某种意义上来讲睡眠也是健康生产的一种，这里只是尽量简化此模型。人们在一年中还会有患病的时间 T_L，所以个人总体时间可以用如下公式体现：

$$总体时间 = T = 365 \text{ 天} = T_H + T_B + T_L + T_W$$

（三）健康天数的生产

格罗斯曼模型也研究了人们在一生中不同时期对健康需求的选择。一个重要的研究基础是：健康不仅是一种消费品，也是一种投资品。健康资本存量与健康天数存在递增的函数关系，高的健康资本存量可以增加健康天数。但是一年只有 365 天，一年中的健康天数不可能超过 365 天。由于边际产出递减（decreasing marginal output）理论，无限地进行健康资本投资也是不理性的。而且资源的稀缺性以及排他性也限制了健康投资的数量，比如，患病会减少健康天数，失去工作时间，降低收入。当收入降低时，对其他物品和服务的消费也由此减少，健康资本存量下降，减少健康天数。如图 2-2 所示，健康天数和健康资本存量的关系曲线是凹形的。当健康资本存量从 A 点增加时，健康天数的增加幅度比较大。当健康资本存量为 B 时，健康天数已经非常接近 365 天了，这时候再提高和增加健康资本存量也不会增加健康天数。但是将健康资本存量减少到最低值 A 点以下也是不明智的，因为这时死亡就会出现了。

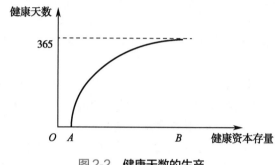

图 2-2　健康天数的生产

（四）健康生产和家庭物品生产

首先研究一个较为简化的模型。假设人们只进行家庭物品生产，并不外出工作，只需要在健康生产和家庭物品生产（例如馒头）上进行时间分配。为了简化这一模型，我们假设这些生产的所有要素投入只需要时间，馒头生产的所有原材料均自己生产，而且馒头和健康资本生产的时间跨度可以很长。图 2-3 是生产可能性曲线（production possibility curve）和无差异曲线（indifference curve）。横轴是健康资本存量，纵轴是馒头。生产可能性曲线表示馒头和健康资本存量的所有最佳组合，在图 2-3 中是经过 AEC 各点的曲线。无差异曲线表示在这条曲线上任何馒头和健康资本存量的组合均带来相同的最大化产出。无差异曲线的形状由人们消费两种产出的效用偏好决定，具体就是由效用函数体现的。图 2-3 中的两条无差异曲线代表不同的偏好和效用函数。

如图 2-3 所示，人们必须将健康资本存量维持在最低值 $H_{\min}$（即 A 点）之上，但人们也不会将健康资本增加到其最大值 $H_{\max}$，这时所有时间均投入到健康生产，馒头的生产为 0，即使健康资本存量再高，没有饭吃也会饿死的。生产可能性曲线从 A 点到 E 点可以在增加健康资本存量的同时提高馒头生产，两种产品数量可以同时增加。健康生产可以增加健康资本存量，增进健康水平，由此可以提高馒头的生产率，

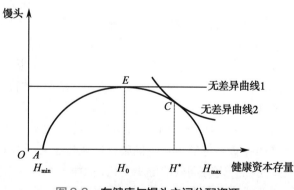

图 2-3　在健康与馒头之间分配资源

所以在相同时间内可以同时增加两种产品的产量。过了 E 点,人们过分注重健康投资,忽视了馒头生产,所以家庭生产和健康投资呈现替代关系。健康投资挤压了家庭生产时间,降低了家庭物品的生产数量。

以上论述暂时认为健康的效用是间接的,健康身体的作用只能使人们在单位时间内提高馒头的生产率。人们并没有从健康中直接获得效用,健康只是一种人力资本,因此人们的无差异曲线 1 为一条直线。此时,生产可能性曲线和无差异曲线 1 的切点 E 为均衡点,人们在拥有一定健康资本存量的基础上,最大化家庭物品馒头的生产数量。然而,健康也是一种消费品,健康的身体意味着没有或者存在少量的疾病,人们身体舒适度随着健康状况改善而提升,效用随之增加。当人们可以从健康中直接获得效用,此时为无差异曲线 2,其均衡点为 C。当健康既是一种投资品,也是一种消费品时,人们会加大健康的生产,健康存量由 H_0 增加到 H^*,馒头的生产减少了。即使存在健康的直接消费属性,人们也不会将健康资本增加到其最大值 H_{max},没有馒头,健康也不能维持。

(五)健康生产对工作和闲暇之间替代关系的影响

现在将以上简化的模型进一步复杂化:人们的时间不仅可用于家庭生产,还可以用于在劳动力市场上的被雇佣工作,以便获取收入。假设人们不进行健康生产,健康生产的时间 T_H 为 0。给定患病时间,其余闲暇时间可以全部用于家庭物品生产和劳动力市场被雇佣工作,这时工作和闲暇的总时间为:

$$工作和闲暇时间总和 = 365 - T_L = T_B + T_W$$

工资率(每天工资收入)为 W,如果全部时间都投入到劳动力市场,收入就为 $W \times (365 - T_L)$。假设市场上一揽子所有商品的价格系数为 1,全部时间投入到劳动力市场的收入除以价格系数 1,能够消费的最大商品数量就是 $W \times (365 - T_L)$。人们在消费商品的同时也使用闲暇时间,例如看电视。如果不工作,能够使用的所有闲暇时间为 $365 - T_L$。预算约束(budget constraint)表示在现有价格下可以消费的所有商品和闲暇时间的总和,最大商品消费数量和最长闲暇时间的连线即为预算线(budget line)。

图 2-4 是个人的效用无差异曲线和预算线。横轴为剔除患病时间后的所有可用时间,即工作和闲暇的总时间。纵轴为收入,当所有商品的价格系数为 1 时,纵轴也表示可以购买的全部消费商品。当闲暇时间为图中 G 点时,工作时间就是 $365 - T_L - G$,这时工作时间产生的工资收入为 $S = W \times (365 - T_L - G)$,即为纵轴 S 点所示。工作收入可以用于商品消费,如食品等。如果全部健康时间都用在闲暇消费,工作收入为零,也就不能有其他商品消费了。工资率 W 决定了预算线的斜率,斜率 = $W \times (365 - T_L) / (365 - T_L)$ 的绝对值。

这时无差异曲线表示人们享受闲暇时间和获得工资收入购买其他商品带来的总效用。个人偏好决定无差异曲线的形状,假定人们喜欢更多的收入和闲暇消费,无差异曲线就为图2-4 中所示的一般情况,角点解并不存在。根据效用最大化理论,无差异曲线和预算线的切点为均衡点。

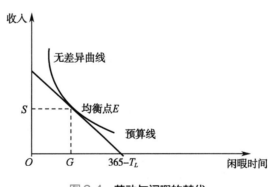

图 2-4 劳动与闲暇的替代

如果人们将时间用于健康生产,即 T_{H0} 大于 0,因为可以用于劳动和闲暇的总时间有所减少,这时预算线就会向左平移(图 2-5)。新的无差异曲线和新的预算线的切点为新的均衡点 E_0。新的闲暇时间 G_0 和收入 S_0 都比在均衡点 E 有所减少。既然用于健康生产的时间将会使预算线向左平移,较低的无差异曲线意味着效用的下降,那么为什么人们还要进行健康生产呢?其实图 2-5

是不应该出现的情况，健康生产是不会使预算线向左平移的。健康需求理论指出，健康生产可以减少患病时间，使患病时间由 T_L 减少到 T_{L0}。而增加的健康天数可以用于工作和闲暇消费，也就是说健康生产不仅不会减少用于工作和闲暇的总时间，而且还会增加这一总时间。

$$工作和闲暇时间总和 = 365 - T_{L0} - T_{H0} > 365 - T_L$$

所以健康生产的净效益为正，即用于健康生产的时间（天数）要小于由于少患病而新增加的健康天数 $T_{H0} < T_L - T_{L0}$。如图 2-6 所示，正确的预算线比图 2-4 中的预算线还向右平移，而不是如图 2-5 中的预算线向左平移，这时新的无差异曲线与预算线的切点为新的均衡点 E^*。人们通过健康生产获得更多的健康天数，可以用于工作或者闲暇消费。在新的均衡点上，预算线与更高的无差异曲线相切，代表更大的效用。

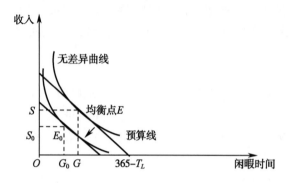

图 2-5　加入健康生产后，劳动与闲暇的替代（不应该出现的情况）

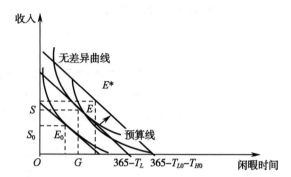

图 2-6　加入健康生产后，劳动与闲暇的替代（应该出现的情况）

此外，健康生产不仅可以改善健康状况，还有可能提高人们的劳动生产率，所以工资率也会有所上升，即 $W^* > W$。这时预算线不仅向右平移，它的斜率即工资率随之增加。新的最大收入为 $W^* \times (365 - T_{L0} - T_{H0})$，新的预算线与无差异曲线的切点所代表的效用值，也会比切点 E^* 的效用值有所提高。

第三节　影响健康需求的因素

一、社会经济特征

（一）工资率

当工资率上升时，人们会增加健康需求还是减少健康需求呢？对于这个问题，可以从投资边际效率入手进行分析。工资率是单位时间的劳动报酬收入，假如每天工作 8 小时的工资是 100元，每天工资率就为 100 元。当每天 8 小时的工资增加为 200 元时，每天工资率就为 200 元。工资率的提升有助于提高健康这种投资品的投资边际效率。高工资率会促使人们产生更多的健康需求，生产更多的健康天数，以便有更多的工作时间。一方面，给定投资成本的情况下，工资率的上升会使投资边际效率曲线向右平移到高投资边际效率曲线。因此，在同一利率和折旧率的条件下，最佳健康投资行为导致更高的健康存量，从而必须增加健康需求。另一方面，高的工资率还会增加时间的机会成本，就医时间成本变得更高了，这导致人们减少对医疗卫生服务的需求，乃至降低健康需求。这两个作用的方向正好相反，工资率的增长对健康需求的作用，在理论研究方面的结论并不明确。多数实证研究发现，工资率增加的净作用是提高健康需求，即以上第一个作用的绝对值大于第二个作用的绝对值。

人们退休以后，工资率为零，健康需求会如何变化呢？即使有退休金，这时的健康状况也不影响工资率，所以从理论上来讲，退休后对健康资本的需求会有所降低。如果只从健康的投资品特性进行分析，退休人员的健康投资只需维持最低健康资本存量 H_{min} 就可以了。当考虑健康消费品属性时，为获得更为健康的身体，退休人员在工资率为零的情况下，仍然会有健康需求，以提高个人的效用。但是总体上来讲，退休以后人们通常会减少健康需求，降低健康资本存量，这时健康作为投资品的作用会小于其作为消费品的作用，维持非常高的健康资本对退休人员来讲显然是不明智的。

我国学者在农村地区健康需要领域，主要研究了两个重要问题。第一，在我国农村地区，收入差距对健康是否有显著的影响？如果有影响，影响健康的主要方式是什么？第二，随着我国经济发展，出现了收入差距扩大的趋势，低收入人群的健康是否会变得更为不利。我国学者发现，农村地区的收入差距对健康的影响是显著的，但存在时滞，只有使用面板数据时才可以发现这一现象。农村地区收入差距对健康的影响并不是一成不变的。在收入差距较大时，收入差距对健康的负作用非常大。而且收入差距对全体人群的作用并不是一致的，其对低收入人群的健康更为不利。

然而，以上研究忽视了收入本身和收入差距之间的交互作用，而这种相互作用非常显著，但是收入差距对高收入者健康的负作用并不明显。而对于特别高收入者的健康，收入和收入差距的交互作用为正值。也就是说，收入差距使卫生资源向高收入者倾斜。相较于低收入差距地区，生活在高收入差距地区的高收入者反而可以得到更多、更优质的医疗卫生服务，拥有更好的健康状况。向低收入家庭提供医疗卫生补助是国际上解决健康不平等的通行措施。这一交互作用是其他国内外研究收入本身和收入差距对于健康作用文献所忽视的。

另外，收入和健康的关系是双向的。除了收入对健康的影响外，健康对收入也有显著影响。健康作为一种人力资本，关系到收入增长和经济发展，个人健康是决定家庭人均收入的重要因素。

（二）教育程度

教育程度对健康需求的正影响可以从供给和需求两个方面进行解释。从供给方面来讲，首先，高教育程度会提高健康生产的效率，其投资边际效率更高。高教育程度可以使人们更好地配合医生的治疗，如遵守医嘱、按时吃药。同时高教育程度者更了解一些病症和不良嗜好的危害，例如肥胖、吸毒、吸烟、酗酒等，可以更好地利用预防医学，如疫苗和癌症筛查，及时发现身体不适。总体来讲，教育程度提升了健康生产效率，使得相同数量的健康生产需要较少的时间和其他要素投入。其次，教育程度对家庭物品和劳动力市场的生产也有积极的作用，即教育程度有助于提高其工资率。

从需求角度来讲，教育程度会影响人们对健康投资的偏好。高教育程度的人们更理解健康的重要性，他们的无差异曲线更陡峭。如图 2-7 所示，低教育程度个人的无差异曲线如无差异曲线 2 所示，与生产可能性曲线的切点为 C。高教育程度个人的无差异曲线如无差异曲线 3 所示，与生产可能性曲线的切点为 D。教育程度的增加促使人们提高健康需求，增加健康资本存量。但是教育不一定会提高医疗卫生服务的需求数量，高教育程度者健康生产会更有效率，使用相对少的医疗卫生服务数量，就可以生产出相同数量或者更多的健康资本。

经济学也试图实证检验教育和健康之间的关系，但是证实它们的因果关系却并不容易。首先，教育和健康存在双向因果关系，上文已经论述了教育程度如何影响健康。理论上讲，健康也会影响教育：健康的年轻人学习成绩会更好，

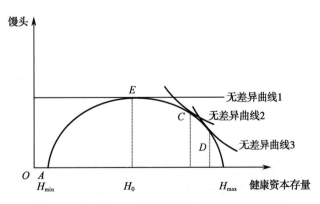

图 2-7　教育程度对健康和馒头之间分配资源影响

学历更高。由于存在这种双向因果关系，实证研究中教育对健康的作用有可能被高估了。其次，有些因素同时影响着教育程度和健康水平，例如，有远大抱负的年轻人不仅努力学习科学文化知识，而且注意锻炼身体。但是在实际生活中，经济学并不能测量这些因素的大小，也不能在实证研究中加以控制。以上两个问题均与教育和健康的内生性有关，即人们可以同时选择教育和健康水平以实现效用的最大化。

二、健康状况

健康状况影响健康需求，健康状况好的人们对健康需求仍然很高。但是其健康资本已经非常高了，健康生产的边际产出可能并不高。健康状况差的人们对健康需求就非常高了，而且希望通过健康生产，尽快提高健康资本存量和健康天数，所以其健康生产的边际产出一般会很高。健康状况的不确定性也非常重要。健康需求模型中，假设患病天数和健康产出是一定的，没有考虑不确定性（uncertainty）。然而疾病的到来是不可预测的，随时都有可能发生，但也有可能一直不发生。当健康需求理论中加入不确定性以后，之前的健康需求以及健康资本存量就不一定为最佳的了。而且实际生活中，几乎所有的与健康和医疗卫生服务有关的决定均是在不确定性的前提下做出的。另外，我们还假设其他非健康资产的投资是确定的，这与实际情况也不尽相符，例如，银行存款没有风险但是股票投资是有风险的，利率也是不断变化的。

患病不确定性对健康投资的影响可以从两个方面进行考虑。一方面，增加健康投资提高了健康资本存量，降低了患病的可能性（即不确定性）及患病导致的劳动力市场报酬的损失。人们在劳动力市场的收入与健康有关，如果疾病发生，工资率就会有所降低。为了抵御这一不确定性风险，人们会增加健康投资以便提高健康资本存量，这样也会减少患病的可能性（即不确定性）。不确定性的降低使投资边际效率曲线从左向右平移。另一方面，患病不确定还意味着人们即使不增加健康投资也不会患病。相应的，工资率不会改变，健康投资的变动使人们还应考虑到健康投资边际效率是递减的，沿着投资边际效率曲线滑动。如果没有患病，增加健康投资后没有提高工资率，不确定性对健康投资的影响就是负的，因此它降低了健康资本的回报。人们可能有侥幸的心理，认为每年不进行身体检查并不会增加患病的可能性。这两个由于不确定性的影响而产生的不同作用方向正好相反，它们交汇在一起的净作用也要通过实证研究来获得。理论上讲，如果第一个作用大于第二个，不确定性会使人们增加健康资本投资。相反的情况就是保持或者减少健康资本投资，将更多的时间和要素投入到其他方面的生产。

在患病期间，人们对请假休息和就医的不同选择行为也可以用格罗斯曼健康需求理论进行解释。人们患病的概率与健康水平有关，而人们从疾病中康复的速度与是否请假休息以及是否就医的选择行为也有关系。有研究发现，假设只有患病以后才需要治疗，而且完全预防疾病是不可能的，对所有人而言，疾病对人们的效用总是负的。与身体健康期间相比，患病期间收入对人们的效用更小，因为收入使人们在患病期间消费商品的效用下降。患病后，恢复健康的最优选择依次为：首先是将就医和休息结合起来；其次是请假休息；最后是只就医不休息。而且体质差的人患病后恢复比较慢；患病时，相较于男性，更多的女性会选择请假休息或者看医生。

三、人口学特征

影响健康需求的人口学特征，主要是人的年龄。人们在阐述一生中健康需求选择时，只是局限于不同折旧率和利率的影响，而且假定折旧率和利率是固定的。但实际情况并不尽然。首先，利率本身是变化的，主要由经济和金融领域状况决定。即使一年内利率的变化可能也非常大。其次，健康折旧率也有所变化，这主要与年龄有关，即健康折旧率会随着年龄的增长有所上升。相较于年轻人,老年人衰老的速度会更快,健康折旧率更高。从某种程度上来讲,老年人无限制地进行健康生产投资是不明智的,因为新增加的健康资本存量很快就因为过高的折旧率而减少了。

如图 2-8 所示,给定投资收益率和利率,折旧率的上升也会提高投资边际成本,降低最佳的健康资本存量。所以在年轻时,折旧率非常低,最佳的健康资本存量可以为 M;年老时,折旧率上升,需要更高的健康投资回报,才能增加其健康资本存量,最佳健康资本存量降低为 N。

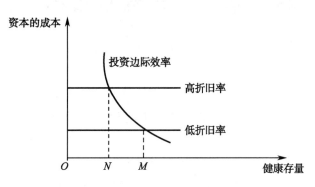

图 2-8 折旧率提高后的最佳资本存量

最佳的资本存量还会受到健康资本投资边际效率的影响。与年轻人相比,老年人的投资边际收益率较低,投资边际效率曲线向左平移,给定同样利率和折旧率,最佳健康资本存量也会有所降低,如图 2-9 所示,由低投资边界效率曲线与投资成本线(利率和折旧率)的交点决定,年老时最佳健康资本存量应该减少到 R。年老时,投资边际效率降低的同时,折旧率也会上升,这两个因素的共同作用会使最佳健康资本存量比图 2-8 中的 N 和图 2-9 中的 R 均要小很多。

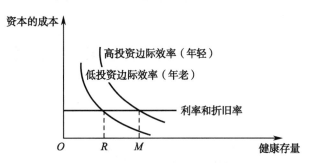

图 2-9 投资边际效率下降后最佳资本存量

因为年老会推高折旧率,降低投资收益率,那么老年人就一定会减少医疗卫生服务需求吗?注意,这里不是健康或者健康资本需求,而是衍生的医疗卫生服务需求。答案是"未必",因为医疗卫生服务需求,例如就医、住院等不是健康需求。即使老年人的健康投资边际效率下降和折旧率上升,为了维持生命,老年人还会不得不增加健康投资以保持健康资本存量高于最低健康资本值 $H_{\min}$。此外,从健康也是一种消费品的角度来讲,为了追求身体舒适,老年人也会增加医疗卫生服务消费,以便补充因为年老而快速下降的健康资本存量,这就与对健康的偏好有关了。综上所述,年龄会影响折旧率、投资边际效率和对健康的个人偏好,理论研究表明年龄和健康资本存量一般为负相关。

有研究通过妇女乳腺癌和宫颈癌的早期筛检验证健康投资,即预防疾病的作用,实证研究结果表明,随着年龄的增加,女性使用这些预防医学服务的数量有所降低。这一结论与格罗斯曼健康需求理论的预测是一致的:随着年龄的增长,折旧率上升,维持较高的健康投资是不明智的,女性就会减少乳腺癌和宫颈癌的早期筛检频率。

思考题

1. 按照健康需求理论,随着年龄的增加,对健康的需求会有所降低。请问对医疗卫生服务的需求也一定降低吗?为什么?
2. 接种流行性感冒疫苗是预防流行性感冒的有效手段。如果工资增加,请问在职人员接种流行性感冒疫苗的可能性是否会有变化?为什么?
3. 简述受教育程度与健康需要的关系。

(方 海)

第三章　卫生服务需求

健康是人们的根本需求,但是健康需求的实现需要通过适宜的卫生服务需求得以满足。实际生活中,当人们遭遇疾病,有的人可以更多地使用卫生服务,但有的人所获得的卫生服务不能满足其实际需要。这一现象与卫生服务需求有关。卫生服务需求是卫生经济学研究的主要内容之一,通过探索卫生服务需求规律,揭示卫生服务需求的特点及影响因素,探讨满足人们日益增长的卫生服务需求的途径和方法。

第一节　概　　述

一、卫生服务需要与需求

为了准确把握卫生服务需求的经济学意义,需要对与之相关的几个概念进行介绍与区分。

(一)卫生服务需要

卫生服务需要(health care need)指从消费者健康状况出发,在不考虑其实际支付能力的情况下,由医学专业人员根据其掌握的医学知识,分析判断消费者是否应该获得卫生服务和应该获得何种卫生服务以及应该获得的卫生服务数量。它主要取决于居民的自身健康状况,是依据人们的实际健康状况与"理想健康状态"之间存在的差距而提出的对医疗、预防、保健、康复等服务的客观需要。

1. 个人觉察到的需要　是指人们主观上认为自己患有疾病或者为了预防疾病应该获得某种服务。当一个人觉察到有卫生服务需要时,才有可能去利用卫生服务。个人觉察到的需要与医学专家判定的需要相比较,有时两者是一致的,如表 3-1 中的 A,有时两者是不一致的,如表 3-1 中的 C。例如,由于消费者的疑病或本身是某种非常小的健康问题,消费者感觉应该接受卫生服务,但医学专家从医学的角度判断其无须利用卫生服务,此时两者出现不一致。实际上,消费者是否有卫生服务的需要应以医学专家的判定为准。

2. 个人未认识到的需要　是指当一个人实际存在某种健康问题或患有疾病时,并未察觉或并不认为应该求医。对这部分人来说,不会有寻求卫生服务的行为发生,这种情况极易对健康构成威胁。发现未察觉到的卫生服务需要的最有效的方法是进行健康教育和进行人群的健康筛查。及早发现还没有被察觉到的健康问题,对于提高人群的健康状况具有积极意义。

卫生服务需要的影响因素包括社会、经济、文化教育、社会心理、人口、地理环境、居住条件、医疗和预防保健服务的供给等。

表 3-1　个体与医学专家对卫生服务需要的确定

医学专家	个体	
	有卫生服务需要	无卫生服务需要
有卫生服务需要	A	B
无卫生服务需要	C	D

（二）卫生服务需求

卫生服务需求（health care demand）指在一定时期内和一定价格条件下，卫生服务消费者愿意且有能力购买的卫生服务数量。卫生服务需求的形成有两个必要条件：一是消费者有购买卫生服务的愿望；二是消费者有支付能力。如果消费者有购买卫生服务的愿望，却没有支付能力；或者虽然有支付能力，但却没有购买卫生服务的愿望，都不能形成消费者对卫生服务的需求。现实中，用实际卫生服务利用表示卫生服务需求水平。

卫生服务需求可以从结构上分为个人需求和市场需求。

1. 个人需求 是指一个人在一定时期内和一定价格水平下，愿意并且能够购买的卫生服务及其数量。其实现类型及数量取决于消费者相对于价格、保障状况和收入水平（预算约束）、卫生服务效果等个人或家庭的消费目标和偏好。

2. 市场需求 表示在某一特定市场、在一定时期内和一定价格水平下，所有消费者愿意并且能够购买的卫生服务及其数量，是个人卫生服务需求的总和。因此，凡影响个人需求的因素都会影响市场需求。当某种卫生服务的价格降低后，可能因某些消费者对该服务需求量的增加而导致市场需求量的增加。但在一些情况下，个人需求并不因为价格降低而增加，例如，对于某一个体并不会因为手术价格下降而进行多次同样的手术。但过去因价格较高利用不起该种卫生服务的人则有可能利用该服务，在这种情况下，市场需求量的增加是消费者数量增加的结果。

（三）卫生服务需要与需求的区别与联系

卫生服务需要与需求之间的关系用图 3-1 表示。A 区表示没有认识到的卫生需要，即有健康问题，但患者没有认识或者感知到，因而不会去利用卫生服务；B 区为认识到的卫生服务需要，但是由于种种原因（如自感病情轻、经济困难、就医不便、医疗服务态度差、服务质量差、疗效不佳等）导致需要不能转化为需求；C 区为消费者愿意购买并且有能力购买，医疗卫生服务专家认为有必要提供的卫生服务，该部分构成卫生服务主体；D 区为没有需要的需求，通常由不良就医行为和行医行为所致，如医务人员为了创收诱导出来的需求，这部分是非必要的需求。A、B 区构成了卫生服务的潜在需求，反映了卫生服务需求在一定程度上不能实现的障碍程度。应该采取措施减少潜在需求，使之转化为现实的需求。如贫穷地区的居民，因为文化程度低、对健康认知水平低、经济困难等，导致卫生服务的潜在需求很高，影响当地的卫生服务利用，阻碍健康改善。潜在的卫生服务需求，只有促进卫生服务利用，才能转化为实际的需求。如通过促进当地社会经济发展、加强健康教育、提升居民健康素养、优化医疗保险、控制卫生费用等手段减少潜在卫生需求。

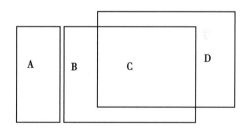

图 3-1 **卫生服务需要与需求的区别与联系**

二、卫生服务需求函数、需求曲线与需求定理

（一）卫生服务需求函数

卫生服务需求的前提是消费者有意愿且有支付能力。因此，凡是影响支付能力和消费利用卫生服务愿望的因素，都会对卫生服务需求产生影响。如果将影响卫生服务需求量的所有因素作为自变量，将卫生服务需求量作为因变量，即可以用函数关系表述卫生服务需求量和这些影响因素之间的依存关系。这个函数就是卫生服务需求函数：

$$Q_d = f(T, I, P, P_x, E\ldots)$$

其中，Q_d 代表卫生服务的需求量，T 代表偏好，I 代表收入，P 代表该项卫生服务的价格，P_x 代表相关卫生服务的价格，E 代表消费者对未来的预期。

经济学认为,价格是影响需求的最主要因素。因此,假定影响卫生服务需求的其他因素不变,只研究价格对于卫生服务需求的影响,则函数关系为:

$$Q_d = f(P)$$

其中,Q_d 表示某项卫生服务的需求量,P 表示该项卫生服务的价格。

(二)卫生服务需求曲线

在经济学中,需求曲线(demand curve)描述某种商品价格和需求量之间的关系。因为消费者消费某种商品的数量受该商品价格的影响,在卫生服务市场中,卫生服务需求者的需求数量和该服务的价格也存在直接关系,而且卫生服务需求量与卫生服务价格之间有一一对应关系。把这种对应关系用图示法表示,就得到一条曲线,即卫生服务需求曲线(图3-2)。纵轴 P 表示卫生服务价格,横轴 Q 表示卫生服务需求量,曲线 D 表示卫生服务需求曲线。

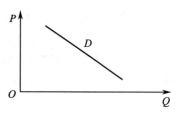

图 3-2　卫生服务需求曲线

(三)卫生服务需求定理

从图3-2中可以看出,卫生服务需求曲线一般是向右下方倾斜的,就是说该曲线的斜率是负值。这说明,在其他条件不变的情况下,卫生服务需求量与其价格之间存在反向的依存关系。也就是说,卫生服务需求量随着卫生服务价格上升而下降,随着卫生服务价格下降而上升。这就是卫生服务需求规律,也称为卫生服务需求定理(law of demand),是经济学需求规律在卫生服务领域的应用。一种卫生服务价格变动所引起的该服务需求量变动的总效应,可以分解为替代效应和收入效应两个部分。其中,由该服务的价格变动所引起人们的实际收入水平变动,进而由实际收入水平变动所引起的服务需求量的变动,称为收入效应;由服务的价格变动所引起的服务相对价格的变动,进而由服务的相对价格变动所引起的服务需求量的变动,称为替代效应。总之,由于卫生服务价格变动所产生的收入效应和替代效应,共同导致了卫生服务需求量的变化。

三、卫生服务需求变动和卫生服务需求量变动

如前所述,当其他因素不变,仅价格变动时,卫生服务的需求量也随之改变。在需求曲线上表现为一条既定的卫生服务需求曲线上点的位置的移动,如图3-3A所示,这就是卫生服务需求量的变动。如果卫生服务本身的价格不变,而是由于其他影响因素改变而导致卫生服务需求量的变动,称为需求的变动,如图3-3B所示,需求曲线从 D_0 右移到 D_1,表示在价格不变的条件下需求增加;需求曲线从 D_0 左移到 D_2,则表示在价格不变的条件下需求减少。卫生服务需求的变动分为合理的变动和不合理的变动。例如,通过健康教育,人们改变了不良的生活方式,比如吸

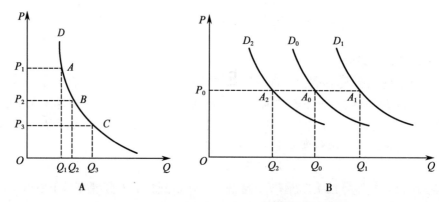

图 3-3　卫生服务需求变动与卫生服务需求量的变动

烟的人数大幅度下降,使得肺病患者大量减少,对卫生服务的需求也随之减少,这种需求的减少是合理的变动;又例如通过健康教育,人们增强了对流行性感冒的疾病预防的认识,从而增加了对流行性感冒疫苗的需求,这种需求的增加也是合理的变动。

四、卫生服务需求特点

1. 信息不对称(asymmetric information)　消费者根据自己掌握的知识和商品信息,挑选并购买符合自己意愿的商品或劳务。所以,一般情况下,消费者是有目的、有针对性地消费。但是由于卫生服务的特殊性、专业性和复杂性,消费者和医务人员之间的信息严重不对称。一方面,消费者身体不适时不能自我确定身患何种疾病,也无法确定需要检查和治疗的类别和内容,所以只能被动接受医务人员的安排;另一方面,消费者事先对卫生服务的价格了解不多,患病后为了及时获取卫生服务,不能对不同医院的卫生服务价格进行比较后再选择就医。另外利用卫生服务带来的效果事先也难以正确判断。从以上分析看出,在卫生服务的供需方之间存在明显的信息不对称,消费者没有足够的信息做出自己的消费选择。

2. 被动性(passivity)　由于消费者对卫生服务知识的缺乏,消费者的绝大多数卫生服务需求是在医生检查指导后获取的。医生往往决定了消费者接受的卫生服务质量和数量。消费者是被动地接受卫生服务。不仅如此,患者往往带有求助心理,期望医生为自己解除疾病带来的痛苦,这种求助与被求助的关系,更加强化了卫生服务供需双方之间的不平等关系。

3. 不确定性(uncertainty)　虽然对于群体来说,某些疾病可以预测,由此所产生的卫生服务需求量也可以预测,但是对于个体而言,预测患病的时间和卫生服务的需求量是很难的,疾病属于偶发事件。并且个体差异使得相同病症的患者所需的卫生服务也不一样,利用卫生服务产生的结果也有所不同。所以,卫生服务需求具有不确定性。

4. 效益外在性(externalities)　消费者购买并消费一般商品后,消费和使用商品所带来的满足感或效用只有消费者本人能享受得到,但是卫生服务的消费则不同。卫生服务不仅使消费者获得收益,同时也可能让他人得益。例如传染病的防治,当易感人群接种疫苗或传染病患者治愈,这种传染病的传播途径被切断,对其他的接触人群也起到保护作用。换言之,卫生服务在消费者之外取得了正效益,即体现出卫生服务效益的外在性。所以,当消费者因为没有认识到自身疾病的严重性或缺乏支付能力而放弃卫生服务时,政府或社会需要采取一定措施,确保这些患者得到必要的卫生服务,这样可以同时保护患者和其他人的健康。

5. 卫生服务费用支付的多元性(diversity)　人人享有健康的权利,而卫生服务是保障居民健康的重要手段。为了获得基本的卫生服务,保障全体居民的健康,减轻疾病对个体的经济风险,在卫生服务领域的筹资系统中,通常有医疗保险、社会救助、企业和政府介入,这些介入使一部分人的收入部分地转移给卫生服务的消费者,从而改变了卫生服务消费者对于卫生服务的购买力,以及对卫生服务价格的敏感度,改变其消费行为,也改变了卫生服务需求的数量和质量。

第二节　卫生服务需求弹性

一、弹性与需求弹性

(一)弹性

弹性(elasticity)是借鉴物理学的概念,指某一物体对外力的反应程度。阿尔弗雷德·马歇尔将之引入经济学。经济学中的弹性指经济变量之间存在函数关系时,因变量对自变量变动的反应程度。弹性的大小一般用弹性系数表示。假如 X 为自变量，Y 为因变量，E 为弹性系数，则弹性系数的公式为：

$$E_d = \frac{Y \text{变动的百分比}}{X \text{变动的百分比}} = \frac{\Delta Y/Y}{\Delta X/X} = \frac{\Delta Y}{\Delta X} \times \frac{X}{Y}$$

弹性分为点弹性和弧弹性。点弹性是需求曲线上某一点的弹性，弧弹性则用于衡量需求曲线上某两点之间的平均弹性。

（二）需求弹性

需求弹性分为需求的价格弹性、需求的收入弹性和需求的交叉弹性。其中最常用的是需求价格弹性。如果没有特殊说明，需求弹性一般指需求价格弹性。

二、卫生服务需求价格弹性

（一）卫生服务需求价格弹性的概念

卫生服务需求价格弹性（price elasticity of demand）指卫生服务需求量变动对价格变动的反应程度。卫生服务需求的价格弹性系数等于需求量变动的百分比除以价格变动的百分比。假如用 E_d 表示卫生服务需求的价格弹性系数，用 Q 和 ΔQ 分别表示卫生服务需求量和需求量的变动量，用 P 和 ΔP 分别表示卫生服务价格和价格的变动量，则

$$E_d = \frac{\text{卫生服务需求量变动的百分比}}{\text{卫生服务价格变动的百分比}} = \frac{\Delta Q/Q}{\Delta P/P} = \frac{\Delta Q}{\Delta P} \times \frac{P}{Q}$$

因为需求量和价格的变动是反向的，需求曲线是一条向右下倾斜的曲线，所以，卫生服务需求价格弹性系数是负值。为了便于说明，通常取其弹性系数的绝对值。

（二）卫生服务需求价格弹性类型

根据不同卫生服务需求弹性系数的绝对值大小，可以将需求弹性分为五类。

1. $|E_d| = 0$，称为需求完全无弹性，表示价格的变动对需求量变动无影响，需求曲线与横轴垂直，如图 3-4A 所示。例如特效药，因为关系到生命的存亡，所以价格变化对其需求的影响不大。

2. $|E_d| = \infty$，称为需求弹性无穷大，表示在既定价格水平时，需求量是无限的，而一旦价格高于既定价格，需求量即为零。说明卫生服务的需求变动对其价格变动异常敏感。需求曲线与横轴平行，如图 3-4B 所示。在现实中，这是一种罕见的极端情况。

3. $|E_d| > 1$，称为需求富有弹性，表示需求量变动的比率大于价格变动的比率，需求曲线较平坦，如图 3-4C 所示，例如医院自主定价的非基本医疗服务项目。

4. $|E_d| < 1$，称为需求缺乏弹性，表示需求量变动的比率小于价格变动的比率，需求曲线较陡峭，如图 3-4D 所示，例如基本医疗服务项目。

5. $|E_d| = 1$，称为需求单位弹性，表示需求量的变动比等于价格变动的比率，需求曲线为直角双曲线，如图 3-4E 所示。这也是现实中较少见的情况。

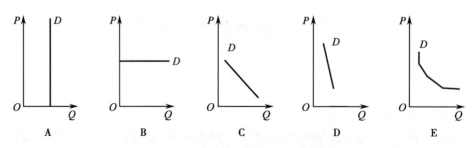

图 3-4 卫生服务需求弹性的五种类型

（三）影响卫生服务需求价格弹性的因素

由于卫生服务关系到人的生命安危，绝大多数经济学家证实卫生服务的需求价格弹性很小，尽管测算差距较大，大多数卫生服务的需求弹性系数的绝对值一般在 0.1～0.7 之间。Manning 等估算的住院价格弹性在 0.1～0.2 之间；Eichner 估算的价格弹性是 0.62～0.75；Cornwell 和 Mitchell 估算外科医疗服务价格弹性在 0.14～0.17 之间；Stano 认为医师服务价格弹性是 0.16。因此，不同的卫生服务其需求价格弹性系数可以不同，影响卫生服务需求价格弹性的因素包括以下几方面。

1. 卫生服务替代品的可获得性　一般来说，一项卫生服务的替代品越多，替代品的可获得性越大。当该项卫生服务价格上升或者替代产品价格下降，卫生服务就可能被替代品更替，造成需求量大幅下降，因此，该项卫生服务的需求价格弹性就大；反之，替代品越少，卫生服务的需求价格弹性就小。例如，内科服务比外科服务更容易找到替代性治疗措施，所以，内科卫生服务的需求价格弹性比外科大。

2. 卫生服务需求的紧迫性和强度　卫生服务需求越紧迫，选择的余地就越小，其需求价格弹性就越小，反之，需求价格弹性就越大。例如，关系到消费者生死存亡的卫生服务，其需求价格弹性就小；一些保健性卫生服务，其需求价格弹性就相对较大。如必需品往往是紧迫的，一般情况下，必需品的需求常常缺乏弹性，而非必需品价格弹性较大；急诊服务涉及患者的生死存亡，服务价格对急救服务的需求影响就小，需求价格弹性就小。

3. 卫生服务费用水平在消费者总支出中所占比例　该比例大，其需求价格弹性就大；反之，其需求价格弹性就小。例如，挂号费在消费者预算中所占比例小，当挂号费上升和下降时，不会引起门诊服务量的大幅度改变，故需求价格弹性小；基因检测服务费用水平高，占消费者预算支出比例高，价格的变动影响患者支付能力，选择基因检测服务的人数变化大，需求价格弹性大。

4. 第三方支付能力　第三方付费能力越强，个人支付比例越小，需求价格弹性就越小。图 3-5 所示，在医保补偿情况下，需求曲线从 D 改变为 D′。若不需要患者付费，需求曲线变为 D″，需要等于需求，弹性系数为 0。

5. 卫生服务或者医用产品存续时间　卫生服务存续时间短，消费者很难在短时间内找到替代性卫生服务，其需求价格弹性就小，比如急诊服务；若卫生服务的存续时间长，消费者有时间寻找替代性卫生服务，其需求价格弹性就大。

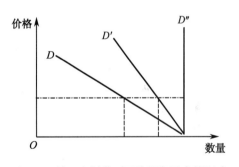

图 3-5　第三方付费对卫生服务需求的影响

（四）总收益与卫生服务需求价格弹性的关系

当某种卫生服务的价格变动时，该卫生服务的需求价格弹性的大小与该卫生服务的收益变动密切相关。总收益（total revenue）为消费者的总支出，即价格和需求量的乘积（$P \times Q$），见图 3-6A。价格变动引起需求量的变动，从而引起消费者支出或生产者收益的变动。当卫生服务的需求价格弹性大小不同时，价格变动所引起的总支出或总收益的变动是不同的。需求价格弹性与总收益的关系一般可分为三种情况。

第一种情况：当卫生服务为需求缺乏弹性，即 $|E_d| < 1$ 时，价格降低会减少总收益，相反，价格提高会增加总收益，即卫生服务的价格和总收益呈同方向变动，见图 3-6B。这是因为，当卫生服务需求缺乏弹性时，价格下降所引起的需求量增加率小于价格的下降率，这意味着需求量增加所带来的总收益增加量并不能全部抵消价格下降所造成的总收益减少量，所以，价格下降最终带来的是总收益减少；同理，价格提高最终将带来总收益增加。在现实中，经济学中的"谷贱伤农"就说明了这个道理。因为农产品一般为需求缺乏弹性的商品，农产品丰收带来的价格下降导致农民的总收益减少。

第二种情况：当卫生服务为需求富有弹性，即 $|E_d| > 1$ 时，价格降低会增加总收益，相反，价

格提高会减少总收益，即卫生服务的价格和总收益呈反方向变动，见图3-6C。这是因为，当卫生服务需求富有弹性时，价格下降所引起的需求量增加率大于价格的下降率，这意味着价格下降所造成的总收益减少量必定小于需求量增加所带来的总收益增加量，所以，价格下降最终带来的是总收益增加；同理，价格提高最终将带来总收益减少。在现实中，卫生服务的提供者可对这类卫生服务实行"薄利多销"，即降低卫生服务价格可以增加总收益。

第三种情况：当卫生服务为需求单位弹性，即 $|E_d|=1$ 时，价格无论降低还是提高，都不会引起总收益变动。这是因为，当卫生服务为需求单位弹性时，价格变动所引起的需求量变动率和价格变动率相等，这意味着价格变动所带来的总收益增加量或减少量刚好抵消需求量变动所带来的总收益减少量或增加量，所以，无论价格降低还是升高，最终带来的总收益是固定不变的。

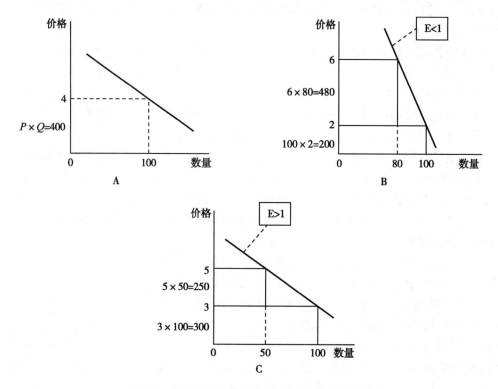

图 3-6　总收益与卫生服务需求价格弹性的关系

对于供给者而言，根据卫生服务的需求价格弹性，利用价格杠杆，可以获得更多的收益；然而，对于政府决策者而言，对缺乏弹性和需求刚性的卫生服务应该实行严格的价格管理，对弹性相对较大的卫生服务可以放开管理。因此，正确认识和研究价格与需求之间的内在联系，对制定医疗价格政策，正确发挥价格杠杆对医疗服务的调节作用，具有重要的现实意义。

三、卫生服务需求收入弹性

需求收入弹性（income elasticity of demand）是指收入变动引起需求量变动的程度。通常通过需求收入弹性系数来反映，弹性系数是需求量变动的百分比除以消费者收入变动的百分比。

$$需求收入弹性系数\ E_I = \frac{卫生服务需求量变动的百分比}{消费者收入变动的百分比} = \frac{\Delta Q/Q}{\Delta I/I} = \frac{\Delta Q}{\Delta I} \times \frac{I}{Q}$$

根据需求收入弹性大小，将产品或者服务分为三类。

当 $0 < E_I < 1$，该产品或者服务称为正常品，即收入增加，会增加卫生服务的消费，但是，消费增加的幅度低于收入的增加。一般该产品或者服务为必需品，随着收入增加，消费者会增加购买。

当 $E_I > 1$，该产品或者服务为奢侈品或者高档品，收入的增加会导致该类产品或服务的消费大幅增加，消费的增长率大于收入增长率。

当 $E_I < 0$，该产品或者服务为劣等品，收入的增长不仅不增加该产品或者服务的消费，反而减少消费。

从经济学的角度分析，不同卫生服务的需求收入弹性不同。通常情况下，卫生服务是正常品。研究表明，卫生服务的需求收入弹性一般大于 1。说明居民收入增长后，卫生服务消费的增加幅度较大。我国卫生费用，包括医药费用的增长，快于经济增长和收入增长的幅度，说明卫生费用的 GDP 弹性和卫生服务的收入弹性大。从卫生服务的收入弹性看，未来卫生费用将随着经济和收入的增长，更快速地增长。

四、卫生服务需求交叉弹性

卫生服务需求交叉弹性（cross elasticity of demand）是指一种卫生服务的需求量对另一种卫生服务的价格变动的反应程度。

$$需求交叉价格弹性系数\ E_{xy} = \frac{卫生服务\ Y\ 需求量变动的百分比}{卫生服务\ X\ 价格变动的百分比} = \frac{\Delta Q_y}{\Delta P_x} \times \frac{P_x}{Q_y}$$

卫生服务需求交叉弹性是由不同卫生服务之间的替代性或互补性引起的。例如磁疗与按摩是替代品，它们的需求交叉价格弹性为正值，即 $E_{xy} > 0$，就是说如果磁疗服务的价格上升，按摩服务的需求量就会增加；相反，如果按摩服务的价格上升，磁疗服务的需求量就会增加。注射器和注射液是互补品，必须同时使用才能完成注射服务，其需求交叉价格弹性为负值，即 $E_{xy} < 0$，就是说注射器的价格大幅上升，注射液的需求量就会下降；相反，如果注射液的价格上升，注射器的需求量就会下降。另外，如果 $E_{xy} = 0$，表示这两种卫生服务之间没有关系。

卫生服务需求弹性理论不仅是卫生经济研究的重要工具，而且是卫生管理部门制定决策的重要依据。在卫生筹资政策、补偿政策、卫生服务价格政策等方面，利用不同卫生服务的需求价格弹性、需求收入弹性、需求交叉弹性等工具，实施不同的策略。因为卫生服务需求弹性理论可以比较准确和具体地分析卫生服务需求与价格以及其他影响因素之间的相互关系。卫生服务机构也可以根据卫生服务的需求弹性大小进行卫生服务分类，并在此基础上确定相应的卫生服务价格。在调整卫生服务价格时，则可以根据该项卫生服务自身的价格弹性及其替代品、互补品的价格弹性进行相应的调整。

第三节　卫生服务需求影响因素

卫生服务需求的影响因素是多方面的，有些来自卫生服务消费者，有些来自卫生服务供给者，有些来自卫生筹资方，有些来自上述因素的相互作用。需要研究消费者行为，凡是影响患者（消费者）的支付能力和需要的因素都会影响卫生服务的需求。概括起来，影响卫生服务的因素有以下几个方面。

一、经 济 因 素

根据需求的定义，影响患者（或卫生服务的消费者）的支付能力与支付方式的因素都会影响卫生服务的需求。此类因素主要是经济因素，包括消费者收入、卫生服务价格、其他卫生服务的价格、医药卫生政策等因素，其中，卫生服务价格和消费者收入是主要的影响因素。

（一）消费者收入

收入越高，消费者对卫生服务的支付能力越强，对卫生服务的需求也越多；反之，收入越低，消费者对卫生服务的支付能力越弱，对卫生服务需求也越少。

（二）卫生服务价格

根据卫生服务需求定理，卫生服务需求受卫生服务价格的影响。当消费者的收入在一定时期内保持不变，而卫生服务价格上涨时，消费者会感到实际购买力下降，即相对收入下降，因而降低对卫生服务的需求。这种因商品价格变化后实际收入发生变化，进而影响需求的现象称为收入效应。价格越高，卫生服务需求量越少；价格越低，卫生服务需求量越多。

（三）医疗保障制度

由于不同的人参加不同的医疗保险险种，患者的支付能力也不同，从而影响其卫生服务需求。对于报销补偿力度高的险种，参保人自付费用很低；自费患者，受支付能力的影响，可能出现自我医疗或放弃治疗的情况，他们的需要难以转变为现实的需求。当前，城乡居民基本医疗保险的差异、城乡居民基本医疗保险整合过程中的保障待遇统一，关乎基层群众的基本健康福利。

（四）其他卫生服务的价格

不同卫生服务之间存在三种关系：互补关系、替代关系和没有关系。一般而言，卫生服务的需求与其替代品价格是正向变动关系，也就是某项卫生服务的需求量随着其替代品价格的上升而增加。例如，结石患者通常用手术或药物解除病痛，当手术除去结石的费用上涨后，有些消费者就会寻求药物治疗而放弃手术治疗。相反，互补商品价格上升，对卫生服务的需求量将会下降。例如，注射器和注射液，如果注射器价格上涨，消费者就会减少对注射器的需求量，从而也减少注射液的需求量。

（五）消费者对未来卫生服务供应价格的预期

如果消费者预期未来的医疗费用可能上涨，他们就会增加对现在卫生服务的需求，相反，如果消费者预期未来的医疗费用可能下降，他们就会减少对现在卫生服务的需求。例如，部分开展医疗保险支付方式改革的地区，控制医疗费用过速增长，合理增加患者自付比例。在此情况下，消费者预测今后自付费用上涨，所以支付方式改革实施以前，众多医院出现手术爆满、配药排队的突击消费，大大增加了对现时卫生服务的需求量。

（六）消费者对收入的分配方式

消费者对个人收入通常有特定的计划安排，一部分用于储蓄以备将来之需，一部分用于投资以期增值，一部分用于现期消费。因此，如果储蓄和投资所占的比例大，用于现期消费的资金就少，对卫生服务的需求也会相应地减少；相反，如果储蓄和投资所占的比例小，用于现期消费的资金就相对较多，对卫生服务的需求也会相应地增加。

二、非经济因素

（一）健康因素

健康是消费者产生卫生服务需求的原始动力，卫生服务需求来自人们的健康需求。所以，当人们身体不适时需要利用卫生服务增进健康，从而增加了对卫生服务的需求。卫生服务需求是健康需求的衍生需求。

（二）人口因素

卫生服务需求的主体是人，人口因素对卫生服务需求具有重要影响。它包括人口数量、人口分布、年龄结构、受教育程度、家庭状况等。其中，人口数量和年龄结构是最重要的影响因素。

1. 人口数量 从卫生服务消费的角度，当其他条件既定，人口数量与卫生服务消费的需求量同向变动。即人口数量越多，对卫生服务的需求量也就越大。

2．年龄结构　人口年龄结构指一个国家或地区各年龄组人口占总人口的比例。不同年龄组的人，对卫生服务需求有差别。一般来说，老年人在总人口占比越高，卫生服务的需求量也越大。老年人就诊率高，住院时间长，卫生服务消耗量大。另外一个群体是婴幼儿。婴幼儿抗病能力弱，发病率高于青壮年，对卫生服务的需求也相对较多。

3．人口分布　人口密度大的地区，卫生服务需求量就大，反之，卫生服务需求量就小。人口的地理分布与自然环境有密切的关系。一般来说自然环境较好的地区，人口密度也大，对卫生服务的需求量也大。当然，有些自然环境较差的地区，如气候条件恶劣或环境污染严重的地区，也会有较大的卫生服务需求。

4．受教育程度　这个因素从两方面影响卫生服务需求。一方面，受教育程度高的人，健康素养也相对较高，当身体出现不适时，往往会主动及时就医，所以对卫生服务的需求会较大，尤其是疾病预防方面的需求会增加；相反，受教育程度较低的人，由于缺乏卫生保健知识，对健康关注度不够，平时对卫生服务需求也不多。另一方面，由于受教育程度高的人，一般有良好的健康的生活方式和习惯，从而减少了卫生服务的需求；相反，受教育程度较低的人，容易形成有损健康的不良的生活方式和习惯。一旦发生疾病往往比较严重，所以对卫生服务的需求会大量增加。

5．家庭状况　家庭状况包括婚姻状况和家庭人口状况。随着工作、生活节奏的加快，工作压力的加重，人们在工作之余都希望有轻松温暖的家庭环境，以此放松身心。所以，在关系和谐的大家庭中生活的人，心情愉快，对卫生服务的需求也相对较少。

（三）消费者偏好

消费者对各种卫生服务有自己的主观评价，这种评价一旦成为个人偏好，就会影响消费者对该卫生服务的需求。例如，老年人和青年人对中医和西医的偏好有所不同，老年人看中医的比例要比青年人高。

（四）社会文化因素

这里所说的社会文化因素是广义的，包括人们的价值观念、健康观念、道德观念及风俗习惯等。观念对人们的消费行为产生相当大的影响。例如，对乙型肝炎患者和获得性免疫缺陷综合征（艾滋病）患者的误解和歧视，都会影响这些患者的就医行为。

（五）时间因素

卫生服务需求中的时间因素包括两个方面：一是医疗服务网点的布局与消费者居住地的距离是否适宜，寻医就诊的时间成本是消费者考虑的首要时间因素；二是就诊过程中耗费的时间是否适当。伴随社会发展，人们对时间的利用率越来越高，也越来越珍惜时间。所以，尽量缩短消费者的就诊往返时间和候诊时间成为卫生主管部门和医疗机构必须解决的问题。

（六）卫生服务供给者

在非卫生服务市场中，消费者可以根据自己的意愿和支付能力挑选自己喜欢的商品。但是，卫生服务领域存在特殊性，消费者属于被动消费，其消费依赖于医务人员的决策。

第四节　卫生服务需求行为分析

一、卫生服务需求行为

卫生服务需求行为是指消费者（患者）认知、选择、购买、使用卫生服务产品来满足自身健康需要的过程。心理学认为，行为是动机实现的结果，动机是在需求的基础上产生的。卫生服务的目的是满足人们对身体健康或者心理健康的需求，当人们感知身体或心理不健康时，会选择卫生服务机构就诊，而卫生服务是一种特殊的商品服务。卫生服务直接作用于人体，是维护健康最基本的、最重要的，也是要求最高的消费；由于卫生服务专业的复杂性，服务过程中供需之间存在信息不对称的情况，消费者没有足够的信息做出消费选择；卫生服务存在不确定性和高风险性，不同的个体和疾病，其结果是不确定的；医疗保险、社会救助、企业和政府的介入改变了卫生服务消费者的购买力以及对价格的敏感度，同时改变了消费者的行为。正因为卫生服务处于特殊地位，卫生服务需求行为也变得特殊起来，患者便成为特殊的消费者。

二、基数效用和序数效用

根据经济学理论，消费者在进行消费时追求效用的最大化。效用（utility）指消费者消费某种物品或劳务时获得的心理满足程度。

卫生服务需求行为取决于患者动机，而动机主要来自其购买卫生服务的欲望。由于效用是一种主观心理感觉，其大小取决于商品（服务）在多大程度上满足消费者需要。即使是同一种物品，其效用也会因人而异、因时而异、因地而异。不同的经济学家对效用也有不同的分析。这里介绍两种效用分析方法。

（一）基数效用论

基数效用论（cardinal utility）也叫边际效用分析法（marginal utility analysis）。该理论假设卫生服务作为一种商品对一个人的效用可以用基数 1、2、3、4……n 来测量，人们在一定时间内消费卫生服务的总满足程度称为总效用，用 U_1、U_2、U_3……U_n 分别表示消费者消费 1、2、3……n 个卫生服务时的效用，TU 表示总效用，则 $TU=U_1+U_2+U_3+……U_n$。用函数关系表示，即 $TU=f(Q)$，其中的 Q 表示卫生服务消费量。

边际效用（marginal utility）指消费者消费商品或劳务时最后增加或减少的一单位商品或劳务所感受到的满足程度的变化。例如一个患者患病住院，从第 1 天（H_1）住到第 4 天（H_4），第 1 天到第 4 天的效用值分别为 $U_0U_1>U_1U_2>U_2U_3>U_3U_4$，可以看出，随着住院天数的增加，产生的边际效用减少，这就是边际效用递减规律（图 3-7）。

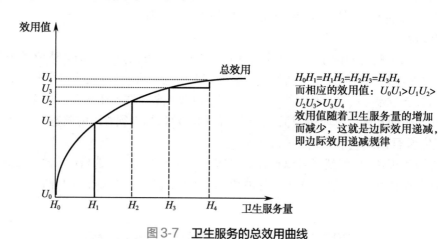

图 3-7　卫生服务的总效用曲线

经济学认为消费者随着其消费商品数量的不断增加，每单位增加的效用值在逐渐减少，即边际效用逐渐减少，这种现象称为边际效用递减规律。边际效用递减的原因有两个。首先，消费者受生理和心理因素影响。理论上，人的欲望是无限的，但在现实中因受生理等因素限制，人的欲望是有限的。一般最初的欲望是最强烈的，所以消费第一单位商品时获得的满足感也是最大的。随着商品消费数量的不断增加，消费者的欲望不断减少，其满足程度也在相应减少。其次，商品用途的多样性。一种商品往往有几种用途，消费者一般先满足最重要的用途，也就是效用最大的用途，然后满足次要的用途，所以前一单位商品的效用往往大于后一单位商品的效用。

（二）序数效用论

序数效用论（ordinal utility）认为效用只有次序，没有数量关系。该理论认为任何人消费某种卫生服务时难以计算某单位消费量对自己产生效用的数量程度。为了比较不同消费者在使用同种卫生服务带来的效用，用序数第一、第二、第三等表示满足程度的方向与顺序，并作为消费者选择商品的依据。

序数效用论通过无差异曲线进行分析，因此又称为无差异曲线分析法。无差异曲线（indifference curve）是指在一定时间、一定环境和技术水平下，消费者消费两种同等效用的商品的不同组合的曲线（图 3-8 中的 I_1、I_2、I_3 曲线）。

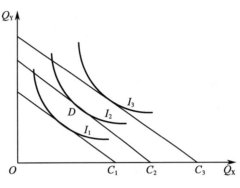

图 3-8　**无差异曲线与消费者均衡**

无差异曲线是一条凸向原点而且向右下方倾斜的曲线，斜率是负值。同一条无差异曲线上的任何一点表示消费者消费商品 X 和 Y 时获得的总效用相等，而 I_1、I_2、I_3 分别表示商品 X 和 Y 带给消费者不同的满足程度。在现实生活中，消费者对两种可替代商品的需求组合是无穷的，所以一个平面上的无差异曲线有无数条。但是，任何两条无差异曲线不能相交，并且离原点越远，表示消费者获得的效用越大。

图 3-8 中的 C_1、C_2、C_3 曲线分别表示三条预算线。预算线（budget line）指在收入和商品价格既定的条件下，消费者能够购买的不同商品的数量的最大组合。预算线上的任何一点表示消费者购买的商品价格总和等于消费者总预算。

预算线实际上是收入和价格一定时的消费可能性曲线，一旦收入或价格改变，预算线也将相应地改变。当预算线与无差异曲线相切（图 3-8 中的 D 点）时，消费者获得的效用最大，这个点被称为消费者均衡点。

第五节　卫生服务利用

一、卫生服务利用概述

（一）卫生服务利用

卫生服务利用（health care utilization）指需求者实际利用的卫生服务数量，是人群卫生服务需要量和卫生资源供给量相互制约的结果，可以直接反映卫生系统为人群健康提供卫生服务的数量和工作效率，间接反映卫生系统通过卫生服务对居民健康状况的影响，但不能直接用于评价卫生服务的效果。

（二）卫生服务利用指标

根据卫生服务利用的类型，可以将指标分为门诊服务利用指标、住院服务利用指标以及预防保健服务利用指标等，对于测算目标人群卫生服务利用量的水平及其变化规律、合理配置卫生资源具有重要意义。

1. 门诊服务利用指标　主要包括两周就诊率、两周就诊人次数或人均年就诊次数（可根据两周就诊人次数推算，是估计门诊需求量的重要指标）、患者就诊率及患者未就诊率（反映就诊状况的负指标），反映人群对门诊服务的需求水平。

2. 住院服务利用指标　主要有住院率、住院天数及未住院率，可用于了解居民对住院服务的利用程度，还可以进一步分析住院原因、医疗机构、科别、辅助诊断利用、病房陪住率、需住院而未住院的原因等,从而为确定医疗卫生机构布局、制订相应的病床发展及卫生人力资源规划提供依据。

3. 预防保健服务利用指标　包括计划免疫、妇幼保健、康复、健康体检、传染病和慢性疾病防治等指标。一般通过健全的资料登记和信息系统收集相关的数据资料,计算相应的统计分析指标,反映预防保健服务的利用情况。另外,可以采取入户调查等抽样调查方法收集资料,反映居民实际利用和接受预防保健的服务量。

(三)卫生服务利用与需要、需求的联系

卫生服务需要是卫生服务需求的前提。理论上讲,如果人们的卫生服务需要全部转换成卫生服务需求,且所有的需求都用于满足居民合理的健康需要,则此时卫生服务需要通过对卫生服务的实际利用得到满足,同时又没有资源浪费的状态。然而,现实情况并非如此。一方面,人们有对卫生服务的需要,可能由于前述的原因,未能使卫生服务需要转化为实际需求而未寻求卫生服务的利用,或者由于资源有限、配置不合理以及存在服务质量差、效率低等情况,导致卫生服务需求难以得到完全满足;另一方面,人们对卫生服务的实际利用,未从健康角度出发,在没有卫生服务需要的基础上发生利用,这就造成了卫生资源浪费。

针对上述问题,需要对其产生的原因进行分析,以利于政府做出科学决策,促进卫生资源最大限度地有效利用,满足居民对卫生服务的需要。

二、中国卫生服务利用概况

(一)门诊服务利用

1. 两周就诊率变化及其影响因素分析

(1)两周就诊率及标化两周就诊率变化趋势:1993—2018年调查结果显示,人口两周就诊率基本呈先下降再上升的趋势。其中,1993—2003年以下降趋势为主,2003—2013年略有波动,2013—2018年快速上升,2018年达到24.0%(表3-2)。

(2)城乡及不同区域、收入组的两周就诊率:城乡调查结果显示,人口两周就诊率变化趋势与总体变化趋势一致(表3-2)。排除年龄影响后,1993—2003年城市地区标化两周就诊率下降幅度达52.0%,2003—2008年变化不大,2008—2018年增长幅度为67.2%。1993—2003年农村地区标化两周就诊率下降幅度为20.3%,2003—2008年基本无变化,2008—2018年增长幅度为39.1%。1998年后,农村人口标化两周就诊率超过了城市,2013年后两者差异有所减小。

从地区分布情况看(表3-2),从1993年到2018年,东部和西部地区的两周就诊率相对较高,中部和东北地区的两周就诊率相对较低,排除年龄的影响后,东部与东北地区差距最多超过8%。从变化趋势看,1993—2003年东、中、西部和东北地区的两周就诊率均呈现下降趋势,排除年龄的影响后,两周就诊率相对较低的东北地区下降最多,下降幅度为49.7%;两周就诊率最低的中部地区下降最少,下降幅度为26.2%。2003—2008年四个地区的两周就诊率呈两类变化,东部、中部地区略有上升,西部和东北地区略有下降。2008—2018年所有地区调查人口的两周就诊率均上升,其中两周就诊率较低的东北地区上升最多,但上升后其两周就诊率仍旧最低(16.7%)。两周就诊率较高的东部地区上升较多,2018年调查结果显示,东部地区人口两周就诊率达到最高(26.1%)。

从收入水平来看(表3-2),排除年龄影响后,1993—2003年不同收入组标化两周就诊率也出现下降趋势,其中中低收入组下降最多,下降幅度为32.9%。在此期间,不同收入组的两周就诊率主要呈现出"两头高,中间低"的趋势,即高收入组及低收入组的标化两周就诊率相对较高,而中间收入组相对较低。从2008年起,不同收入组的两周就诊率开始上升,到2018年上升最多的是低收入贫困人群,增幅为83%;上升最少的是高收入组,增幅为35.4%。从"两头高,中间低"的趋势转变为"收入水平越低,两周就诊率越高"的趋势。

表3-2 1993—2018 年两周就诊率及标化两周就诊率

单位：%

分类	两周就诊率						标化两周就诊率					
	1993年	1998年	2003年	2008年	2013年	2018年	1993年	1998年	2003年	2008年	2013年	2018年
城乡												
城市	19.9	16.2	11.8	12.7	13.3	23.0	24.4	18.2	11.7	11.6	11.8	19.4
农村	16.0	16.5	13.9	15.2	12.8	25.0	19.7	19.5	15.7	15.6	11.8	21.7
区域												
东部	21.4	17.6	14.9	16.9	16.5	26.1	22.5	19.1	15.3	16.3	14.3	21.9
中部	14.7	16.0	11.4	13.6	9.9	22.1	16.8	17.9	12.4	13.5	9.0	18.9
西部	20.0	18.3	14.4	14.6	13.2	25.2	23.8	21.6	16.7	15.3	12.5	22.3
东北	14.5	11.7	7.7	7.4	10.0	16.7	16.9	13.1	8.5	7.7	9.1	14.0
收入												
高收入	18.6	16.4	13.0	13.4	11.0	20.1	21.5	19.0	14.8	14.1	11.1	19.1
中高收入	17.1	15.5	12.5	13.3	11.9	22.2	19.3	18.0	14.1	14.0	11.4	20.1
中低收入	19.2	17.1	13.2	14.8	13.3	24.8	21.9	19.5	14.7	15.0	12.0	21.1
低收入	19.9	19.7	14.8	16.9	16.4	30.1	21.3	20.4	14.9	15.0	12.5	22.5
非贫困	—	19.2	14.6	16.9	15.7	29.0	—	19.9	14.6	15.1	11.8	21.3
贫困	—	23.1	16.6	17.0	19.4	34.4	—	23.8	16.6	14.8	15.5	27.1
合计	17.0	16.4	13.4	14.5	13.0	24.0	21.1	19.3	14.7	14.6	11.8	20.5

引自：国家卫生健康委统计信息中心. 全国第六次卫生服务统计调查专题报告（第一辑）. 北京：中国协和医科大学出版社，2021.

2．两周患者未治疗情况 总体上，1993—2018 年两周患病未治疗比例不断下降，从 15.6% 下降至 1.7%，下降幅度为 89%，且近 10 年都维持在非常低的水平（低于 2%）。从三个阶段的变化趋势看，1993—2003 年两周患者未治疗比例下降速度最慢，10 年下降了 15.4%，2008—2018 年下降最快，下降 84%，其中农村下降速度高于城市，东北地区下降速度慢于东、中、西部地区，低收入人群下降速度略低于其他收入人群。

（二）住院服务利用

1．住院率变化趋势及其影响因素分析

（1）住院率及标化住院率变化趋势：1998—2018 年调查结果显示，人口住院率呈逐年上升趋势，从 2.6% 增长至 13.8%，增长了 4.3 倍。年龄标准化后，2018 年住院率为 12.1%，比 1998 年增长了约 3 倍（表 3-3）。

（2）城乡及不同区域、收入组的住院率：1998—2018 年城乡调查结果显示，人口住院率均呈逐年上升趋势，且城乡差异逐年缩小，到 2018 年农村调查人口住院率达到 14.7%，超过了城市（12.9%）。在排除了年龄影响后，1998—2003 年城市标化住院率高于农村，差异不超过 1%，2008 年起农村标化住院率开始超过城市，且差异逐渐扩大，2018 年差异达到 2.3%（表 3-3）。

从区域分布情况看，1998—2018 年各地区调查结果显示，人口住院率均呈逐年上升的趋势，东部地区住院率一直最低（2.2%～11.2%），西部地区相对较高（2.8%～15.3%）（表 3-3）。

从收入情况看，1998—2018 年不同收入组的住院率均呈逐年上升趋势。在排除了年龄影响后，高收入组的标化住院率高于中高收入、中低收入及低收入组（2018 年除外），且差异有所扩大。2018 年贫困组的住院率达到最高，标化住院率为 16.9%，比高收入组高 4.6%（表 3-3）。

表3-3 1998—2018年城乡调查人口不同区域和收入组的住院率

单位：%

分类	住院率					标化住院率				
	1998年	2003年	2008年	2013年	2018年	1998年	2003年	2008年	2013年	2018年
城乡										
城市	3.6	4.2	7.1	9.1	12.9	3.7	4.1	6.2	8.0	11.0
农村	2.3	3.4	6.8	9.0	14.7	2.7	3.8	7.2	8.7	13.3
区域										
东部	2.2	3.5	6.2	7.8	11.2	2.4	3.6	6.0	6.9	9.7
中部	2.9	3.3	7.3	9.4	15.1	3.4	3.7	7.6	8.7	13.0
西部	2.8	3.9	7.2	10.0	15.3	3.4	4.4	7.6	9.7	14.1
东北	2.7	3.4	6.3	8.5	12.4	3.2	3.5	6.5	7.4	10.1
收入										
高收入	2.9	4.2	7.3	8.3	12.6	3.6	4.8	7.9	8.5	12.3
中高收入	2.4	3.5	6.7	8.7	13.1	2.9	4.0	7.2	8.6	12.2
中低收入	2.5	3.2	6.4	8.9	13.4	3.0	3.6	6.6	8.3	11.8
低收入	2.7	3.4	7.0	10.4	16.5	2.8	3.5	6.4	8.2	12.4
非贫困	2.6	3.4	6.9	9.9	15.0	2.7	3.4	6.3	7.8	11.2
贫困	4.1	4.1	7.5	12.4	22.3	4.5	4.4	6.5	9.9	16.9
合计	2.6	3.6	6.8	9.0	13.8	3.1	4.0	7.1	8.4	12.1

引自：国家卫生健康委统计信息中心. 全国第六次卫生服务统计调查专题报告(第一辑). 北京：中国协和医科大学出版社，2021.

2. 需住院未住院情况 1998—2018年调查结果显示，人口需住院未住院比例呈下降趋势，从1998年的35.9%下降到2018年的21.5%，下降幅度为40.1%，降幅逐年变小。其中，1998—2003年需住院未住院比例从35.9%下降到27.5%，降幅为23.4%；2003—2008年需住院未住院比例继续下降至23.2%，降幅为15.6%；2008—2018年需住院未住院比例继续下降至21.5%，降幅为7.3%。

思考题

1. 简述卫生服务需要和卫生服务需求的区别和联系。
2. 简述卫生服务需求的特点。
3. 什么是卫生服务需求的变动和卫生服务需求量的变动？
4. 卫生服务需求弹性包括哪些类型？
5. 卫生服务利用的指标有哪些？

（陈鸣声）

第四章　卫生服务供给

在经济学中,供给和需求是密不可分、相辅相成的,同时也是相互对应的。在学习卫生服务需求之后,需要对卫生服务供给的基础理论、规律、特点及行为进行学习。通过本章学习,能够掌握卫生服务供给的概念、供给曲线、供给特点及其影响因素,了解卫生服务供给行为和卫生服务供给模式。

第一节　概　　述

一、卫生服务供给的概念

在经济学中,供给(supply)是指生产者在一定时期内,在各种可能的价格下愿意而且能够提供的产品或劳务的数量。供给水平取决于社会生产力的发展水平,它反映了价格和其相对应的供给量之间的关系。供给的构成包含两个条件:①生产者有提供产品或劳务的意愿;②生产者有能力提供产品或劳务。供给反映了任意给定价格的供应量。供方可以是人也可以是机构。

图4-1显示了市场中某一供给者对某种商品的向上倾斜的供给曲线S和另一个供给者的供给曲线S'。X轴表示产品的供给量,Y轴表示产品的价格。曲线向右上方倾斜表示产品的供给量和价格之间存在着正相关关系。当供给量和价格之间的函数关系是一元一次函数时,供给曲线呈直线型;当供给量与价格之间为非线性关系时,供给曲线为曲线型。

供给曲线是由产品的生产函数推导出来的。生产函数由生产机构内部的生产管理和技术方面的有关内容决定。从生产函数的角度分析供给曲线,那么供给曲线即是生产每单位商品的边际成本。从理论上来说,供给曲线可以是向上倾斜、水平、向下倾斜或同时具备以上三种趋势。但是为了便于理解,在本章中,假设供给曲线为最常见的向上倾斜的形式。

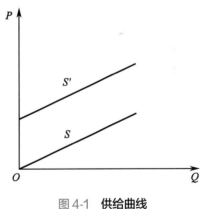

图4-1　供给曲线

在卫生领域中,卫生服务供给(supply of health care)是指卫生服务产品或劳务的提供者在一定时期内,在各种可能的价格下愿意而且能够提供的卫生服务产品或劳务的数量。同样,卫生服务供给也具备一般商品或劳务供给的两个条件:①卫生服务提供者必须有提供卫生产品或卫生服务的意愿;②卫生服务提供者具备提供卫生产品或卫生服务的能力。卫生服务供给分为个别供给和市场供给。个别供给是指单个卫生服务机构对某种卫生服务或卫生产品的供给;市场供给是指该项卫生服务或产品在市场中所有个别供给的总和,即与每一种可能的售价相对应的每一个卫生服务机构供给量的总和。

二、卫生服务供给曲线及变动

（一）卫生服务供给函数和供给表

影响卫生服务供给的因素有很多，如果把卫生服务供给量作为因变量，用 Q_S 表示，把各种影响因素作为自变量，用 $a, b, c, \cdots\cdots, n$ 代表影响供给的因素，则供给函数为：

$$Q_S = f(a, b, c, \cdots\cdots, n)$$

假定其他因素不变，只考虑主要因素——价格（以 P 表示）对卫生服务供给量的影响，则供给函数可简写为：

$$Q_S = f(P)$$

如果卫生服务供给量与其价格为线性关系，供给函数是线性的供给函数，供给曲线是一条直线。

$$Q_S = c + d \cdot P$$

如果卫生服务供给量与价格之间是非线性关系，供给函数就是非线性的供给函数，供给曲线是曲线。非线性供给函数表达为：

$$Q_S = \lambda P^\beta$$

式中，c、d、λ 和 β 是数值为正的常数。

将简化函数表示的卫生服务供给量与服务价格之间的关系用表格的形式表示出来，即为卫生服务供给表（表 4-1）。

表 4-1　某种卫生服务的供给表

Q（供给量）	P（价格）
50	9
40	8
35	7
30	6
26	5

（二）卫生服务供给曲线

市场供给定理表明：商品的价格越高，其供给量越大；商品价格越低，其供给量越小。卫生服务供给同样遵循该法则。例如某项卫生技术服务，当价格为 80 元/次时，很少有医院涉及；当价格为 160 元/次时，可能会有很多医院开展这项服务。用图示法把供给量与商品价格的关系表示出来，可以得到一条曲线，这种表示卫生服务供给量与价格关系的曲线称为卫生服务供给曲线（supply curve）。

如图 4-2 所示，图中的纵轴 P 表示每单位卫生服务的价格，横轴 Q 表示单位时间内供给的卫生服务数量。在一般情况下，卫生服务供给曲线是一条自左下方向右上方倾斜的曲线，它的斜率为正值，这是供给曲线的基本特征，表明卫生服务价格与卫生服务供给量呈正向变动，即卫生服务供给者愿意生产、能够提供的服务数量随着价格的上升而增加。

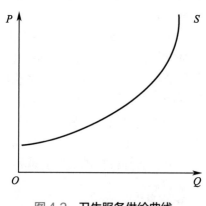

图 4-2　卫生服务供给曲线

（三）卫生服务供给变动

1. 卫生服务供给量的变动　当其他因素不变时，卫生服务产品本身价格变动所引起的供给数量的变化，称为供给量的变动。供给量的变动在图形上表现为在一条既定的供给曲线上点的位置移动。如图4-3所示，假设其他条件不变，在供给曲线 S 上，随着商品价格的变动，点 A、B 之间的位置移动，即为供给量的变动。

2. 卫生服务供给的变动　当卫生服务产品本身的价格既定时，由于其他因素变动引起的供给数量的变化，称为供给的变动。供给的变动在图形上表现为整条供给曲线的移动。如图4-4 所示，假设卫生服务产品本身的价格保持不变，由于某种因素使原来的供给曲线 S_0 右移到 S_1，则表示供给增加；供给曲线从 S_0 左移到 S_2，则表示供给减少。

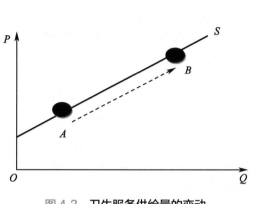

图4-3　卫生服务供给量的变动　　　图4-4　卫生服务供给的变动

三、卫生服务供给的特点

卫生服务是一种不同于一般产品的特殊消费品；因此，卫生服务供给既包含了一般产品供给的特征，也有其特定的特征。

1. 垄断性　卫生服务是具有专业性和技术密集性特点的服务，不同于其他商品和服务的提供者，其可相对自由进入供给市场。我国提供卫生服务的机构大多为政府设立的公立性机构，多按照区域规划进行设置和资源分配，承担一定的社会职能。在一定程度上，这些机构的卫生服务的供给并非可以完全由其他机构替代，因此，卫生服务供给者具有一定的供给特权和区域垄断地位。

2. 不确定性　不确定性是卫生服务供给的一个突出特征，由于服务对象的个体差异和致病因素的不同，疾病的发生、发展具有较大的随机性和不可预见性。同时，即使是相同类型的病症也可能表现为不同的病情，这就需要采取不同的治疗手段和方法，因此，针对具体病情，必须因人、因病情而异进行治疗，而不可能像一般商品那样进行批量生产和出售。

卫生保健不确定性是学者阿罗主要关注和研究的领域。他认为不确定性既体现在需求方，又体现在供给方。消费者在某段时间内对其健康状态和卫生保健的需要存在不确定性，供给方也存在不确定性。传统的经济分析通常假设购买方完全掌握产品的特性以及产品所带来的满意度；然而对于卫生保健而言，如果没有医生的建议，消费者通常不知道各种治疗方案的预期结果；事实上，在许多情况下，医生自身也难以确定病情的转归和治疗方案的结果。

3. 公共产品　卫生服务供给不完全等同于一般商品的供给，一些卫生服务属于公共产品，具有非排他性（在技术上或经济上不可能把不支付费用而需要消费的人排除在外）和非竞争性（无论增加多少消费者，都不会减少其他人的消费）的特点。例如公共卫生服务的提供，从某种程度上说，不具有刺激生产者进行生产以实现利润最大化目的的价格。

4．外部性 同一般商品和服务不同，卫生服务是一种特殊的劳务，使卫生服务供给具有外部性的特征。这种外部性包括正外部性和负外部性，其划分取决于个人是否无偿地享有额外收益，或者是否承受了不是由个人导致的额外成本。正外部性是指卫生服务提供者的生产行为对他人产生了积极有利的影响，但自身并未从中获得相应的收益（如传染病的预防）；这将导致具有正外部性的产品在市场上可能出现供给不足的现象。负外部性是指供给者的生产行为对他人产生了不利的影响，使他人为此付出了代价而并未得到补偿（如滥用抗生素）；如果缺乏政府的有效干预，具有负外部性的产品在市场上可能会供给过量。

5．主导性和信息不对称 卫生保健服务产生不确定性的部分原因是缺乏信息。有时，某一方知道的信息多于其他方知道的信息，例如，对于某种疾病的治疗方案和转归等，卫生服务提供者掌握这些信息，而患者则知之甚少；因而，出现了信息不对称问题。如消费者可能不知道哪家医院诊治的质量更好，哪个医生医疗水平更高，一旦患病可能不知道应到哪里就诊。在生产和提供卫生服务的过程中，由于信息不对称，卫生服务的消费者缺乏足够的信息，使其对卫生服务的需求难以拥有主导地位，而卫生服务供给者则处于主导地位。缺乏信息造成消费者的医疗卫生服务只能由供给者决定，从而形成一种特殊的委托 - 代理关系。

6．技术性 卫生服务供给数量与质量直接关系人民生命健康，因此，一方面，要求卫生服务的提供者必须具备医学及其相关专业知识和技术能力，只有经过专门的医学教育与培训并取得资格证书、具备良好的技能和职业道德、获得卫生行政部门认定的准入资格者才能成为卫生服务的提供者；另一方面，对卫生服务供给的质量和准确性具有较高的要求，以避免由于提供了低质量和不适宜的卫生服务而危及人的健康和导致相对寿命损失。

第二节　卫生服务供给弹性

一、卫生服务供给弹性的定义

供给弹性（supply elasticity）是指一种商品的供给量对其价格变动的反应程度。其弹性系数等于供给量变动的百分比与价格变动的百分比之比。以 Es 表示供给弹性系数，以 Q 和 ΔQ 分别表示供给量和供给量的变动量，P 和 ΔP 分别表示价格和价格的变动量，则供给弹性系数为：

$$Es = \frac{\dfrac{\Delta Q}{Q}}{\dfrac{\Delta P}{P}} = \frac{\Delta Q}{\Delta P} \times \frac{P}{Q}$$

根据经济学供给价格弹性的定义，可以对卫生服务供给弹性进行界定，卫生服务供给的价格弹性是指价格每变动 1% 所引起的卫生服务供给量的变动百分比。

不同类型的卫生服务，其供给弹性有所不同。对于急诊等医疗服务，其供给量对价格的灵敏度不高，属于供给的价格弹性相对小的服务。例如脾脏破裂摘除手术，即使价格增加或减少，并不会对手术数量的变化有较大的影响。也就是说，并不会因为脾脏破裂摘除手术价格的变化，而使其供给量有较大的变动。这是因为脾脏破裂摘除手术的需求价格弹性很小（极端状况可以为零），即使价格为零，消费者也不愿消费更多；而在很高价格上，消费者也拒绝消费更少，因此价格的变动对这类服务供给量的变化影响很小；对于某些预防保健服务和一些具有公共产品性质的卫生服务的提供，如健康教育、环境卫生监测等，由于其需求弹性相对较小，因此也属于缺乏供给弹性的卫生服务；对于一些常见病、慢性病，其供给弹性相对较大，特需医疗服务（如美容等）的供给弹性更大。

二、卫生服务供给弹性系数

卫生服务供给弹性表示卫生服务供给量对卫生服务价格变动的敏感程度,用卫生服务供给弹性系数表示。卫生服务供给弹性系数反映的是价格变动与供给量变动的相对关系,而不是绝对关系,其计算公式如下:

$$卫生服务供给弹性系数 = \frac{卫生服务供给量变动的百分比}{卫生服务价格变动的百分比}$$

与卫生服务需求弹性系数不同,卫生服务供给弹性系数为正值,即卫生服务供给量与价格呈同方向变动,如某种卫生服务的供给弹性系数为 0.5,意味着该种卫生服务价格上升 10%,供给量将增加 5%。

现举例说明卫生服务供给弹性系数的计算过程。假定某项医疗服务的价格从 200 元上升到 220 元,医院每年提供服务的数量由 2 000 次增加到 2 300 次。我们可以计算其供给的价格弹性系数。

首先计算供给量变动百分比:

$$供给量变动百分比 = (2\ 300 - 2\ 000)/2\ 000 \times 100\% = 15\%$$

再计算价格变动百分比:

$$价格变动百分比 = (220 - 200)/200 \times 100\% = 10\%$$

由此,计算供给弹性系数:

$$供给弹性系数 = 15\%/10\% = 1.5$$

该例中,供给弹性系数为 1.5,大于 1,说明这项医疗服务供给量变动的比例大于价格变动的百分比,其供给弹性较大。

三、卫生服务供给弹性的类别

根据供给弹性系数的大小,供给弹性可分为五种类型(表 4-2)。

表 4-2　卫生服务供给弹性

弹性	特性	价格上升 1% 对供给量的影响
$Es > 1$	富于弹性	上升大于 1%
$Es = 1$	单位弹性	上升等于 1%
$Es < 1$	缺乏弹性	上升小于 1%
$Es = \infty$	完全弹性	上升无限大
$Es = 0$	完全无弹性	无变化

1. $Es = 0$,表示供给完全无弹性。其供给曲线是与纵轴平行的一条垂线,说明价格变化对供给量无影响,如图 4-5A 所示。

2. $Es = \infty$,表示供给完全弹性或供给弹性无穷大。其供给曲线是与横轴平行的一条水平线,说明价格变化导致供给量的无限变化,如图 4-5B 所示。

3. $Es = 1$,表示供给单位弹性。其供给曲线如图 4-5C 所示,说明供给量变化幅度等于价格的变化幅度。

4. $Es < 1$,表示供给缺乏弹性。此时,供给量变动幅度小于价格变动幅度,其供给曲线的形

状比较陡，如图 4-5D 所示。卫生服务的供给大多属于此类。

5. $Es > 1$，表示供给富于弹性。此时，供给量变动的幅度大于价格变动的幅度，其供给曲线形状较平缓，如图 4-5E 所示。

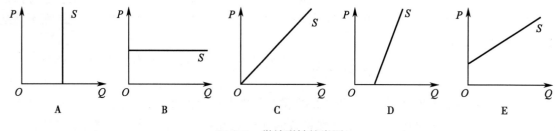

图 4-5　供给弹性的类型

四、卫生服务供给弹性的影响因素

卫生服务供给弹性的大小主要受下列因素的影响。

1. 生产调整的难易程度　一般而言，在一定时期内，容易生产的产品，当价格变动时其产量变动的速度快，因而供给弹性大；较难生产的产品，则供给弹性小。卫生服务的供给具有专业性强的特点，进入卫生服务行业有一系列的资格认证，有进入壁垒的障碍，因此供给量的变动速度很慢，供给弹性较小。

2. 生产规模及变动的难易程度　一般而言，生产规模大的资本密集型企业，其生产规模较难变动，调整周期长，因而产品的供给弹性小；而规模较小的劳动密集型企业，则应变能力强，其产品的供给弹性大。卫生服务属于技术密集型的生产部门，调整的周期相对较长，因此规模也较难变动。如创伤包扎、消毒处理等卫生服务的提供者只需经过简单培训即可上岗服务，此类卫生服务短期内可快速增加供给量，供给弹性相对较大，而心脏移植、开颅手术等技术含量比较高的卫生服务，由于提供者需要经过长时间的技术培训，其供给量无法在短期内快速增加，供给弹性相对较小。

3. 替代品和成本的变化　替代品是影响卫生服务供给弹性的重要因素之一，包括替代品的数目和替代品的相似程度。对于某种卫生服务来说，替代品数目越多，相似程度越大，弹性系数就越大。

产品成本的变化也影响着卫生服务的供给弹性，如果随着产量的提高，只引起单位成本的轻微提高，则供给弹性就大；而如果单位成本随着产量的提高而明显上升，则供给弹性就小。

第三节　卫生服务供给的影响因素

卫生服务供给的根本性决定因素是一个国家或地区的生产力发展程度以及经济发展水平，除此之外，卫生服务供给还受到卫生服务需求水平、卫生服务成本、卫生服务价格、卫生资源配置政策、卫生服务人员技术水平和设备设施条件、医疗保障制度等其他多种因素影响。

1. 社会经济发展　社会经济发展水平是决定卫生服务供给的根本因素。一方面，经济增长会对卫生服务供给产生直接影响；另一方面，随着社会经济的发展，居民人均收入增加、教育水平提高、居民得到的卫生知识与信息增多、不断便利的交通条件降低了卫生服务获取的难度，这就使得需要转变为需求的阈值降低，并进一步对卫生服务供给产生间接影响。此外，社会经济发展往往和城市化相关联，城市化发展会带来疾病模式的转变，即健康需求增加，这也会相应地影响卫生服务的供给。

2. 卫生服务需求水平　卫生服务需求是卫生服务供给产生的前提条件，卫生服务供给量应根据需求状况来确定，供给的数量和结构应与人们对卫生服务需求的数量和结构相匹配，这样才能够达到供需平衡。部分需求者过度利用卫生服务，使提供者利用自己的主导地位创造需求成为可能，可能导致卫生服务需求量的增加及卫生服务供给量的相应增加，这其中包括了不合理的卫生服务提供。

3. 卫生服务成本　卫生服务成本的变化是决定卫生服务供给变动的一个主要因素。当一种物品的生产成本低于市场价格时，对于厂商来说，大量供给此类物品就会盈利。当生产成本高于价格时，厂商就会减少生产，转而生产其他产品，或者可能停产。生产成本主要由"投入的价格"和"技术的改进"决定。生产产品所需的"投入的价格"（例如劳动力、能源或者机器的价格）对既定产出的生产成本具有重要的影响，一种商品或者服务的供给量与生产其所用的投入的价格呈负相关。如果投入品的价格下降，则会出现供给量的增加。同样重要的另一个决定因素是"技术的改进"，它能够减少生产同样产出所必需的投入数量，由此增加卫生服务供给。

4. 卫生服务价格　卫生服务价格与卫生服务供给量具有正相关关系，即在其他条件不变时，卫生服务价格上升，供给量增加，反之，则供给量减少。但相对于一般商品而言，卫生服务提供受价格的影响较小，因为卫生事业是带有一定福利性的社会公益事业，卫生服务不能追求利润最大化，因此供给量的变动不会在短期内因价格的变动而有很大变化。

5. 卫生资源配置政策　在卫生资源总量稀缺的情况下，卫生资源配置政策直接影响卫生服务的供给数量和供给质量。当前，我国医疗卫生资源总量不足、质量不高、结构与布局不合理、服务体系碎片化、部分公立医院单体规模扩张不合理等问题依然突出，这在一定程度上加剧了居民"看病难、看病贵"问题。为此，党和政府大力推进医药卫生体制改革，以期均衡布局优质医疗资源，改善居民就医环境，提升医疗服务水平。例如，2022 年 5 月，国务院办公厅印发《深化医药卫生体制改革 2022 年重点工作任务》，要求深入推进分级诊疗制度、优化就医秩序。该政策的出台不仅有利于加快优质医疗资源扩容和区域均衡布局，推动省域内优质医疗资源向群众延伸，同时也有利于优质医疗资源向基层下沉，为实现"大病不出省"的目标提供重要保障。

6. 卫生服务人员技术水平和设备设施条件　卫生服务中的生产要素，无论是物质要素还是人员要素都会影响到供给的数量。卫生服务的物质要素是药品、仪器、装备和建筑物等，随着医学和邻近学科，如生物学、物理学和化学等的发展，医疗设备呈现多品种、精密型和大型化的特征。各种新的仪器设备、新的药品、新的医疗器具和材料不断涌现，并日益广泛地运用于临床服务，为提高治愈率、降低死亡率、增强卫生服务提供能力提供了先进有效的物质技术手段。在其他条件不变的情况下，卫生服务设施和设备条件的优劣，与所提供的服务质量和数量成正比。但值得注意的是，新设备的引进与开发，应适应区域分布和本地区的实际情况，不能盲目发展，其不是越多越好，卫生服务供给本身就是卫生专业技术人员借助药品、器具、材料和各种相应的设施、设备等物质要素，运用自己的专业知识和特长，为患者提供诊疗服务的过程。诊疗技术的提高，可以扩大卫生服务供给的范围，提高供给质量。而诊疗技术的提高，又与卫生技术人员素质、设备及群体卫生技术水平相关。

7. 医疗保障制度　许多资料表明，医疗保障制度对卫生服务供给产生影响。由于医疗服务市场由三方主体构成，间接的商品交换关系降低了价格对供给的调控作用，因此尤其依赖医疗保障制度通过支付机制、谈判机制、价格机制和监管机制来实现对医疗服务供给方的调节。当前，在全国范围内广泛实施的疾病诊断相关分组（diagnosis related groups，DRG）和按病种分值付费（diagnosis intervention packet，DIP）支付方式改革即属于预付制。对于需求方则主要通过保险的介入，改变卫生服务需求者对卫生服务价格的敏感程度，使其需求行为发生改变，从而间接影响卫生服务的供给。

第四节　卫生服务供给行为

一、医院供给者行为模型

（一）效用最大化模型

效用最大化（maximization of utility）是由纽豪斯（Newhouse）于 1970 年提出的，主要用于阐述非营利生产者行为。

纽豪斯的效用最大化理论认为，医院决策者追求两个目标：服务产量与质量的最大化。医院的效用函数可以用产量和质量的某种组合表示。他把服务质量与医院的声誉联系起来，并用其取代利润，将其视为医院决策者的目标。所以医院的目标其实就是选择一个效用最大化的产量和质量组合。假定随着服务质量的提高，卫生服务需求增加，但有可能成本上升的幅度大于消费者愿意为之付出的代价，从而表现出成本上升，而服务的需求减少。将在不同成本价格下的产出连成线，最后就会找到一个数量和质量的边界线，在该边界线上，决策者寻找效用最大化的一点。此时，医院的决策具有效用最大化模型：

$$U = U_{\max}(Q, q)$$

式中，Q 为服务数量，q 为服务质量。医院可以产生任何水平的他们所期待的质量，但是质量越高成本越高，因为要聘用技术更高明的医生，购买更先进的仪器。在纽豪斯的模式中，医院生产目标是产出服务的数量与质量的综合。不同的人对产出有不同的衡量标准，一些医院的决策者对服务质量很看重；还有一些人则关注对提供服务对象的关爱程度与同情的质量。

图 4-6 呈现了医院数量与质量的权衡。在该模式中，医院决策中将选择效用最大化，即 E_1 点。这个模型也阐述了医院对服务质量与数量的权衡。假如医院的目标仅为提供更多数量的卫生服务，那么，医院决策者会选择曲线中的 E_2 点进行生产；而假定医院目标仅为提高服务质量，医院的决策者会选择曲线中的 E_3 点进行生产。

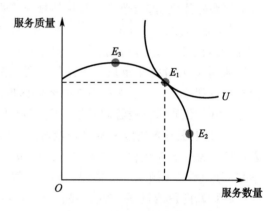

图 4-6　纽豪斯效用最大化模型

（二）医生控制模型

医生控制模型主要由 Mark Pauly 和 Michael Redisch 于 1973 年提出。此模型假定，医生作为患者疾病的管理者，负责决定用于患者治疗的各种投入，由于他们的专业权威性，往往对医院的行为发挥主导作用，因而实际上医院被医生所控制，他们管理医院以利于他们的净收入达到最大化，即医生净收入最大化。在"经济人"假设的前提条件下，同时在医生个人收入与服务量密切联系的特定情境下，医生在医疗服务提供过程中希望医疗的投入与个人收入或产出的增加相关联，往往倾向于提供费用较高的医疗服务，以获取较高的个人收入。

如图 4-7 所示，生产函数中包括两种投入要素，即医生人数和医疗服务量。初始，所生产的医疗服务量以等产量线 Q_1 表示，医生和医疗服务的数量组合是 $A(H_1, L_0)$。当所提供的医疗服务量提高到等产量线 Q_4 时，医生人数和医院服务量可呈现为等比例增加。但是，如果保持医生人数不变，而医院服务量增加至 Q_4，此时更符合医生的利益，即图 4-7 中 $B(H_4, L_0)$。

医生控制模型表明，当医疗服务需求增加时，医生的偏好行为是扩充医院容纳患者的能力，进而提高了生产力。而医院的生产率越高，医生的收入则越高。例如增加实习医生、扩大医院的

设施（如病房、手术室）、拓宽医疗服务
的能力以减少患者转院情况的发生，从
而提高医生的收入。

20 世纪 60 年代中期以前，在美国
医疗保险尚未覆盖大部分人群时，医生
比较关注医院的成本。因为医院的成本
越高，付给医生的钱就会越少。但随着
医疗保险覆盖率的增加，支付医院的方
式主要是以医院的费用为基础，使医生
对提高医疗服务的价格变得有些漠然。

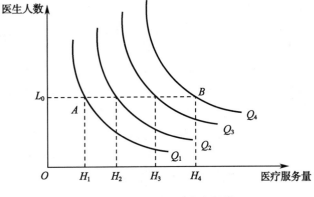

图4-7　医疗服务的生产函数

当患者支付医疗服务的费用呈下降
趋势时，医生会赞同医院利润最大化的定价方针。因为这种价格会给医院带来较大的利润，由此
医生也可以根据自己的偏好进行院内再投资。例如医生要求在医院设立门诊部，以避免承担低
收入住院患者的费用风险，并可以保证他们将更多的时间用于高收入患者。

另外，医生的数量也会影响医生的收益。Pauly-Redish 医生控制模型假定：医生数量固定的
医院模型与医生数量开放的医院相比，前者医生的收入更高。这是因为在医生数量固定的条件
下，医院可以雇佣一些辅助人员。而人员开放的医院，由于医生的数量较多，其收入必然相对
低。因此，这可能会促使医生参与医院的聘用决策，进而限制医院的雇佣权。

在效用最大化模型中，非营利组织作为一种手段，使医院的管理者凭借这种手段获得自身的
收益。但在医生控制模型中，医生是医院真正的决策者。医生控制模型认为医院的非营利形式
对医生是有利的。营利医院必须支付各种税收、股东的利息等，其余额已所剩无几，而非营利医
院的医生无需用自己的资产进行投资，却能够拥有控制医院的权力。同时非营利医院能够获得
政府的补贴，并可以接受社区和一些慈善机构的捐赠，这些都使得非营利医院的成本比营利性医
院的成本更低。

对医生来说，非营利医院的另一个优点是能够在内部使用剩余基金。与营利医院相比较，由
于非营利医院无须对股东负责，更容易在重复的服务和设施上投资。因此，医生控制模型认为医
生控制医院投资的结果，造成了医院生产技术的低效率。

以上介绍了国外对医院行为模型的一些主要理论和认识，可作为学习卫生服务供给的参考。
但需要提出的是，这些理论并非完全适用于我国的医院行为和卫生服务供给者行为，应该在学习
和研究的基础上，探索和发展适合于我国的卫生服务供给行为理论。

二、卫生服务供给模式

（一）卫生服务供给模式内涵

模式（pattern）一词主要是指人们在生产生活过程中经过积累的经验的抽象和升华，是解决
某一类问题的方法论。因此，卫生服务供给模式就是指一个国家或地区为解决卫生服务的供给
问题而采取的参照性指导方略。根据政府和市场在医疗服务供给中的作用，卫生服务的供给模
式可以分为政府主导型、市场主导型和混合型三种模式。

（二）卫生服务供给模式特征

1. 政府主导型　政府主导型是指卫生资金主要由国家财政提供，卫生服务供给由政府进行
计划性配置，把卫生服务视为全民的福利，强调公平性原则和政府的主导作用。采用这种模式的
代表国家是英国、瑞典、丹麦、芬兰、加拿大、澳大利亚等。为了提高政府主导卫生供给的效率与
卫生资源的配置与利用的效率，政府主导型卫生供给模式开始进行"内部市场"的改革，实施权

力下放,"管""办"分离等措施,卫生服务供给的方式由政府直接提供卫生服务向政府购买卫生服务转变。因此,政府主导型卫生服务供给又可以分为政府直接提供卫生服务和政府购买卫生服务两种类型。

(1)政府直接提供卫生服务:政府直接提供卫生服务是指由政府直接举办医疗卫生事业,组织并提供卫生服务,供给的主体——卫生机构为国家所有,医院等卫生机构的经费由财政划拨,卫生资金和卫生服务供给实行计划管理。

英国的国家卫生服务体制具有典型的计划管理特征,卫生资源按照计划方式进行配置,卫生服务的提供者以公立医院为主。1948年,英国建立"国家卫生服务体系"(NHS),这个体系分三个管理等级:地段家庭医生服务机构、地区医院服务机构和中央医疗服务机构,分别对应初级和二、三级医疗服务机构。其中社区诊所提供最基本的医疗保健服务,并由全科医生向居民提供免费医疗。这些全科医师所开的诊所是私人机构,政府通过合同的形式采购其所提供的全部医疗服务,并对其进行监督。二、三级医疗服务的供给主体则是公立医疗机构,主要由地区医院提供综合和专科医疗服务,中央医疗服务机构负责疑难病症并承担科研任务,由政府实行计划管理。在NHS中,二、三级医疗服务机构的卫生供给就属于政府直接提供卫生服务的模式。

我国在计划经济时期卫生服务供给就属于此种类型,医院等卫生机构实行收入和支出"两条线",资金使用和财务管理没有自主权,只强调其福利性,忽视其生产性和经济性,形成了以大型医院为中心、以中小型医院为主体的国有城市卫生服务体系,以及县医院、乡镇卫生院以及村卫生室的三级农村卫生服务体系。在资金投入上以政府为主,资源的分配由政府统一规划,卫生服务的组织与管理由政府行政部门统一管理。在当时卫生资源有限的情况下,保证了绝大多数居民能够得到最低限度的基本医疗卫生服务,居民健康水平得到了迅速提高。

(2)政府购买卫生服务:政府购买卫生服务是指政府或由其委托的第三方机构通过与公立或私营卫生机构谈判,并签订合同为居民购买卫生服务,但其本身不能直接提供卫生服务。卫生服务供给方是与政府签订卫生服务合同的公、私立卫生机构。

近年来,政府购买卫生服务在国内外均有着广泛的实践。英国政府为了提高NHS的绩效,一直致力于建立内部市场,努力将卫生服务的购买与提供分开。英国政府的改革建议于1989年提出,1990年通过《国家卫生服务于社区保健法案》加以实施。通过改革,由政府指定卫生服务的购买者负责与卫生服务机构谈判并以合同形式进行购买。同时公立医院的管理权由政府委托给公司。这些医院的管理公司之间在市场上相互竞争,以签订服务购买者合同,从而极大地提高了卫生供给的效率,避免了浪费。

我国早期通过政府办医疗机构,面向居民提供基本医疗服务,取得过较好的卫生绩效。后来,因为经济社会环境的变化和医疗保障制度本身不完善,卫生服务供给出现了卫生资源供需不平衡现象,给国家以及个人都带来了较大的负担。1998年颁布的《国务院关于建立城镇职工基本医疗保险制度的决定》标志着我国进入了城镇职工医疗保险制度阶段。2002年,我国开始探索政府购买医疗服务的模式,2006年《关于城市社区卫生服务补助政策的意见》指出落实政府购买社区卫生服务。这一探索使我国卫生服务供给领域走向共建、共治、共享的社会治理格局。肇始于2009年的新医改,明确提出了坚持政府主导的原则。在探索的过程中,我国始终坚持卫生服务供给的政府主导地位。

实践证明政府主导地位不仅对我国卫生领域发展发挥了重要作用,同时也对国民经济发展具有积极作用。有研究者发现,我国每增加1%的GDP用于公共卫生筹资,消费水平就上涨1.3%,其他研究认为这一比例可能更高。新型冠状病毒感染全球蔓延让人类面临着一场前所未有的健康危机,它同时也带来了一场社会和经济危机。世界卫生组织明确提出:"各国政府需要重新确定支出优先次序,为卫生服务提供者和购买者补充资金,以满足新增的和紧迫的卫生需求"。我国政府为了加强防疫经费保障,优先安排了相关的卫生供给。截至2020年4月,我国各级财政共安排疫情防控资金 1 452 亿元,中央财政累计支出困难群众救助补助资金 1 560 亿元。在 2020 年第一季度 GDP 同比下降 6.8% 的情况下,第二季度超出预期,实现"由负转正"。在这场危机中,卫生服务供给的政府主导地位发挥了巨大作用,不仅保障了居民的健康,也经受了经济发展的考验。

2. 市场主导型　市场主导型的卫生供给是指由私人部门筹集卫生经费、购买和提供卫生服务,即以市场机制为基础运行的卫生服务体系,并且依靠市场机制调整卫生服务价格及供求关系。何时提供、为谁提供以及提供什么样的卫生服务均由市场机制进行主导。卫生服务的供给主要以营利为目的,营利性的医院在医疗体系中占主导地位,所有医院基本实行管办分离的模式。

美国是发达国家中唯一没有施行全民保险制度的国家,其国民想获得卫生保健服务,必须参加健康保险或自费。美国的这种由市场主导的卫生供给模式在公平和效率方面都存在重大问题,亟待改革。一方面,作为全球第一大经济体的美国没有提供真正意义上的全民医保,而且其现有的医保体系十分割裂,政府、雇主和个人投保的商业保险各自为政。另一方面,医疗供给体系投入产出效率低,虽然其卫生投入水平居于世界前列,卫生投入占 GDP 的 18%,但其居民健康水平仅位列全球中上水平。究其原因,与其市场主导型的卫生供给密切相关。美国的医疗卫生服务体系是以市场机制为基础运行的私营医疗保险计划,并且依靠市场机制调整医疗卫生服务价格及供求关系。不仅公立和私立医院在市场上竞争,而且卫生筹资也主要通过商业的保险公司来运作。美国的卫生服务供给主要由私人医生和医院服务两部分组成。在初级医疗服务体系中,美国的绝大多数医生属于私人开业,独立于医院之外。医院明显以私有制为基础:私立非营利性医院为主体,政府所属医院次之,私立营利性医院也有相当规模。医疗服务的提供主要是以市场为主,政府只充当担监管者的角色。

3. 混合型　混合型卫生服务供给模式是指卫生服务供给既包括政府主导的计划供给模式,又包括市场机制主导的私人供给模式。卫生服务体系由公立和私立双重系统组成,公立系统由公立医院和社区卫生服务中心或联合诊所组成,私立系统由私立医院、民营医院和开业医师(私立诊所)组成,根据居民对卫生服务的实际需求,制定多元合作的卫生服务供给模式。

例如,新加坡卫生服务供给模式中的初级卫生保健,其主要由私立医院、开业医师、公立医院及联合诊所提供,而住院服务则主要由公立医院提供。我国医药卫生体制改革相关政策文件也强调要进一步完善医疗服务体系,坚持非营利性医疗机构为主体、营利性医疗机构为补充,公立医疗机构为主导、非公立医疗机构共同发展的办医原则,建设结构合理、覆盖城乡的医疗服务体系。

(三)卫生服务供给模式优缺点

政府主导型卫生服务供给模式的优点主要体现为卫生供给覆盖面广,为大多数居民提供低价或免费的卫生服务,有较好的普遍性和公平性,有利于保障全体居民的基本卫生服务需求。存在的主要问题包括筹资渠道单一、国家财政负担重、市场起不到调节作用、医疗服务效率低、难以满足居民不断提高的卫生需求等。另外还有个人自付费用比例低,消费者缺乏节约意识,过度利用卫生资源,造成浪费等问题。

市场主导型卫生服务供给模式的供给和需求完全由市场决定,其优点表现为能够有效提升卫生服务市场活力和供给效率,并不断创新卫生服务供给产品和供给方式,满足居民日益增长的卫生服务需求。其缺点主要表现在卫生服务价格持续上升,政府无法有效控制和干预不断上涨的卫生服务成本,居民疾病经济负担日益加剧。

混合型卫生服务供给模式的优点表现在其能够基本满足居民健康需求,充分发挥市场价格机制和竞争机制的作用,不断提高政府在卫生资源配置过程中的地位和作用,提高居民健康水平。其缺点主要表现为缺乏足够的市场竞争,导致卫生服务供给效率低下,政府官员易因缺乏公共利益思想而产生寻租行为。此外,由于卫生服务市场存在信息不对称的显著特征,因此在混合型卫生服务供给模式中,会存在政府部门决策失误、监管乏力等。

第五节 诱导需求行为

一、卫生服务供方诱导需求理论

诱导需求理论(the theory of supplier-induced demand,SID)是 20 世纪 70 年代由 Tuchs 和 R.G.Evans 首先研究提出的。诱导需求理论一直是卫生经济学研究的热点问题之一。医生是不完全代理人,能够诱导需求的观点与传统供需模型的完全信息和消费者主权假设形成冲突。该理论认为,卫生服务市场有需求被动和供方垄断的特殊性,供方医生既是患者的顾问,同时也是卫生服务的提供者,对卫生服务的利用具有决定性作用,能左右消费者的选择。由于供需双方存在着信息不对称,而医生提供的卫生服务关系其自身的经济利益,所以有可能向患者提供额外的服务,例如多开检查单、大额处方等。假设患者拥有同样的信息,或者医生完全无私,仅关注最有利于患者的治疗方案,那么就不存在诱导需求这一行为了。

在完全竞争市场上,商品的需求量与供给量相等时的价格为均衡价格。在其他条件不变的情况下,当供给增加时,均衡价格就会下降。但卫生服务市场并非完全的竞争市场,同时由于患者缺乏有效信息,因而医生对卫生服务的提供具有决定权。卫生服务需求供给曲线相交于 E,当供给增加时,供给曲线由 S 右移至 S_1,如在一般市场上,则 E' 成为新的均衡点,如图 4-8 所示。医生作为供给者面临着价格的下降和收入的减少。此时医生必然会关注自身利益受到的影响,从而为了保障自身利益,利用其在卫生服务市场的垄断性地位,通过向患者推荐额外服务,创造新的需求,从而使需求曲线由 D 右移至 D_1,使得需求与供给曲线再次均衡于点 E_1。医生保持了其经济收入,甚至经济收入有所提高,而需求量亦随之增加。

一般情况下,通常认为医院的病床越少,使用率越高。毛正中教授针对我国诱导需求数量的估计中指出,在医疗价格和人口结构不变的情况下,每增加 10% 的病床,居民的住院服务利用率增加 6.1%;每增加 10% 的医生,门诊服务利用率就会增加 3.6%。诱导需求会带来两种结果:一是提供有益的服务;二是提供一些不必要的甚至能带来严重后果的服务。无论如何,它终将导致的是卫生服务利用的不合理和低效益。

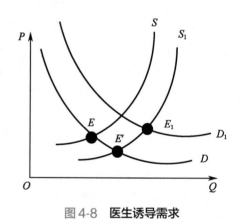

图 4-8　医生诱导需求

二、卫生服务供方诱导需求模型

(一)价格刚性模型

价格刚性是指价格不会随着需求或供给的变化而发生变化的现象,即缺乏弹性。价格刚性模型阐述的是在一定价格水平下,供给增加时,医生为了维持原有的价格水平而诱导患者增加对卫生服务的需求。

假定某卫生服务市场上,需求与供给均衡,价格为 P_1,供给量为 Q_1,如图 4-9 所示。由于某种原因供给增加,新的供给曲线为 S_2,此时如果需求没有变动,则 S_2 与 D_1 相交产生新的均衡点,价格为 P_3,产量为 Q_3。虽然供给数量增加了,但是价格水平却降低了。医生为了维持原有的价格水平,会因此而产生诱导需求的行为。需求增加,需求曲线向右平移,如果平移至 D_2,卫生服务的价格有所回升,变为 P_2。

诱导需求的能力取决于给医生的诱导行为提供机会的代理人职责。然而，这种能力的动因和程度取决于对额外提供中的相对收益与额外诱导活动中的成本的权衡等因素。除了直接成本，还将发生时间成本（劝说患者需要花费更多的服务时间）。

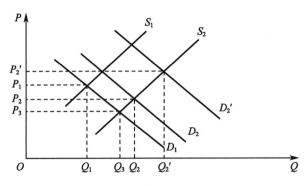

图4-9　供给者诱导需求

因此，尽管需求最终会向右平移，但在理论上并不能确定会到右侧的何处，还有可能平移至 D_2'。这取决于沉没盈余与沉没诱导成本之间的关系。如果沉没诱导成本相对较大（严重损害了医生的声誉），那么，我们就可以判断几乎没有或少有诱导。如果易于劝阻患者消费更多服务，并且，专业上和伦理上的限制很少，则需求的变化可能会较大。

（二）供给诱导需求的目标收入模型

供给诱导需求的目标收入模型经常被用来解释 20 世纪 60—70 年代医疗服务收费迅速增长的现象。在假设医生有目标收入的前提下，医生人数增长并不导致更低的收费标准和医生个人收入，相反，它导致了更高的卫生服务价格。因为高收费才能维持医生个人收入不变。

在 20 世纪 70 年代，卫生服务价格受到控制时，费用的增长率控制在 2.5% 以内。因此，该事实证明了医生拥有目标收入的假定。此外，研究者还发现，在卫生服务价格受到控制的情况下，卫生服务的利用率有上升倾向，符合目标收入模型。例如，赖斯（D.P.Rice）于 1983 年的研究发现，当城市医生收费相对下降时，外科手术、辅助性检查、内外科保健服务数量会增加。

埃文斯（R.G.Evans）将医生看作追求效用最大化的服务提供者，其效用函数为：

$$U = U(Y, W, D)$$

式中，Y 是净收入，W 是工作时间，D 表示自行改变需求的能力。根据其理论，医生并不偏好于诱导需求，因为随着诱导行为的增多，其边际不愉快感增强；只有当这种不愉快感被获得的收入所抵消时才存在诱导需求。但是当竞争造成收入下降时，医生可能会增强诱导行为以补偿收入的损失。

思考题

1. 卫生服务供给的概念是什么？有何特点？
2. 卫生服务供给的影响因素主要有哪些？
3. 卫生服务供给模式有哪些？
4. 简述卫生服务供方诱导需求理论。

（许兴龙）

第五章　卫生服务生产

在经济学中，生产是指通过一定的生产过程将各种生产要素转化成产出的过程。生产要素指生产过程中所使用的各种资源，一般包括土地、劳动力和资本等。生产的经济学理论同样适用于卫生服务生产领域。卫生服务生产就是组织医生、护士、医疗设备、药品、病房和病床等各种卫生服务生产要素，通过门诊、住院、公共卫生服务等卫生服务提供形式，最终生产出满足人们健康需要的卫生服务产品的过程。生产者追求的目标之一是效率，即在生产过程中，在投入一定的情况下获得最大产出；或者在既定产出水平上投入最小化。生产函数分析、成本函数分析可以帮助理解卫生服务生产行为。

第一节　卫生服务生产函数

一、生产函数的概念和特点

生产函数（production function）是指在一定时间内，在技术水平不变的情况下，生产某种产品时投入的各种生产要素数量与生产出该产品的最大数量之间的关系。在已知技术水平以及如何生产的条件下，生产函数揭示了生产者是如何利用各种劳动、材料以及设备等可能的生产要素组合取得最大的可持续的产出。

生产函数可以分为一种可变投入生产函数和多种可变投入生产函数。一种可变投入生产函数是指对既定产品，技术条件不变、固定投入（通常是资本）一定时，一种可变动投入（通常是劳动）与可能生产的最大产量间的关系，通常又称为短期生产函数。多种可变投入生产函数是指在考察时间足够长时，可能两种或两种以上的投入都可以变动，甚至所有的投入都可以变动，通常又称为长期生产函数。

生产函数具有两个特点：①生产函数反映的是在既定的生产技术条件下投入和产出之间的数量关系。如果技术条件改变，必然会产生新的生产函数。②生产函数反映的是某一特定要素投入组合在现有技术条件下能且只能产生的最大产出。

图 5-1 表示的是只有一种投入与一种产出的生产函数。图中横轴表示投入的数量，生产函数是上升函数，揭示了投入的多产性，即更多的投入意味着更多的产出。同时弓形的生产函数曲线也阐述了另一个概念，即边际报酬递减规律。也就是说，在技术水平不变的条件下，随着投入的增加，生产的边际产量（marginal product，MP）是递减的，正如图 5-1 所示，$MP_1 > MP_2 > MP_3 > MP_4$。

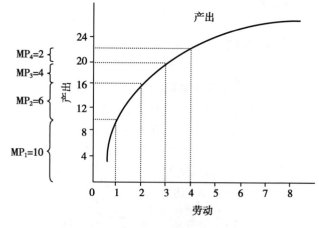

图 5-1　生产函数

二、生产函数方程

可以用下列生产方程表示实际生产过程中的生产关系：

$$Q = f(X_1, X_2, \cdots\cdots, X_n) \tag{5-1}$$

在公式 5-1 中，Q 表示生产某种产品或服务的最大数量，$X_1, X_2, \cdots\cdots, X_n$ 分别表示各种生产要素的投入数量。f 表示各种投入要素的技术组合。比如在医院中，医生、护士、技师、检查设备和材料等生产要素组合产出不同数量的医疗服务，其中，医护比的变化就会引起医院产出医疗服务的变化，医护比例的合理配置对医疗服务产出具有重要的作用。

例如，某医院 X 线检查服务依赖于技术人员、护士与放射学家等劳动投入，以及 X 线机、计算机、胶片等其他生产要素投入，通过这些生产要素的不同组合生产出不同数量的 X 线检查服务。

最常用的一种生产函数理论模型是柯布 - 道格拉斯生产函数（Cobb-Douglas production function），该函数最初由美国数学家柯布（C.W. Cobb）和经济学家保罗·道格拉斯（P. H. Douglas）在 1928 年 *A Theory of Production* 一文中探讨投入和产出之间的关系时提出。柯布 - 道格拉斯生产函数是最早受到研究并用于解释生产者行为的几种生产函数之一。虽然之后也出现过许多形式的生产函数，但是柯布 - 道格拉斯生产函数仍然是教材中阐述生产过程的经典模型（公式 5-2）。

$$Q = AL^\alpha K^\beta \tag{5-2}$$

在公式 5-2 中，Q 为产出，A 为常数项，L 为劳动的投入数量，K 为资本的投入数量。α 和 β 分别表示劳动和资本的产出弹性系数。产出弹性系数表示，当其他因素不变时，投入增加 1% 所引起的产量增加百分比。劳动产出弹性是指产量变化对劳动量变化的反应程度，即当其他因素不变时，劳动增加 1% 投入所引起产量变化的百分比。资本产出弹性则为产量变化对资本变化的反应程度。α 和 β 的经济含义可以帮助我们了解各种生产要素对产出量的贡献。鉴于生产要素的统计工作不是每年连续的，也不是分类统计的，柯布和道格拉斯就利用其他代理数据计算出 1899—1922 年期间美国制造业生产函数的 α 和 β 值分别约为 0.75 和 0.25。随着数据统计工作的完善和发展，目前国际通常将 α 取值为 0.2～0.4，β 取值为 0.8～0.6。

根据柯布 - 道格拉斯生产函数模型，可以对一定规模下的生产要素投入量和产出量作经济增长分析。在公式 5-2 中，决定发展情况的主要因素包括投入的劳动力、资产、综合技术水平（比如经营管理水平、新技术应用情况等）。根据 α 和 β 组合情况，可以分为三个类型。

（1）当 $\alpha + \beta > 1$ 时，表示规模收益递增（increasing return to scale），即卫生服务产量增长的幅度大于其投入量增长的幅度。这种情况下若增加卫生服务机构生产要素的投入量，可以提高资源的利用效率。

（2）当 $\alpha + \beta = 1$ 时，表示规模收益不变（constant return to scale），即卫生服务产出量的增长的幅度等于其投入量增长的幅度，只有提高技术水平，才可以提高经济效益。

（3）当 $\alpha + \beta < 1$ 时，表示规模收益递减（decreasing return to scale），即卫生服务产出量的增长的幅度小于其投入量增长的幅度，这种情况下不宜增加生产要素投入量。

三、短期生产函数

短期生产函数反映的是在生产既定产品时，保持技术条件不变、固定投入（通常是资本）一定时，一种可变投入（通常是劳动）与可能生产的最大产量间的关系。总产量、平均产量和边际产量的关系，以及在组织卫生服务生产时的意义是研究的重点。

总产量（total product，TP）是指与一定的可变要素劳动的投入量相对应的最大产量。

平均产量（average product，AP）是指平均每一单位的可变要素劳动的投入量所生产的产量。

边际产量（marginal product，MP）是指增加一单位可变要素劳动投入量所增加的产量。

总产量、平均产量、边际产量的曲线特征和曲线之间的关系如图5-2所示。

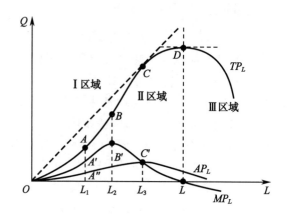

图 5-2　短期生产函数的产量曲线

边际收益递减规律是在技术水平及其他生产要素投入量固定不变的条件下，随着某种可变要素投入的增加，边际产量最初可能是递增的，但最终呈现出递减状态。边际收益递减规律决定了总产量、平均产量和边际产量曲线无论最大值点出现在什么位置，最终都会随产量的增加呈现下降的趋势。

根据总产量、平均产量与边际产量的关系，把图5-2分为三个区域。

Ⅰ区域：劳动力从零增加到平均产量最大的阶段。在这一阶段，平均产量一直在增加，边际产量大于平均产量，说明在这一阶段，相对于不变的资本投入来讲，劳动力投入不足，增加劳动力数量会使资本得到充分利用，从而增加总产量。

Ⅱ区域：劳动力从平均产量最大增加到总产量最大的阶段。在这一阶段，平均产量开始下降，边际产量递减，但边际产量仍然大于零，即增加劳动力投入仍可使总产量增加，但增加的比率是递减的。在劳动力增加到特定点时，总产量可以达到最大。

Ⅲ区域：劳动力增加到边际产量为零以后的阶段，这时边际产量为负数，总产量绝对减少。此时再增加劳动力的投入会使总产量减少。因为这时不变生产要素已经得到充分利用，再增加可变生产要素只会降低生产效率，减少总产量。上述对于总产量线、平均产量线和边际产量线间关系的分析可以帮助我们在实际组织卫生服务生产时，确定一种生产要素的合理投入问题。任何理性的厂商既不会将生产停留在第Ⅰ阶段，也不会将生产扩张到第Ⅲ阶段，生产只能在第Ⅱ阶段内进行动态调整，并且第Ⅱ阶段也是生产者进行短期生产的决策区间。在第Ⅱ阶段的起点处，劳动的平均产量曲线和劳动的边际产量曲线相交，即劳动的平均产量达最高点。在第Ⅱ阶段的终点处，劳动的边际产量曲线与水平轴相交，即劳动的边际产量等于零。例如，假设某医院放射线科室面对的投入产出关系如表5-1所示，其中，X线技师数为可变要素劳动的投入数量，X线检查次数为卫生服务的产出数量，在现有资源技术水平条件下，确定该科室X线技师数的最优区间。

由表5-1可知，当X线技师数由原来的1人增加至3人时，总检查次数在增加，每名技师的平均检查次数和边际检查次数呈递增状态；当技师数增至4人时，平均检查次数等于边际检查次数，平均检查次数达到最大值，即生产第Ⅱ阶段的起点；当技师数增至7人时，总检查次数开始下降，边际检查次数为0，即生产第Ⅱ阶段的终点；当技师数增至8人时，总检查次数开始下降，边际检查次数为负值。由X线技师数与检查次数的变化关系可知，在现有资源技术条件下，该医院X线技师数的最优设定区间为4~7人。

表 5-1　某医院 X 线检查的投入产出关系

X 线技师人数（L）/人	总检查次数（TP）/次	平均检查次数（AP）/次	边际检查次数（MP）/次	生产阶段
1	8	8	8	
2	20	10	12	第Ⅰ阶段
3	36	12	16	
4	48	12	12	
5	55	11	7	
6	60	10	5	第Ⅱ阶段
7	60	8.6	0	
8	56	7	−4	第Ⅲ阶段

　　在具体组织生产过程中，到底确定在第Ⅱ阶段的哪一点呢？首先要考虑生产者的目标，如果生产者的目标是使平均产量达到最大，那么劳动力增加到 AP 的最大点就可以了。如果目标是使总产量达到最大，那么，劳动力投入就可以增加到 TP 的最高点。如果生产者是以利润最大化为目标，那么还需要考虑成本、服务价格等因素。因为平均产量最大时，并不一定利润最大化，总产量最大时，利润也不一定最大。劳动力增加到哪一点所达到的产量能实现利润最大化，还必须结合成本和价格进行分析。

四、长期生产函数

（一）规模收益

　　长期生产函数是指在一定时间内，在技术水平保持不变的情况下，生产中所使用的各种生产要素的数量变化与所能生产的最大产出间的关系。

　　在研究长期生产函数时，会遇到所有生产要素都变化的情况，这些变化可以是随机无序的，也可以是按照比例变化的。这些变化的方式可以体现出生产者为了获得更多的利润而采取的措施。这里仅介绍最简单的生产要素的变化情况，即在所有生产要素同比例增加或者减少的情况下，会给生产者带来什么样的经济效益？这需要先了解规模收益（return to scale）的概念。

　　规模收益指所有生产要素同时同比例增加时投入与产出间的关系。当所有投入同比例增加时，总产量有三种变化类型。

　　（1）如果产量增加的比率大于生产要素增加的比率，则生产处于规模收益递增阶段。

　　（2）如果产量增加的比率等于生产要素增加的比率，则生产处于规模收益不变阶段。

　　（3）如果产量增加的比率小于生产要素增加的比率，则生产处于规模收益递减阶段。

　　增加生产规模，会使规模收益递增，主要是因为生产可以实现专业化，可以提高生产者的技术熟练程度，减少生产者因工作转换而耗费的时间，从而提高生产效率。同时也可以使用更专业化的设备和较先进的技术提高生产效率。但是当生产规模扩大到一定程度时，会降低生产效率，从而出现规模收益递减。

（二）等产量线

　　具体生产过程中，在技术水平保持不变的情况下，不同的生产要素投入的比例和组合的实际产出是不同的。理性的生产者会选择最优投入组合进行生产。如何确定生产要素的最优组合呢？

　　等产量线（isoquant curve）是从生产函数中得出的，表示生产技术水平不变时，生产同一产量的生产要素的不同组合。或者说，它表示生产要素的不同组合带来相等产量的一条曲线。在经济学教材中往往运用两种投入和一种产出的关系说明等产量线。等产量线用方程表示如下：

$$Q_0 = f(X_1, X_2) \qquad (5\text{-}3)$$

为更直观地讲述，用图 5-3 表示等产量线，在图中，假定 X_1 为劳动力投入，X_2 为资本投入。Q_0 曲线上的任何一点表示的生产要素组合都可以生产出相等的产量。与组合 B 相比，生产同样的 Q_0，组合 A 需要更多的劳动力投入和较少的资本投入。而如果增加产量到 Q_1，Q_0 曲线上的任何一点所表示的生产要素组合均不可能实现，需要更多的劳动力和 / 或资本投入。

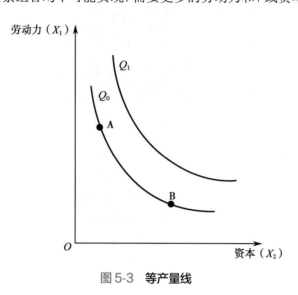

图 5-3　等产量线

等产量线具有下列性质。

（1）等产量线是不能相交的。在同一坐标平面上，可以有无数条等产量线。同一条等产量线代表相同的产量，不同的等产量线则代表不同的产量。等产量线位置越高，代表产量越大。

（2）等产量线是一条向右下方倾斜的线，斜率为负值，表明在生产者的资源与生产要素既定的条件下，为了达到相同的产量，如果增加一种生产要素，必须减少另一种生产要素。

（3）等产量线凸向原点，斜率递减，这是由于边际技术替代率递减规律所决定的。等产量线的斜率就是边际技术替代率。

（三）边际技术替代率

在等产量线上各点的投入组合可以生产出同等产量。在同一等产量线上，不同的点意味着不同的投入组合，当一种生产要素增加时，另一种生产要素减少。理性的生产者不会在生产同等产量时选择数量多的投入组合。

这里仍以 X 线检查服务为例介绍边际技术替代率（marginal rate of technical substitution，MRTS）的概念。表 5-2 列出了生产 100 个单位 X 线检查服务的几种投入组合。从表中可以看出，两种投入（放射技师和资本）的不同组合可以获得同等的产出。

表 5-2　X 线检查服务的等产量表

服务量 / 个	技师 / 人	资金 / 元
100	1	10 000
100	5	160
100	7	42
100	8	24
100	10	10

等产量线的斜率表示在保持既定产量的情况下，增加一个单位的一种投入（X_1）时所必须减少的另一种投入（X_2 的数量），也就是用 X_1 替代 X_2 的比率。这一比率称为边际技术替代率。设劳动的边际产量为 MP_L，资本的边际产量为 MP_K，那么，当要素组合沿着等产量曲线向右下方变动时，劳动投入增加 ΔL 个单位，所增加的产量为 $\Delta L \times MP_L$；同时资本的投入减少了 ΔK，减少的产量为 $\Delta K \times MP_K$，由于同一条等产量曲线上产量不变，所以有：

$$|\Delta K \times MP_K| = |\Delta L \times MP_L|$$

由此可得：

$$-\Delta K / \Delta L = MP_L / MP_K$$
$$MRTS_{LK} = MP_L / MP_K \tag{5-4}$$

即边际技术替代率等于劳动的边际产量除以资本的边际产量。

在两种生产要素相互替代过程中，在维持产量不变的条件下，当一种生产要素投入量持续增加时，每一单位的该生产要素所能替代的另一种生产要素的数量是递减的，这一现象被称作边际技术替代率递减规律。例如，表 5-2 中显示，如果放射技师从 1 人增加到 5 人，可以减少资金的投入；但是当继续增加技师的数量，如将技师从 8 人增加到 10 人，能够减少的资金数量明显下降。这一规律说明两种投入是可以相互替代的。但是由于边际技术替代率的存在，当一种投入继续增加时，它所替代的另一种投入的数量会出现越来越少的状况。

边际技术替代率反映了边际收益递减规律。随着劳动量的增加，其边际产量在递减，即每增加一定数量的劳动所能够替代的资本量越来越少，这将为我们在卫生服务供给中对于不同投入组合的选择提供重要参考。

第二节 卫生服务成本函数

一、成本及成本函数

（一）成本的概念

成本最确切的定义来自经济学家关于机会成本的概念。经济学家们往往致力于在不同的方案间进行选择，使有限的资源得到合理的配置。一个组织的成本或机会成本，是指当它把一定的资源用于某一特定事件时，也就意味着它不能把这些资源用于其他可选事件或机会。当选择做某件事时，不可避免地要放弃另一些事情。任何事情的成本都可以被视为所放弃的其他可选方案的价值。机会成本的概念使人们更容易在概念层面上理解成本的本质。

对于卫生服务来讲，卫生服务的成本也就是各种生产投入要素的市场价格。医院或其他卫生服务提供者在提供卫生服务时，要通过比较其卫生服务的提供成本，并且与卫生服务收费进行比较，从而决定是否提供该卫生服务。但考虑到卫生服务具有的产品外部性特征，成本不能作为是否提供卫生服务生产的唯一选择依据。但是在卫生服务生产领域，仍然可以应用经济学领域中的生产成本的相关理论，指导卫生服务的生产。

（二）成本函数

生产者为了进行生产必须购买生产要素，为此而支付的代价就是生产的成本。表示成本与投入关系的方程就是成本方程。即：

$$C = P_1 \times X_1 + P_2 \times X_2 \tag{5-5}$$

在公式 5-5 中，P_1 和 P_2 是两种生产要素 X_1 和 X_2 的价格，为已知常数。成本 C 是生产要素 X_1 和 X_2 的函数，即对各个最优组合的要素价格所支付的成本。

二、边 际 成 本

在经济学中,边际成本指的是每一单位新增生产的产品(或者购买的产品)带来的总成本的增量。例如,某医院每天仅提供 1 例 CT 检查的成本是很高的,因为设备本身价格昂贵。但如果能提供 100 例 CT 检查,则平均每例检查的成本就低得多,在提供第 200 例 CT 检查时,其成本就更低。

边际成本和单位平均成本不一样,单位平均成本考虑了全部的产品,而边际成本忽略了最后一个产品之前的生产要素投入情况。例如,每例 CT 检查的平均成本包括提供第 1 例 CT 检查时的很大的固定成本(在每例 CT 检查服务上进行分摊),而边际成本根本不考虑固定成本。

在数学上,边际成本(marginal cost,MC)用总成本(total cost,TC)和数量(quantity,Q)的偏导数表示:

$$MC = \frac{\partial TC}{\partial Q} \tag{5-6}$$

三、等成本曲线、成本最小化和扩展线

等成本线(iso-cost curve)表示生产者在既定成本下所能购买的生产要素的最大组合。

等成本线反映了生产者进行生产时的限定条件,即它所购买的生产要素的花费不能大于或小于所拥有的既定成本。显然,大于既定成本是无法实现的,而小于既定成本则难以实现产量最大化。

在生产要素的价格可以确定、生产者愿意支付的成本已知的情况下,就可以得到等成本线。为便于表述,用劳动(L)和资本(K)两种生产要素投入分析等成本线,假定以 TC 表示两种可变投入的总成本,L、K 分别表示放射技师和设备消耗的数量(可以用投入的时间衡量)。P_L、P_K 分别为两种要素的价格。则:

$$TC = P_L \times L + P_K \times K \tag{5-7}$$

图 5-4 呈现了等成本线,它表示等量成本购买的两种投入的各种不同组合的轨迹。横轴上的点表示全部成本能购买到的投入 K 的数量,纵轴上的点表示全部成本能购买到的投入 L 的数量。图中 C_1、C_2、C_3 为三条等成本线,C_2 高于 C_1,C_3 高于 C_2。

无论从理论上还是实践上,研究生产要素的最优组合都是非常重要的。生产者的最优选择不仅取决于生产函数,还取决于成本函数。学习了等产量线和等成本线后,就可以讨论生产要素的最优组合问题。

根据生产理论,为了获取利润最大化,理性的生产者追寻以最小的成本生产最大的产量。也就是产量既定时使成本最小,或者成本既定时产量最大。无论是哪种情况,表现在图形上

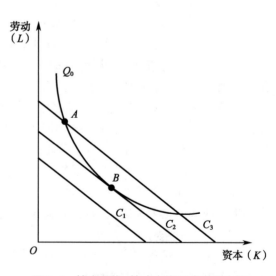

图 5-4　等产量线、等成本线和成本最小化

均为等成本线和等产量线相切的点,这一点就是最优要素组合的情况。在图 5-4 中给出了既定产量(Q_0),在展示的三条等成本线中,等产量线只与一条等成本线 C_2 相切。显然与 C_3 交叉点 A

处的成本太高，是不经济的，而 C_1 又不可能。切点 B 为生产者均衡点，其经济学意义在于它是产量既定时的最小成本组合，它意味着生产者选择的投入组合既在等产量线上，又在可能的最低的等成本线上，是以最小成本生产最大产量的最优要素组合。

假定某医院为了实现收支结余，希望以最小化的成本提供既定的 X 线检查服务的数量。在这一假设下，医院希望实现生产这一既定产出的最小化成本目标。

以 TC 代表医院 X 线检查服务的总成本，w 为技师的成本（工资、补贴及其他福利），r 为提供 X 线检查服务过程中购买医疗仪器设备的成本。由此，可获得总成本：

$$TC = wL + rK \tag{5-8}$$

在公式 5-8 中，L 和 K 是在 X 线服务生产过程中所投入的数量，即需要的技师工作时数和 X 线机器的数量。如果 $w = 50$、$r = 20$，使用 30 个小时的技师和 10 台机器的总成本为：TC = 1 700 = $(50 \times 30) + (20 \times 10)$。假定医院提供 X 线检查服务的成本预算为 1 000 元，等成本线可以表示为：

$$1\ 000 = 50L + 20K$$

为了便于计算，我们将方程调整为

$$K = 50 - 2.5L$$

由此可以推导出图 5-5 所示的线性方程。另外也列出了总成本为 686 时的等成本线。有时也可以将方程写成：

$$K = \frac{TC}{r} - \left(w/_r\right)L \tag{5-9}$$

公式 5-9 说明了工资和 / 或设备购买成本的变化对购买各种劳动和 / 或设备的成本存在影响。

在上面的例子中，如果提供者希望以成本最小化来提供 X 线检查服务，那么他可能会选择低的等产量线，即生产 10 个单位的产量，即 A 点。但是，如果生产者的预算提高到 1 000 元，则可以获得 15 个单位的产量。

将 A、B 等各生产者均衡点连接在一起就形成了扩展线，也可称为规模曲线。扩展线是在生产要素价格不变的条件下，生产者扩大生产规模的途径。它反映了生产要素价格不发生变化时，使产量变化而发生的两种生产要素比例的变化。在扩展线上，既可以实现既定成本的产量最大化，也可以实现既定产量的成本最小化。

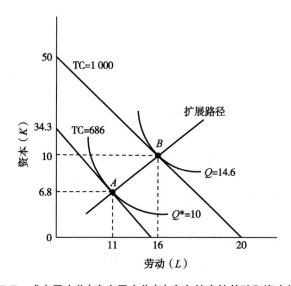

图 5-5　成本最小化（产出最大化）决定有效率的劳动和资本组合

四、边际成本曲线和平均成本曲线

如果所有投入要素都是可变的，可以得到长期总成本和长期平均成本（long-run average cost，LAC）函数。总成本和平均成本与生产者行为的规模有关。图5-6显示了经典的长期平均成本的U型形态，起始阶段显现规模经济，生产者的长期平均成本减少。随着产量增加，可能增加了生产活动中管理与协调的困难，那么长期成本可能就会上升，生产者逐渐表现出规模不经济。规模经济（不经济）用于确定生产者的最优规模。例如，医院的社会最优规模和分布取决于规模经济的评估。再比如，医院需要拥有足够的患者才能弥补定价较高的MRI检查服务的成本，这就是规模经济的一个案例。但是，太多的患者可能又会导致患者就诊的拥挤或者劳动成本的增加。

长期边际成本（long-run marginal cost，LMC）曲线是指当所有投入要素都发生变化时，增加最后一个单位产量引起的总成本的增加。长期边际成本曲线穿过长期平均成本曲线的最低点。

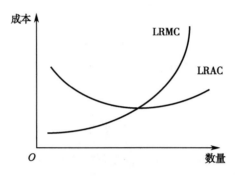

图5-6　平均成本曲线和边际成本曲线

第三节　卫生服务生产效率

一、效率的概念

效率（efficiency）是经济学中常用的概念之一，通常指在生产过程中最有效的使用各种资源。也可以理解为使用有限的资源实现系统产出最大化。其具体包括三层意义：一是不浪费资源；二是以最小成本进行生产；三是产出的类型和数量符合人们的需要。

经济效率通常是指帕累托效率或者帕累托最优，即不可能通过资源的重新配置使任何一个人处境变好，也不致使另一个人的处境变坏。经济学中的效率通常用技术效率和配置效率反映。

技术效率（technical efficiency）指用最少的投入要素组合生产出既定的服务和产品。通常用来衡量生产过程中投入与产出之间的关系。当得到相同数量的产出而生产投入最少，或者使用相同的生产投入获得的产出最大时，生产达到了技术效率。

配置效率（allocative efficiency）是指生产人们赋予价值最高的产品类型和数量，即资源一定条件下的最大产出。人们对于每一种产品和服务的期望效用是不同的，但是人们总是希望将资源投入到能够使人们的效用最大化的生产过程中去。在本质上，配置效率要求每一种资本和劳动都投入到其在全社会最有价值的地方。

技术效率阐明了为了最大产出使用既定资源的重要性，可以总结为"恰当地做事"；配置效率则是"做恰当的事"。

图5-7解释了在生产过程中的技术效率和配置效率。如果某医院计划提供100次的CT检查

服务（Q=100），假定投入还是定义为资本（K）和人力（L）投入两种。根据等产量线的概念，医院无论在 A 点还是 B 点进行生产，都可以实现既定的 100 次的 CT 检查服务。但是从卫生服务生产效率的角度分析，在 A 点实现 100 次 CT 检查服务，其成本为 50 000 元，而如果医院按照 B 点组织生产，在实现同样的 CT 检查服务量的同时，成本可以降低为 42 000 元。根据技术效率和配置效率的概念，在 A 点进行生产在技术上是有效率的，但在配置上是无效率的，但是在 B 点既实现了生产的技术效率，也实现了生产的配置效率。

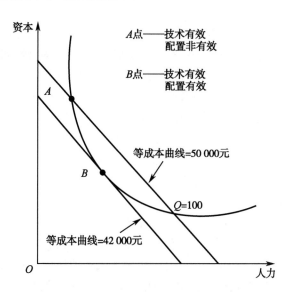

图 5-7　生产过程中的技术效率和配置效率

二、规模经济和范围经济

（一）规模经济

规模经济（economies of scale）是指当生产单一产品的经营单位因规模扩大而减少了生产的单位成本时而产生的经济效益。如果边际成本（MC）小于平均成本（AC），则存在规模经济；如果边际成本（MC）大于平均成本（AC），则存在规模不经济（diseconomies of scale）。如图 5-8 所示，当产出量小于 Q_1 时，边际成本曲线位于平均成本曲线的下方，存在规模经济性。与之对应，而当产出量大于 Q_2 时，边际成本曲线位于平均成本曲线的上方，说明存在规模不经济性。可以用平均成本和边际成本的判定系数（FC）与 1 之间的大小来描述规模经济性，即：

$$FC = \frac{AC}{MC} \tag{5-10}$$

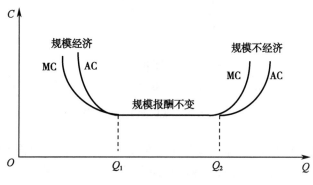

图 5-8　规模经济与规模不经济

1．当 FC＞1 时，平均成本大于边际成本，则存在规模经济，即随着产出量的增加，平均成本曲线下降。

2．当 FC＝1 时，平均成本等于边际成本，规模收益不变，在产出量的一定范围内，平均成本曲线呈水平线。

3．当 FC＜1 时，平均成本小于边际成本，则存在规模不经济，即随着产出量的增加，平均成本曲线上升。

（二）范围经济

范围经济（economies of scope）是指利用单一经营单位内原有的生产过程生产多于一种产品（或服务）而产生的经济。如果医院增加产品（服务）品种或种类能节约生产成本，则存在范围经济。例如，医药企业生产多种药品或者保健产品比分别单独生产这些药品的成本更低，那此时就存在范围经济。在此，假设 $TC(Q_x, Q_y)$ 表示一个医药企业生产 Q_x 单位的保健产品 X 和 Q_y 单位的保健产品 Y 所发生的总成本，则存在范围经济的条件如下：

$$TC(Q_x, Q_y) < TC(Q_x, 0) + TC(0, Q_y) \tag{5-11}$$

即由一个医药企业同时生产保健产品 X 和保健产品 Y 比一个医药企业生产保健产品 X、另一个医药企业生产保健产品 Y 所消耗的成本更小。

（三）适度规模的确定

规模经济和范围经济都是实现社会资源的有效利用和提高经济效率的重要途径。追求利益最大化的医疗保健企业或组织总是希望实现利润最大化。在何种产出水平以及怎样组合产出才能实现规模经济和范围经济？规模经济是由长期平均成本曲线的形状来定义的。长期是足以使医院中止任何固定的合约或进行任何可能的、成本节约的、可调整的一段时间。短期是医院仍保持着某些固定合约，即某些投入不可调整的一段时间。

从规模经济的成因分析中，研究者自然会考虑到医院规模是否越大越经济，生产效率越高？如果规模过大，就会因管理层次的增加和管理幅度的拉大而使信息在纵向、横向传递过程中发生"过滤"现象，造成信息失真，从而导致决策失误；例如医院规模过大会增加有效管理的难度，增加内部交易成本。当规模超过一定程度后就会由"经济"转为"不经济"。这就产生了确定医院适度规模的问题。一般以平均成本曲线描述规模经济，并通常从短期和长期两个角度进行考察，因此，与此相应的有短期平均成本曲线和长期平均成本曲线之分。其中，短期平均成本曲线反映一定时期内生产能力不变时，平均成本（即单位产品成本）的变化规律，如图 5-9 所示。

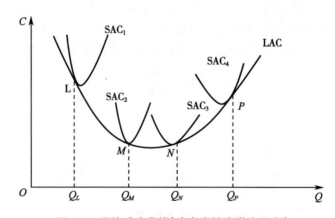

图 5-9　平均成本曲线（未考虑技术进步因素）

在图 5-9 中，短期成本曲线 SAC_1、SAC_2 和 SAC_3 分别表示不同规模的短期平均成本（short-run average cost，SAC）曲线，平均成本随着产量增加而下降，超过一定限度又随产量增加而上升；长期平均成本（long-run average cost，LAC）曲线反映生产能力扩大过程中平均成本的变化规律，它是短期平均成本曲线的包络线，曲线向下倾斜表明规模经济，在图 5-9 中，长期平均成本曲线下降到 M 点为止，在 MN 之间处于最低水平，N 点之后则表现为上升，因此，MN 可称为"最佳规模区间"。

在描述长期平均成本曲线时，实际上隐含着这样一个假设条件，即生产能力扩大和技术进步没有联系。然而，在现实经济中，生产能力的扩大通常是由技术进步推动的。在一般情况下，以技术进步为推动力的长期平均成本曲线是不断下降的。考虑技术进步因素情况下，应该对图 5-9 中的长期平均成本曲线作相应调整，具体如图 5-10 所示。

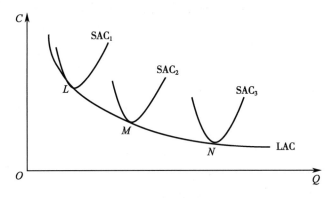

图 5-10　平均成本曲线

在图 5-10 中，长期平均成本曲线呈持续下降态势，然而，在 N 点后下降的幅度变小。在这种情况下，可通过以下方法确定最小经济规模：先设定一个平均成本下降率判定系数，若达到 N 点所在的生产规模后，再增加产量，其平均成本下降率小于判定系数，则 N 点即为"最小经济规模"。此时，显然不存在最小最佳规模或最大最佳规模。医院适度规模的最低限就取决于最小经济规模，而最高限则取决于一定时期内的技术、经济因素等。

三、技术效率和配置效率的测量方法

在卫生领域广泛使用的效率测量方法主要有三种：普通最小二乘法回归（ordinary least squares regression，OLS）、数据包络分析（data envelopment analysis，DEA）和随机前沿分析（stochastic frontier analysis，SFA）。

（一）普通最小二乘法回归

早期技术效率的测量主要集中在对普通最小二乘法回归的研究方面。费尔德斯坦在 20 世纪 60 年代使用 OLS 模型估计英国国家卫生服务系统中非教学急诊医院的生产效率。他使用各种函数模型估计生产函数，然后用回归方程的残差解释每一家医院的技术效率。根据 OLS 方程，如果一家医院的残差为 0，说明与其他医院相比，这家医院的生产处于是"平均技术效率"的水平。如果残差为负值，说明医院的效率低于平均技术效率，残差为正值，则说明该医院的效率高于平均技术效率。用公式表示为：

$$y_i = \beta_i x_i + \gamma_i \tag{5-12}$$

在公式 5-12 中，y_i 表示产出，x_i 代表各种要素投入，γ_i 为误差项。

这种效率的测量方法很明显有两方面的问题。第一，OLS 的残差仅提供了与"平均"生产实践水平相比，有效率或无效率的测量值，并没有说明每一家医院的技术效率与生产可能性边界的距离，也就是说，因为这种方法没有估计生产可能性边界，所以无法揭示与有效率的生产实践相比，每一家医院的效率如何。第二，用 OLS 残差解释生产是否有效率是值得怀疑的，因为残差也包含了其他混杂，而这些生产中的随机性影响因素是医院无法控制的。到 20 世纪 70 年代后期，这些批评促进了其他效率评价方法的发展，如数据包络分析和随机前沿分析。

（二）数据包络分析

数据包络分析是一种基于被评价对象间相对比较的非参数技术效率的分析方法。DEA 在卫生领域应用广泛，如医院效率的比较研究、医院所有权对效率的影响研究、公共卫生服务项目效率研究等。目前 DEA 已经是评价卫生机构技术效率较为成熟和先进的方法之一。

生产函数是无法直接观测的，DEA 使用获得的投入和产出数据，估计一个实现了的生产前沿面，该生产前沿面反映了最少资源投入组合的情况。这种生产前沿面曲线是凸向原点的，并且斜率总为负值。图 5-11 展示了 DEA 生产前沿面。图中的点代表了不同生产者，以及生产既定产出时生产要素的投入数量。由这些代表生产最有效率的点构成的曲线形成了 DEA 前沿面（I^0I^0）。无效率的生产者位于前沿面的右边。

按照对效率的测量方式，DEA 模型可分为投入导向（input-oriented）、产出导向（output-oriented）和混合导向（non-oriented）。投入导向模型是从投入的角度对被评价决策单元（decision-making units，DMU）无效率程度进行测量，测量的是达到技术有效时各项投入应该减少的程度；产出导向模型是从产出的角度对被评价 DMU 无效率的程度进行测量，测量的是要达到技术有效，各项产出应该增加的程度；混合导向模型则是同时从投入和产出两个方面进行测量。模型导向的选择主要取决于分析目的。如果分析目的只是获得各单位的效率值，上述三种导向模型均可。如果需要做进一步的投影分析，从管理角度

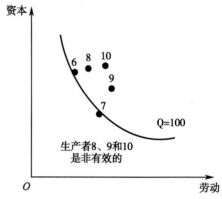

图 5-11　DEA 生产前沿面

考虑，如果把减少投入作为对无效率单位提高效率的主要途径，应选择投入导向模型；如果把增加产出作为提高效率的主要途径，则应选择产出导向模型。需要特别注意的是，如果在卫生资源投入不足的背景下，选择投入导向模型会使得投影分析的结果不容易解释。因为在投入导向模型中，根据投影分析的结果，无效率的单位要达到有效率的状态，其改进目标是减少投入，这似乎与卫生资源投入不足的背景产生矛盾（但实质上并不矛盾），容易对分析结果产生误解。另外，在分析卫生服务效率时，在需求不足的背景下（当需求是决定卫生服务产出数量的首要因素时），选择产出导向模型，会使得投影分析所确定的产出目标客观上难以实现，从而失去实际指导意义。

尽管 DEA 方法是目前评价卫生机构效率的有效方法之一，但也存在模型构建和结果解释上的局限性。DEA 主要有三方面的局限性：① DEA 技术是确定性的，并且依赖于最有效的决策单元。因为 DEA 生产前沿可能会受到数据随机变异、测量误差或未观察到的异质性的影响，所以在解释结果时要慎重。DEA 在分析时假设产出不存在非测量误差或随机变异。无效率医院小的随机变异将会影响到该医院无效率估计值的程度。而大的随机变异可能会使前沿面发生移动，从而影响一系列医院效率的估计。② DEA 方法对模型中引入分析的投入和产出的数量很敏感。DEA 需要的最小样本数量相对较小。但是如果样本数量过少，指标数量过多，就会造成分析结果不稳定，并且容易出现由于缺少参照而默认有效的问题。一般认为，样本数量不应少于投入和产出指标数量的 3 倍并且不少于投入和产出指标数量的乘积。所需样本量的大小不仅取决于投入和产出指标的数量，还受到数据分布的影响，上述对样本量的要求可以看作是最低要求。如果不满足上述条件，DEA 分析结果的区分度通常会很低；但是满足上述条件，也不一定能够获得满意的区分度。由于不同的分析目的对效率区分度的要求不同，样本数量是否足够的最终判断标准是 DEA 模型的效率区分度是否能够满足分析的需要。在样本数量一定的条件下，只能通过减少投入或产出指标数量的方式来提高效率分析结果的区分度。③ DEA 仅测量相对效率。一个决策单元是有效率的，仅是指在所分析的样本中是有效率的。因此在这个样本中也有可能获得比测量到的更高的效率。

（三）随机前沿分析

随机前沿分析是为了克服 DEA 方法的局限性而发展起来的。随机前沿模型最早由 Aigner、Lovell 和 Schmidt（1997）提出。SFA 把经典线性回归模型中的误差项（error term）分解成两部分，第一部分是单侧误差项，用来测量无效率。把误差项约束为单侧误差，可以使生产单元仅在估计的生产前沿面上或之下进行生产。第二部分是纯粹误差项，主要用来测量随机混杂。

近年来，SFA 在卫生服务领域越来越受到重视。部分原因是研究者对研究卫生系统效率问题的兴趣越来越大，同时也由于数学建模技术的发展和计算机水平的进步。如在英国妇产医院使用半正态分布模型（half-normal distribution）开展的一项横断面研究。在西班牙一所医院中，假设效率是恒定不变的，利用面板数据（panel data）估计成本前沿面模型。

生产前沿面的 SFA 模型可以用公式表示为：

$$y_i = \beta_i x_i + \mu_i + v_i \qquad (5-13)$$

在公式 5-13 中，y_i 表示产出，β_i 是系数，χ_i 表示投入，μ_i 是单侧无效率项（inefficiency term），对于所有的 i，$\mu_i \geq 0$，反映了生产厂家 i 与效率前沿的距离；v_i 是双侧误差项（idiosyncratic error），假设它服从经典线性回归模型的误差项。μ_i 和 v_i 是零协方差。

为了在模型中能够体现卫生服务多产出的特征，研究者通常估计成本前沿面而不是生产前沿面。因估计生产前沿需要将所有的产出整合成一个单一的测量指标，这在卫生服务领域是很困难的。而成本可以用金钱作为测量单位，很容易整合为一个单一测量指标。因为成本前沿面是双重生产函数，所以它是一个有效的测量生产效率的方法。成本前沿模型公式为：

$$c_i = f(p_i, y_i, z_i) + \mu_i + v_i \qquad (5-14)$$

在公式 5-14 中，c_i 是 i 医院的支出，p_i 是所有投入要素的价格，z_i 是生产者的特征，包括病例组合变量等。将医院特征、病例组合等变量包括在模型中，可以从统计学上检验这些因素与生产效率间的关系。

在估计 SFA 成本前沿时，经常要对函数进行对数转换。这样可以在更广泛的范围内检验成本函数，并且也不会在函数模型中加入限制性先验假设。对数转换的多产出成本函数能够很容易地测量目前的经济规模和范围。但是，这个方法需要统计上拥有较大的自由度。在医院效率研究中，通常样本量较小，这就需要通过不恰当的投入和产出聚合，在无效率估计时引入对误差和偏性的测量。一种可替代的方法是选择一个对数据依赖较小的函数方程，如柯布 - 道格拉斯（Cobb-Douglas）生产函数，但这可能会有将错误设定引入到模型中的风险。

思考题

1. 什么是生产函数？
2. 等产量线的性质有哪些？
3. 什么是技术效率和配置效率？公立医院的技术效率和配置效率会如何影响患者的福利水平？
4. 什么是规模经济？什么是范围经济？
5. 依据成本函数、规模经济和范围经济的知识，不断加大公立综合医院建设的政策是科学的吗？

（孙　强）

第六章　卫生服务市场和政府干预

如何促进市场机制与政府作用的有机结合、更好地发挥市场与政府作用是医疗卫生领域面临的重大问题。本章从市场分析入手，探讨卫生服务市场的特征及市场机制在卫生服务领域的作用、市场失灵和卫生服务市场政府干预。

第一节　概　　述

一、市　　场

（一）市场的概念

市场（market）是与商品经济联系在一起的概念，哪里有商品交换，哪里就有市场。狭义的市场概念是指商品交换的场所，广义的市场概念是指商品交换关系的总和。社会分工的存在决定了各生产经营者之间相互交换产品的必要性，而生产资料及产品分属于不同的所有者，则决定了必须采取在市场上进行商品买卖的交换形式。所以只要有上述条件存在，商品经济关系必须通过市场、借助市场机制的调节才能得以实现。因此，市场是商品经济关系得以实现的必然途径和基本形式，是商品经济的必然产物。

（二）市场的基本要素

市场的基本要素有五种：商品交换的场所；商品交换的媒介——货币；市场需求和供给；以价格为核心的各种市场信号；作为市场活动主体的商品提供者和消费者。商品交换的场所指商品交换的地点和区域；商品交换的媒介（货币）指买卖双方得以实现交易的媒介手段；市场需求是指一定时间内商品或劳务的消费者在一定价格水平上，愿意并能购买的商品及劳务的数量；市场供给是指在一定时间内商品的生产者在一定价格水平上，愿意并能够向市场上提供的商品的数量；以价格为核心的各种市场信号是指市场自身运转的信息系统，内容上包括商品的价格以及各种生产要素商品（资本、劳动力、技术等）的价格信号；作为市场活动主体的商品提供者和消费者指从自身利益出发，依据市场各种信号在经营、投资和消费上采取供求行为的当事人。

二、市　场　机　制

（一）市场机制的概念

市场上的各种要素相互作用、相互制约，构成经济运行的内在机制，即市场机制。市场机制是商品经济条件下，社会经济运行和资源配置的基础性调节机制，是商品经济的普遍规律（即价值规律）的具体表现和作用形式。市场机制的供求价格机制、利益驱动机制及竞争机制的作用，决定经济运行中生产什么、如何生产、为谁生产的问题，也影响资源的配置效率及生产者的生产效率。

在一般商品市场的经济运行中，消费者和生产者是基本参与者。消费者和生产者通过产品市场和要素市场相互作用，而价格和利润是要素市场中调节货币和资源流动、产品市场中调节货币和产品流动的信号。如图 6-1 所示，消费者为了满足对商品的消费需要而产生需求，并通过向产品市场支付费用，使生产者了解市场的需求和市场价格信息；生产者为了获得利润而对市场信息做出反应，生产消费者需求的产品，并通过向产品市场提供产品进而使消费者消费商品，以此获得收入和利润。在交换过程中，生产者的生产技术、生产要素价格和拥有的资本决定了供给条件，而消费者偏好、选择和收入决定了需求条件。供给和需求的相互作用决定了商品价格和数量。产品市场中，供需方在利益驱动和价格的调节下，也解决了经济运行中需要解决的基本问题之一，即"生产什么"。而生产者为了生产产品需要生产要素，通过向要素市场支付要素费用，购买生产所需的各种生产要素，要素的价格在要素市场通过供给和需求而确定，要素市场供需双方在利益驱动、价格的作用下，解决了经济运行中需解决的另一基本问题，生产者能否以最低的成本进行生产，即"如何生产"。同时，产品市场的供求也决定了"如何生产"，要素市场的供求也决定了"生产什么""生产多少"和"为谁生产"的问题。

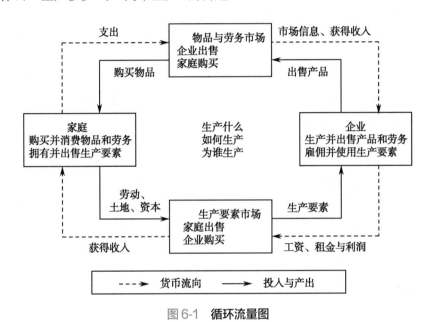

图 6-1　循环流量图

供求价格机制（price mechanism）是指供求状况的变化会引起价格水平变动，而变动了的价格水平通过对市场主体行为的影响，反过来又会使供求状况发生变化。在供求价格机制的作用下，各市场主体之间围绕着一定的价格水平展开竞争，使供求趋于平衡。在完全竞争的市场中，市场价格由市场的供求决定，每个微观个体只是价格的接受者。

利益驱动机制（interest drive mechanism）是指以利益（某种好处）为驱动力的一种相互作用的过程或体制。这种机制的"润滑油"是利益，而其实际运作的过程则是相对复杂的，不是单向的、简单的一种驱动效应。其中的"利益"所包含的层面相对广泛，既可以是"短平快"的利益，也可以是长远的、深刻的、内蕴式的影响。

竞争机制（competitive mechanism）是市场机制的重要组成部分。竞争有两种类型，即生产同种商品的各生产者的部门内竞争以及生产不同商品的各生产者部门之间的竞争。除此之外，还存在着供给者和需求者之间的竞争。若市场状态是供大于求，需方在竞争中居于主动地位，即所谓的买方市场；若市场状态是求大于供，供方在竞争中居于主动地位，消费者选择余地小，即所谓的卖方市场。总之，竞争机制是市场实现社会资源优化功能的重要杠杆。

（二）市场机制的功能

市场机制最主要的功能是利用价格这只"看不见的手"对资源的分配和要素组合发挥调节作用，使社会资源的配置趋于合理和优化。如果在一定资源配置状态下，任何一方当事人的经济福利的再增进必然使其他当事人的经济福利减少,这种状态的资源配置就实现了帕累托最优(Pareto optimal)或经济效率。而如果经济上可以在不减少某个人效用的情况下,通过改变资源的配置提高其他人的效用,则这种资源配置状态称为帕累托无效率(Pareto inefficiency),这种改变称为帕累托改进(Pareto improvement)。从理论上讲,市场机制是实现帕累托最优的最好办法。

市场机制的调节资源配置作用具体表现在,一是以价格为信号,引导社会资源在国民经济的各部门、各产业中得到有效配置;二是以价格为信号,引导社会资源在各市场主体间得到合理配置与使用,优胜劣汰,实现在生产层次上的资源优化配置;三是以价格为信号,引导资源及服务、产品在人群中分配。

(三)市场机制作用的条件

市场机制充分发挥作用的条件假设:①完全竞争市场。买卖双方对交易的内容、商品的质量和衡量标准有完全充分的了解和对称的知识;每个经济当事人只能被动地接受市场价格,按价格信号决定自己的生产与消费,而不能以任何手段操纵价格。②规模报酬不变或递减。随着生产规模的增加,单位产品成本只会不变或减少,不会增加。③企业与个人经济活动没有任何外部经济效应。这就是说,经济当事人的生产与消费行为不会对其他人的福利造成任何有利或不利的影响。④交易成本可以忽略不计。交易成本是围绕交易契约所产生的成本。人们可能相互达成自愿交易协议,在自愿交易协议下,交易成本可以忽略不计。⑤经济当事人完全理性,即个人在做出经济决策时,总是能符合最大限度增进自己福利的目的。

三、市 场 结 构

市场结构是指市场在组织和构成方面的一些特点影响企业的行为和活动。根据市场中买卖双方的数量和类型以及规模分布、产品类型、进入市场的障碍、买卖双方信息的完整性和对称性等市场结构特征,可以将市场分为完全竞争市场、垄断市场、垄断竞争市场和寡头垄断市场。

(一)完全竞争市场

完全竞争市场(completely competitive market)是一种竞争不受任何阻碍、干扰和控制的市场结构。完全竞争市场必须同时具备四个方面的条件:有大量的买者和卖者、企业生产的产品同质、行业可以自由进出、信息充分。在完全竞争市场中,市场的价格由市场的供给和需求共同决定,每一个供给者和需求者都是价格的接受者。价格引导供给者和需求者行为改变,而使市场的供给与需求趋于平衡,资源的配置达到最有效率的状态。

(二)垄断市场

垄断市场(monopoly market)是指整个行业的市场完全处于一家企业控制的状态。在垄断状态下,企业就是行业、产品不能替代、价格由企业独自决定、企业可能为了获得超额利润而实行差别定价。企业为了获得利润最大化,会使产品产出量控制在边际成本与边际收益相等处,此时产出量低于效率产量,价格是垄断产量上的高于生产者成本的价格。因此,垄断一方面带来生产的低效率,同时造成对消费者福利的掠夺。

(三)垄断竞争市场

垄断竞争市场(monopolistic competitive market)是指一种既有垄断又有竞争的市场结构。在垄断竞争市场中,产品之间存在差别、市场上存在较多的彼此之间激烈竞争的企业、企业进入市场比较容易。

(四)寡头垄断市场

寡头垄断市场(oligopoly market)是同时包含垄断和竞争的因素,但更接近于完全垄断的市场结构。市场上企业很少,且相互依存,市场的进出存在一定的困难。对于寡头垄断的企业,有些采取联合的方式,而有些采取相互竞争的方式共存。寡头垄断的寡头的情形类似于"囚徒困境",如果合作将可以使寡头们得到类似于完全垄断下的超额利润;但寡头的合作往往难以持续,寡头从理性的角度考虑自己的利益最大化而选择背叛联盟,独自做出产量和价格的决定。此时,将带来寡头间的竞争,将会使产品的产量大于完全垄断者、产品的价格低于完全垄断者;而且,同样带来社会资源使用效率的下降和需求者福利的损失。

第二节　卫生服务市场

一、卫生服务市场概念

卫生服务领域具备市场的五大基本要素:存在商品交换的场所、有供需双方、有可供交换的商品、以货币作为商品交换的媒介、价格。所以,卫生服务市场客观存在。在市场机制可以发挥作用的条件下,引入市场机制将有利于促进卫生领域资源的配置使用和卫生筹资效率的提高。

卫生服务市场(health service market)是指卫生服务产品按照商品交换的原则,由卫生服务的生产者提供给卫生服务消费者的一种商品交换关系的总和。首先,卫生服务市场是卫生服务商品生产和商品交换的场所,即发生卫生服务的地点和区域;其次,卫生服务市场是卫生服务提供者把卫生服务作为特定的商品并以货币为媒介,提供给消费者的商品买卖交易活动;再者,卫生服务市场是全社会经济体系的一部分,同整个市场体系的运行有着密不可分的联系。

二、卫生服务市场构成

卫生服务市场的构成与完全竞争、垄断、垄断竞争和寡头垄断等一般市场的构成不同,在市场中除了市场的直接产品或服务的提供者和利用者外,市场内还有第三方付费人和卫生服务筹资机构的存在(图6-2)。狭义的卫生服务市场仅指卫生服务的提供市场;而广义的卫生服务市场,以医疗服务市场为例,由三个相关的市场组合而成,即筹资市场、医疗服务市场、医疗服务要素市场。

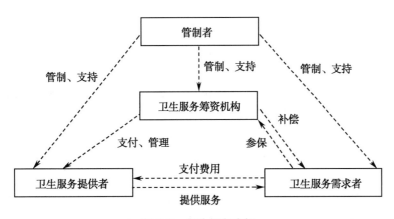

图6-2　卫生服务市场

在卫生服务提供市场中,医疗保险机构代替消费者向医疗服务提供者购买服务,而这种第三方付费人的参与,改变了需方对医疗服务价格的敏感性,医疗服务市场价格不再完全依赖医疗服务供需方的决定。由于健康保险的中介作用,价格对需方发挥间接的调节作用,使需方对价格的变动反应不灵敏,需方对价格的认识变得"模糊",促进了需方对卫生服务的利用。同时,保险措施和方案不同对供方的影响会产生不同的结果,一种结果是对供方具有监督、管理作用,使供方改善服务,提高效率,另一种结果是对供方缺乏约束力,导致供方在医疗质量和价格上更加处于主动地位。

生产要素市场与卫生服务提供市场相互作用和影响,卫生服务的供给取决于其他各个要素市场供给的可得性和成本。在人力市场中,工资已不是计划分配的手段,工资收入水平逐渐成为调节人力供求的手段和人力市场供求状态的信号。从材料市场和设备市场看,政府的计划与价格控制已不复存在,市场机制已成为供需调节的基本手段。

在卫生服务市场中还有一个筹资市场,资金筹集的渠道、方式及各渠道来源资金的投入方向,都将影响卫生服务需求者和供给者的行为,影响卫生服务供给者各种生产要素的可得性。

同时,政党的变迁、政府意识形态的变化将直接影响卫生服务市场,经济体制的改变也直接影响卫生服务市场。经济水平的变化,对市场供需双方均产生影响。居民收入的增加,医疗支付能力的增强,导致需方对供方的要求更高,从而促进供方改善医疗服务质量和医疗服务管理,使供需达到新水平上的平衡。社会环境的变化,如健康水平、人口年龄结构、疾病谱、饮食结构、生活习惯等方面的改变,将影响社会人群卫生服务需要和需求的变化,从而对卫生服务市场产生影响。

三、卫生服务市场特征

卫生服务市场具有一般市场的特点,但卫生服务在经济上的特殊性决定了其不同于一般的商品,具有一定的特殊性。

(一)卫生服务市场结构特征

卫生服务市场是一个不完全竞争的市场,但不同类型的产品其市场竞争性不同、价格机制所能发挥的作用也不同。卫生服务价格受到政府财政补助、成本、市场供求关系、消费意愿和支付能力以及卫生政策等影响,包括政府定价、政府指导定价以及市场调节价格等形式;市场上存在的供需双方信息不对称;供需双方的竞争不完全,而卫生服务供方之间的竞争也经常存在垄断;市场上存在具有外部性特征的产品及大量公共产品等。

(二)卫生服务产品的特性

卫生服务市场与一般商品市场一样,市场里具有可供买卖双方交换的产品。按照卫生服务的内容,可将卫生服务分为四类:预防服务、保健服务、康复服务和医疗服务。按照卫生服务的经济学特征,可将卫生服务产品分为公共产品与个人产品。其中公共产品可以分为纯公共产品和准公共产品;个人产品可分为必需消费品和特需消费品。卫生服务产品具有如下特性。

1. 卫生服务是以服务形态存在的劳动产品,其生产和消费具有时间和空间上的同一性 这使它不能像其他商品那样通过运输、流通等环节异地销售,也不能储藏、保存。因而,其生产和消费受到地理范围的影响和限制,其市场范围受接受服务的方便程度的影响,如就诊的距离或可及性等。随着科学技术的发展,通过移动服务、远程服务等方式可以在一定程度上提高卫生服务优质资源的可及性。

2. 卫生服务的产品中有大量的产品为公共产品和准公共产品 这类产品虽然具有较显著的社会效益和经济效率,但由于其具有的非排他性、非竞争性,导致其在完全依靠市场机制调节时可能出现供给短缺。从这个意义上讲,市场机制在卫生领域中不能完全实现卫生资源的有效配置。

3. 卫生服务的最终产品是人们健康水平的改善 卫生服务关系到人的健康,因而在卫生服务领域,不仅要追求效率的提高,而且必须追求获得基本卫生服务的公平性、健康的公平性。而且由于卫生服务关系到人的健康,许多的卫生服务需求具有紧迫性,如危重疾病、急性伤害必须获得及时的处理和治疗,因而消费者的基本卫生服务需求对价格的敏感性较低。

（三）卫生服务成本与效益外部性

许多卫生服务产品生产与消费的成本和效益存在外部性特征。在卫生服务消费和生产过程中，除了对交易双方产生成本和效益外，对未直接参与交易的其他方也产生了负面或正面的影响，交易产生了外部的成本和效益，从全社会的观点来看，这类产品通常表现为生产或消费的不足或过度，妨碍市场资源的最优配置。

1. 需方的外部性　当某种产品或服务的边际社会效益偏离边际个人收益时，就产生了需方的外部性。正的需方外部性表现为边际社会收益大于边际个人收益，负的需方外部性表现为边际社会收益小于边际个人收益。

吸烟者的吸烟行为导致周围人群被动吸烟。吸烟所带来的成本不仅仅是香烟交易过程中的成本以及消费者自己吸烟对其身体的损害，同时对被动吸烟者的身体健康也带来危害，产生外在的成本，社会成本大于吸烟者个人成本。这是一种负的需方外部性的体现。因此，一些国家通过提取香烟附加费（税），影响香烟供需双方的生产和消费行为。药物滥用同样也是一种具有负的需方外部性的行为。

免疫接种是一种具有正的需方外部性产品。一个个体接受免疫接种服务，在使其防止疾病感染的同时，也防止疾病从该个体传播给周围人群，其收益出现外溢。图 6-3 显示正的需方外部性对资源配置的影响。根据消费者行为理论（消费者追求效用最大化），在自由市场中，当消费者决定是否要进行免疫接种，会将其边际收益和价格进行比较，市场于 Q_0 达到均衡，此时边际个人收益等于边际个人成本。但此时，市场中边际社会效益大于边际社会成本，所以该市场资源的配置处于帕累托无效率状态。当资源配置出现于 Q_1 时，边际社会收益等于边际社会成本，达到资源的有效配置。由此可见，当产品出现正的需方外部性时，$Q_0 < Q_1$，市场出现产品供给不足的现象。

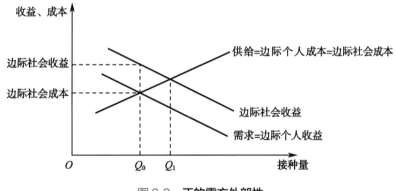

图 6-3　正的需方外部性

2. 供方的外部性　当某种产品或服务生产的边际社会成本偏离边际个人成本时，就产生了供方的外部性。正的供方外部性表现为边际社会成本小于边际个人成本，负的供方外部性表现为边际社会成本大于边际个人成本。

卫生服务领域同样存在供方外部性情况。在卫生保健服务提供的过程中，会产生许多的医疗垃圾。如某些带有致病性微生物的注射器流失在生活环境中，会带来公众感染疾病的危险。从医院的角度，直接将垃圾丢弃，带来的医院边际成本很小，但从公众的角度，有害医院垃圾的成本使公众感染疾病的危险增加。此时，边际社会成本大于边际个人成本，而边际社会成本大于边际社会收益。市场出现过度生产的现象。如图 6-4 所示，医院在服务提供的过程中，主要考虑边际个人成本等于边际个人收益，如医院抗生素过度提供是一种突出的表现，为了自身的经济利益所愿意提供的服务量为 Q_1，但是过度不合理的抗生素提供所带来的耐药性问题使其边际社会成本大于边际个人成本，从社会角度，合适的均衡数量应该是 Q_0 的水平。因此，在出现负的供方外部性时，导致供给过度，妨碍资源的最优配置。在疫情流行期间，医疗机构提供服务的边际个人成本大于边际社会成本,出现正的供方外部性,如果完全依赖市场机制调节,会出现资源供给不足的现象,资源配置低效,如图6-5所示。

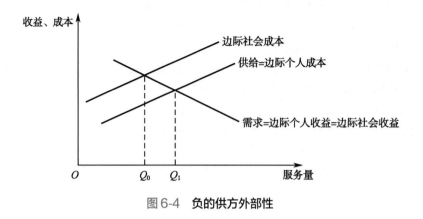

图6-4　负的供方外部性

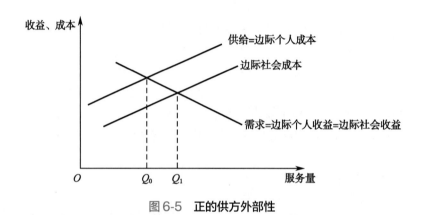

图6-5　正的供方外部性

(四)医疗服务市场的特点

1. 医疗需求与供给的不确定性　就个人来说,疾病和事故伤害具有偶然性,很难对个人的疾病进行预测,因而个人的医疗需求具有不确定性。而且,由于个体的差异,即使具有相同病症的人,所应获得的服务及服务的效果也有很大的不同,导致卫生服务供给的效果具有不确定性。

2. 供需双方信息不对称　在医疗服务市场里,由于消费者缺少医疗保健等知识,难以完全判断自己是否需要医疗服务以及医疗服务的数量、质量和价格。决定医疗服务数量和质量的是掌握专门知识的医生——医疗服务的提供者。由于供需双方信息的不对称,使得医疗服务需求者处于一种被支配的地位,被动需求,医疗服务产品的交换双方不是处在平等的地位。

3. 医疗服务市场中存在垄断和诱导需求

(1)法律限制造成的垄断:由于医疗服务关系到人的健康,为了保证服务的质量,医疗服务市场不是任何人都可以自由进入的,必须是受过专业教育并经有关部门审查认可的人才能进入。由此可见,医疗服务供给必然受到医学教育程度的制约和行医许可制度的法律限制。

(2)供需双方信息不对称造成的垄断:由于供需双方信息不对称,消费者的主权不充分,医疗服务市场被具有行医资格的医生或医疗服务机构所垄断。

(3)技术权威造成垄断:医疗服务领域是一个高技术性的行业,拥有一定技术的医务人员和机构很容易形成技术垄断,如在农村地区,一个县的县医院所拥有的设备和技术在当地即可形成技术上的垄断。

(4)诱导需求的存在:由于供需双方信息不对称,医疗服务的提供者在代表消费者进行医疗服务消费的选择时,可能会受到自身经济利益的影响,而产生诱导需求。

4. 医疗服务需求弹性小　医疗消费虽有许多层次，但是在总体上属于维护生命健康权利的基本消费。价格变动对于医疗需求，特别是对基本医疗需求的调节不灵敏。

5. 医疗服务价格不是经充分竞争形成的　一般商品在经济市场上的价格是通过市场的经济主体充分竞争形成的。而由于医疗服务产品的特殊性，消费者又存在个体差异，造成同类医疗服务供给的异质性和比较上的困难。因此，医疗服务价格不可能通过充分竞争来形成，只能由有限竞争形成，即通过同行议价或协议议价或指导定价。

6. 医疗服务市场的主体特征　在一般商品市场中，生产者和消费者是市场的经济主体，而在医疗服务市场中，随着医疗保险业的引进，市场拥有三个经济主体，即医疗服务的需求者——家庭、医疗服务的提供者及第三方付费人（医疗保险机构）。医疗保险机构的介入，打破了医患双边关系，市场的信号——医疗价格的变动对供需双方的调节变得不灵敏，特别是医疗消费者对价格的变化反应迟钝，价格对消费者的约束变弱。

7. 提供者不是追求利润最大化　按照市场经济理论，商品的提供者应追求利润最大化，把商品的成本降到最低限度。但是大多数的卫生机构并不以追求利润为目的，而是把社会效益、救死扶伤放在首位。经营亏损部分通过政府补贴、捐赠等进行弥补。

第三节　卫生服务市场失灵

一、卫生服务市场失灵概念

完全竞争市场经济在一系列理想化的假定条件下，可以导致整个经济达到一般均衡，导致资源配置达到帕累托最优状态。资源配置要达到帕累托最优状态，必要条件之一是完全竞争。因此，在各种各样的不完全竞争（如垄断、寡头和垄断竞争）的情况下，市场就会出现失灵。

卫生服务市场是一个不完全竞争的市场，由于市场机制本身的局限性和卫生服务的特征，导致卫生服务领域存在市场作用的失灵。卫生服务市场失灵（market failure）是指市场机制无法有效率地分配和使用有限资源以及其带来的分配不公平的情况。卫生服务市场失灵的主要表现：存在道德损害和逆向选择，市场出现产品供给不足或供给过度，卫生资源可得性、卫生服务质量问题，卫生服务的利用、健康水平不公平问题等。

二、卫生服务市场失灵原因

（一）信息不对称导致市场失灵

在卫生服务领域存在几个方面的信息不对称：患者和供方、患者和筹资机构、供方和筹资机构、患者和管制者、筹资机构和管制者、供方和管制者、不同卫生服务机构间。这些信息的不对称，造成市场作用的失灵。

1. 卫生服务提供者与需求者间的信息不对称　由于卫生服务的需求者对于卫生服务信息的缺乏，导致供需双方在卫生服务利用的过程中存在信息不对称。信息的不对称可能引起机会主义和道德损害。如"看病贵"的重要原因之一在于卫生服务的提供者有机会利用其在信息上的优势，出于自身经济利益的驱动而提供过度的、不合理的服务。从而导致的市场失灵意味着资源配置没有达到最优的经济效率。

2. 卫生服务需求者与卫生服务筹资机构之间的信息不对称　卫生服务需求者与卫生服务筹资机构之间存在的信息不对称，一方面带来消费者的道德损害，另一方面带来逆向选择。在卫生服务需求者与筹资者间，需求者比筹资者更了解自己的健康状况。患者对疾病治疗的不确定性，导致保险方具有风险,支付患者的超常费用。如果被保险人——卫生服务需求者面对完全的消费补偿,而消费水平又不受任何限制时,就会出现消费者道德损害。如果消费者可以选择不同的受益计划,健康状况差的消费者(保险机构可能无法判断)可能会选择综合性的保险计划,致使这些保险合同的保险金增加,同样健康状况好的投保人会离开这些保险计划。

3.卫生服务提供者与管制者之间的信息不对称 由于个体发病的不确定性、疾病治疗的方案有很大的差异,导致医疗保健需求和供给的不确定性,而且卫生服务供给结果也由于个体的差异存在不确定性,卫生干预的效果也是不确定的,个体因疾病所伴随的疾病负担也同样存在不确定性。同时,由于卫生服务需求与供给在时间和空间上的同一性等特点,导致卫生服务提供者容易提供过度的、不合理的服务。这些导致卫生服务的提供者和管制者间存在信息的不对称,这种不对称影响管制的效率和效果。

(二)效益外在性影响市场对资源最优配置的效力

在卫生服务领域,许多的服务产品为公共产品或准公共产品,这些服务具有效益的外在性。在外部不经济的情况下,即存在负的外部效应的情况下,某服务提供者或消费者的一项经济活动会给社会上其他成员带来了危害,但自己却并不为此而支付抵偿这种危害的成本,此时其为活动所付出的私人成本就小于该活动所造成的社会成本。例如,医疗废弃物的不合理处置会影响居民健康、抗生素药物的不合理提供会导致耐药性问题加重。对于医疗机构而言,这样做可以降低成本、获得更高的收益,然而社会由于承受了这种有害的外部影响而受到损失,社会成本大于私人成本,会影响卫生资源的有效配置。

在外部经济的情况下,即存在正的外部效应的情况下,某生产者或消费者的一项经济活动会给社会上其他成员带来了好处,但却不能由此而得到补偿,这时,其从活动中得到的私人利益就小于该活动所带来的社会利益,在市场经济中,生产者的产量决策只依据私人利益,不根据社会利益,这样生产者往往就会较少地生产对社会有益的产品,使其产量少于社会最优的产量而导致资源配置不能达到最优效率。例如,一个机构对其所雇佣的工人进行培训,而这些工人可能转到其他单位工作,而该机构并不能从其他单位索回培训费用或其他形式的补偿。在这种情况下,产品的社会利益大于私人利益。

由于外部影响扭曲了价格机制,使价格体系无法传递正确的信息,结果使整个经济的资源配置不可能达到帕累托最优状态,"看不见的手"在外部影响面前失去了作用。

(三)垄断带来低效率和技术进步受限

市场竞争的一个显著特点就是优胜劣汰。劣者在竞争过程中不断被淘汰,而优者在竞争过程中则不断壮大。而一旦有了垄断,竞争将不存在或不完全,垄断者就能影响价格,并从中得到好处。

垄断的存在会大大降低市场配置资源的效率,使整个经济处于低效率之中。卫生领域中垄断的存在,影响市场机制在卫生服务领域发挥作用,进而出现市场失灵,导致资源配置及资源使用效率低下、技术进步受限,也带来卫生资源可得性、卫生服务质量等方面的问题。

(四)市场调节带来不公平的问题

市场运行机制不能解决贫富悬殊、不能兼顾公平和效率,是市场的痼疾。经济学家认为,收入分配有三种标准。第一种是贡献标准,它是按生产要素的价格,即按社会成员的贡献分配国民收入;这种分配标准能保证经济的效率,但由于社会成员在能力和机遇上的差别,这种分配标准又会引起收入分配上的不平等。第二种是需求标准,它是按社会各成员对生活必需品的需要分配国民收入。第三种是平等标准,它是按公平的准则分配国民收入。后两个标准虽然有利于收入分配的平等化,但不利于经济效率的提高。如果只强调效率而忽视平等,将会影响社会的安定,反之如果只强调平等而忽视效率,就会限制经济的增长,导致普遍的贫穷。可以说在资源的配置与收入分配上,平等与效率是一个两难的选择、难解的矛盾。市场竞争天然有利于强者,不利于弱者，其结果必然是两极分化，带来收入分配的不公平。

1978 年《阿拉木图宣言》中提出"人人享有健康的权利"，每个人都有获得基本卫生服务的权利。然而，没有管制的卫生服务市场，是以支付能力和支付意愿为基础进行资源配置的。由于人们的收入水平、支付能力的差异，导致卫生服务的利用、健康水平等方面的不公平性，尤其是贫困人口、脆弱人群的基本卫生服务的需要难以得到保障；在医疗保险市场，则会出现医疗保险机构的"风险选择"和"撇奶油"现象，将一些支付能力弱、健康水平差的居民排斥在保险体系外。

（五）市场机制不能解决宏观总量的平衡问题

现代市场经济学普遍认为，仅仅通过自由市场机制的自动反应不能实现市场总需求与总供给的均衡。在卫生服务领域，不能指望依靠市场机制就能够实现卫生资源的拥有量与卫生服务总需求之间的总体平衡。这个总体平衡只有依靠政府制订区域卫生规划、由政府业务主管部门实行全行业系统管理加以实现。

（六）市场机制不能解决卫生可持续发展等问题

市场机制的调节是自发性的、事后的调节。在卫生服务领域，存在各种卫生问题，需要按照一定的计划，逐步解决。所以政府必须继续承担中长期卫生计划的任务，只不过这个计划的实现主要不是靠指令性计划，而是通过信息预报、项目预算、行业管理、立法控制、价格引导实现指导性的区域卫生规划。

第四节　卫生服务市场政府干预

由于市场机制本身的缺陷及卫生服务市场的特征，卫生服务市场存在失灵，完全依赖市场机制发挥作用将导致卫生资源配置不合理、健康公平性差等一系列问题。针对市场失灵，政府的干预可以发挥重要作用。政府最基本、最主要的功能是促进公平、提高效率、确保稳定。政府在卫生服务领域的作用主要表现为：政府在卫生领域应发挥主导的作用，规范卫生服务市场，提高卫生资源配置和使用效率，促进公平和稳定。

在卫生服务领域，政府干预的手段分为规划手段、经济手段、行政手段和法律手段，政府干预可以采取多种形式，但政府干预也会存在失灵的问题。因此，在卫生服务领域需要政府干预与市场机制调节作用相互结合发挥作用。

一、卫生服务市场政府干预形式

政府对卫生服务市场失灵的具体干预形式主要包括价格管制、供给能力控制、反垄断、购买卫生服务等。

（一）价格管制

价格管制（price control）是指政府管制主体决定个人对物品或服务交付的最低、最高价格或价格幅度，是政府对影响经济发展的价格因素予以宏观调控的手段。价格管制由三部分组成：政府直接定价、政府指导价和对物价总水平的控制。因此，价格管制并不等于政府直接定价。

医疗卫生服务价格从广义上讲是医疗卫生机构向服务对象收取的全部医疗卫生费用；从狭义上说是医疗卫生机构按照一定标准向服务对象收取服务费用的标准。医疗卫生服务价格管制可以定义为政府从资源有效配置和服务的公平供给出发，运用非市场的方法，确定医疗服务机构的产品或服务价格标准，并对个人或保险机构支付给医疗卫生机构的费用进行调节与控制。因此，医疗卫生服务价格管制是政府依据有关价格的法律法规对医疗产品或服务等经济活动中发生的价格关系以及对价格制定、调整和执行进行组织、指导、协调、调控、干预和监督检查的行为。具体包括两个方面的内涵：一是对价格形成及其运行的管制；二是对价格行为主体的价格行为的管制。

在实际工作中，政府对价格的管制是通过政府授权由某些部门（如价格主管部门）依据政府制定、发布的有关价格的法律法规和政策对价格行为进行的管制。从行政管理行为的层次看，主要分为三个层次：一是行政立法，即"定规则"；二是行政执法，即"当裁判"；三是其他行政性管理工作，如直接制定医疗卫生产品或服务的价格、对价格总水平进行监测和调控、成本调查、发布信息、调查研究和组织会议等。具体而言，医疗卫生服务价格管制大致可以分为以下四种。

1. 项目价格管制 对具体的每项医疗卫生服务进行限价，如对服务项目、药品以及卫生材料限价。

2. 病种价格管制 这种价格管制反映了医疗卫生服务本身的特殊性，患者最终的医疗花费是针对某一疾病的多种服务项目和数量的组合。

3. 人次价格管制 此类价格管制只将疾病分为两种：门诊和住院。门诊限定一价、住院限定一价。这样的分类比按病种付费更为模糊，不同患者的门诊或住院服务费用差异非常大。由于门诊费用相对于住院费用波动较小，因此，这种价格管制多在门诊费用支付中使用。

4. 总额价格管制 总额价格管制是不计服务项目、不计病种、不计服务人次，只根据医疗卫生机构服务覆盖范围支付一个总的限定费用，这可以看作价格管制单位的最高层级。在支付制度中按人头支付也属于总额限价的范畴，按服务人口的数量或者签约居民的数量支付一个费用总额。

（二）供给能力控制

在公共卫生产品的供求失衡时，即有限的公共卫生资源没有得到有效合理的配置，公共卫生产品的供给与需求之间失去平衡、供过于求的资源浪费现象与供不应求的资源短缺现象存在的情况下，政府通过法律、行政或市场调节的手段，对公共卫生资源的供方进行调控，使得公共卫生产品的供求达到平衡的状态，称为供给能力控制（supply capacity regulation）。

生存权是公民最基本的权利，健康权是生存权的重要内容，将基本医疗卫生纳入公共产品范畴是政府不可推卸的责任。对公共卫生和基本医疗的产品供给，政府一般通过"直接或间接提供""补贴"以及"规制"等手段进行干预，使基本医疗卫生的规模和质量达到预定目标。

1. 直接提供 在市场经济国家中，政府虽然是公共产品的供给者，但其往往采取授权或签订合同的方式将服务委托给厂商提供，而只在特殊领域实行直接供给。公共卫生在绝大多数国家属于后一种情形。当然，"政府直接提供"也会导致公共卫生产品的供给因缺乏来自其他供给者的竞争而出现低效率问题，短期内可以通过开展内部绩效考核提高公共卫生服务的运转效率；长期则可在培育其他有资质的服务提供者的基础上进行一些项目的竞争式购买，解决这一问题。

2. 间接提供 政府之所以选择"间接提供"的基本医疗产品供给方式，是因为相对于公共卫生需求，公众的基本医疗需求不仅规模庞大而且异质性突出，委托专业技术机构提供此类产品更能满足效率和效果的要求。

在基本医疗产品的授权委托提供过程中，政府与医疗机构构成了契约关系。医疗机构是否能按照事先约定提供出双方认同的基本医疗产品，关键在于政府能否将医疗机构转变为真正的非营利机构。

3. 补贴 在外部经济的情况下，政府可采取补贴的办法，使资源配置达到最优。政府对公共卫生产品进行补贴不会损害经济效率，这是因为富裕群体是政府税收的主要对象，在货币边际效用递减规律的作用下，贫困群体从公共卫生产品补贴中获得的效用将高于富裕群体纳税所造成的效率损失，社会整体福利呈帕累托改进状态。

4. 规制 公共卫生机构的垄断地位成为影响其服务质量的潜在因素。作为对外部竞争约束的替代，政府必须出面对公共卫生提供公共产品的行为加以规制，做出关于安全标准、价格规范、药品供应和废弃物监管等方面的制度安排。

基本医疗产品是特殊的基本产品，为使其达到可接受的标准，政府必须对其供给行为加以规制。从国际实践情况看，基本医疗产品供给的规制主要由费率规制、质量规制和数量规制构成。费率规制如上述，表现为价格管制。质量规制一般通过许可证制度、合格鉴定和审查制度等形式完成。由于消费者基本不可能对医疗服务的质量做出准确评价，因而行政机构的审查事实上成为外在控制基本医疗产品质量的主要力量。数量规制通常采取非直接方式进行，如对公立医疗机构进行投资审核、制定区域卫生规划等。

（三）反垄断

托拉斯（trust）是垄断组织的高级形式之一，指在同一商品领域内，通过生产企业间的收购、合并以及托管等形式，由控股公司在此基础上设立一个巨大企业，包容所有相关企业，达成企业一体化目的的垄断形式。反托拉斯（antitrust）是政府为了防止托拉斯而采取的一种形式。

目前，在我国的卫生服务市场中较少发现医疗卫生机构之间联合限制竞争的垄断行为，医疗卫生服务行业中的垄断主要是行政垄断和医疗卫生机构行业垄断，因而《中华人民共和国反垄断法》对医疗卫生服务行业垄断的规制任务也集中在这两个方面。

卫生服务市场的反垄断在本质上是政府和各相关主管部门的任务，国家有必要通过相应的反垄断立法，加大对滥用行政权力干预市场交易行为的查处力度，并要组织一批熟悉经济和法律的人士建立一个独立的、有效的和权威性很高的反垄断执法机构。这有利于卫生服务市场的竞争和公平。

（四）卫生服务政府购买

卫生服务政府购买（government purchasing of health services）是指政府将原来由政府直接举办的、生产的服务交给有资质的市场、社会组织来完成，并根据其提供服务的数量和质量，按照一定的标准进行绩效考核后支付费用的公共服务提供模式。简言之，就是政府提供资金、社会组织承包服务、合同关系实现特定公共服务目标的机制，其本质上是公共服务的契约化提供模式，由传统的卫生服务购买方式向主动的、积极的战略性购买转变。

政府购买服务的内涵包括以下要素：①政府提供的公共卫生、基本医疗、医疗保险等服务，不是通过举办医疗机构等直接提供，而是通过向社会的医疗保险机构等购买的形式间接提供；②政府购买服务仅限于具有公共产品性质的公共卫生、基本医疗服务与基本医疗保险，不涉及特需医疗保险与商业医疗服务等领域；③医疗服务与基本医疗保险的服务提供与经办资格要通过严格审核并通过竞争方式获得，通过过程管理保证卫生服务的数量、质量，并通过服务效果的绩效考核后再付费的后付制度，从结果管理来硬性约束服务提供行为。

从世界历史经验与我国实践来看，政府购买服务主要 3 种形式：①政府通过对医疗机构的补贴或全额埋单来购买基本医疗服务；②通过保险补贴或保险帮付来购买基本医疗保险；③通过对基本医疗保险机构的政策控制或财政投入形式来实现基本医疗服务的第三方购买。

政府购买服务不仅是一种投入方式的简单转变，更为深刻的内涵在于它预示着财政主要投入需方还是供方，以何种方式投入。购买服务是政府遵循市场的基本原则，有效满足社会公共需求的重要途径。政府从市场购买卫生服务可以很好地避免市场和政府两种资源配置方式的缺陷，发挥两者结合的优势。

二、卫生服务市场政府干预失灵

政府干预失灵是在政府为弥补卫生服务市场失灵而对经济、社会生活进行干预的过程中，由于政府行为自身的局限性和其他客观因素的制约而产生的新的缺陷，进而无法使社会卫生资源配置效率达到最佳的情景。政府干预失灵表现为政府的无效干预、政府的过度干预。

（一）政府干预失灵原因

1. 政府决策能力问题　在政府决策过程中,存在许多困难和障碍,导致政府决策的失误。具体来说,导致政府决策失误的主要原因有以下几种。

（1）信息的有限性:政府的决策需要有充分、准确的信息作为决策的科学依据,然而,由于卫生服务系统和卫生服务市场的复杂性,政府也很难充分掌握所需要的各种信息,因而政府有时需要不断修改自己的决策甚至否定过去的做法。

（2）公共决策的局限性:政府的决策具有普遍性、权威性,但真正做出决策的只是少数人。一方面决策人自身做出决策的能力影响决策的科学性,另一方面决策人在决策时会自觉或不自觉地倾向于自己所代表的阶层或集团的偏好和利益。一旦既得利益集团形成,不可避免地会导致经济资源配置的扭曲,造成政府干预的失灵。

（3）政府的公信不强:政府公信力受到质疑有客观方面原因,许多政府行动的后果极为复杂、难以预测和控制,弥补市场缺陷的措施本身可能产生无法预料的副作用,使公共政策受到怀疑。政府公信力降低更主要的是主观因素造成的,如朝令夕改、寻租、与民争利、缺乏民主、不依法执政以及为民众提供公共物品的能力和效率低下,使得公共政策得不到民众信任,妨碍公众与政府的合作效率,增加整个社会的交易成本,导致政府公共政策效率低下。

2. 决策实施过程的不确定性　即使政府能够做出正确的决策,但在决策具体实施过程中,也经常会因受到各种因素的干扰而无法达到预期的目的。其主要原因在于以下几点。

（1）决策方式本身的缺陷:在现代市场经济中,随着交换范围的扩大、生产复杂程度的加深和信息传送环节的增多,使瞬息即变的许多信息在传送的过程中就已经失去了意义,因此,政府据此而做出的经济决策就必然滞后于变化中的经济现实。

（2）庞大的政府机构难以协调:政府对于经济活动的干预,取决于所要干预的客观经济形势。由于行政结构和权力结构对于经济结构的变化敏感性差,缺乏弹性,其往往滞后于现实经济的变化,不能对症下药,没有针对性和适应性,因而,政府干预失灵便经常发生。

（3）干预对象复杂多变,使得政府难以采取针对性的措施:每当政府的一项经济政策和干预措施出台以后,经济活动主体就会根据以往的经验和所得到的信息做出积极的或消极的反应,人们首先考虑的是自身利益,并据此对其行为做出符合理性的调整。由于政府的政策受到经济活动主体的理性预期,往往使科学的决策也会在实际中收效甚微,达不到预先设想的效果,除非是突如其来的政策变动。由此可见,经济主体的理性预期也是政府干预失灵的重要原因之一。

（4）政府官员的利益和监督等问题:政府官员也是一个利益个体,在他们进行经济决策时,也有追求自身利益的动机,因而使决策的公正性受到影响。另外,社会上总有一些人,他们采取各种手段,诸如游说、买通政府官员等,使政府的政策做出有利于他们的某种倾斜,从而促使政府用行政命令的方式建立各种各样的、可以被一部分人攫为己有的"租金",而且还存在着多种层次的"寻租"行为。

3. 政府官僚主义和低效率　官僚主义的产生和发展导致的低效率是众所周知的,政府的过度膨胀和低效率是难以避免的,原因有以下几点。

（1）政府官员追求政府规模的最大化:政府官员的名誉、地位、权力和酬金往往与其所在的政府机构的规模大小成正比。而作为经济人的政府官员为了提高自己的社会地位和知名度、为了拥有更大的权力、为了获得更高的酬金,会设法扩大政府机构,争取更多的职能和预算。政府官员及政府本身的利益使政府自身具有不断扩张和膨胀的本性,导致公共产品供给的低效率。

（2）政府官员的行为不受产权的约束:由于私有产权的约束,私人的消费或投资决策受到预算线的限制。但是对于政府官员来说,这样的产权约束不存在,政府消费或投资的额度几乎不受限制。

（3）政府官员的行为不受利润的支配:由于政府官员不能将利润据为己有,公共部门关心的是产出的数量和质量,不在乎投入的多少,对其成本缺乏约束,没有追求利润的机制,其目标不是利润最大化。在提供一定公共物品的前提下,就会不顾成本大小,盲目扩展公共开支,追求机构及人员规模的最大化,借助公共目标通过政府机构的扩展来扩大自己的公共权力。

(4)政府机构的高度垄断性:政府是各种公共卫生资源的垄断供给者,缺乏竞争。政府机构可以利用自身的垄断地位,隐瞒有关公共卫生资源的实际成本,这样可能导致政府机构的过度膨胀和预算规模的不合理扩大,并会造成公共卫生资源的提供和使用效率低下。由于缺乏竞争对手,可能导致政府部门过分投资,由此造成越来越大的预算规模和财政赤字,成为政府干预的昂贵成本。当政策运行的直接成本和政策运行的机会成本大于政策实施所带给社会的收益时,就会导致政策失效。此外,政府干预越多,官员就越有机会追求自身利益。这在一定程度上鼓励了政府部门对公共卫生资源的供给超出社会卫生资源最优配置所需数量,造成政府的过度干预,导致资源浪费呈上升趋势。

(5)缺乏对政府官员的有效监督:在现代政府管理体制中,尤其是在委托制的制度中,由于监督者行使监督职能的信息是由被监督者提供的,作为监督者的公民往往成了被监督者,受到政府官员的操纵,而政府官员的地位可以使他们制定某些有利于自身利益而不利于公共利益的政策。缺乏对政府、官员严格和科学的制约、监督和考核机制。

(6)公共机构的低效率:由于缺乏竞争和追求利润的动机,利润的作用变得非常虚幻,以至于在公共机构就会产生低效率。垄断使得公众的群体效应失去作用,即使公共机构在低效率操作下运转也能生存下去,因为政府垄断了公共物品的供应,消费者就不可能通过选择另外的供应者以表示其不满,只能预期一种新制度的安排与供给。

4. 分配不公平 人类追求自身经济利益的行为大体可分为两类。一类是生产性的、可以增进社会福利的活动,即寻利活动,如生产、研究、开发活动以及在正常市场条件下的公平交易活动等。寻利活动寻求的是社会新增的经济福利,其本身对整个社会有益,因为它能够创造社会财富。另一类是非生产性的、不会增加甚至还会减少社会福利的活动,即寻租活动,如行贿、游说等,是个人或利益集团为了自身经济利益对政府或政府官员施加各种影响的活动。寻租活动本身不增加社会财富的总量,只是引起社会财富的转移、重新分配以及资源的非生产性消耗。

政府干预目的之一是克服市场分配的不公平性,然而政府干预本身也可能产生权力集中与资源配置上的不公平。由于权力或资源的分配不公,不可避免地会出现"寻租"现象,造成卫生资源配置的扭曲,阻碍了更有效提供卫生服务的方式,并耗费了社会经济等资源,造成社会福利损失,从而导致经济资源转移,造成政府干预失灵。

(二)政府干预失灵的调整

1. 确立政府干预原则 为了减轻或避免政府失效,必须确定政府干预或调控经济的宗旨。对此,可以借鉴世界银行在1991年以政府和市场关系为主题的世界发展报告中提出的所谓"友善于市场的发展战略"。这一战略提出:"经济理论和实际经济都表明,干预只有在对市场能产生'友善'作用的情况下才可能是有益的。"而对市场"友善"的干预应遵循三个原则:①不主动干预,除非干预能产生更明显的良好效果,否则就让市场自行运转;②把干预持续地置于国际和国内市场的制约之下,确保干预不致造成相关价格的过度扭曲,如果市场显示干预有误,则应取消干预;③公开干预,使干预简单明了,把干预置于制度的规范约束之下。

2. 引入竞争,打破垄断 在政府各个部门之间引入竞争,既可以提高政府提供物品和服务的效率和质量,又可以控制政府机构和预算规模的扩大。如,借用私营部门的奖惩机制,根据政府高级官员的工作实绩给予特别"奖金";政府通过购买服务和产品的方式,依靠市场生产社会所需的公共物品。还有,当一个国家面积大、人口多、事务多,可以在不同地区设立相同的机构展开竞争,也就是说,加强地方政府之间的竞争。

3. 加强政府行为的法治化 首先,通过立法,建立政府政策制定的规则和约束制度,使政府方案更合理,减少或避免公共决策的失误。其次,通过立法严格划定政府活动的范围,使政府只能采取合理和适度的方式干预、调节经济。政府干预经济的活动方式,决不能简单地替代或否定市场机制的作用,而是要尽可能发挥市场机制的作用,并要始终保持与市场机制作用相一致的原则。即使政府干预方式合理,其干预调节也要有一个合适的度,这样才能达到矫正预期的目标。再者,通过立法对政府在财政预算及公共支出方面加以约束,建立平衡预算、税制选择、税收支出的限制措施,约束政府的财政预算及公共支出方面的特权,以规范政府行为、抑制政府的扩张。

4. 建立有效的监督与约束机制 保障卫生服务市场政府干预的有效性,建立积极有效的监督与约束机制是十分必要的。从外部看,社会监督与约束包括公众监督与约束、新闻媒介、舆论的监督与约束以及社会组织的监督与约束。从内部看,主要是政府机构由上至下的纵向监督与约束和同级机构之间的横向监督与约束。实现有效的监督与约束,一个重要的前提是确定政府投入产出的效率标准。投入由政府预算表现,政府的非市场行为使产出度量很困难。因此,最有效的方式是只对政府预算进行监督与约束,通过遏制政府预算增长,防止政府机构膨胀扩张以及由此造成的低效率。

思考题

1. 卫生服务市场具有哪些特性?
2. 公共卫生服务为什么不能靠市场提供?
3. 外部经济效应如何影响市场机制对资源的配置?
4. 卫生服务市场为何既需要市场调节,也需要政府管控? 二者如何结合?
5. 政府怎样对卫生服务市场进行干预?
6. 政府干预出现失灵应如何调整?

(汤质如)

第七章 卫生筹资

卫生筹资制度是世界各国实现卫生体系公平、效率和质量目标,实现卫生系统健康产出最大化、避免因病致贫和提高患者满意度的重要决定因素。虽然不同国家卫生筹资制度和水平有差异,但卫生筹资制度仍体现出许多共性。卫生筹资主要研究方向为卫生资金筹集、统筹和分配使用。

第一节 概 述

一、卫生筹资定义

世界卫生组织把卫生筹资界定为"实现足够的、公平的、有效率和效果的卫生资金的筹集、分配和利用活动的总和"。卫生筹资不仅是为卫生事业筹集资金,还涉及向哪些人筹资、用什么方式筹资以及如何使用筹集的资金等问题。开展卫生筹资研究不仅关注卫生资金筹集的来源和渠道,还重视与卫生资金的分配和使用相联系。因此,所谓卫生筹资就是研究在一定时期和一定社会环境下,卫生领域资金筹集、统筹和分配使用。

卫生资源以货币形式流入卫生领域,然后通过各种形式的卫生服务实现其消耗和补偿,这一过程被称为卫生资金运动。如何筹集、合理配置、有效利用卫生资源,使稀缺的卫生资源在卫生事业发展中发挥最大效益,是卫生筹资研究的重要内容。从某种意义上来说,开展卫生筹资研究就是研究卫生领域资金的运动规律。因此,卫生筹资的关键点是:①为卫生领域筹集足够的资金;②消除人们获得卫生服务的经济障碍并减少疾病带来的经济风险;③更好地利用现有资源。

二、卫生筹资功能

(一)卫生筹资功能

卫生筹资的基本功能包括资金筹集(revenue collection)、风险分担(risk sharing)和购买服务(purchasing)等三个方面。

资金筹集(revenue collection)是指卫生系统从政府、家庭或个人、组织或部门以及其他渠道筹措资金的方式。卫生系统有许多不同的方式筹集资金,如税收、社会医疗保险、商业医疗保险、个人直接付费、社会捐赠等。大多数国家采用多种资金筹集方式并存的卫生筹资体系。我国卫生资金筹集渠道包括税收、医疗保险和个人直接付费、社会筹资等方式。

风险分担(risk sharing)是指为了保证经济风险由所有筹资者承担而采取的资金统筹管理办法。资金统筹水平决定风险分担的程度。一般来讲,统筹的资金池(fund pool)越大,疾病经济风险分担的能力越强。个人直接付费仅仅决定于个人经济和支付能力,是卫生筹资没有任何风险分担功能的极端例子。我国新型农村合作医疗制度与城镇居民基本医疗保险制度整合后,农村居民卫生资金统筹从县级提高到地市级,资金池扩大,提高了风险分担的能力。

购买服务(purchasing)是指将筹集的资金支付和分配给卫生服务提供者,以获得一系列特定的或者非特定的卫生服务或活动的过程。不同的购买方式和机制将影响资金使用以及卫生服务提供的公平性和效率。我国开展的供方支付制度改革，目的是通过完善和优化卫生资金"购买"机制，提高卫生资金分配和使用的合理性，利用有限资金最大程度地实现健康目标。

卫生筹资功能受到多种因素的影响。稳定的经济增长是卫生筹资实现的基础。运行良好的筹资部门及专业的筹资管理队伍是公平有效进行卫生资金筹集、统筹和分配使用的重要保障。

（二）完善初级卫生保健筹资体系

从公共政策角度，当前卫生筹资的基本任务是如何更好地满足弱势人群的健康权和健康需求。虽然初级卫生保健（primary health care，PHC）是决定卫生体系绩效的关键以及实现全民健康覆盖（universal health coverage，UHC）的重要基础，但在许多国家，由于卫生资金不足和分配不合理，初级卫生保健体系发展存在经费不足和质量不高等挑战。为了加强初级卫生保健服务能力，提高卫生资金公平性和效率，需要从以下四个方面完善初级卫生保健筹资体系。

1. 公共财政应当是初级卫生保健筹资的核心来源　筹资增长机制应根据支付能力和收入增长情况确定。个人现金直接付费应降低到既不影响居民获得必需的医疗卫生服务，又不至于造成其家庭财务困难的水平。中低收入国家可以通过增强政府税收能力、增加公共资金投入、获得更多的援助来实现。

2. 应当为使所有人首先获得初级卫生保健服务筹集足够的资金　只有在实现初级卫生保健全覆盖的基础上，才能将筹集到的资源扩大到满足居民的其他健康需求上。

3. 应公平分配与初级卫生保健相关的资源以及向一线服务提供者倾斜　应遵循科学合理的卫生资源分配方法（包括基于健康需求的人均资源分配方法和有效的公共财政管理工具），使初级卫生保健资金与人口健康需求相匹配，并确保这些资源能到达一线服务提供者，同时优先考虑为最弱势人群优先提供服务。

4. 完善支付制度　针对提供者的支付机制，应支持根据人们的健康需要分配资源，创造激励环境，促进以人为本、整合型初级卫生保健体系，促进服务的连续性、综合性和质量，探索各种适合各国各地的支付方式和制度，包括按人头付费为核心的混合支付机制。

三、卫生筹资目标

卫生筹资最重要的目标是为卫生系统筹集到足够的资金，以确保所有人都能满足基本的健康需要和卫生服务可及性，同时不会因为服务利用而导致因病致贫和经济困难。卫生筹资公平、效率和可持续性是评价卫生筹资目标实现程度的三个重要指标。

（一）卫生筹资公平

1. 卫生筹资公平　卫生筹资公平是卫生系统公平性的重要组成部分。在卫生公平的三个方面，即卫生筹资公平、卫生服务利用公平和卫生结果（健康）公平中，卫生筹资不仅决定了卫生服务的可得性，筹资机制还将决定因疾病带来的灾难性卫生支出的保障程度，并进一步影响人群健康的公平性。因此，卫生公平性在很大程度上取决于筹资公平。卫生筹资公平主要反映筹资者在进行卫生筹资时是否考虑了不同收入人群的支付能力。卫生筹资公平关注的是家庭对卫生资金筹集的贡献，所有的卫生支出，无论由谁支付，最终都将分摊到全社会的各个家庭。卫生筹资机制不同，使不同人群的经济负担各不相同，从而对社会财富的再分配产生一定影响。卫生筹资公平性对卫生资源的合理配置、人群健康的公平性、卫生费用控制以及卫生服务的可及性等有直接影响。

2. 卫生筹资累进性和再分配效果　卫生筹资累进性和再分配效果是评价卫生筹资公平的重要维度。

（1）卫生筹资累进性：累进性分析是定量评价卫生筹资公平程度的重要方法。累进性分析指随着经济水平的提高，即家庭可支付能力的增加，卫生支出占家庭可支付能力的比重增加或减少的程度。当收入越高的家庭的医疗保健支出占其收入的比例越大时，该系统被认为是累进的，反之，当收入增加，其医疗保健支出占收入的比例反而下降时，则认为该系统是累退的。反映筹资累进性的指标是 Kakwani 指数。Kakwani 指数为集中指数与基尼系数之差，取值范围为 −2～1。该指标为负值，表示低收入人群支付的卫生费用占收入比重更大，即累退型卫生筹资；若为正值，表示高收入人群支付的卫生费用占收入比重更大，即累进型卫生筹资；若为零，表示无论收入高低均按相同的比例支付卫生费用，为等比例型卫生筹资。

（2）卫生筹资再分配效果：卫生筹资再分配效果可以分解为垂直公平和水平公平两个维度。水平公平指支付能力相同的家庭为医疗保健筹资做出同等的贡献；垂直公平指支付能力越大的家庭为医疗服务筹资所支付的金额占其收入的比例应越高。就垂直公平而言，当各收入水平的人群所支付的金额占其收入的比例都相同时，则该系统为成比例的系统。

（二）卫生筹资效率

卫生筹资效率反映在卫生筹资功能的三个方面，即卫生资金筹集效率、统筹效率和分配使用效率。卫生资金筹集效率是指以较低的成本和风险获得足够和稳定的资金。在一定的经济社会条件下，不同的卫生筹资方式其成本不同，比如税收筹资、社会医疗保险筹资和个人直接付费筹资，筹资成本会有差别。卫生资金统筹效率是指资金管理效率，以较小的管理成本对资金进行有效的管理。从效率的角度，并不是资金"风险池"越大越好，而是需要适宜的统筹层次和规模。卫生资金分配使用效率是指在一定资金水平上能够获得的最大服务或者健康产出。投入产出分析包括资金使用的成本 - 效果和成本 - 效益分析，可以反映资金分配使用的效率。

（三）卫生筹资可持续性

卫生筹资可持续性（sustainability）是指为了实现卫生体系发展目标，卫生筹资制度运行能够得到政治、经济和管理等方面长期稳定的支持。以我国医疗保障制度建设可持续发展为例，在《中共中央 国务院关于深化医疗保障制度改革的意见》中明确提出合理筹资、稳健运行是医疗保障制度可持续的基本保证。在资金筹集方面，强调建立与社会主义初级阶段基本国情相适应、与各方承受能力相匹配、与基本健康需求相协调的筹资机制；在资金管理方面，要求加强基金运行管理，加强风险预警，完善筹资分担和调整机制；在资金分配使用方面，科学编制医疗保障基金收支预算，加强预算执行监督，全面实施预算绩效管理，加强基金中长期精算，构建收支平衡机制，健全基金运行风险评估和预警机制。

四、卫生筹资策略

稳定、可持续的卫生筹资是达到人群健康目标的基本保证。适宜的卫生筹资政策可以帮助政府动员足够的资源，保证公平有效合理配置和利用资源，实现卫生服务的可及性，改善社会经济环境，推动整个社会和经济的发展。

卫生筹资策略是指为实现卫生筹资目标，针对可能出现的问题或挑战而采取的一系列行动（或制定的相应方案）。世界卫生组织把卫生筹资活动界定为"实现足够的、公平的、有效率和效果的卫生资金的筹集、分配和利用活动的总和"。其内涵可以从四个方面理解：①如何为卫生服务筹集足够的资金；②如何提高资金的利用效率；③如何控制卫生费用的不合理增长；④对卫生筹资的评价，主要是对不同卫生筹资方式的评价。

卫生筹资策略包含了问题和挑战、政策目标和行动三个部分。

卫生筹资策略关注的问题和挑战包括：①要有一个中、长期的稳定的卫生筹资投入；②对优先卫生规划项目有可持续的财政保证；③降低自付费用；④卫生服务的可及性和筹资的公平性；⑤资源配置和卫生服务利用的效率和效果。通过解决上述问题，实现卫生筹资的中间目标和最终目标。卫生筹资的中间目标是卫生筹资的公平、效率、风险共担和持续性；最终目标是健康状况的改善、筹资的风险保障、患者满意度的提高。

卫生筹资策略的设计和执行是不断变化的。首先要明确卫生筹资体系的原则和目标，接着通过增加卫生投入和公共费用、促进全民健康保险覆盖和社会安全网的建设、发展预付制度、支持国家卫生的发展、加强立法框架、改进卫生筹资政策、监测和评价等行动实现卫生筹资目标。

通过总结各国卫生筹资的经验，实现卫生筹资目标的筹资策略包括：①推动政策的策略，包括增加卫生的投资、健康保险的全民覆盖和建立社会安全网、加强社会保险；②推动宏观策略，包括实行综合的卫生筹资和卫生部门改革，促进全球千年发展目标（MDGs）的实现、国际组织捐赠资金的落实和多边的借贷、改进地方和全球的伙伴合作；③推动微观策略，包括支持医院的筹资改革、卫生筹资和提供者的能力建设、加强各国卫生部门的能力、培训卫生管理者、利用 WHO 的地区培训机构和合作中心；④改善卫生部门功能的策略，包括改进法律和法规的功能、增加卫生人员的收入、提高卫生资源配置的效率和财务资源的利用效率、实行风险分担、购买卫生服务和改变医疗服务提供者的支付方式等。

卫生筹资策略有助于推动卫生筹资改革。卫生筹资改革的目的是实现足够的、公平的、有效率和效果的卫生资源的筹集（动员）分配和利用。适宜的卫生筹资政策和策略可以取得较好的改革效果，最终可获得广泛的、公平可及的、基本的、具有良好质量的卫生服务。各国的卫生筹资改革的规模和程度不尽相同，主要取决于不同国家自身卫生筹资的问题和挑战。

第二节 卫生资金筹集

一、概　述

世界各国的卫生资金筹集方式主要包括税收、社会医疗保险、现金付费、商业健康保险、社区卫生筹资、国际援助以及捐赠等。

低收入国家的卫生筹资主要依赖个人现金付费以及国际援助。由于经济发展水平和财政收入的限制以及庞大的非正规经济部门，税收和社会医疗保险等筹资机制的发展受到很大制约。因此，在低收入国家，随着经济发展，需要加大卫生投入，特别是要保障基本医疗卫生服务的提供。此外，低收入国家需要利用有限的卫生资金，更加关注初级卫生保健体系建设和公共卫生服务的提供，提高资金使用的公平和效率。

中等收入国家关注的重点是推进全民健康覆盖，提高卫生筹资水平和可持续性，提高卫生资金使用的公平和效率。许多发展中国家在减少贫穷和提供基本卫生服务方面取得了巨大进展，建立起基本的卫生筹资制度，但过高的个人现金付费、有限的资金筹集能力、不完善的筹资体系仍然是广泛存在的主要挑战。

高收入国家基本建立起比较成熟的，或通过税收或通过社会医疗保险进行卫生筹资的制度。除美国外，几乎所有高收入国家都实现了全民健康覆盖。英国是税收卫生筹资的代表性国家，德国是社会医疗保险卫生筹资的代表性国家。高收入国家卫生筹资体系面临的主要挑战是控制日益攀升的医疗费用，以保持卫生筹资的可持续性。

结合国际经验，可以从以下三个方面加强卫生资金筹集。

（一）提高卫生投入在政府预算中的优先等级

提高卫生投入在政府预算中的优先等级就是要确保政府在卫生投入中的份额。增加政府卫生筹资需要政府始终将健康放在重要的优先领域，政府对卫生系统预算的优先性反映了一个国家对国民健康的关注程度。一般来讲，随着国家经济水平的提高，卫生投入占政府总支出的比重也升高。但在收入水平类似的国家，由于政府对卫生的重视程度不同，这一比例也可能存在较大的差异。提高卫生投入在政府预算中的优先等级，不仅需要卫生部门的努力，而且需要财政、社保、规划等部门的配合，要求在健康政策制定者和控制公共费用的部门之间进行更多更好的对话和合作。

（二）建立多样化多渠道卫生筹资机制

增加用于卫生的资金，除了政府在原有财政收入基础上增加用于卫生的份额外，还需要建立多样化多渠道资金筹集机制。各国已经尝试采取多种方法为卫生系统筹集资金，以改善卫生服务提供的水平。在卫生筹资实践中，无论是高收入国家还是低收入国家，大多并不是采用某种单一的筹资方式，而是混合的卫生筹资方式，即一个国家的卫生资金来源于税收、健康保险和个人现金付费等多种渠道。以我国为例，政府卫生支出（主要是通过税收）、社会卫生支出（主要是通过医疗保险）和个人现金付费是主要的筹资渠道。2020年，卫生总费用中，政府卫生支出占比30.5%，社会卫生支出占比41.8%，个人现金卫生支出占比27.7%。

（三）提高国际健康资金支持力度

对于一些低收入国家，即使能够增加国内的卫生筹资，在一定时期内增加外部筹资也是非常必要的。对于那些人均卫生总费用水平远低于满足最基本的卫生服务所需要的最低人均卫生总费用标准的国家，可能在很多年内都难以依靠自己国内的资源实现全民健康覆盖，需要得到国际健康资金的支持。国际卫生发展援助包括官方发展援助、多边发展银行的贷款、基金会和非政府组织的汇款等。除了官方的发展援助外，其他形式的发展援助也可以为贫困国家增加用于健康的资金提供支持。

二、税 收 筹 资

税收筹资是政府作为筹资主体通过税收渠道筹集资金并分配和使用于卫生领域的整个过程。税收筹资模式下，政府通过税收方式筹集卫生资金，而后通过财政预算支付国民卫生服务消耗。政府通过税收方式筹资时需要考虑人群支付税款的意愿和政府征收税款的能力。在经济运行良好、行政管理能力很强的国家，以税收方式筹资为卫生部门提供了极大的资金支持。除了税收外，政府还可以通过赤字财政、通货膨胀、专项税和发行彩券等渠道筹集资金用于卫生领域。

以税收筹资为主的高收入国家实行的是全民覆盖的医疗福利制度或全民公费医疗制度。英国是采取税收筹资方式的代表性国家。2019年英国政府通过税收体系向国民卫生体系转移支付的金额占其当年卫生总费用的80%。

税收筹资的优点是筹资对象更广泛，筹资公平性比较高，国民收入再分配的能力比较强，利用税收筹资可以覆盖更大范围的人群，包括非正规经济部门的人员和弱势人群。

税收筹资的缺点包括两个方面。首先，税收筹资存在不稳定性。由于卫生系统资金来源于政府预算，而预算金额容易受政治压力或外部冲击的影响，卫生部门需要同其他部门竞争同一资源，容易影响政府卫生筹资的稳定性。其次，税收筹资需要良好的税收管理系统，这在发展中国家不易实现。

三、社会医疗保险筹资

社会医疗保险（social medical insurance）是指由国家通过立法形式强制实施的一种医疗保障制度和卫生筹资形式，强制规定雇主和雇员按一定的收入比例缴纳社会医疗保险费，用于雇员及其家属就医补偿。社会医疗保险的主要特征是资金统筹、互助共济、风险共担，通过社会医疗保险实现收入再分配，卫生资金从高收入人群向低收入人群转移、从健康人群向患病人群转移、从年轻人群向老年人群转移。德国是采取社会医疗保险筹资模式的代表性国家，2019年德国社会医疗保险筹资金额占其当年卫生总费用的65%。我国创新了社会医疗保险筹资模式，城镇职工基本医疗保险制度由雇主和雇员筹资，城乡居民基本医疗保险制度则由政府和个人筹资，解决了社会医疗保险非正规经济部门筹资的问题。2021年我国基本医疗保险参保人数达到13.62亿，参保率稳定在95%以上。

社会医疗保险筹资的优点主要体现在两个方面。首先，筹资渠道稳定。社会医疗保险直接从工资中扣除费用作为保费，能为卫生系统筹集更多的资源。此外，社会医疗保险对政府预算依赖性不强。在政府没有空间增加卫生费用的投入时，以保险形式为卫生系统筹集资金是较好的选择。其次，社会医疗保险可以实现高收入和低收入人群、疾病高风险和低风险人群、老年和青年人群疾病经济风险分担。

社会医疗保险筹资的不足包括三个方面。第一，社会医疗保险将非正规经济部门人群排除在外。在大多数国家，社会医疗保险覆盖的人群多为正规经济部门雇员，许多非正规经济部门雇员以及老人和儿童等被排除在外。第二，社会医疗保险管理成本较高。基金管理者需要与服务提供方共同建立合力的监管机制，需要对就诊患者在规定范围内的疾病实施的报销进行监管，还要对所筹集的基金进行管理。第三，社会医疗保险可能促使医疗服务成本攀升。由于道德风险的存在，社会医疗保险可能导致医疗服务的过度需求和提供。

四、商业健康保险筹资

商业健康保险（business health insurance）是以被保险人个体疾病风险特征为保险标的、保证被保险人在患病或遭遇意外事故致伤害时获得补偿的保险，包括疾病保险、医疗保险、医疗意外保险和长期看护保险等。疾病保险指以疾病发生为给付条件的保险；医疗保险指以约定医疗服务发生为给付条件的保险；长期看护保险指以疾病或其他原因失去自理能力导致需要看护为给付条件的保险。美国是商业健康保险筹资的代表性国家，2019年美国商业健康保险筹资金额约占当年卫生总费用的33%。随着市场经济体制进一步完善和居民收入的提高，居民医疗卫生服务需求多元化快速增长，商业健康保险在医疗保险体系中发挥越来越重要的作用，我国已经初步建立起以社会医疗保险为主体，补充医疗保险和商业健康保险为补充，覆盖城乡居民的多层次医疗保险体系。商业健康保险在扩大筹资渠道和满足多元化医疗服务需求的同时，也存在管理成本偏高、保费征缴存在不公平等缺陷。

五、现 金 付 费

现金付费（direct payment）又叫现金支付，指患者在接受医疗服务时，直接向服务提供者支付费用的付费方式。现金支付方式是通过医疗服务收费价格直接对服务提供者补偿的一种形式，中间没有第三方管理，交易效率较高。但是，现金付费是最不公平的筹资方式，因为无论是低收入还是高收入人群，接受同样的服务需要支付同等的医疗费用，人群间没有经济风险共担，容易导致低收入人群因病致贫。此外，在现金付费方式下，个体患者对医疗卫生服务提供没有议价和控制能力，可能出现服务提供者为追求经济收益而过度提供。中低收入国家现金付费比例比较高，主要是因为经济发展水平和管理能力受限，通过税收和社会医疗保险筹资的能力不足。

六、社区卫生筹资

社区卫生筹资（community health financing）是某些中低收入国家卫生筹资的一种形式，是社区自行组织和管理，由社区居民筹资共同承担约定的疾病风险的筹资机制。社区卫生筹资基于社区建立，强调社区组织和个人参与管理。社区卫生筹资的主要优势是参保者和管理者信任程度高，互助共济意愿比较高，低收入人群卫生服务利用受益程度高，所覆盖的服务能够反映社区卫生服务需求。但是，社区卫生筹资主要依靠社区内居民，资金稳定性比较差，筹资规模和风险共担能力比较小。

事实上，无论是高收入国家还是低收入国家，大多并不是采用某种单一的筹资方法，而是各国根据实际情况，把不同的筹资渠道有机地组合，为卫生系统筹集更多的资金，同时又可以消除单一筹资方式的不足。现阶段，我国通过政府税收、社会医疗保险、商业健康保险、现金付费等多条渠道为卫生系统筹集资金。

第三节　卫生资金统筹和分配使用

一、卫生资金统筹

所谓卫生资金统筹，就是在一定的区域范围内，统一筹划卫生资金的征缴、管理和使用。每个统筹区域各自负责本区域基金的平衡，结余归本统筹区支配和使用，缺口也由统筹区域负责。经验表明，单一的统筹基金拥有更高的效率以及在覆盖人群内部进行相互补贴的能力。但更有力的证据表明，分散化的统筹系统会影响筹资公平性目标的实现。一般来讲，统筹的区域越大，统筹水平越高，统筹基金抵抗疾病经济风险的能力也就越强。而区域经济社会发展程度、居民医疗消费水平和医疗资源配置状况等因素在一定程度上影响着卫生资金统筹的层次。目前我国大部分地区基本医疗保险已初步完成地市级统筹，部分省市正在进行探索或者已经实现省级统筹。

卫生资金统筹的基本标志是：①统一制度：在统筹区内实行统一的卫生筹资制度，如以税收为主的筹资或者以社会医疗保险为主的筹资。②统一标准：包括统一收费标准、统一服务标准、统一补偿标准、统一供方支付标准等。③统一管理：卫生资金管理机构（政府或者医疗保险经办机构）统一管理卫生资金的筹集和使用。④统一资金调剂：在统筹区域范围内，卫生资金统一调剂使用。

提高卫生筹资的统筹层次对实现卫生筹资功能和卫生筹资目标具有非常关键的作用。第一，提高统筹层次可以增强疾病风险分担能力。如，社会医疗保险筹资以"大数法则"为基础，在较大范围内统筹能够提高资金的调剂能力，增强基金抵御疾病风险的能力。第二，提高统筹层次可以在一定程度上方便人员流动。由于各统筹区存在筹资标准等各方面的差距，统筹区域太小将限制区域内流动人员享受应该得到的医疗卫生服务。第三，提高统筹层次有利于提高管理水平。提高统筹层次可以减少管理环节，节约管理成本，有利于管理水平的提高。

二、卫生资金分配使用

（一）卫生资金分配

卫生资金分配是指为了实现卫生体系的功能和目标，通过政府宏观调控和市场调节，科学合理地对筹集到的卫生资金进行优化配置，分配到卫生系统的各个领域、各个部门的过程。通常获得卫生资金的机构包括医疗机构、公共卫生机构、药品及其他医用品零售机构、卫生行政和医疗保险管理机构、医学科研机构等。建设和发展基本医疗服务机构和设施、加强卫生人力能力、提高卫生资源和服务的公平性和效率、满足人民群众的健康需求是卫生资金分配的基本方向和原则。卫生资金的分配对卫生资金的筹资渠道和使用消耗均有一定的制约作用。

我国卫生资金主要通过公共财政资金和基本医疗保险资金进行分配。此外，还有专项经费包括疾病专项、建设专项等经费的分配。卫生资金分配办法和机制在第十一章"卫生服务战略购买和供方支付制度"中有详细介绍。我国在基本公共卫生服务均等化和城乡居民基本医疗保险制度建设中充分发挥公共财政作用，从中央向地方分配卫生资金时，不断完善转移支付办法，已经形成具有中国特色的卫生资金分配制度。

我国基本公共卫生服务经费由中央和地方财政共同承担。为了体现公平和保证该制度顺利运行，中央财政补助资金根据各地城乡基本公共卫生服务人口和国家规定的人均经费标准，统筹考虑区域财力状况和基本公共卫生服务绩效考核情况确定。2022 年，全国人均基本公共卫生经费为 84 元，约有一半经费由中央财政负责（总额 588.55 亿元）。在分配中央财政基本公共卫生经费时，中央将省（区、市）分为五档，第一档的省（区、市），中央财政分担 80% 的基本公共卫生经费；第二档到第五档的省（区、市），中央财政分别分担 60%、50%、30% 和 10% 的基本公共卫生经费。中央财政经费分配到各地，可以作为公共卫生服务补助收入，统筹用于提供基本公共卫生服务的支出，包括人员经费、公用经费等，但不得用于基础建设、大型设备购置等。

财政部门承担基本公共卫生服务补助资金的安排、拨付及管理的主体责任。中央财政补助资金按照"当年预拨、次年结算"的办法下达，当年预拨补助资金，次年根据基本公共卫生服务项目绩效考核情况结算。县（区）级财政、卫生部门根据辖区内服务人口数和提供基本公共卫生服务项目的数量、质量以及人均经费标准，在全面绩效考核的基础上确定对基层医疗卫生机构的具体补助金额。

城乡居民基本医疗保险由政府和个人共同筹资。政府补助经费由中央和地方财政按照比例分担，分档和比例与基本公共卫生服务补助经费分配基本一致。中央补助经费按比例预拨本年度经费，并同步结算上年度补助资金。

中央设立财政奖励补助资金并列入地方财政，对应到位补助资金进行统计。奖励补助基金根据绩效评价结果进行分配，主要考虑以下因素：以户籍人数和常住人数为基数计算的综合参保率（分别各占 20%）、筹资结构（政府补助与个人缴费，占 30%）、其他绩效指标实现情况（占 30%）。

（二）卫生资金使用

卫生资金使用是卫生体系的各个领域在医疗卫生服务提供过程中，将分配到的资金运用到各个项目上，追求以最小的成本投入获取最大和最优的卫生服务产出，提高卫生资金的使用效率。卫生资金使用的主体包括各级各类医疗卫生机构，他们既是卫生费用的支付对象，也是卫生服务相关产品的提供者。卫生资金使用的形式包括诊疗费、检查费、医药费、健康教育费、预防保健费和突发公共卫生机构建设等。世界卫生组织提出合理使用卫生资金的多种政策，包括使用适宜卫生技术和服务、完善卫生技术人员激励机制、提高医疗卫生机构运行效率、避免过度医疗、杜绝医疗腐败和减少浪费等。

卫生系统存在着不同程度的资金浪费。据世界卫生组织估计，被浪费的卫生资源占资源总量的 20%～40%。在经济合作与发展组织（Organisation for Economic Co-operation and Development，OECD）国家中，20%～50% 的卫生支出由于低效率而被浪费。效率是在特定的投入（即成本）水平下对产出（即健康结果或服务）质量和 / 或数量的一种衡量。效率低下可能是分配性的（在错误的卫生服务和干预措施上花钱），也可能是技术上的（一定的投入水平上没有实现最大健康产出）。减少浪费将极大改善卫生系统提供优质卫生服务的能力。

对许多国家而言，在医疗费用不断增高、居民的健康需求不断增长的情况下，尽管为卫生系统筹集更多资金至关重要，但使可利用的资源发挥最大效率也同样重要。提高效率的途径很多，并不仅仅意味着削减提供卫生服务的成本。各国的实践证实，通过消除不必要的药品投入、提高药品的质量、合理用药、发挥技术和服务的最大功效、完善对卫生人力的激励机制、提高医院的效率、减少医疗差错、杜绝浪费和腐败、确定最佳干预措施、提高效率的潜在收益、实行按绩效付费、战略购买、纠正不公平等措施可以有效提高卫生系统的效率。

思考题

1. 简述卫生筹资的基本功能。
2. 卫生筹资的主要目标是什么?
3. 国际上主要的卫生筹资渠道及其优缺点有哪些?
4. 如何优化卫生资金统筹和分配使用?

(谢慧玲)

第八章 卫生总费用

卫生总费用能够反映全社会卫生保健支出,揭示卫生领域的资金运行过程,分析和评价国家或区域内卫生系统的公平性和效率。开展卫生总费用研究,从不同层次和不同角度评价卫生资金的筹集、分配和使用效果,可以为政府的卫生决策提供重要信息,并对卫生发展战略规划制定和卫生事业发展方向的确定具有重要指导作用。

第一节 概　　述

一、卫生总费用

(一)卫生总费用概念

卫生总费用(total expenditure on health,TEH)是以货币形式作为综合计量手段,全面反映一个国家或地区在一定时期内(通常指一年)全社会用于卫生服务所消耗的卫生资源总量。按照国际分类,卫生总费用由两部分组成:经常性卫生费用(current health expenditure,CHE)和固定资本形成费用(gross fixed capital formation)。经常性卫生费用是指核算期内居民最终消费的所有医疗卫生产品和服务的货币价值,反映居民对医疗卫生服务提供机构所提供的医疗卫生用品和服务的最终消费;固定资本形成费用是指核算期内卫生服务提供机构获得的资产(扣除同类资产的处置价值),即在卫生服务提供过程中重复使用或者使用期限在一年以上的资产总价值,反映卫生服务提供机构提供医疗卫生用品和服务的资本性投入。

(二)卫生总费用特征

1. 卫生总费用是一个全社会的概念　卫生总费用反映全社会卫生保健支出,不仅包括卫生部门内部的资金运行,还包括卫生部门以外的行政事业单位,国有企业,城镇和农村集体经济单位,部队、武警、公安、司法等特种部门的医疗卫生支出,以及城乡居民个人的医疗卫生支出,同时还包括社会各界、国际组织等对卫生事业的无偿援助和捐赠。

2. 卫生总费用是一种信息工具　卫生总费用作为一种经济信息已经在世界各国得到了广泛应用。卫生总费用是分析和评价国家或卫生系统公平和效率的有效工具,其作用是通过建立卫生费用核算系统,核算一个国家或地区的卫生支出,从不同层次和不同角度反映卫生系统资金运行的全过程,评价卫生资金的筹集、分配和使用效果,为政府卫生决策提供重要信息和客观依据。

3. 卫生总费用信息需要动态了解和把握　卫生总费用研究卫生领域的资金运行全过程。卫生资金从各种筹资渠道流入卫生领域,从出资者角度表现为各类卫生支出,主要为政府、社会和个人现金卫生支出;卫生资金流入卫生领域后,又表现为各级各类卫生机构的收入,即财政补助和业务收入;卫生机构提供各种医疗卫生服务的过程中,卫生资金表现为卫生机构各项业务活动支出和基本建设支出;资金使用在不同服务项目和功能上,则表现为医疗、卫生监督、疾病控制、孕产妇保健等费用支出。卫生资金在其运行过程中,经历了卫生资金筹集、分配、使用和资金补偿等运行过程,这种运行过程依据时间序列又在不断地循环往复。为此,无论是研究者还是政策决策者,均需要动态地了解和把握卫生总费用相关信息。

4.卫生总费用研究是卫生政策基础性研究　卫生总费用研究的意义在于为卫生政策分析和制定提供客观依据。从全球范围看,国际组织对开展卫生费用核算的研究工作十分重视,各国卫生政策制定者均特别重视卫生筹资信息,并通过卫生费用核算提供与政策分析和政策制定相关的卫生经济信息。

(三)卫生总费用研究的意义

1.卫生总费用研究为卫生政策制定提供重要信息　卫生发展战略规划对卫生事业的发展方向发挥着重要的指导作用,而卫生总费用、卫生总费用占国内生产总值(GDP)比重、卫生总费用增长(或降低)速度、卫生总费用构成等指标数值为卫生发展战略规划的制定提供了重要信息,是一个国家(或地区)制定卫生发展规划和宏观卫生政策的重要参考依据。

2.卫生总费用研究是卫生政策贯彻执行和效果监测评价的重要工具　不断降低居民医疗卫生支付的个人负担,逐步提高政府卫生投入占卫生总费用的比重,是党和国家解决"看病贵"问题的重点措施。在中共中央、国务院2016年印发的《"健康中国2030"规划纲要》"战略目标"中明确提出:到2030年个人卫生支出占卫生总费用的比重将达到25%左右。《2020年我国卫生健康事业发展统计公报》指出:2020年个人现金卫生支出20 055.3亿元,占当年卫生总费用的27.7%。由27.7%到25%则需要下降2.7%。

卫生总费用中的政府卫生支出水平和个人现金卫生支出水平等相关信息已成为监测卫生工作及其相关政策措施执行情况和实施效果的重要评估指标,而卫生总费用研究结果也为分析卫生筹资机制、卫生机构经济运行、政府卫生投入效率和社会健康水平等卫生政策问题提供了重要信息和分析工具。

3.卫生总费用研究为次国家级的卫生政策制定提供重要支撑　由于我国各行政区域的经济发展有一定差异,地方各级政府在贯彻实施国家宏观政策时,需要切实结合自身特征制定具体政策并付诸实施,而卫生总费用相关指标所提供的信息则为区域内卫生政策的制定提供强有力的支持。为此,在加强国家级卫生费用核算系统建设的同时,有必要建立完善的次国家级卫生费用核算体系,更好地服务于地方层级的卫生政策制定。

4.卫生总费用研究可以用于国际比较　一些发达国家多年前已开始系统地开展卫生费用核算研究,并定期发布卫生费用核算结果和相应的分析报告。世界卫生组织也将各国的卫生总费用相关数据公布在其年度报告中。我国卫生费用核算专家组在认真研究国际卫生费用核算方法的基础上,积极探索符合国情和用于国际间比较的卫生费用核算体系和核算方法,为国家宏观政策的制定和实施提供重要依据。

二、卫生总费用研究历程

20世纪50年代,世界上许多国家开始采用《卫生资金筹集与支出》的调查方法,系统地研究卫生领域的经济活动,由此开始了卫生总费用研究;受世界卫生组织委托,英国学者艾贝尔•史密斯(Abel Smith)于1963年率先开展了国际间卫生费用研究,首次使用标准化的卫生资金筹集与支出调查表对6个国家的卫生费用状况进行系统调查和分析。1967年,艾贝尔•史密斯使用修正后的调查表,完成了针对29个国家和地区的卫生费用国际性调查,出版了《卫生保健的支付》和《卫生费用的国际研究》两部研究著作。1978年,世界卫生组织专门召开卫生费用研究小组会议,讨论卫生事业筹资问题,并在博茨瓦纳进行了卫生资金筹集与费用支出调查。1980年,世界卫生组织还举办了地区间的卫生资金筹集与支出调查研究学习班;1983年,艾贝尔•史密斯与其他专家合作出版了《卫生事业筹资计划的编制》一书,详细讨论了卫生总费用的概念、调查方法和评价指标。同年,法国学者杉地尔撰写了《评价和分析卫生费用的方法》,深入讨论了卫生总费用的评价原则、统计信息的收集和处理以及如何从卫生服务管理角度分析和利用这些信息。

经济合作与发展组织长期关注其成员国卫生筹资问题，为进行卫生总费用的国际间对比，经济合作与发展组织在 20 世纪 80 年代初期开发和建立了一套卫生费用核算体系，并针对该核算体系构建了比较稳定的数据收集统计制度和数据库，系统地收集和整理卫生总费用数据，定期发表卫生总费用测算结果。

2000 年，经济合作与发展组织出版了《卫生费用核算体系 1.0》(*A System of Health Accounts：Version 1.0*，SHA1.0)，对卫生费用核算的基本原理、基本概念和核算方法进行了系统介绍；建立了卫生费用核算的国际分类标准，主要包括卫生服务功能、卫生服务提供机构和筹资来源 3 个维度；制定了卫生费用核算结果的标准表格。SHA1.0 从筹资来源、服务提供机构和服务功能三个维度提出核算卫生费用的方法，强调卫生费用核算的最终结果要用矩阵式平衡表格体现，为各国建立卫生费用核算统计报告制度奠定了理论基础。2003 年，在《卫生费用核算体系 1.0》基础上，世界银行、世界卫生组织和美国国际开发署(USAID)出版了《卫生费用核算操作指南》，介绍了卫生费用核算的具体操作和应用，促进了各国卫生费用核算体系、指标与口径的统一。

2007 年经济合作与发展组织、欧盟统计署和世界卫生组织组成国际卫生费用核算专家组，开始对 SHA1.0 进行修订。2011 年，这些国际组织发布了《卫生费用核算体系 2011》(*A System of Health Accounts 2011*，SHA2011)。SHA2011 不仅提供了较完备的方法学支持，为卫生费用核算提供了标准分类，还提供了收集、分类和测算卫生支出相关资金流动的技术框架，使卫生费用核算更具政策相关性、可行性和可持续性。此后，经济合作与发展组织于 2012 年发布了《衡量非处方药(OTC)药物支出指南》、2013 年发布了《改进卫生行政和健康保险支出估算指南》、2014 年发布了《SHA2011 卫生筹资核算框架实施指南》、2017 年发布了《卫生费用核算体系 2011：修订版》(更新和系统性描述了与医疗保健产品和服务消费相关的资金流)、2018 年发布了《SHA2011 下的长期护理费用核算指南》(针对如何根据 SHA2011 核算长期护理支出提供了补充建议)。

我国卫生总费用测算与研究工作始于 20 世纪 80 年代初，1981 年，世界银行派专家考察我国卫生部门，引入卫生总费用的概念，并介绍了国际卫生费用核算方法。我国政府开始与世界银行合作，首次运用筹资来源法估算卫生总费用。1993 年，受卫生部委托，卫生部卫生经济研究所(现国家卫生健康委卫生发展研究中心)开始承担国家级卫生总费用测算工作，对外公布测算结果。

2002 年，《中国统计年鉴》公开发布卫生总费用测算结果与主要评价指标，标志着卫生总费用正式纳入国家信息发布系统。2003 年以来，我国卫生管理信息系统能力建设不断增强，在世界卫生组织的支持下，逐步建立了国家级和省、市地方级卫生费用核算体系和信息网络。2008 年 4 月，由卫生部卫生发展研究中心牵头建立了全国性和跨地区的卫生费用核算研究协作组，目前其成员单位已经覆盖全国。2009 年，我国卫生费用核算课题组在天津市对 SHA2011 初稿进行了实验性研究。2014 年，我国建立了国家级卫生费用核算监测点，完成了基于 SHA2011 的卫生费用核算研究，首次得出了中国基于 SHA2011 的卫生费用核算结果，奠定了我国在该领域的领先水平。2015 年，国家卫生计生委卫生发展研究中心依据国情，将我国卫生体系的实际情况同 SHA2011 各核算维度中的分类进行对接，并基于 SHA2011 的核算原则，构建起符合国际标准的卫生费用核算体系及实现各维度间的平衡核算方法。目前，我国的卫生费用核算研究在国家卫生健康委卫生发展研究中心的带领下已经实现与世界接轨并处于世界先进水平。

第二节　卫生费用核算

一、卫生费用核算体系

（一）卫生费用核算概念

卫生费用核算（health account）也称国民卫生账户（national health account，NHA），是采用国民经济核算方法，以整个卫生系统为核算对象，建立卫生费用核算指标和框架，专门研究卫生系统的资金运动过程。即把卫生领域作为一个整体（包括卫生部门和卫生部门以外的政府其他部门及非政府部门的卫生服务活动），以全社会作为一个费用核算账户，按照国民经济核算体系进行核算，通过卫生资金的筹集、分配和使用反映卫生领域经济活动规律。

卫生费用核算是国民经济核算体系（system of national account，SNA）的重要组成部分，是国民经济核算在卫生领域的进一步延伸。国民经济核算是以整个国民经济为核算对象的宏观经济核算，反映的是全国各个部门和不同领域的资金运动过程、资金来源和产品与劳务的使用情况。卫生费用核算属于部门经济核算，它以整个卫生领域为核算对象，专门研究卫生系统的资金运动状况、资金来源和卫生产品与劳务的提供，反映卫生部门和卫生领域特定的经济活动内容和客观规律。

卫生总费用是卫生费用核算的主要结果指标。卫生费用核算结果以全社会卫生保健资金总额及其在 GDP 中所占比重为重要评价指标，向决策者展示一个国家或地区在一定时期内全社会卫生保健筹资水平。从宏观角度反映一定社会经济条件下，全社会卫生保健资金的投入规模和力度以及全社会对人类健康的重视程度，分析与评价卫生总费用发展变化趋势及其重要影响因素，为各级政府制定卫生筹资政策和发展规划提供重要的宏观信息。

（二）卫生费用核算口径

在 SHA2011 和经济合作与发展组织卫生费用核算系统中，卫生费用核算口径均被界定为以卫生技术为基础开展的活动，主要包括机构或个人运用医学、辅助医学和护理学等技术知识实现下列目标的活动：促进健康和预防疾病；疾病诊断、治疗和康复；慢性病患者的护理；伤残和失能的护理；姑息治疗；提供社区卫生服务项目；卫生行政和筹资管理等。按此口径，卫生费用核算应包括所有以促进、恢复或维持国民和个人健康为基本目标的活动所产生的费用。

虽然如此，但现实生活中对健康产生影响的诸多活动往往既包括在卫生系统内，也包括在卫生系统外。如，饮用水既涉及社会的公共供水设施建设，也涉及卫生部门为预防疾病开展的改水项目。因此，前者不能被界定在卫生费用核算范围之内，而后者的基本目标是健康促进，应该包括在核算范畴之内；类似的活动还有环境污染治理、体育锻炼以及很多国家实施的食品和营养活动项目，这些活动也要进行正确区分等。

在操作过程中，需要进行权责发生制与收付实现制的选择。卫生费用核算原则上应该使用权责发生制，费用记录在发生经济价值的时期内。

卫生费用核算覆盖一个国家的全部卫生资金活动过程，其核算范围不应仅局限于在国家境内发生的活动，还应包括暂时居住在国外的公民或居民的卫生服务费用，但不包括外国公民的卫生费用（属于卫生服务的"输出"）。

（三）卫生费用核算基本原则

1. 政策相关性　卫生费用核算具有较强的应用性，其主要目的是为政府制定和调整卫生政策提供科学依据。因此，对卫生费用核算范围的界定和指标分类，首先要从国情出发，确保其符合政策需要。

2．数据可比性 卫生总费用数据的国际间比较是卫生费用核算的主要任务之一，为此，在确定卫生费用核算范围和口径时，既要考虑满足国内政策需求，还需考虑到数据的国际间可比性，尽可能遵循和反映数据时代的国际标准和惯例。此外，国内各地区之间卫生费用核算也要按照统一的指标体系进行。

3．可靠性 卫生费用核算的一个重要原则是在设计核算指标和核算数据时，尽量做到既不遗漏也不重复，这是保证核算结果可靠的首要前提。

4．时效性 卫生总费用作为宏观经济信息应该具有及时性。因此，在保证数据质量的前提下，应该尽量缩短卫生费用核算和核算结果发布的时间。

5．操作的可行性 卫生费用核算设计和操作过程中，各项指标和数据来源都应该具有可行性。因此，需要关注常规统计报表口径的变化，及时调整数据收集计划和指标体系，以免影响卫生费用核算工作的正常进行。

6．制度性与连续性 卫生费用核算制度化建设包括核算常规化、数据收集规范化、信息发布制度化等。应该建立卫生总费用的年度报告制度，由官方定期发布卫生总费用数据信息，并且保证核算结果的一致性。

如果只有某一年份的卫生总费用信息，其政策分析作用将受到很大限制，卫生费用核算的重要意义是可以提供统一口径的时间序列信息，并可运用这些数据进行趋势分析，监测各项卫生改革政策对卫生筹资、卫生资源配置和使用效果的影响。

二、卫生费用核算方法

（一）卫生费用核算框架

SHA2011 按照医疗卫生服务的筹资、生产和消费三个环节将卫生费用核算的维度划分为核心维度和扩展维度（图 8-1）。核心维度包括筹资方案、服务提供机构和服务功能三个维度，主要回答如下三个基本问题：①什么样的医疗卫生用品和服务被消费了；②哪些卫生服务提供机构提供了这些医疗卫生用品和服务；③什么筹资方案对这些医疗卫生用品和服务进行补偿。扩展维度中的筹资环节主要进一步回答筹资方案的资金是从哪里来的以及如何进行筹资的问题；生产环节进一步回答卫生服务提供机构在生产医疗产品和服务时所消耗的资源成本和资本投入有

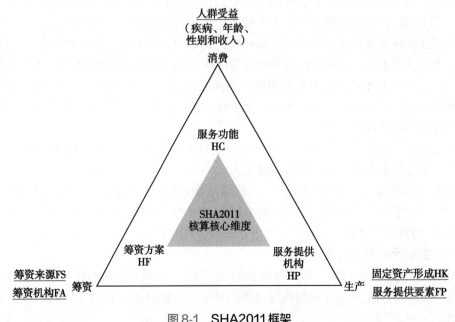

图 8-1　SHA2011 框架

哪些问题；消费环节进一步回答卫生服务都是被谁消费了的问题，包括卫生费用的疾病别、年龄别、性别、地区及经济水平分布等。

基于图8-1的卫生费用核算框架，卫生费用核算内容如下：卫生费用来源核算（来源法）、卫生费用机构流向核算（机构法）、卫生费用功能核算（功能法）、卫生费用支出核算（支出法）、疾病费用核算、人群费用核算、中医药总费用核算（机构法）和卫生费用矩阵平衡核算。

（二）卫生费用核算方法

1. 卫生费用来源核算（来源法）

（1）定义：卫生费用来源核算亦被称为"来源法卫生费用核算"，是以卫生服务过程中的资金运行为核算对象，按照卫生资金的筹集渠道与筹资形式收集、整理卫生总费用数据，核算全社会卫生资金投入总量及内部构成的方法。该方法是以卫生服务活动为主线，根据卫生资金来源进行分类，测算全社会卫生资源投入总量及内部构成，用来反映一个国家或地区在一定时期内（通常为一年）为开展卫生服务活动从全社会筹集的卫生资金总额，分析与评价在一定经济发展水平条件下，该区域内政府、社会、居民个人对健康的重视程度和费用负担情况以及卫生筹资模式的主要特征和卫生筹资的公平合理性。

（2）指标分类：国际上根据资金来源，主要划分为四个卫生筹资渠道：税收、社会健康保险、商业健康保险、家庭现金支付。如果根据筹资机构的性质划分，国际上一般将卫生费用分为广义政府卫生支出（general government expenditure on health）和私人卫生支出（private expenditure on health）。

广义政府卫生支出也称为一般政府卫生支出，是目前卫生总费用国际分类的指标，反映政府组织和机构作为筹资主体在卫生筹资中所发挥的作用，主要包括狭义政府卫生支出（territorial government expenditure on health）和社会保障卫生支出（世界卫生组织口径中，一般政府卫生支出还包括外援卫生支出）。

狭义政府卫生支出也称"税收为基础的卫生支出"（tax funded government expenditure on health），是指中央政府、省级政府以及其他地方政府对卫生的支出，但不包括政府对其他筹资部门的转移支付，如对各类医疗保险项目的补助。在我国，具体包括医疗服务、社区卫生服务、疾病预防控制、卫生监督、妇幼保健、农村卫生、中医药、食品和药品监督、卫生行政与医疗保险管理费等。

社会保障卫生支出是指由政府举办和控制的社会保险项目所筹集的资金，不仅包括政府财政社会保障投入，还包括社会医疗保险实施中单位和居民的缴费及其他收入。在我国，社会保障卫生支出包括行政事业单位医疗经费、企业职工医疗卫生费、城镇职工基本医疗保险费、城乡居民基本医疗保险费及其他社会保险医疗卫生费。

私人卫生支出指来自私人保险、家庭现金支付、为家庭提供服务的非营利机构（社会保险除外）和私立单位（社会保险除外）的医疗卫生支出。在我国，具体包括商业健康保险费、个人现金卫生支出、企业办医支出和私人开业医初始投资等其他卫生支出。

根据我国现行体制和卫生政策分析需要，卫生费用来源核算（来源法）中从出资者角度将卫生费用指标体系分为三部分：政府卫生支出、社会卫生支出和个人现金卫生支出。

1）政府卫生支出：政府卫生支出指各级政府用于医疗卫生服务、医疗保障、卫生和行政管理事务、人口与计划生育事务等各项事业的经费。包括上级财政拨款和本地区各级财政拨款。此外，政府卫生支出中还包括其他政府性基金卫生投入。

2）社会卫生支出：社会卫生支出指政府外的社会各界对卫生事业的资金投入，包括社会医疗保障支出、商业健康保险费、社会办医支出、社会捐赠援助、行政事业性收费收入等。

3）个人现金卫生支出：个人现金卫生支出指城乡居民在接受各类医疗卫生服务时的现金支付，包括享受多种医疗保险制度的居民就医时自付的费用。个人现金卫生支出可以分为城镇居民个人现金卫生支出和农村居民个人现金卫生支出，反映城乡居民医疗卫生费用的负担程度。

（3）数据来源与测算方法：卫生费用来源核算（来源法）的原始数据主要依据现有的卫生统计信息系统和社会经济统计资料，包括《卫生健康财务年报资料》《卫生健康统计年报资料》《社会经济统计年鉴》《劳动统计年鉴》等。此外，有些数据还需要到相关部门进行现场调查或访谈，调查或访谈部门主要包括：财政部门、医保部门、统计部门、卫生部门、民政部门、红十字会、残联以及慈善总会等。

卫生费用来源核算（来源法）本身并不复杂，根据收集获得的原始数据，利用一般数学方法即可完成主要测算工作，个别数据需要进行现场典型调查，或利用现有资料及相应的参数进行估算（表8-1）。

表8-1 2000—2020年卫生总费用（来源法）

单位：亿元

年份	卫生总费用（来源法）	政府卫生支出	社会卫生支出	个人现金卫生支出
2000	4 586.63	709.52	1 171.94	2 705.17
2005	8 659.91	1 552.53	2 586.41	4 520.98
2010	19 980.39	5 732.49	7 196.61	7 051.29
2015	40 974.64	12 475.28	16 506.71	11 992.65
2020	72 175.00	21 941.90	30 273.67	19 959.43

引自：国家卫生健康委员会. 中国卫生健康统计年鉴. 北京：中国协和医科大学出版社，2021.

2. 卫生费用机构流向核算（机构法）

（1）定义：卫生费用机构流向核算亦被称为"机构法卫生费用核算"，是从机构角度出发，核算一个国家或地区在一定时期内，从全社会筹集到的卫生资金在各级各类卫生机构的分配总额。它反映从全社会筹集的卫生资金在各级各类卫生机构的分配使用，分析与评价卫生资源配置状况。

卫生费用机构流向核算的运行主体是卫生机构，其核算范围包括各级各类医疗机构费用、公共卫生机构费用、药品及其他医用品零售机构费用、卫生行政和医疗保险管理费用及医学科研机构费用等。

（2）指标分类：依据 SHA2011 核算方法并结合我国国情，我国的机构法卫生费用核算分为六类：医院费用、门诊机构费用、药品及其他医用品零售机构费用、公共卫生机构费用、卫生行政和医疗保险管理费用及其他卫生费用。

1）医院费用：指流入核算区域内各级各类医院的卫生资金总额。

2）门诊机构费用：指流入某地区各级各类门诊部、诊所、护理站、医务室、卫生室等机构的卫生资金总额。

3）药品及其他医用品零售机构费用：指流入某地区药品及其他医用品零售机构的卫生资金总额。

4）公共卫生机构费用：指流入某地区各级各类公共卫生服务机构（包括提供疾病控制服务、卫生监督服务、妇幼保健服务、药品监督检验服务、计划生育服务和采供血服务的机构以及其他公共卫生机构）的卫生资金总额。

5）卫生行政和医疗保险管理费用：指流入某地区卫生行政和医疗保险管理部门，用于开展卫生和医疗保险管理服务的卫生资金总额。

6）其他卫生费用：指上述项目未包括的卫生机构费用。主要包括各级各类卫生机构的固定资产投资、干部培训机构费用、医学科研机构费用和其他部门费用。

（3）数据来源和测算方法：机构法卫生费用核算主要依据卫生部门《卫生健康统计年报资料》和《卫生健康财务年报资料》，部分数据来自相关年鉴资料或现场调查。

机构法卫生费用核算需要从全社会角度进行测算，因此，其口径包括卫生部门卫生机构费用和卫生部门以外（如工业及其他部门）的卫生机构费用。由于工业及其他部门的卫生机构并非独立核算单位，可能存在相关数据资料（如财务数据积累和常规统计报表）缺乏或不规范等问题。因此，一般情况下采用卫生部门卫生机构财务数据作为测算参考数据，估算全社会卫生机构费用总额。根据《中国卫生总费用研究报告》，机构法卫生费用核算结果如表8-2所示。

表8-2 2000—2020年卫生总费用（机构法）

单位：亿元

年份	卫生总费用（机构法）	医院	门诊机构	药品零售机构	公共卫生机构	卫生行政和医疗保险管理机构	其他
2000	4 870.36	3 160.86	662.65	310.10	246.82	26.81	463.12
2005	9 204.14	6 101.98	1 107.93	884.41	567.80	72.53	469.49
2010	21 263.95	12 923.01	1 813.73	2 511.60	1 687.22	565.15	1 763.24
2015	43 505.14	26 856.72	2 934.29	5 426.39	2 855.43	1 453.12	3 979.19
2020	66 824.05	40 178.24	4 467.73	7 836.66	4 384.40	3 576.29	6 380.73

3. 卫生费用功能核算（功能法）

（1）定义：卫生费用功能核算亦被称为"功能法卫生费用核算"，是根据卫生服务活动的功能进行划分，测算消费者接受各类卫生服务时所发生的费用。功能法核算结果反映卫生费用在不同功能服务中的分布，其运行主体是消费者（包括政府和个人）。按照卫生服务的基本功能分类测算卫生总费用，是卫生费用核算体系的重要组成部分，其结果可以用来分析与评价卫生资源利用的受益情况，完善资源使用的公平性和合理性。

（2）指标分类：依据SHA2011核算方法，在开展功能法卫生费用核算时，卫生服务功能分类主要包括治疗服务、康复服务、长期护理服务、辅助性卫生服务、门诊医疗用品、预防和公共卫生服务、卫生行政和医疗保险管理服务等。

1）治疗服务：根据卫生服务提供模式，治疗服务又可以分为住院治疗服务、日间治疗服务、门诊治疗服务和家庭治疗服务等，其目的是缓解伤病症状、减少伤病损害的严重性、防止危及生命或正常功能的伤病并发症和进一步恶化。

2）康复服务：是指侧重于改善患者功能水平的服务（功能限制可能是由最近的伤病或由过去的伤病复发引起的）。根据卫生服务提供模式，康复服务可以分为住院患者康复服务、日间康复服务、门诊康复服务和家庭康复服务。

3）长期护理服务：是指由于慢性损伤或日常生活和活动能力下降造成的需要持续帮助的患者接受的护理和照顾。

4）辅助性卫生服务：是指由医疗辅助人员和医疗技术人员操作的支持性服务，主要包括临床实验检验、影像诊断、患者的输送和急救等。

5）门诊医疗用品：是指提供给门诊患者的医疗商品以及与商品提供有关的服务，包括药店及其他医疗用品零售商提供的医疗用品，如零售药品和其他医疗用品、设备的装备服务等，但不包括提供给住院患者用于治疗的商品和服务。

6）预防和公共卫生服务：是指用于促进人群健康状况的服务，区别于修复人体功能的治疗性服务。具体包括妇幼卫生、计划生育和咨询、学校卫生、传染性疾病预防、非传染性疾病预防、职业卫生等。

7）卫生行政和医疗保险管理服务：主要包括卫生行政管理和医疗保险管理两大类。卫生行政管理包括卫生政策、计划、方案和预算的制定，管理协调和监督等；医疗保险管理包括社会医疗保险基金和商业健康保险基金的管理运作和维持。

（3）数据来源和测算方法：为解决我国开展功能法卫生费用核算缺少常规性统计资料的问题，国家卫生健康委卫生发展研究中心的学者们结合国情研究出了以建立稳定的费用监测点和开展现场调查为主的获得相关数据和参数的功能法卫生费用核算数据搜集和测算方法。

4. 卫生费用支出核算（支出法） 卫生费用支出核算是根据卫生服务提供要素进行划分，测算卫生服务提供机构在生产卫生服务和产品时的投入情况。核算期间的卫生服务提供要素总值等于卫生保健货物和服务提供过程中使用的现金或实物性资源的总价值。卫生费用支出核算体系中卫生服务提供要素投入主要分为五类：雇员补偿、自我雇佣者的报酬、材料和服务使用、固定资本消耗和其他投入要素支出。

5. 疾病费用核算 疾病费用核算是基于功能法核算结果，进一步按照特定疾病种类进行的费用测算。分析经常性卫生费用在不同类型疾病中的分布，是分析疾病控制优先领域的重要信息基础。

6. 人群费用核算 人群费用核算是基于功能法核算结果，进一步分析经常性卫生费用在不同年龄、性别、经济水平人群中的分布，可用于分析资源分配的公平性、分析疾病控制的重点人群等。

7. 中医药总费用核算 中医药总费用核算是在卫生费用核算的框架下，以机构法核算为基础，以全社会所有卫生机构和独立开业卫生人员提供中医医疗保健服务时发生的资金流量和存量作为核算对象，反映全社会在中医医疗保健服务上消耗的资金总额。参照我国机构法卫生费用核算的机构分类，中医药总费用核算的指标体系包括医院中医药费用、基层医疗卫生机构中医药费用、药品及其他医用品零售机构中医药费用、公共卫生机构中医药费用、其他机构中医药费用。

在进行机构法中医药总费用核算时，将医疗卫生机构划分为中医类机构和非中医类机构。对于中医类机构（包括中医类医院、门诊部、诊所等），其全部收入纳入核算；将非中医类机构（包括综合医院、专科医院、非中医类基层医疗卫生机构、公共卫生机构等）的收入分为非药品收入和药品收入，非药品收入采用中医类人员占比、中医药服务量占比等参数进行推算，药品收入则将中成药收入和中草药收入全部纳入核算。

8. 卫生费用矩阵平衡核算 卫生费用矩阵平衡核算是采用棋盘式表格，选取确定的两种核算维度，按照规定顺序分别在行和列上体现不同核算维度，最终使每个维度的核算总额达到平衡。由于各账户之间相互对应，互相制约，因此核算结果能够更好地体现严密的数量衔接，综合反映卫生资金的循环流程及内在联系。

我国已经能够开展卫生费用核心维度和受益人群维度的矩阵核算，主要方法是依托功能法核算，收集详细的卫生资金运行的过程数据，在开展功能法核算的同时完成各维度的矩阵平衡核算。

第三节 卫生费用分析

卫生费用分析是从全社会角度反映卫生资金运动的全过程，分析与评价卫生资金的筹集、分配和使用效果。从卫生资金的筹集角度，可以分析卫生资金的筹资水平和卫生资金的筹资结构；从卫生资金的分配角度，可以从不同部门、不同地区、不同领域和不同层次对其进行分析；从卫生资金的使用角度，可以分析卫生资金利用的公平性、效率、效益和效果情况。

一、卫生费用分析方法

1. 卫生费用分析基本方法 常用的卫生费用分析基本方法包括卫生费用筹资分析、卫生费用流向分析、卫生费用功能分析、疾病和人群卫生费用分析、卫生费用影响因素分析与预测、卫生费用监测预警分析等。

2.经济周期分析方法　经济周期分析方法属于应用统计分析方法,它着重于经济发展的动态过程,从时间上考察各种经济变量的特征,是分析各种经济关系及其变化规律、变量间相互作用和影响的统计分析方法。

3.因素分析和预测方法　通过计量经济模型分析卫生费用增长的影响因素,并对卫生费用进行预测。

4.预警监测方法　预警监测方法是在卫生费用影响因素分析和预测研究的基础上,建立卫生费用预警监测模型和指标体系,动态监测卫生费用的运行状况,结合警兆指标对卫生费用相关方面进行预警,提示政策制定者及早、有效应对。

二、卫生费用分析维度

卫生费用分析的维度主要包括筹资、流向和功能等几个方面。

(一)卫生费用筹资分析

卫生费用筹资分析包括卫生筹资水平分析、卫生筹资结构分析和发展变化趋势分析,通过分析,可以反映出一个国家或地区的卫生筹资状况,从宏观角度分析与评价全社会卫生投入总量和结构,为制定宏观政策提供科学依据。

1.卫生筹资水平分析　卫生筹资水平分析是衡量一个国家或地区在一定时期(一般指一年)内的卫生资源筹资规模和筹资能力的指标,分析指标包括卫生筹资总额、人均卫生总费用、卫生总费用占 GDP 百分比、广义政府卫生支出占 GDP 百分比等。

(1)卫生总费用(卫生筹资总额):卫生总费用(筹资总额)是反映一个国家或地区卫生资金筹集总量的重要指标,用于评价全社会卫生投入水平。卫生总费用通常用当年价格和可比价格表示。当年价格也称现行价格,是指报告期内的实际市场价格。按当年价格计算的卫生总费用可以反映当年卫生筹资水平和比例关系,但是,因其变化受价格升降因素的影响,在不同时期缺乏可比性,必须进行价格修正,将其调整为可比价格。可比价格扣除了价格变动因素影响,可以对卫生筹资总额进行不同时期的比较。

按当年价格计算,我国卫生总费用由 1990 年的 747.39 亿元增长为 2020 年的 72 175.00 亿元,扣除价格因素影响,按可比价格计算(2020 年=100),卫生总费用由 2 820.86 亿元增长为 72 175.00 亿元,反映实际卫生投入量增长了 24.6 倍。

(2)人均卫生总费用:人均卫生总费用是指区域内卫生总费用(筹资总额)与区域内人口数的比值。该指标消除了人口增长因素对卫生总费用绝对值的影响,是可以反映人均卫生费用水平的重要指标。按当年价格计算,我国人均卫生总费用由 1990 年的 65.37 元增长为 2020 年的 5 111.11 元,按照当年官方汇率折算,由 13.67 美元增长为 741.00 美元。根据世界卫生组织统计数据,2019 年我国人均经常性卫生费用为 535 美元,在世界卫生组织成员中排 79 位。

(3)卫生总费用占 GDP 比重:卫生总费用与 GDP 的比例关系是衡量世界各国卫生事业与国民经济是否协调发展的综合性评价指标,是国际社会公认的反映不同国家和地区在不同时期卫生投入水平的监测指标。

2009 年,世界卫生组织在《亚太地区卫生筹资战略(2010—2015)》中提出,卫生总费用相对于 GDP 的比值至少在 4%~5%,这是监测和评价亚太地区和某些国家实施"全民覆盖"政策目标程度的重要指标之一。

我国政府早在 1997 年的《中共中央　国务院关于卫生改革与发展的决定》中就已提出,到 20世纪末卫生总费用占 GDP 比重达到 5% 左右。1990—2020 年,我国卫生总费用相对于 GDP 的比重已经由 3.96% 上升为 7.12%。根据世界卫生组织统计资料,2019 年我国经常性卫生费用占

GDP 的比重为 5.35%，位居世界卫生组织成员国的第 118 位。

（4）广义政府卫生支出占 GDP 比重：广义政府卫生支出是卫生总费用国际分类指标，反映政府组织和机构作为筹资主体在卫生筹资中所发挥的作用，其在 GDP 的占比能够反映地区卫生筹资实现全民覆盖的能力水平。《亚太地区卫生筹资战略（2010—2015）》中指出，从各国卫生筹资实践经验来看，卫生总费用中的广义政府卫生支出占 GDP 的比重达到 5% 的国家通常可以实现全民覆盖。2020 年，我国这一指标值为 3.97%。根据世界卫生组织官方统计数据，2019 年我国广义政府卫生支出占经常性卫生费用的比重为 3.00%，在世界卫生组织成员国中排 96 位。

（5）卫生消费弹性系数：卫生消费弹性系数是指卫生总费用增长率与 GDP 增长率的比值，是用于考察卫生投入与国民经济增长是否协调的评价指标。根据《中国卫生总费用研究报告》，1978—2020 年，我国卫生总费用和 GDP 的年平均增长率分别为 11.46% 和 9.19%，弹性系数为 1.25，即 GDP 每增长 1%，卫生总费用增加 1.25%。

从总体趋势上看，卫生总费用增长略快于国民经济增长。如果将 GDP 增长速度设定为零，可以更直观地观察卫生总费用相对 GDP 的变化趋势（图 8-2）。

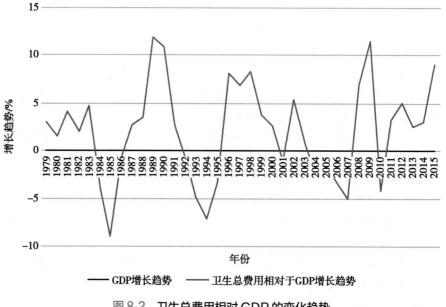

图 8-2　卫生总费用相对 GDP 的变化趋势

2. 卫生筹资结构分析　依据 SHA2011 卫生费用核算体系并结合国情，我国目前建立的卫生费用来源核算（来源法）体系中卫生资金主要来源于政府卫生支出、社会卫生支出和个人现金卫生支出。政府、社会和个人现金卫生支出在卫生总费用中占比构成的变化趋势，是考察卫生事业可持续发展的重要指标。

（1）政府卫生支出占卫生总费用构成比：政府卫生支出是卫生总费用的重要组成部分，是政府为了履行在卫生领域的职责，通过财政预算安排投入医疗卫生机构和居民医疗保障的资金，其目的是改善卫生服务条件，保证卫生机构向居民提供良好的卫生服务，提高居民医疗保障水平，最终提高居民的健康水平。政府卫生支出占卫生总费用的构成比反映出政府对卫生的支持力度和投入程度。

政府卫生支出与财政体制、财政筹资水平密切相关。20 世纪 80 年代之前，我国卫生投入主要是政府采用计划手段配置，而 20 世纪 80 年代以后，伴随着经济体制改革，我国开始以"分权让利"为主要特点的财政体制改革，出现了政府财政收入占 GDP 比重严重下降的局面。受到财政能力的制约，政府在卫生领域的投入职责不断缩小，机构基础设施建设投入力度下降，很多全额预算单位变为差额预算单位,差额预算单位则转为自收自支单位,对机构的经常性经费补助范围也逐渐缩小,政府卫生支出占财政支出比例呈下降趋势(图8-3)。

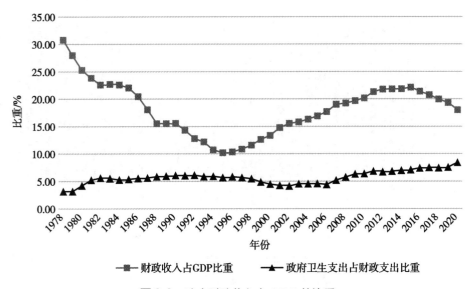

图8-3　政府财政收入占GDP的比重

引自:国家统计局. 中国统计年鉴. 北京:中国统计出版社,2021.

1994年的"分税制"体制改革后,财政收入占GDP比重过低的局面得到了有效的扭转。但由于尚未建立制度化的卫生筹资保障机制,对于政府在卫生领域的投入水平缺少制度约束,政府卫生支出占财政支出比例仍不断下降,2000年下降到4.47%,达到历史最低点。到2002年该比例已经降为4.12%。2003年之后,特别是随着科学发展观的提出和公共财政体制建设的推进,政府对卫生事业的重视程度显著提高,各级政府对卫生投入力度增强。2009年发布的《中共中央　国务院关于深化医药卫生体制改革的意见》中要求,逐步提高政府卫生投入占卫生总费用的比重,使居民个人基本医疗卫生费用负担明显减轻;政府卫生投入增长幅度要高于经常性财政支出的增长幅度,使得政府卫生投入占经常性财政支出的比重逐步提高。2020年,政府卫生支出占财政支出的比例达到8.41%,是改革开放以来的最高水平。

卫生总费用筹资结构反映了相同的变化趋势。20世纪80年代我国卫生总费用中政府卫生支出比例曾一度接近40%,此后该比重不断下降,2000年下降到15.47%(历史最低点)。随着政府加大对卫生的投入力度,政府卫生支出占卫生总费用比例下降的趋势得以扭转,特别是2006年之后,政府投入迅速增长,2020年,政府卫生支出占卫生总费用比重已经上升到30.40%(图8-4)。

(2)社会卫生支出占卫生总费用构成比:社会卫生支出占卫生总费用构成比是衡量社会各界对卫生服务贡献程度的重要指标,反映多渠道筹集卫生资金的作用程度。我国自1978年开始由计划经济体制向市场经济体制转变,原有的公费医疗和劳保医疗制度面临越来越大的问题和压力;而伴随着农村家庭联产承包责任制的推行,集体经济逐步解体,合作医疗也丧失了原有的生存基础。这些导致在经济体制转轨的历史时期,出现公共筹资作用下降、对个人筹资过度依赖和卫生筹资公平性较差等问题。社会卫生支出占卫生总费用的构成比由1978年的47.41%降为1997年的30.78%(图8-4)。为解决上述问题并配合国有企业改革的实施,我国于1998年开始城镇职工基本医疗保险制度改革,此后又主导建立了新型农村合作医疗和城镇居民基本医疗保险。截至2020年底,城镇职工基本医疗保险、城乡居民基本医疗保险已经覆盖全国96.40%的人口。

近年来,随着社会医疗保障体系建设的不断完善和保障水平的不断提高,我国社会卫生支出水平也在不断增加。2020年,社会卫生支出30 273.67亿元,占卫生总费用构成比由1998年的

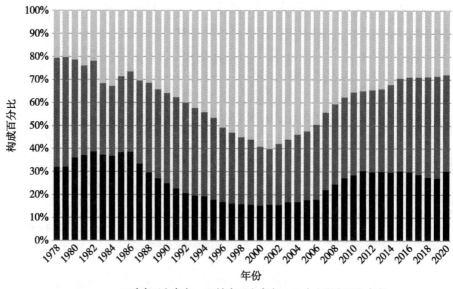

图 8-4 中国卫生总费用筹资构成

引自：国家统计局. 中国统计年鉴. 北京：中国统计出版社，2021.

29.11% 增加到 2020 年的 41.94%，其中商业健康保险的保险费占 4.05%。可见各类医疗保险制度在卫生筹资中的作用日益显著，但不同保障制度筹资和受益水平仍存在较大差距。

（3）个人现金卫生支出占卫生总费用构成比：个人现金卫生支出占卫生总费用构成比是衡量城乡居民个人对卫生费用负担程度的评价指标，各地区不同人群个人现金卫生支出占卫生总费用构成比反映了不同地区不同人群享受卫生服务的公平程度。

改革开放之初，我国个人现金卫生支出在卫生筹资系统中处于补充地位，仅占卫生总费用的 20% 左右。随着公共卫生筹资力度的下降，个人现金卫生支出逐渐成为最主要的卫生筹资渠道。按国内口径，个人现金卫生支出占卫生总费用构成比从 1978 年的 20.43% 增长到 2001 年的 59.97%（图 8-4），达到历史最高水平。由于医疗保障制度不够完善、政府补助不足，医疗机构主要依靠业务收入特别是药品加成收入维持机构运转，导致医药费用上涨过快，个人经济负担重，人民群众对此反映强烈。近年来，随着卫生筹资政策的进一步调整，2001 年以后，个人现金卫生支出占卫生总费用比重逐年下降，2020 年降至 27.65%，已达到世界卫生组织提出的实现全民覆盖的卫生筹资监测指标的最低标准（个人现金卫生支出占卫生总费用比重不超过 30%~40%）。2022 年，《"十四五"国民健康规划》进一步提出，至 2025 年，个人现金卫生支出占卫生总费用比重降到 27%。

根据世界卫生组织的统计，2019 年我国经常性卫生费用中个人现金卫生支出占比为 35.23%，位居世界卫生组织成员国的第 120 位。

（二）卫生费用流向分析

卫生费用流向分析是卫生资金从进入卫生系统到流出卫生系统过程中的资金分配和使用方向的分析。它反映从全社会筹集到的卫生资金投入在不同部门、不同地区、不同领域和不同层次的配置效果和使用效果，并用来评价卫生资源配置的公平性和合理性，为调整和制定卫生资源配置规划提供相应的政策建议。

1. 卫生总费用机构流向构成分析 根据《中国卫生总费用研究报告》，2020 年机构法卫生总费用中，医院费用占 60.13%，其中，城市医院、县医院、社区卫生服务中心、卫生院分别占 38.61%、13.08%、2.97% 和 5.42%，其他医院约占 0.05%。门诊机构费用占 6.69%，药品零售机构费用占 11.73%，公共卫生机构费用占 6.56%，卫生行政管理机构费用占 5.35%，其他费用大约占 9.55%（图 8-5）。

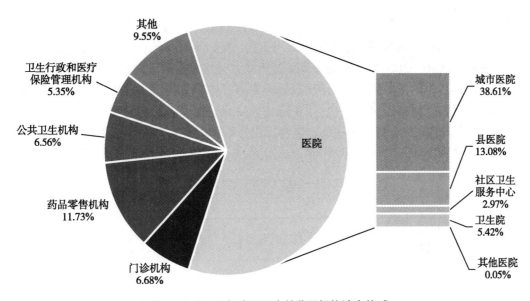

图8-5　2020年我国卫生总费用机构流向构成

2000—2020年，城市医院费用所占比重先上升后下降，2005年达到51.01%，2020年为38.61%，县医院费用所占比重则呈现先下降后上升的趋势；社区卫生服务中心费用占比持续上升，从2005年的0.79%上升到2020年的2.97%；卫生院和门诊机构费用占机构法卫生总费用比重均有明显下降，卫生院费用所占比重从7.63%逐年下降到5.42%，门诊机构费用所占比重从13.61%下降到6.68%；公共卫生机构费用所占比重由5.07%升至2010年的7.93%，2013年以来，卫生计生机构合并，原归入公共卫生机构的计生费用部分调整到卫生行政管理机构费用中，公共卫生机构费用占比继续下降，2020年这一比重为6.56%。药品零售机构费用所占比重基本保持上升，从6.36%增加到11.73%（表8-3）。

表8-3　2000—2020年各项费用在卫生总费用（机构法）中的占比

单位：%

年份	合计	城市医院	县医院	社区卫生服务中心	卫生院	其他医院	门诊机构	药品零售机构	公共卫生机构	卫生行政和医疗保险管理机构	其他
2000	100.00	47.16	8.74	0.00	7.63	1.37	13.61	6.36	5.07	0.55	9.51
2005	100.00	51.01	7.50	0.79	6.38	0.61	12.04	9.61	6.17	0.79	5.10
2010	100.00	39.78	12.30	2.30	6.22	0.18	8.53	11.81	7.93	2.66	8.29
2015	100.00	39.52	13.91	2.55	5.67	0.08	6.75	12.47	6.56	3.34	9.15
2020	100.00	38.61	13.08	2.97	5.42	0.05	6.68	11.73	6.56	5.35	9.55

2. 公共卫生机构卫生费用流向分析　公共卫生机构费用指在一定时期内某地区流入各级各类公共卫生机构的卫生资金总额。公共卫生机构指提供疾病控制、预防保健、监督监测、妇幼保健、药品检验、计划生育、采供血和其他公共卫生服务的专业机构。

1990—2020年的我国卫生总费用中，公共卫生机构费用所占比重从1990年的6.54%降至2000年的5.07%。2003年，严重急性呼吸综合征（SARS）疫情之后，政府加快公共卫生服务体系建设，陆续出台相关政策措施，加大对公共卫生专项资金投入，公共卫生机构费用占卫生总费用的比重逐步回升，直到2014年一直保持在7%以上，但之后出现下降，2020年为6.56%（表8-3）。国际经验证明，公共卫生服务具有公益性强、成本低和效果好的特征，因此，卫生资源应该更多地倾斜于公共卫生服务领域。

3. 医疗机构费用流向分析 医疗机构费用指在一定时期内某地区流入各级各类医疗机构的卫生资金总额。2000—2020 年，我国城市医院费用占医疗机构费用的比重呈下降趋势，县医院费用占医疗机构费用的比重呈上升趋势；社区卫生服务中心费用比重逐年上升。2020 年底，全国已设立社区卫生服务中心 35 365 个，卫生院 35 762 个。随着政府对基本公共卫生服务投入力度的加强，社区卫生服务中心和卫生院占医疗卫生机构费用比重得到进一步扩大，从 2000 年的11.76% 增长到 2020 年的 13.94%（表 8-4）。

表8-4 2000—2020 年中国医疗机构费用构成

单位：%

年份	医疗机构费用合计	城市医院费用	县医院费用	社区卫生服务中心费用	卫生院费用	其他医院费用
2000	100	72.66	13.47	0.00	11.76	2.11
2005	100	76.95	11.31	1.19	9.62	0.93
2010	100	65.46	20.24	3.78	10.23	0.29
2015	100	64.02	22.53	4.13	9.18	0.14
2020	100	64.22	21.75	4.93	9.01	0.09

2020 年，我国城市医院费用为 25 801.20 亿元，占医疗机构费用的 64.22%；县医院费用为8 740.34 亿元，占医疗机构费用的 21.75%；社区卫生服务机构费用为 1 982.05 亿元，占医疗机构费用的 4.93%；卫生院费用为 3 620.71 亿元，占医疗机构费用的 9.01%；其他医院费用为 33.94 亿元，占医疗机构费用的 0.08%。

4. 医药机构间药品费用流向分析 药品费用核算是机构法卫生费用核算的内容之一。2020年的核算结果显示：药品费用占卫生总费用比重为 30.98%，医疗机构药品费用和零售药品费用分别占卫生总费用的 19.25% 和 11.73%。全部药品费用中，医疗机构药品费用占 62.14%，其中门诊和住院分别为 34.27% 和 27.87%，零售药品费用占 37.86%。医疗机构费用中，药品费用占28.81%（表 8-5）。

表8-5 2000—2020 年全国药品费用

年份	药品费用/亿元	药品费用构成			药品费用占卫生总费用比重			医疗机构药品费用占医疗机构费用比重/%
		门诊药品比重/%	住院药品比重/%	零售药品比重/%	合计/%	医疗机构/%	药品零售机构/%	
2000	2 211.17	54.77	31.21	14.02	45.40	39.03	6.37	49.72
2005	4 142.10	46.11	32.54	21.35	45.00	35.39	9.61	45.18
2010	8 835.83	37.01	34.56	28.43	41.55	29.74	11.81	42.91
2015	16 166.34	31.33	35.10	33.57	37.16	24.69	12.47	36.05
2020	20 699.90	34.27	27.87	37.86	30.98	19.25	11.73	28.81

随着卫生部门控制药品费用的措施陆续出台，药品费用占卫生总费用比重呈下降趋势。2000—2020 年，该比重由 45.40% 降至 30.98%，医疗机构药品费用占医疗机构费用比重也从 2000 年的49.72% 降到 2020 年的 28.81%，医疗机构对药品收入的依赖程度明显减弱。

药品费用内部结构也在发生变化，门诊药品费用比重明显下降，从 54.77% 降至 34.27%，零售药品费用从 14.02% 快速增长到 37.86%；药品零售机构费用的快速增长对医疗机构门诊药品费用产生了一定的影响。

（三）卫生费用功能使用分析

2014 年我国卫生总费用为 35 312 亿元。其中经常性卫生费用为 31 695 亿元，占 90%；资本性卫生费用 3 618 亿元，占 10%。人均经常性卫生费用为 2 318 元。在经常性卫生费用中，治疗费用为 23 563 亿元，占 74.3%；零售药品及医用品费用、公共卫生服务费用、卫生行政和筹资管理费用分别为 3 450 亿元、2 507 亿元和 2 150 亿元，分别占 10.9%、7.9%、6.8%。总体来看，2014 年我国医疗费用在卫生费用中占比最高，治疗费用和零售药品及医用品费用占比合计超过 90%，而预防费用占比相对较低。

（四）人群卫生费用分析

人群按照疾病别分类（各类疾病的医疗费用），2014 年我国医疗费用中费用排名前五位的国际疾病分类（ICD）分别为循环系统疾病（占 19.46%）、呼吸系统疾病（占 11.97%）、消化系统疾病（占 10.65%）、肿瘤（占 8.06%）和损伤类疾病（占 7.41%），五种疾病费用合计占比超过 50%，从控制费用的角度应成为未来疾病控制的重点。从疾病类型看，非传染性疾病费用为 15 533 亿元，占 65.9%，显示慢性病已经成为我国医疗费用的主体，应对慢性病防控给予足够的重视。

人群按照年龄别分类（各年龄组人群医疗费用），65 岁及以上人群发生的人均医疗费用为 5 021 元，是 0～14 岁人群的 6 倍、15～64 岁人群的 3 倍。未来我国老龄化将进一步加快，老年人卫生费用将给卫生费用增长带来较大的压力。

（五）中医药总费用分析

根据《全国中医药总费用核算研究报告》，2010—2020 年，我国中医药总费用从 2 715.02 亿元增长至 10 625.07 亿元，年平均增长速度达 11.98%；人均中医药总费用从 202.48 元增长至 752.42 元，年平均增长速度达 11.31%。从中医药事业与卫生事业和社会经济的协调发展来看，2010—2020 年，我国中医药总费用占卫生总费用（机构法）比重基本呈现上升趋势，由 12.77% 升至 15.90%；中医药总费用占 GDP 比重也呈上升趋势，2020 年占比最高，达 1.05%（表 8-6）。

表 8-6 2010—2020 年中医药总费用评价指标

年份	中医药总费用总额/亿元	人均中医药总费用/元	中医药总费用占卫生总费用比重/%	中医药总费用占GDP比重/%
2010	2 715.02	202.48	12.77	0.66
2015	6 784.62	493.56	15.59	0.99
2020	10 625.07	752.42	15.90	1.05

思考题

1. 什么是卫生总费用？卫生总费用有什么特征？
2. 什么是卫生费用核算？
3. 卫生费用核算方法有哪些？
4. 从卫生费用筹资和流向的角度，分析我国卫生筹资的现状。

（刘国祥 满晓玮）

第九章 健 康 保 险

本章主要介绍健康保险基本原理和健康保险运行机制。健康保险基本原理主要包括健康风险、健康保险需求与供给的基本原理等。健康保险运行机制包括投保机制、筹资机制、待遇保障机制、支付机制、治理机制等。

第一节 概 述

一、风险和决策

（一）风险

1. 风险的概念 风险（risk）的一般含义是指某种事件发生的不确定性。风险不只是指损失的不确定性，还包括获利的不确定性。只有损失机会而无获利可能的风险称为纯粹风险，如每个人都可能面临的疾病风险；既有损失可能又有获利希望的风险称为投机风险，如投资股市。保险是当被保险人由于保险事故的发生而遭受经济损失（通常是纯粹风险损失）时，由保险人给予保险赔偿或给付，因而保险关注的是某种损失发生的不确定性。

2. 风险的特征

（1）客观性：风险是一种不以人们主观意志为转移的客观存在。随着科学技术的进步和经济管理水平的提高，认识、管理、控制风险的能力逐步增强，从而把风险减少到一定程度，但无论如何不能完全清除它。

（2）不确定性：不确定性一般是指个体事件发生的时点以及损失程度的不确定性。从一个较大的范围而言风险具有客观必然性，但是对于个体，事先则无法确定风险是否降临到自己的头上。

（3）危害性：风险事故的发生通常会带来一定的损失，造成人和社会的损失，包括人身与经济价值的损失、其他非经济价值的损失等。

（4）可测性：某种风险及其所造成的损失在总体上具有必然性，在特定时期、特定条件下，有一定的发生率，可以依据大数法则和概率论对风险发生的频率和损失程度加以预测。

（二）不确定性下的决策

一系列研究显示，大多数人偏爱确定的收入，规避或厌恶风险。而风险具有不确定性和危害性的特征，回避风险者或风险厌恶者希望通过降低风险不确定性及危害性，保持其期望效用。

1. 期望效用理论 在不确定性的情况下，人们是按照期望效用值的大小进行决策，做出选择，称为期望效用定理。

假设 X 事件可能有 n 种结果，各结果发生时的收益或损失为 $X_1, X_2, \cdots\cdots, X_n$，相应每一种结果出现的概率为 $P_1, P_2, \cdots\cdots, P_n,（P_1+P_2+\cdots\cdots+P_n=1,$ 且 $0<P_i<1, i=1, 2\cdots\cdots, n)$，效用函数为 u，则 X_i 的效用值为 $u(X_i)$，X 事件的期望效用值为：

$$E[u(X)] = \sum_{i=1}^{n} u(X_i)P_i \qquad (9-1)$$

2. 对风险的态度 对于风险,个人有不同的偏好,因此效用也不一样,效用函数的特征就不相同。假设财富的效用函数为 $u=u(w)$。其中 u 代表总效用,w 代表财富。$u'(w)$ 代表效用函数关于财富的一阶导数,$u''(w)$ 代表效用函数关于财富的二阶导数,引入 R 来测量人们对风险的态度:

$$R=-\frac{u''(w)}{u'(w)} \tag{9-2}$$

若 R 大于 0,则表示属于风险回避者(risk averse);如果 R 小于 0,则表示其喜欢风险,称之为风险爱好者(risk lover)。风险回避者的财富效用函数,满足边际效用递减规律,即 $u''(w)<0$。

3. 风险处理 / 管理 风险处理的方法有很多,人们通常在进行风险识别、风险估测、风险评价的基础上对风险处理的方法做出选择。常用的方法有风险避免 / 预防、自留、转移、抑制。

(1)避免 / 预防:在风险发生前通过消除或减少风险因素而达到减低损失发生概率或从根本上消除特定的风险单位和中途放弃某些既存的风险单位。

(2)自留:风险的自我承担分为主动自留和被动自留两种。通常适用于风险发生概率高,但损失程度比较小的风险。

(3)转移:转移风险是指一些单位或个人为避免承担风险损失,有意识地将损失或与损失有关的后果转移给他人承担。最常见的风险转移方式就是购买保险。风险对于个体是不确定的,但在总体上可以把握风险的规律,包括其发生概率和严重程度,即根据概率论和大数法则,把不确定的风险转化为确定的损失。

(4)抑制:抑制是指损失发生时或发生后为缩小损失程度而采取的各种措施。抑制通常在损失幅度高且风险无法避免和转移的情况下采用。

二、健康风险与健康保险

(一)健康风险

1. 健康风险的定义 世界卫生组织对"健康"的定义是:"健康是一种躯体、精神与社会和谐融合的完美状态,而不仅仅是没有疾病或身体虚弱。"健康风险是直接作用于人的身体、影响人体健康的一种风险,具体是指因自然、社会和人自身发展的诸多因素,导致人出现疾病、伤残以及造成健康损失的可能性。这种威胁人们健康的可能性就是健康风险。

健康风险的发生一方面带来健康损害,轻者使人生病、身心不适,不能正常参加工作;重者则使人伤残、死亡,丧失劳动能力;另一方面健康风险的发生可能带来严重的经济损失,包括健康风险带来的劳动时间减少导致收入减少、为治疗疾病而支付医疗费用带来的疾病治疗经济风险。

2. 健康风险的特征 健康风险除了具备风险的共性,还具有其自身的特殊性,主要表现为以下几点。

(1)人身伤害性:健康风险危害的对象是人,危害个人的健康和生活的质量,甚至带来生命损失。这种危害不是仅靠金钱就能补偿的,相对于其他风险,其危害常常是很严重的。

(2)普遍性和多发性:相对于其他风险,健康风险更普遍和多发。每个人都暴露在疾病风险下,只是风险发生的频率和严重程度各有差异。

(3)复杂性:健康风险种类繁多,仅就疾病风险而言,疾病种类纷繁复杂,同时又因为患者性别、年龄、体质等方面存在不同,疾病的严重程度、疾病治疗的手段和治疗结果千差万别。健康风险的这种复杂性,也决定了疾病风险很难被准确估算和管理。

(4)社会性:疾病风险不仅直接危害个人健康,而且涉及整个地区乃至社会。例如,某地发生了某种传染病,如不及时采取措施,就会迅速蔓延至整个地区,危害人群和社会。

（5）诱因的多样性：不仅自然因素、意外事故可发生疾病风险，生理、心理、社会、环境、生活方式诸因素均可导致或表现为疾病风险。因此，疾病风险的防范比其他风险要困难得多。

3. 健康风险的管理　按照风险管理的一般原理以及健康风险的特殊性，这里主要讨论健康风险管理的两种主要手段。

（1）预防健康风险发生：采取公共预防措施防范健康风险，是当今世界盛行的做法。健康中国建设提出"将健康融入所有政策"，从多元角度预防和降低健康风险发生，一方面降低疾病发生概率，提高人民健康水平，另一方面降低疾病风险发生后的费用水平。

（2）转移健康风险：尽管采取了很多公共预防措施，健康风险还是不可完全避免的。如疾病或意外事故总会防不胜防地降临到某些人的头上，这就引致健康风险转移问题。健康风险转移的主要手段是向健康保险机构购买健康保险，健康保险机构从总体上把握健康风险的规律，根据概率论和大数法则，把不确定的风险转化为确定的损失。

就整体发展趋势而言，当前也出现把两种风险管理整合的模式。

（二）健康保险的概念

1. 健康保险的含义　健康保险（health insurance）不仅包括因为疾病风险带来的医疗费用补偿，还包括为参保人生育、伤残、死亡等所造成的经济损失所提供的一种保障，通常称为广义的医疗保险。医疗保险（medical insurance）是指对参保人因为疾病风险发生带来的医疗费用进行补偿，保障参保人的基本医疗服务，也被称为狭义的健康保险。此外，某些国家的健康保险还包括补偿支持疾病预防、健康促进等费用。

世界各国对健康保险的定义不完全一致。在一些国家，健康保险是意外事故与疾病保险的统称，它是针对因疾病或者意外事故引起的人身伤害或死亡，或者针对两者共同导致的经济损失而进行的保险，其承保内容主要包括两大类：一类是由于疾病或意外伤害所致的医疗费用；另一类是由于疾病或意外伤害所致的收入损失。在一些发达的高福利国家，大都把健康保险直接纳入社会保险体系，由政府部门、健康部门或社会机构经办，健康保险成为社会保障的组成部分。在我国以往的保险实践中，健康保险概念在社会上基本没有被使用，人们习惯上称为医疗保险。只是近些年随着改革开放和保险业的发展以及人们对健康的日益重视，健康保险的概念才开始盛行。

2. 健康保险的基本类别　健康保险可分为公共健康保险和非公共健康保险（也称为商业健康保险）两大类。公共健康保险常见的有全民公共健康保险（国家健康保险制度）和强制性健康保险（社会医疗保险）。

（1）共同点：这两类健康保险的共同之处在于保险的标的都是人的身体或生命，两者都具有互助共济、分担风险、保障生产、安定生活的功能。

（2）区别

1）保险的属性：社会医疗保险一般由政府组织筹划和经营，属于劳动和社会保障范畴；而商业健康保险则由私人企业或经营性企业自主经营，属于金融活动。

2）投保与受益：社会医疗保险由国家通过立法强制实施，国家法律规定范围内应该投保的个人或单位均须参加，降低了风险选择和逆向选择，保险的缴费额度、待遇等也由国家或地方政府的法律、法规统一规定；而商业健康保险的投保是自愿性的，它遵循谁投保、谁受保的原则，可能存在较高的逆选择和风险选择。

3）经营目的：社会医疗保险一般是非营利性的，以实现法律规定和社会政策为目的；商业健康保险运营的根本目标是利润。

4）筹资渠道：社会医疗保险一般实行多方筹资的原则，保险基金来自用人单位和职工个人缴纳的保险费以及国家补贴，个人缴纳的多少与保险给付的多少不成正相关；商业健康保险则是在自愿投保的基础上，由个人缴纳保费，投保人个人投保的多少与给付的多少成正相关。

第二节 医 疗 保 险

一、医疗保险原理

（一）健康风险的不确定性派生健康保险需求

1. 财富的效用 经济学中的效用，是衡量人们满足程度的一种方式。经济学假设：第一，理性的人追求效用最大化；第二，每单位产品消费后所获效用是递减的（边际效用递减规律）。而金钱与财富，能给人带来满足，即获得效用，虽然财富是多多益善，但财富带来的效用也遵循边际效用递减规律，即每增加单位财富所能带来的效用增加量是递减的。

假设财富的效用函数为 $U=U(W)$，其中 U 是指总效用，W 代表财富，财富的效用曲线如图 9-1 所示是一上凸的曲线。

2. 不确定性与保险 每个个体面临疾病风险且具有不确定性。某人收入 W 为随机变量：假设患病概率为 p，患病时需购买医疗服务，医疗费用为 m，此时收入为 $W_S=W-m$；健康概率为 $1-p$，健康时不需购买医疗服务，其收入为 W_H，财富期望效用函数为：$E[U(W)]p=pU(W_S)+(1-p)U(W_H)$。

图 9-2 显示了不同患病概率下财富的期望效用水平。当患病概率为 $p=1$，则其期望效用 $E[U(W)]=U(W_S)$，在图中 S 点；当患病概率 $p=0$，则其期望效用为 $E[U(W)]=U(W_H)$，在图中 H 点。当患病概率在 0 到 1 之间时，面临随机损失的不确定性风险，其期望收入位于线段 HS 上，随着患病概率的变化 $U(W_S)$ 和 $U(W_H)$ 的权重发生变化。当患病概率变化为 0.5，则个人的期望收入为 $E[W]_{0.5}=0.5[W_S]+(1-0.5)[W_H]$，收入的期望效用为 $E[U(W)]_{0.5}=0.5U(W_S)+(1-0.5)U(W_H)$，对应 HS 曲线上 A 点。若按照 A 点所对应的财富损失作为保险费，采取足额保险（即患病的损失完全补偿），那么，此人收入具有更强的确定性，其期望收入的效用对应收入即效用曲线上的 A'' 点，期望收入的效用为 $U(E[W]_{0.5})>E[U(W)]_{0.5}$。参加保险，使厌恶风险者损失了健康状态下的一些收入（缴纳保费），增加了患病时的一些收入（保险补偿），也就是将健康状态下的部分收入转移到患病状态。厌恶风险者希望控制不确定性，个人从确定性收入所得到的效用大于从不确定性收入得到的效用。

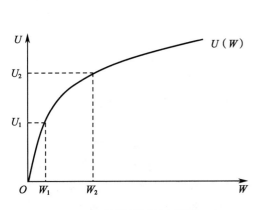

图9-1 **总效用与财富关系**

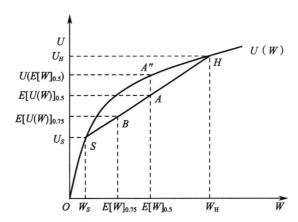

图9-2 **不同患病概率下的期望效用**

（二）大数法则

大数法则是概率论基本原理之一。在随机现象的大量重复中，个别情形下存在的不确定性将在大数中由于个体偶然性相互抵消，呈现出必然数量规律，也就是大数定律（law of large numbers），也称大数法则。大数法则是现代保险业赖以建立的数理基础。

此法则的意义：个体的风险具有不确定性，但群体的风险具有可预测性，而且当风险单位数量足够大时，其风险损失的结果会愈接近从无限单位数量得出的预期损失的结果。依据大数法则，保险人可以比较精确地预测风险的损失，通过精算厘定保险费率，使在保险期限内收取的保险费和损失赔偿及其他费用开支达到平衡，保障保险人的利益。按照大数法则，保险公司承保的每类标的数目必须足够大，否则，缺少一定的数量基础，就不能产生所需要的数量规律。

大数量的健康保险参保人群中，有低健康风险也有高健康风险的个体、有低筹资能力也有高筹资能力的个体，每一个个体或家庭面临的疾病经济风险将得以分担，降低个体所面临的健康风险及其带来的经济损失的不确定性，减轻个体的疾病经济负担。

二、医疗保险需求

医疗保险的需求，源于健康风险的不确定性，或者说源于疾病引发的经济损失的不确定性，厌恶风险者会通过购买医疗保险应对疾病风险。

（一）医疗保险需求的含义

1. 医疗保险需求的定义　医疗保险需求（demand for medical insurance）是指医疗保险消费者在一定的时期内，在一定医疗保险价格（费率）水平上，愿意并且能够购买医疗保险商品的数量。

2. 医疗保险需求的形成条件　医疗保险具有有效转移疾病风险的作用，人们为了减轻疾病带来的经济损失而购买医疗保险商品，由此形成医疗保险需求。医疗保险需求的形成有两个条件：①消费者有购买医疗保险的意愿；②消费者有购买医疗保险的支付能力。这两个条件缺一不可，如果只有购买的意愿而没有支付能力，或者只有支付能力而没有购买意愿，都不可能形成实际有效的医疗保险需求。

（二）医疗保险需求的影响因素

影响医疗保险需求的因素很多，归结起来，主要有以下几类。

1. 疾病风险　因为疾病风险是医疗保险产生、发展的前提，所以疾病风险程度必然对人们的医疗保险需求产生影响。疾病风险程度对医疗保险需求的影响主要表现为两个方面：①疾病发生的概率。这表明对于确定的事件，消费者往往更愿意选择疾病风险自担的方式，不愿参加医疗保险；而对于不确定的事件，消费者的支付意愿更高。②疾病风险损失的幅度。疾病的预期损失幅度越大，消费者对医疗保险的需求量也越大。

2. 医疗保险价格　医疗保险作为一种商品，符合需求的一般规律：在其他条件不变时，医疗保险需求量随着价格（保险费）的上升而减少，随着保险费的下降而增加，这就是医疗保险需求规律。医疗保险保险费分为两部分：纯保险费（投保者因病治疗的平均成本）与风险附加费（保险公司的营运成本）。保险中的风险成本是指消费者愿意支付的超过纯保险费的最大金额，其值大于风险附加费才能产生购买保险的需求。如果风险附加费大于风险成本，则意味着在此保险价格下，风险自留比购买保险具有更高的效用。

3. 消费者收入　个人拥有的财富和收入水平影响其对医疗保险的需求，这是由收入的边际效用决定的。一般而言收入水平提高，会带来需求的增加；相反，收入水平降低，会导致需求的减少。但极高、极低收入者，其保险需求可能相对较低，极高收入者因其疾病经济风险带来的财富损失占比很少，效用损失很低，医疗保险需求低；极低收入者因其财富低收入水平低下，货币边际价值很高，预先支付的保费导致的效用损失不一定带来较好的利益，可能选择风险自留。

4. 医疗保险待遇与费用负担方式　医疗保险待遇和费用负担方式影响消费者对医疗保险的需求。一方面，参保者医疗费用自付比例越低，参保的积极性越高，反之亦然。另一方面，参保者就医选择的自由程度如机构选择、目录限制也直接影响人们对保险的需求，自由度越低，参保的积极性越低。

5.医疗服务供给　随着医学技术的进步、医疗服务价格及医疗费用水平的提高,医疗支出在个人支出及家庭支出中所占的比重不断增加,消费者为降低疾病经济风险而对医疗保险的需求变得更加迫切。参加医疗保险后,就医的经济负担减轻,利用高质量服务的期望更容易得到实现,提升参保需求。

6.其他因素　除上述因素外,消费者的年龄、性别、职业、受教育程度、健康状况、保险意识、保险业的信誉度等都会对医疗保险的需求有一定影响。其中,年龄、性别、职业、受教育程度等人口学因素,不仅是疾病风险和参保人收入的直接影响因素,而且在很大程度上决定着人们的保险意识。而保险业的信誉度也影响人群的参保积极性。

三、医疗保险供给

(一)医疗保险供给的含义

1.医疗保险供给的定义　医疗保险供给(supply of medical insurance)是指医疗保险机构在一定的时期内,在一定的医疗保险价格(保险费)条件下,愿意并且能够提供的医疗保险量。

医疗保险供给可以用医疗保险机构的承保能力表示,包括质和量两个方面的内容。医疗保险供给的质既包括医疗保险机构提供的各种不同的医疗保险险种,也包括每个医疗保险具体险种质量的高低。医疗保险供给的量既包括医疗保险机构为某个医疗保险险种提供的经济保障额度,也包括医疗保险机构为全社会提供所有医疗保险商品的经济保障额度。

2.医疗保险供给的形成条件　形成医疗保险供给也有两个基本条件:①医疗保险机构有提供医疗保险服务的意愿;②医疗保险机构必须具备一定的医疗保险服务提供能力。这两个条件缺一不可。

(二)医疗保险供给的影响因素

影响医疗保险供给的因素很多,这些因素相互联系、相互影响,综合作用于医疗保险供给。医疗保险供给的影响因素归结起来,主要有以下几方面。

1.医疗保险费率　从供给规律中可以得知,医疗保险供给与保险费率成正相关关系。保险费率上升,会引起医疗保险供给增加,反之,医疗保险供给则会减少。对于保险机构,按照精算结果,纯保险费需要赔付给参保者,如果风险附加费能带来保险机构利润,就会增加保险供给水平。

2.医疗保险成本　医疗保险成本是指承保过程中的一切货币支出,包括医疗保险偿付费用、医疗保险管理费用、医疗保险其他运行费用等。一般情况下,医疗保险成本与供给之间呈反向变动关系,即医疗保险成本越高,医疗保险供给就越低,反之,医疗保险供给就越高。当风险事件较少或程度较轻时,保险公司偿付费用和运行成本降低,可能收大于支;当风险事件较多或程度较重时,保险公司可能收不抵支。

3.承保能力　承保能力是指保险机构能够提供医疗保险商品的能力。承保能力也是决定医疗保险供给的重要因素。承保能力要素包括:①保险经营资本;②纯保险收入;③保险机构数量及分布;④保险从业人员的数量和素质;⑤保险业的工作效率。

4.医疗保险供给的难易程度　医疗保险业专业性和技术性较高。有些险种很难设计,难以有较大的供给量;而有些保险产品的供给相对来说比较容易,供给量会随价格的上升而增加。

四、医疗保险市场

(一)医疗保险市场结构

1.医疗保险系统　医疗保险系统是围绕着医疗保险需求与供给及医保基金的筹集、支付和管理的过程,并由此产生的有关各方相互作用和相互依存而形成的一个有机整体。医疗保险市场中,涉及三方及其相互关系:医疗保险机构、被保险人以及医疗服务提供方,除此以外,政府还对医疗保险进行调控。图9-3显示了医疗保险市场中各组成部分及其相互关系。

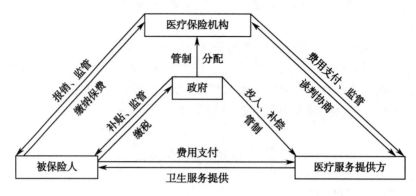

图9-3 医疗保险市场关系

2. 医疗保险系统各方关系

保险方与被保险方:保险方向被保险方收取保险费、确定医疗服务范围、组织医疗服务、确定医疗费用的补偿形式和补偿水平。由于信息的不对称,存在风险选择和逆向选择问题。

保险方与医疗服务提供方:保险方通过一定的支付形式向医疗服务提供方支付医疗费用,同时对其提供的医疗服务的质量进行监督。保险方作为众多参保者的代理人,对市场有较大影响力,在与医疗服务提供方博弈中存在需方垄断的特征,并通过支付方式改革、价格谈判等方式影响服务价格。

被保险方和医疗服务提供方:被保险方向医疗服务提供方选择自己所需的医疗服务,并支付一定的费用(医疗费用中要求被保险人个人支付的部分),医疗服务提供方为其提供服务。由于医疗保险的费用补偿(第三方支付),降低了被保险方对价格的敏感程度;由于信息不对称,容易出现医疗保险道德风险。

政府与各方:政府作为管理方,对医疗保险系统的其他三方(保险方、被保险方和医疗服务提供方)行为进行监督和管理。政府一般通过法律、政策、行政和经济等手段协调三方关系,保障三方利益,如对医疗保险机构和医疗服务提供者进行外部监督,尽可能使各方的利益损害达到最小。

(二)医疗保险市场失灵

1. 医疗保险市场存在信息不对称及委托代理 在医疗保险市场中,参保人、医疗保险机构和医疗服务机构各自追求的目标不同,存在利益冲突现象。信息不对称使得医疗保险制度的建立、运行和发展面临道德风险、逆向选择和风险选择的难题。因此,必须由政府强力介入,建立有效的医疗保险筹资和运行机制,应对医疗保险市场的失灵。

(1)道德风险:医疗保险道德风险(moral hazard)是指由于医疗保险的第三方付费,而引起的消费者或医疗机构态度和行为上的不当变化。比如,消费者在参保后,由于医疗费用可以报销,因此不注意自己的健康行为,或者对医疗服务产生过度需求或不合理消费。再比如,在医疗保险第三方付费的情况下,医疗机构出于自身经济利益的考虑,过度提供服务或诱导需求。由于医疗保险市场上的信息不对称,很容易发生上述道德风险的情况。如图9-4所示,在没有保险时,当价格为 P_1 时,消费者的卫生服务需求为 Q_1;当有完全保险,即消费者医疗费用完全由保险支付、消

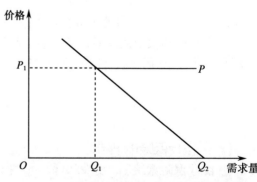

图9-4 存在道德风险情况下的医疗服务需求

费者无需支付,则其需求量为Q_2。道德风险的程度取决于医疗服务的需求弹性,弹性越大,程度越严重。

道德风险的后果:一方面,造成了医疗资源的浪费,降低了医疗资源使用的经济效率;另一方面,导致医疗保险保险费提高,抑制了医疗保险需求和供给。

道德风险的控制措施:①采取相应的费用支付机制,限制供方医疗服务提供量;②强化个人医疗费用分担机制,增强消费者费用意识;③及时掌握被保险人的动态、加强保险机构的经济化、法制化管理等。

(2)逆向选择:医疗保险逆向选择(adverse selection)是由信息的不对称引起的,是指由于消费者个人比保险机构更了解自己的疾病风险情况,他们在健康时,往往参加医疗保险的意愿不强;而患病时,则更愿意参加保险。

保险人根据平均预期损失和平均风险计算保险费率,但不同参保者面临的疾病风险和预期损失是不同的,潜在的被保险人掌握着自己的健康信息,高风险的人会积极投保,而低风险的人则会退出保险市场,从而出现"逆向选择"问题。

逆向选择的后果:逆向选择将导致购买保险的人群出现风险偏性,高风险人群的比例较高,导致医疗保险失去了风险共担的作用,保险人集合并经营较差风险的结果是费率的提高,费率提高的结果是更多的低风险人群退出保险,风险池具有更大的风险偏向。

(3)风险选择:医疗保险风险选择(risk selection)也称为"撇脂"行为,即保险人对投保人的疾病风险进行判断和评估,决定是否接受承保。保险机构吸纳健康状况良好的人群,拒绝健康状况很差或具有较高风险的人群。商业保险公司容易产生风险选择。

风险选择的后果:最需要保险分担个人面临风险的高风险人群,如老年人、健康水平较差的群体,被保险公司收取极高的价格或者拒绝为他们提供保险服务,导致高风险人群的健康风险不能得到分担。

2. 市场机制不能解决医疗保险中的公平问题　人人享有健康的权利,每一个体所面临的健康风险都应该得到一定分担。依赖市场建立医疗保险体系,会带来不公平。保险人出于自我经济利益的角度,出现的风险选择影响高风险人群,影响高风险人群的高疾病经济风险不能得以分担,可能导致灾难性卫生支出。参保人需要按照一定的保险费率缴纳保险费,才能进入具有风险分担功能的医疗保险体系。经济收入水平低下、其他脆弱群体可能缺乏足够的支付能力而不能进入保险体系,疾病经济风险不能得以分担。

(三)政府在医疗保险市场中的作用

不同类型的政府都会介入医疗保险市场。政府介入医疗保险市场的作用,主要在于加强医疗保险的风险分担功能,降低参保人的疾病经济风险,规范各方主体行为。

1. 政府对医疗保险供给的干预　政府干预可以直接或间接完善医疗保险供给。一方面,政府可以直接参与医疗保险供给,建立社会医疗保险。另一方面,政府可以通过税收优惠等政策鼓励和支持商业医疗保险的发展。此外,政府还可以通过加强疾病预防控制工作,减少疾病风险损失概率和损失幅度,从而减少全社会的疾病支出成本。

(1)促进健康保险的供给水平:市场机制下的商业医疗保险难以满足广大民众的医疗保险需求,政府通过建立社会医疗保险等方式参与医疗保险供给,可以弥补市场机制下的供给不足问题。

(2)减少健康保险中的风险选择和逆向选择:政府通过立法,强制要求所有符合参保条件(无论疾病风险高低)的人都必须参加社会医疗保险。在法律强制要求下,保险人不得根据参保人的健康状况对其参保进行选择,而被保险人同样不能因为自己处于低疾病风险状态而不进入医疗保险,从而降低医疗保险中的风险选择和逆向选择的问题。

(3)规范医疗保险市场主体的行为:政府通过立法,明确规定参保人、医疗保险机构和医疗服务机构的地位、责任和权利义务关系,维护各方面的合法权益,确保医疗保险的有效供给。政府通过规范医疗服务供需双方的行为、披露医疗信息等方式,也可以部分解决道德风险问题。

2．政府对医疗保险筹资的干预　医疗保险的筹资来源和筹资方式决定了医疗保险的性质。从公平和效率的角度出发,政府对医疗保险筹资的干预主要表现在以下几方面。

（1）通过立法确定筹资目标:政府建立社会医疗保险制度的首要任务是确定应筹集多少资金,如何在社会成员之间合理分配资金,并通过立法确定医疗保险的筹资目标和相关各方的责任。不同的制度环境和不同的经济发展阶段,会产生不同的目标选择。

（2）承担主要的筹资责任:由于医疗保险的准公共产品特性,依靠市场机制难以保证充足的供给,需要政府追加财政投入以满足公民的医疗保险需求。如,中国的城乡居民基本医疗保险筹资中,政府筹资占比较高。

（3）对弱势群体进行救助:对弱势群体提供医疗救助,是政府应尽的责任。政府通过直接补贴患者或补贴提供公益救助的医疗机构等方式,为弱势群体提供医疗保障。

3．政府对医疗保险市场的监管　在医疗保险市场中,存在着严重的信息不对称。一方面,参保患者在接受医疗服务时缺乏足够的选择能力,无法摆脱对医生的依赖,医疗机构有诱导需求的动机和能力。另一方面,医疗保险机构对医疗机构的服务难以全面监督,只能根据实际发生的医疗服务实行医保支付。要想保证医疗服务提供的合理性,政府必须建立科学合理的医疗保险筹资和支付方式以及运行机制,引导医疗保险市场参与各方自觉遵守行为规范,并对医疗保险市场进行严格有效的监督管理。

第三节　健康保险市场与卫生服务市场

健康保险市场与卫生服务市场间相互促进、相互制约。健康保险作为筹资体系,其制度设计直接影响卫生服务供给者和需求者行为的改变,影响卫生资源配置和使用的公平性、有效性、质量和可持续发展。卫生服务体系结构、运行机制与管理体制及各方主体的行为,直接影响健康保险基金使用的公平、有效和健康保险体系的可持续发展。

一、健康保险和卫生服务需求

通常健康保险机构根据保险标的、保险费率水平、参保人的健康风险等制订保险待遇清单,当参保人遭遇健康风险时,给予费用补偿,分担个体面临的疾病经济风险;同时通过成本共担、守门人制度及监管,控制道德风险。

（一）成本共担

1．成本共担的内涵　成本共担是指参保者和保险机构共同承担参保者接受卫生服务所带来的费用或成本消耗。为控制参保者的道德风险,通常采用成本共担的方式控制其过度的、不合理的卫生服务利用。参保者成本共担机制的设计主要采取起付线、共付比、封顶线等方式来引导需方合理利用,通常保险计划设计会将起付线、共付比、封顶线相结合。

2．起付线　起付线是指被保险人在发生医疗费用后,先自付一定额度的医疗费用,其余费用全部或部分由医疗保险机构支付。由被保险人自付的医疗费用额度,称为起付线或起保线。此类保险模式也称扣除保险（deductibles）。

起付线的设计可采取多种形式,具体包括:可以根据卫生服务机构不同、疾病种类不同、支付能力不同设置不同起付线;可以根据单次服务费用也可以根据全年服务费用累积;可以以个人为单位也可以以家庭为单位;可以以服务次数也可以以费用金额;可以根据等额制、等比例制也可以根据支付能力不同比例设计。

起付线的作用：①规范服务利用：参保人自付起付线内费用，在起付线内卫生服务需求取决于医疗服务价格，与无保险时的需求基本保持一致，卫生服务需求曲线保持不变，起到制约参保者过度利用服务的作用。②降低管理成本：可降低小额索赔事件发生，减少医疗保障结算工作量，降低交易成本。③降低保险价格：小额医疗费用由参保者个人负担，有利于保障高额费用的疾病风险。

3. 共付比 又称按比例分担，是指保险机构和被保险人按一定比例共同支付医疗费用。参保人个人支付的比例称为共付率。此类保险模式也称共付保险（co-insurance）。

共付比既可以是一个固定的比率，也可以是变动的比率。变动共付比可以依据卫生服务机构级别不同、疾病种类不同、参保者支付能力不同、参保者年龄不同进行设置；可以依据单次或者全年总额费用水平确定不同共付比。

共付比的作用在于促进卫生服务利用的同时提高服务利用的效率。共付比意味着参保者只需支付所接受卫生服务的部分费用，降低了参保者卫生服务利用的价格敏感度，促进其卫生服务需要的满足。由于共付比的存在，促使参保者根据卫生服务的需求程度、价格及支付能力，寻求高效低成本的医疗服务，减少卫生资源的浪费。

4. 封顶线 封顶线是指保险机构为被保险人医疗费用补偿设立一个最高限额（封顶线），保险机构只支付限额内的医疗费用，超出限额的医疗费用由被保险人自己负担。此类保险模式也称限额保险。

最高限额方式的特点：一是在社会经济发展水平和各方承受能力比较低的情况下，医疗保障只能优先保障享受人群广、费用比较低、各方都可以承受的基本医疗服务。因而本着保障基本医疗、提高享受面的原则，将高额医疗费用排除在医疗保障支付范围之外。二是有利于限制被保障对象对高额医疗服务的过度需求以及医疗服务提供者对高额医疗服务的过度提供。三是有利于鼓励被保障对象重视自身的身心健康，提高被保障对象的身体素质，防止小病不治酿成大病。

5. 医疗保险成本共担对卫生服务市场均衡的影响 起付线、共付比、封顶线等都属需方与保险方共同分担医疗成本。以共付保险为例分析医疗保险的成本共担对卫生服务市场均衡的影响。图 9-5 假设医疗服务市场中原有需求曲线为 D_1，供给曲线为 S_1，市场初始均衡点是 (P_1, Q_1)，引入共付比为 50% 的保险后，需方实际支付的价格下降，需求量增加，需求曲线旋转至 D_2。新的需求曲线在更高的价格上与供给曲线相交，市场新的均衡点是 (P_2, Q_2)，医疗保险的介入在增加了医疗服务市场均衡数量的同时，提高了均衡价格。此时，消费者实际支付的价格是新的均衡价格的 50%，而不是原有价格的 50%，均衡价格和均衡数量的增长并不是与共付比同比例变化的。实际必须支付的价格和实际的消费量取决于供求弹性。供求越有弹性，数量增加越大，价格上升越小。

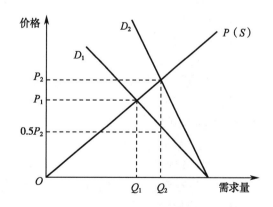

图 9-5 共付保险对医疗服务市场的影响

（二）守门人制度

守门人制度要求参保者在需要获得医疗服务时，首先在基层机构就诊或由初级卫生保健医生（或称全科医生）诊治，由基层机构医务人员或初级卫生保健医生决定患者是否需要转诊到上级机构或专科医生。守门人制度一定程度控制了来自需方的道德风险，控制患者过度利用上级医疗机构或专科医生的服务,节约医疗费用和医保基金,有利于促进卫生资源的合理流向和配置。但是,如果守门人缺乏足够的诊疗能力,可能会延误患者的病情,因此,需要提升基层卫生服务体系的服务能力。

(三)服务包设计

为促进卫生资源的合理利用,考虑基金支付能力,通常采取服务包设计中的报销目录设计方式限制服务利用,目录内服务和药品可以按照一定比例给予报销,目录外通常不予报销。我国对城镇职工基本医疗保险、城乡居民基本医疗保险设计了统一的医保报销药品、服务等目录。

二、健康保险与卫生服务供给

健康保险作为卫生服务筹资者,代表参保人购买卫生服务,其购买内容、支付方式等直接影响卫生服务提供者的发展,影响卫生服务供给的种类、数量、质量和效率,最终影响居民的健康水平和疾病经济风险分担及满意度。

(一)健康保险与健康服务的管理模式

健康保险与健康服务的管理模式通常可以划分为三种:分离模式、半统筹模式和全统筹模式。

分离模式指健康保险体系和健康服务体系分属不同的主管部门进行管理,如德国、法国、中国等。健康保险管理部门负责保险基金筹集和管理、支付费用;健康服务部门负责提供医疗服务。该模式优点在于健康服务的"管办分离",相互制约,有助于卫生资源的合理利用。但由于保险机构与健康服务提供者间信息的不对称,带来较大的交易成本。

半统筹模式指保险机构自办医疗机构,统筹管理健康保险和健康服务。该模式优点在于促进健康服务提供者调整资源配置、关注初级卫生保健服务提供、控制医疗成本。但为控制费用,患者就医时只能选择保险机构自办的医疗机构,限制了就医自由,如美国健康维护组织(Health Maintenance Organization,HMO)组织。

全统筹模式通常是卫生部门主管模式,即卫生部门统筹管理健康保险和健康服务,如英国的国家医疗保障制度。该模式优点为有利于实行行业管理和区域卫生规划,促进服务整合,保证医疗服务的公平性,但该模式微观层面的服务效率相对较低。

(二)健康保险对卫生服务供给者的支付方式变革

支付方式指卫生服务支付方(政府、保险部门或患者)对卫生服务提供者(医院、医生)所提供服务进行费用支付的方式。健康保险机构对卫生服务提供者支付方式的变革,主要通过疾病治疗经济风险承担者的转移,激发卫生服务提供者内在动力,改变服务提供者的行为,并引导卫生资源的配置,最后影响卫生服务系统的绩效和最终结果。常见对服务提供者的支付方式有按项目付费、按疾病诊断分组付费、按人头付费、总额预付等。不同支付方式对卫生服务提供者行为的激励作用不同。支付方式的具体内容详见第十章。

(三)卫生服务定点管理

卫生服务定点管理是指健康保险机构与符合国家法律规范、符合健康保险规范和要求的医疗机构签订服务与费用支付合约,确定其为健康保险的定点医疗机构(designated medical institution),并为社会医疗保险参保人提供医疗服务并承担相应责任。定点管理是为了引入竞争机制,促进医疗机构公平竞争,降低成本、提高质量和效率。

定点管理包含对参保人就医进行管理、对定点服务机构进行管理、对定点服务进行监督管理。通过是否定点机构、不同级别定点医疗机构就医个人自付医疗费用比例不同,引导参保人员选择并到定点的基层医疗机构就医;通过社会保险经办机构与定点医疗机构之间签订协议,明确双方的责任、权利和义务等;通过监测、考核、评价和审计、奖惩制度等,加强对定点机构提供服务的监管。

三、健康保险与药品供给

保险人作为所有参保人的代表，成为一个超级买者，其在药品服务购买过程中通过制定药品目录、集中采购、价格谈判等举措影响医药产业发展、药品供给和实际利用。

（一）健康保险药品目录

健康保险资源是有限的，不能保证所有药品的供给，因此，保险人通常制定药品目录。药品目录的作用机制：通过价格敏感度，引导参保人合理利用药品服务，控制药品服务成本；通过对医疗服务机构定额支付（如 DRGs 付费、按人头付费等）、药品目录外费用控制比例等策略，引导医疗服务提供者合理提供药品服务；能够进入健康保险药品目录的药品，医疗服务提供者和利用者都更愿意使用，其市场的消费水平得到提高，市场竞争促进药品生产商提高药品质量、控制药品成本。同时，创新药品能进入医保药品目录，有利于促进药品研发。

（二）医保药品支付标准

医保药品支付标准是指医保部门作为医疗服务市场需求方，基于医疗保险基金的有限性，提出愿意支付给市场供给方（医药企业）的医保结算基准。药品支付标准通过价格机制影响药品研发和供给。医保部门通过市场定价、药品谈判、集中招采等措施形成医保药品支付标准。

以创新药品为例，创新药通常价格昂贵，纳入基本医疗保险，会带来较高的费用，影响基本医保基金的安全性；不纳入医保，由患者自我保险，影响参保人的可及性或导致患者因较大经济负担而陷入贫困。在创新药品实践方面，在医保基金可承受的前提下，通常采取卫生技术评估评价创新药品的经济合理性，逐步将临床价值高、具有经济性的药品纳入医保支付范围；通过药品谈判确定创新药价格协议、支付标准；为了提高患者对药品的可及性，各国通常采取多方共付的方式来保障。

第四节　健康保险模式与健康保险体系

一、健康保险模式

（一）健康保险结构框架

在健康保险制度设计过程中，应考虑的框架性基本要素包括以下几点：①人口覆盖；②筹资机制；③需方待遇机制；④供方支付机制；⑤基金安全机制；⑥治理机制。

健康保险人口覆盖：需要注重覆盖人群的规模、构成比等，重点要关注脆弱人群的保险覆盖。通常由政府主导筹集资金，解决贫困人口的保险覆盖。

健康保险筹资机制：公共健康保险需要多渠道筹集资源。重点关注筹资的公平性、筹资效率及筹资的可持续性。

健康保险待遇机制：待遇机制设计要起到满足参保人基本卫生服务的可获得及有效分担疾病经济负担的功能，同时需要控制需方道德风险。

健康保险支付机制：支付机制的设计需要激发卫生服务提供者更合理、有效率地提供高质量服务，控制服务成本，促进健康结果的提升。

健康保险基金安全："以收定支""以支定收"都需要保持基金收支平衡、略有结余，这是保险体系持续发展的基础。

健康保险治理机制：治理机制的设计需要能规范健康保险各主体行为，保障各方权益，促进健康保险体系与卫生服务体系的协同发展，保障健康保险体系、卫生服务体系的可持续发展，保障参保人的健康及财务风险。

（二）典型健康保险模式

典型健康保险模式按照筹资机制分为：以英国为代表的全民健康保险模式、以德国为代表的社会健康保险模式、以美国为代表的商业保险模式和以新加坡为代表的储蓄保险模式。

1. 全民健康保险模式　全民健康保险是指健康保险基金由国家财政支出，纳入国家预算，通过中央或地方政府实行国民收入再分配，有计划地拨付给有关部门或直接拨付给医疗服务提供方，被保险对象就医时不需要支付费用或仅缴纳很少的费用。英国是实施此模式的典型代表国家，该模式的特点是：卫生服务系统基本上为国家所有，卫生资源的筹集与分配、卫生人力的管理、卫生服务的提供等均由国家统一管理；医疗保险基金绝大部分源于财政预算拨款，政府通过税收筹措卫生保健经费。全民健康保险模式必须以雄厚的国家财力作后盾；社区卫生服务是国家卫生服务体系的重要组成部分，社区卫生服务提供者扮演着"守门人"的角色，并为居民提供费用较低且较方便的综合性卫生服务。

2. 社会健康保险模式　社会健康保险是国家通过立法的方式强制实施的一种健康保险形式。德国是世界上第一个建立社会健康保险制度的国家，以健全的法律制度为基础，以宏观调控和监督检查为主要手段，采取统一制度、分散管理和鼓励竞争的管理体制。该模式的特点是：国家通过立法强制公民参加社会健康保险，健康保险基金由社会统筹（主要由雇主和雇员缴纳，政府酌情补贴），互助共济。目前，世界上已有不少国家采取这种模式，如中国、日本、法国等。

3. 商业保险模式　商业医疗保险也称为私人医疗保险，它把医疗保险当作一种特殊商品，主要通过市场机制筹集费用和提供服务。在此模式下，医疗保险资金主要来自参保者个人及其雇主所缴纳的保险费，医疗服务价格主要是通过市场竞争和市场调节决定的，政府干预很少。美国是实施商业保险模式的典型代表。美国的医疗保险制度是一种多元化形式的，由公共医疗保险和商业医疗保险组成，但以商业医疗保险形式为主。美国商业保险模式的特点是参保自由，灵活多样，适合多层次需求，但也存在风险选择和逆向选择。

4. 储蓄保险模式　储蓄保险是政府通过立法，强制企业和职工缴纳保险费，以职工的名义建立保健储蓄账户，用于支付个人及其家庭成员医疗费用的医疗保险制度。该模式典型的代表国家为新加坡，储蓄保险属于公积金制度的一部分。新加坡法律规定，必须把个人消费基金的一部分以储蓄个人公积金的方式转化为医疗保险基金。这部分的缴纳率为职工工资总额的40%，雇主和雇员分别缴纳18.5%和21.5%。国家则设立中央公积金，分担部分费用。新加坡向所有国民执行统一的医疗保健制度。

二、健康保险体系

（一）健康保险体系内涵

健康保险体系是指一个国家健康保险构成的各种要素的集合。体系是指若干有关事物或某些意识相互联系的系统而构成的一个有特定功能的有机整体。因健康风险的种类繁多、健康风险所涉及人群各有特征，健康保险模式覆盖的人口、保障的范围、筹资机制存在差异，大多数国家均采取多层次健康保险体系或多种形式健康保险制度相结合的方式分担国民健康风险。各国健康保险体系的构建也与各国所处的社会、经济、政治、文化等密切相关。

（二）健康保险体系构成

健康保险体系包括社会性保障和非社会保障性保障体系。社会性医疗保障体系包括社会医疗保险、社会医疗救助、社会医疗福利；非社会保障性医疗保障体系则包括商业医疗保险、补充医疗保险、慈善事业和非社会保障性福利。

1．不同筹资机制的构成　依据筹资机制的不同，健康保险体系包含公共健康保险、私人（商业）健康保险、医疗救助、慈善捐赠、互助保险等。

2．不同覆盖内容的构成　依据健康风险的覆盖内容，健康保险体系可由医疗保险、生育保险、伤残保险、人身意外保险、长期护理保险、预防保健及慢病管理等构成。

3．不同保障层次　依据健康保障层次的不同，健康保险体系包含基本医疗保险、补充医疗保险、重大病医疗保险、医疗救助等。

4．不同人群覆盖的构成　健康保险体系针对不同人群建立不同的健康保险制度，如德国众多的疾病基金会、日本根据不同职业的人群建立不同的健康保险制度、中国根据职工和居民进行分类。

三、中国健康保险体系的发展

（一）中国健康保险体系的发展历程

我国健康保障体系到目前为止经历了四个阶段：①计划经济时期，以公费医疗、劳保医疗制度和传统农村合作医疗为主的保障体系；②改革开放后，为适应社会主义市场经济体制改革，探索多方责任分担、社会化的城镇职工基本医疗保险制度；③全民医保制度建设时期，新型农村合作医疗与城镇居民基本医疗保险相继诞生并在后期整合成城乡居民基本医疗保险制度，城镇职工基本医疗保险、商业健康保险、医疗救助制度、大病保险、长期护理保险等多种保险形式也相继发展起来；④全民覆盖的、多层次医疗保障制度发展时期，以城镇职工基本医疗保险和城乡居民基本医疗保险为主、医疗救助为托底、各种补充医疗保险为辅的多层次医保体系逐步发展完善。（图9-6）

（二）中国多层次健康保障体系

1．多层次健康保险体系　当前我国的多层次健康保险体系可分为三个层次：主体层是政府主导的基本医疗保险，包括城镇职工基本医疗保险（以下简称职工医保）、城乡居民基本医疗保险（以下简称居民医保），参保率稳定在95%以上；托底层是政府主导的医疗救助体系；补充层是市场主导的商业健康保险和社会力量主导的医疗互助、慈善捐赠等（图9-7）。

2．筹资机制　城镇职工基本医疗保险主要由雇主和雇员共同筹资，基本采取个人按照上年个人收入的2%、雇主按照单位上年职工总收入的6%水平筹资；城乡居民基本医疗保险采取由个人筹资与政府补贴为主体的筹资模式，2022年政府人均补贴610元，个人筹资350元。商业保险以个人筹资为主，其他医疗保障制度根据举办主体不同采取不同的多渠道筹资模式，满足不同层次的健康保险需求。

3．待遇补偿机制　基本医疗保险制度实现了职工和城乡居民分类保障、不同缴费水平和不同待遇保障。职工医保和居民医保实现统一的统筹层次、医保目录，实现公平适度保障。强化基本医疗保险、大病保险、医疗救助三重保障功能及各类医疗保障制度的互补衔接，逐步提升保障水平。通过医保目录、共付等补偿方案设计和监督管理控制参保方道德风险。

4．支付机制　在医保区域总额预算下，探索以按病种付费为主的多元复合式医保支付方式，如对住院服务按疾病诊断分组付费（diagnosis related groups-prospective payment system，DRG-PPS）、按病种分值付费（diagnosis-intervention packet，DIP），医疗康复、慢性精神疾病的长期治疗按床日付费、门诊特殊慢性病按人头付费等。实现医疗机构的定点和协议管理。

5．治理机制　在筹资机制、待遇补偿机制、支付机制等机制设计促进医保基金公平、有效使用并撬动卫生资源合理配置的基础上，进一步加强信息系统建设、管理能力建设，通过建立监督、预警、监测、奖惩机制、信用机制，综合运用协议、行政、司法等手段强化医保的治理。

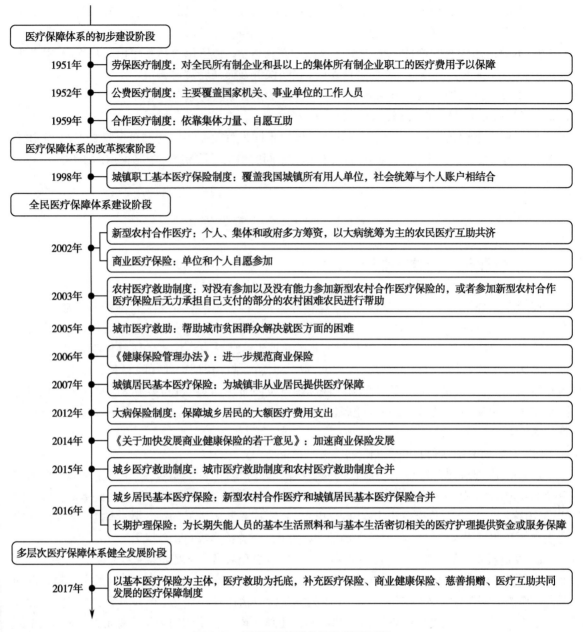

图 9-6　中国健康保险体系的发展历程

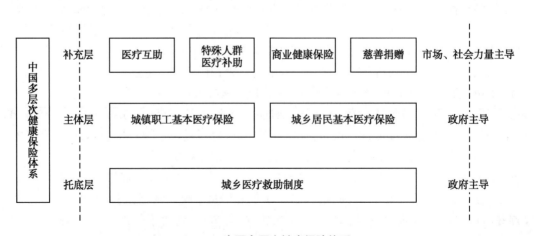

图 9-7　中国多层次健康保险体系

四、国际健康保险体系发展经验

健康保险体系的建立与发展,对保障人民群众基本医疗需求,提高人民群众的健康水平,促进经济社会发展和社会和谐稳定具有重大意义。纵观国际健康保险体系的发展,不同国家各有特点,体现了多主体、多层次、全民化等特征。

1. 健康保险覆盖全民 健康保险的覆盖面是衡量国家医疗保障成效的重要指标之一。目前在发达国家,如英国、加拿大、日本、澳大利亚、法国和北欧等,已经实现了医疗保险全民覆盖。如德国于 2007 年制定了《法定医疗保险竞争强化法》(GKV-WSG),规定实行由政府制定统一的保险费率,于 2009 年 1 月实现了医疗保险全覆盖。我国基本医疗保险制度已覆盖全民,迄今已经有 95% 以上的居民参加基本医疗保险。

2. 健康保险的发展更注重初级卫生保健 2018 年 10 月,在全球初级卫生保健会议上,世界各国通过了《阿斯塔纳宣言》,各国承诺将加强初级保健作为实现全民健康覆盖(UHC)的"重要步骤"。许多国家的健康保险已关注到初级卫生保健,将预防、健康管理等服务纳入保障范围,注重与基层卫生服务机构建立联系。如日本居民能在基层卫生服务机构获得适当的保健服务,机构也能得到应有的补偿。英国实行经费跟着患者走的政策,确保了基层机构提供卫生保健服务的连续性。

3. 推动"医疗保险"向"健康保险"转型 医疗保险多关注疾病经济风险,而健康保险更关注健康本身。无论是以美国为代表的市场化为主的商业医疗保险,还是以英国为代表的政府主导的公共性健康保险,其保险的范围均向包含预防、治疗、康复、护理等全生命周期的健康保险发展。其服务对象不仅仅是少数的患者,还有大量的健康人群和亚健康人群。这是一种积极的保障方式,是在经济学上体现福利最大化、更有效率的制度模式。

4. 多主体多渠道的健康保险筹资模式 纵观各国的医疗保险筹资方式,都具有筹资渠道多元化的特点。健康保障制度建立的重要目的之一是分散个体的健康风险,保险基金规模越大,保险系统的抗风险能力越强,单一渠道筹集医疗保险的制度是难以可持续的。各国建立多层次的健康保险体系来分担不同群体所面临的健康风险和疾病经济负担,尽力防范灾难性卫生支出的发生。

5. 实行价值导向的健康保险多元复合式支付方式 基于价值的健康保险支付体现了以人为本的健康理念,其重点体现在提升服务的质量和效率、改善健康结果、控制费用增长等方面。实行基于价值的医保支付改革,对于机构间、服务类别间采取差异化的补偿方式,以促进健康保险支付与医疗卫生服务协同发展。通过推进多元复合式支付方式,使供给方形成内在约束激励机制,同时需要融入风险调整机制,加强信息成本管理。

思考题

1. 简述健康保险的基本原理,并阐述健康保险需求与供给的影响因素。
2. 简述医疗保险市场中的道德风险、风险选择和逆向选择。如何防范上述情况的发生?
3. 简述政府在医疗保险市场中的作用。
4. 试比较常见健康保险模式特征。

(陈迎春)

第十章　医疗服务价格

医疗服务价格是影响医疗机构经济补偿的重要因素，直接影响医疗服务供给和医疗机构运行，也影响疾病经济负担。医疗服务价格改革是医疗服务供给侧结构性改革的关键环节，也是深化医药卫生体制改革的重点与难点。本章在介绍价格基本概念基础上，重点介绍如何发挥价格经济杠杆作用，引导医疗资源合理配置，提高医疗资源利用效率。

第一节　医疗服务价格概述

一、价　格

（一）价格的定义

价格（price）是指商品价值的货币表现，是推动市场经济运转的经济杠杆。商品的价值由生产过程中消耗的物化劳动、劳动者为自己创造的价值和为社会创造的价值三部分构成。商品的价值决定价格，价格是价值的货币表现，价格围绕价值上下波动。价格与价值是形式与内容、现象与本质的关系。《中华人民共和国价格法》规定：价格包括商品价格和服务价格。商品价格是指各类有形产品和无形资产的价格；服务价格是指各类有偿服务的收费。价格的制定应当符合价值规律。

（二）价格的作用

1. 传递市场信息　价格是市场供求关系的指示器。市场上的生产者和消费者通过价格的上升和下降了解市场供求关系的变化情况，分别调整自己的生产结构和消费结构，从而达到新的供需平衡状态。

2. 调节资源配置　生产者根据价格的变化，决定生产要素的投入方向和数量。当某种产品价格上涨，市场上供不应求，生产者会增加生产要素的投入，扩大生产规模，其他生产者也会生产该种产品，增加该产品的供给；对于价格下降的产品，生产者会缩减投入，或部分生产者转为生产其他产品。通过价格的调节作用，使企业不断调整资源的流向，满足市场需求，最终实现资源的优化配置。

3. 补偿社会劳动耗费　劳动是价值的源泉，商品的生产过程耗费了劳动者的体力和脑力。按照等价交换的原则，生产者所付出的符合社会必要劳动时间的劳动必须在商品出售时从价格里得到补偿。在实际中，表现为劳动者获得劳动报酬，从而保证劳动力的生产和再生产。

4. 促进技术进步　商品的价格取决于价值，商品的价值量由生产该种商品的社会必要劳动时间和社会平均成本决定。如果某个生产者通过技术改造，使其个别劳动时间低于社会必要劳动时间，或其个别生产成本低于社会平均成本，该生产者就会获得更大的利润，在市场竞争中处于优势地位。因此，生产者有动力不断改进技术，缩短个别劳动时间或降低个别劳动成本。在这一过程中，价格起到了促进技术进步的作用。

二、医疗服务价格

医疗服务价格是医疗服务价值的货币表现形式。医疗服务价值是医疗服务提供者在提供医疗服务的过程中所消耗的物质资料价值和新创造的价值，反映服务过程中物化劳动和活劳动的消耗。物化劳动的消耗是指提供医疗服务时所耗费的房屋设备、医疗器械、药品材料、水、煤、电等一切过去劳动产品的消耗。医疗服务提供者新创造的价值是指医务工作者的活劳动所创造的用于补偿自己劳动力价值的价值及其价值的增值部分，即由医务工作者的活劳动创造的新价值。

医疗服务是一种具有一定公益性或福利性的特殊商品。相对于非基本医疗服务，基本医疗服务具有更加鲜明的公益性，许多国家不但不向其征收税金，还给予一定形式的财政补贴；医疗服务市场具有高度的信息不对称、效益外在性等特征，导致市场机制产生自发性、滞后性等市场失灵现象。因而，大部分医疗服务价格不是通过市场机制自发形成的，而是通过政府管制的方式形成的。医疗服务价格的形成机制主要有三种：政府定价、市场定价、谈判协商定价。在实践中，很少有国家采取单一的价格形成机制，大部分国家都采取三种价格形成机制的混合模式。

三、医疗服务价格特征

1. 同一性 价格的同一性是指一种商品在同一时间、同一市场上必然趋向同一的特性。商品的价值取决于社会必要劳动时间，不同的生产者生产效率不同，但生产同一商品的社会必要劳动时间是相同的，价值也是同一的。公立医疗机构的基本医疗服务实行政府指导价，其同一性的特征更加突出。

2. 综合性 价格的综合性指价格水平及其变动是国民经济的综合反映，它从不同侧面反映国民经济的各种综合属性。医疗服务价格的制定和调整，要与国民经济发展水平相适应，与群众消费水平相匹配。医疗服务价格与医疗卫生事业发展、医疗机构运行、医务人员薪酬水平、医疗费用水平、医疗保障制度建设等多方面都存在紧密联系，体现了医疗服务价格综合性的特点。

3. 公益性 医疗服务与人的生命、健康密切相关，医疗服务具有公益性。医疗服务价格是体现医疗服务公益性的载体。为了保障全体社会成员平等地获得基本医疗服务，政府通过政策干预、法律监督等方式管制医疗服务价格，保证医疗服务的公益性。随着医疗保险制度不断完善，通过一系列医保支付政策的设计，更好地体现医疗服务的公益性。

4. 社会性 医疗服务价格承载着政府对居民健康的责任，与医院的生存和发展、居民的经济负担和医保基金的承受力密切相关，涉及众多的利益主体，社会影响非常广泛，关系到整个社会的和谐稳定。

四、医疗服务价格的影响因素

（一）医疗服务成本

成本是医疗服务定价的基础，是政府或医疗机构合理制定价格的主要参考依据。随着医疗服务成本的变动，医疗服务价格应进行相应的调整。在医疗服务成本中，最重要的是人力成本和物耗成本。我国公立医院医疗服务价格调整的重点之一就是要让医疗服务价格充分体现医务人员的技术劳务价值，降低设备、医用耗材等物耗成本占比高的检查化验项目价格。因此，医疗服务定价需要依据科学的成本核算方法，科学量化人力成本和物耗成本，建立充分反映成本变动的价格形成机制。

（二）医疗服务市场供求关系

在市场经济体制下，供求关系决定价格，价格影响供给量和需求量。由于医疗服务的特殊性，医疗服务价格的形成不可能完全依靠市场调节，而是采取按医院性质不同或医疗服务类别不同实行政府指导价和市场调节价。政府指导价的定价依据是医疗服务的社会平均成本，结合市场供求状况及政府统筹的其他因素确定基准价和浮动范围。市场调节价依据实际服务成本和市场供求情况进行定价。医疗服务价格只有反映市场供求关系，通过价格机制调节供给和需求，才能真正发挥引导资源配置的功能。

（三）价格政策

医疗服务市场是一个不完全竞争的市场，市场机制难以有效发挥作用，必须通过政府干预促进医疗服务市场有序运行。我国卫生事业是政府实行一定福利政策的社会公益事业，政府通过财政补贴、政府指导价等政策影响医疗服务价格，体现卫生事业的福利性。价格政策对医疗服务价格形成的影响主要体现在如下三个方面：一是医疗服务价格政策越来越重视决策的科学性，注重将医疗服务价格研究成果应用到决策实践中；二是医疗服务价格政策充分考虑合理补偿成本、消费者的支付能力和医保资金的承受能力；三是医疗服务定价实行分级管理，增加了地方政府的自主性和价格管理的灵活性。

（四）财政补贴

政府财政补贴是公立医院补偿的重要来源之一，各地根据自身的财政状况，给予公立医院一定比例的财政补贴。当财政补贴比例增加，医疗服务价格会相应适当降低；当财政补贴比例下降，医疗服务价格也会相应提高，甚至有可能加速攀升。

（五）医疗保险

对于参加医保的消费者来说，患病后可以由医疗保险支付一定比例的医疗费用，相当于降低了其医疗服务的实际支付价格，参保人对医疗服务价格的敏感度下降，即使医疗服务价格提高，只要参保人自付费用不增加，就不会影响其医疗服务需求。在参保人自付比例较低的情况下，参保人可能会过度利用医疗服务。

医疗保险与医疗服务价格的形成密切相关。随着全民医保制度的建立，医保支付费用在医院收入中占有相当大的比重，医疗保险部门是医疗服务价格制定和调整的重要参与者。医疗保险机构作为第三方，代表参保人与医疗服务提供者进行谈判协商，确定医疗服务价格和医保支付标准，通过设立不同的医保支付方式激励和约束医疗服务提供者行为。2018年，国家医疗保障局成立，实现了医疗服务价格制定调整和医保支付职能的统一，有利于更好地发挥医保的经济杠杆作用。

第二节 医疗服务定价原则和方法

一、医疗服务价格制定的原则

（一）分级定价原则

分级定价原则是指医疗服务价格应反映出医疗服务的水平、医疗服务的质量、医疗服务的成本差别，实行优质优价、分级定价。对不同级别的医疗卫生机构和医生提供的医疗服务制定不同的价格。医疗机构的分级管理制度是实现分级定价的基础。实行分级定价可促使医疗服务机构提高技术水平和服务质量；拉开不同级别医疗机构的医疗服务的质量差价，引导患者合理分流，有利于形成分级诊疗的就医格局；提高卫生资源的合理利用水平。

（二）差别定价原则

差别定价是指医疗卫生机构对不同层次医疗服务制定不同的价格。对于基本医疗服务项目，定价从低从严，实行保本价格，并保持相对稳定，从而保证基本医疗服务的利用。对于特需医疗服务项目，可实行高于成本的定价，并根据市场供求变化情况，浮动定价。实行差别定价原则既可以满足不同层次消费者的医疗服务需求，又可以使医疗卫生机构获得合理的经济收益。

（三）比价合理原则

比价关系是指同一市场、同一时间不同商品价格之间的比例关系，它反映生产不同商品所花费的社会必要劳动时间之间的比例关系。医疗服务定价要按照比价合理原则，将提供医疗服务创造的价值，与其他行业创造的价值进行比较，使不同行业之间的商品或服务在比价上合理。同时，还要注意医疗行业内部的比价合理，注意动态优化检查、化验、诊断、手术、麻醉、护理等不同医疗服务价格之间的比价关系，充分发挥价格在促进医疗服务体系内部结构合理化的作用。行业间比价不合理会导致社会分配不公，行业内比价不合理会出现行业内部分配的不合理，最终将影响医疗服务行业的良性发展。

（四）因地制宜原则

由于各地区的经济社会发展水平、人口特征、地区特征等多方面的不同，决定了不同地区医疗保障水平、居民的收入和有支付能力的医疗服务需要不同，制定医疗服务价格时，应充分考虑到地区间的这一差异。经济状况好的地区医疗服务价格可相应地高于经济状况差的地区；可以对贫困人群实行优惠价，提高贫困人群对医疗服务的利用，体现卫生事业的公平性。

（五）体现技术劳务价值原则

医疗服务价格是医疗服务价值的体现，医务人员的劳务价值是医疗服务价值重要组成部分。医疗服务价值是医务人员应用自己掌握的专业知识和技术创造的价值，凝结了医务人员体力和脑力劳动，医疗服务价格理应体现医务人员的技术劳务价值。通常医务人员教育成本高、培养周期长、执业风险大、不同医疗服务间技术难度差异大，应根据其社会必要劳动时间合理确定技术劳务价值，并在医疗服务价格中合理体现。

二、医疗服务定价形式

医疗服务的特殊性，决定了医疗服务定价既要坚持政府指导与市场调节相结合，又要根据医药卫生体制改革相关政策，结合本地本单位实际情况，制定相应的医疗服务价格。常见的医疗服务定价形式有以下几种。

1. 政府指导价　政府指导价的定价依据是医疗服务的社会平均成本，同时考虑市场供求状况、医疗服务的性质等因素，确定医疗服务项目的基准价及其浮动幅度。对非营利性医疗机构提供的基本医疗服务实行政府指导价，医疗机构按照价格主管部门制定的基准价并在其浮动范围内确定本单位的实际医疗服务价格。

2. 同行议价　在同一地区、同一时期内，同一级别的医疗机构，同一医疗服务项目的价格，可采取同行议价的形式定价，制定出同行之间可接受的医疗服务价格。也就是说，在制定医疗服务价格时，要充分考虑行业的统一性。特别是在制定新的医疗服务项目和新型医疗仪器设备检查治疗项目的价格时，适合采用同行议价的方式。该定价方式给予了医疗服务机构参与定价和调价的权力。

3. 单位作价　单位作价就是医疗服务机构根据医疗服务项目的投入要素成本，加上预期利润，并考虑供求关系、竞争关系和需求者的承受能力而确定的价格。这种价格是比较现实的，且符合本地区的实际情况，同时也是医疗机构经营决策者根据营销策略做出的必要选择。

4. 按需变价　根据市场供求关系变化情况，对现行价格水平进行适当调整和变动。例如，随着生活水平的提高,人们对个性化服务需求增加,如医学整形、中医养生保健等,这些服务项目就可以提高价格。对于各家医疗机构都能够提供的常规医疗服务,往往供给大于需求,可以考虑保持原价或适当降价。

5. 特需特价 对于特需医疗服务,可按照高于成本定价,适度提高特需医疗服务价格,根据市场供求关系,进行市场调节。特需特价对医疗机构的经济补偿有一定的积极作用。

6. 医患议价 市场的主体是供需双方,商品交换应是平等的。由于医疗服务供需双方所拥有的信息是不对称的,医疗服务需方只能依靠医疗服务供方做出购买医疗服务的决定,供方处于主动地位,而需方处于被动地位。当医疗服务进入市场后,需方也应有权进行议价。虽然需方个人直接向供方购买医疗服务会存在公平性的问题,但是医疗保险机构可以作为需方的代表与供方进行议价,从而使医患平等议价成为可能。

三、医疗服务定价与调价方法

(一) 医疗服务定价方法

1. 以成本为中心定价 该类方法是从供方角度出发的定价方法,其基本思路是在测算医疗服务项目供方成本的基础上,加上一定的利润收益进行定价。主要有以下两种定价方法。

(1) 成本加成定价法:成本加成定价法是一种普遍使用的传统定价方法。该种方法是依据医疗服务的成本加上预期利润确定价格。具体有三种计算公式。

1) 定额法:单位医疗服务价格 = 单位完全成本 + 定额利润

$$其中,定额利润 = \frac{总利润}{卫生服务总量}$$

2) 外加法:单位医疗服务项目价格 = 单位医疗服务项目社会平均成本 × (1 + 加成率)

$$其中,加成率 = \frac{总利润}{提供服务的总成本} × 100\%$$

加成率是预期可得毛利润占成本的百分比。不同时间、不同地点、不同卫生服务项目、不同市场环境的加成率是不同的。

3) 内扣法:单位医疗服务价格 = $\dfrac{单位完全成本}{1 - 利润率}$

成本加成定价法的优点是计算简便,在保证医疗服务供方不亏本的情况下,还有一定利润收益。这种方法是以供方为中心,保证供方利益,而忽视了消费者的利益。但成本加成定价法的缺点是在计算平均变动成本和分摊固定成本时有一定难度,因此其更多地被用于平均成本变动不大的产品。

(2) 目标收益定价法:又称资产报酬定价法,该方法是从保障医疗服务提供者的目标收益角度确定医疗服务价格和利润水平的一种方法。其基本思路是:首先根据医疗服务提供者的投资总额确定一个目标收益率,然后按照目标收益率计算出目标利润额,最后根据总成本、预期医疗服务总量和目标利润额计算产品价格。使用这种定价方法要满足三方面的需要:给予供方合理的报酬;满足供方正常发展对资金的需要;抵消通货膨胀的影响。

2. 以需求为中心定价 该类方法是在充分考虑市场需求和竞争的情况下,从消费者角度出发的定价方法。其基本思路是以消费者对商品价格的理解和认识为依据定价,而不是以生产者的成本为依据。主要有以下两种定价方法。

(1) 理解价值定价法:又称需求价值定价法。该方法以消费者对医疗服务的理解价值为依据进行定价。理解价值是消费者认同的价值,也就是消费者可接受的价格。理解价值定价法的关键在于准确评估消费者对"价值"的理解程度,准确测定市场可销价格。市场可销价格有三个特点：一是与预想消费群体的支付能力基本适应；二是与同类商品的现行价格水平基本适应；三是与供给方的生产规模和经营目标基本适应。

（2）差别定价法：又称区分需求定价法或需求差异定价法。该方法是指某一种商品，在特定条件下，可按不同的价格出售，即随着消费者购买力、需求量、购买时间或购买地点的不同，实行不同的价格。由于差别定价法违反了平等待遇的原则，在许多国家是被法律禁止的。常用的差别定价法有以顾客为基础的差别定价，以服务为基础的差别定价，以地区为基础的差别定价，以时间为基础的差别定价。

3. 以竞争为中心定价　该类方法是依据竞争者的价格制定本单位医疗服务价格的方法。

（1）随行就市定价法：指医疗服务提供机构根据同行业的平均价格水平确定本单位服务的价格。在竞争激烈而产品需求弹性较小或供需基本平衡的市场上，随行就市定价法是一种比较稳妥的定价法。如果一家医院想开展一项新的医疗服务项目，其他同类别的医院已经确定被消费者所接受的价格，则该医院以此价格作为新服务项目的价格即可。这种定价方法过程简单，易于操作，还可以与同行和谐相处。

（2）盈亏平衡定价法：是医疗服务提供机构在某种情况下采取的一种保本定价方法。这种定价方法主要目的是收回成本，其价格是在保本供需量的基础上制定的。

根据盈亏平衡原理，盈亏平衡总产量的计算公式如下：

$$盈亏平衡总产量 = \frac{医疗机构固定成本}{单位服务价格 - 单位服务变动成本}$$

当服务量达到盈亏平衡总产量时，就可以实现收支平衡，收回成本。单位服务价格就是保本价格，根据上式，推导得出其计算公式如下：

$$保本价格 = \frac{医疗机构固定成本}{总服务量} + 单位服务变动成本$$

4. 谈判协商定价　该方法在合理测算医疗服务成本、尊重医疗服务价值的基础上，谈判主体（通常是医保机构和医疗机构）就医疗服务项目定价、支付方式、支付标准等方面进行谈判协商，形成相对合理的医疗服务价格。

（二）医疗服务调价方法

1. 按物价指数调整　该方法根据物价指数的变动水平调整医疗服务的价格。由于医疗服务价格项目繁多，如果对全部项目进行测算调整，过程复杂，调整周期长，容易导致价格调整与经济发展脱节。所以，按照物价指数调整医疗服务价格能够在一定程度上避免医疗服务价格调整滞后的问题。

2. 医疗服务收费结构调整　在医疗服务价格调整时，要重点提高技术劳务价值的比重，降低物耗成本的比重，更加合理地体现对技术劳务价值的补偿。可根据卫生技术人员的技术职称、承担的风险、疾病的复杂程度等设置调节系数，体现其服务的复杂程度和技术水平的高低，鼓励卫生技术人员不断提高技术水平。

3. 医疗服务价格分级调价　我国对不同级别的医疗机构实行差别定价。不同级别的医疗机构在功能定位、设备条件、技术水平、服务质量、服务人群等方面存在差异，在原定价格基础上进行调整，从而实现卫生资源优化配置。

4. 结合医疗卫生机构生活服务设施状况调价　除了医疗服务，医疗卫生机构的基本设施、医疗环境的状况也是影响患者身心康复的重要因素，医疗机构改善生活服务设施的投资增加了医疗成本。医疗卫生机构和其他单位在市场上按照相同的价格购买原材料，为尽量缩小与社会其他服务行业的比价不合理性，应适度调整医疗服务项目收费标准，使内、外部的收费比价趋于合理，使医疗卫生机构的投资获得补偿。

第三节　医疗服务价格管理

一、医疗服务价格管理的原则

(一) 医疗服务价格管理的指导原则

围绕用比较低廉的费用提供较优的医疗服务的目标,建立适合我国社会主义市场经济的医疗服务价格管理体制和价格形成机制,促进形成公平、公正、合理的医疗服务价格,完善医疗服务补偿机制,减轻社会不合理医药费用负担,促进医疗保险和卫生事业健康发展。

(二) 医疗服务价格管理的基本原则

1.坚持公益性原则　基本医疗服务行业是具有公益属性的社会服务业。医疗服务价格管理必须坚持公立医疗机构的公益属性,以人民为中心,在基本医疗服务价格、医保支付政策方面体现公益性,促进医疗服务创新发展,提高医疗卫生的质量和水平,保障人民群众获得高质量、有效率、能负担的医疗服务。

2.维护价格稳定原则　医疗服务价格关系到广大人民群众的切身利益,关系到医保基金的可持续性、公立医疗机构的健康发展,必须保证医疗服务价格水平基本稳定。

3.统一领导、分级管理原则　统一领导、分级管理是我国管理国民经济的基本原则。明确中央和地方各级价格管理部门的管理权限配置,使医疗服务价格管理体制能够更好地满足宏观管理需要,更好地体现医疗服务价格管理的属地化特征。

4.分类管理原则　公立医疗机构的医疗服务项目价格结合医疗服务特性加强分类管理,对普遍开展的通用型项目,管住管好价格基准,充分考虑群众承受能力;对于技术难度大的复杂型项目,需要构建政府主导、医疗机构和医务人员充分参与的价格管理模式,更好地体现技术劳务价值。

二、医疗服务价格的检查与监督

医疗服务价格是重要的民生价格,物价检查机构应根据国家的价格方针、政策负责对医疗服务价格进行检查与监督,更好地维护消费者权益。医疗服务价格在很大程度上体现了党和国家及各级政府的施政要求,体现了国家物价政策的严肃性,体现了卫生事业的公益性、福利性。

(一) 医疗服务价格检查与监督的对象

医疗服务价格检查与监督的对象是一切向社会提供有偿医疗服务的组织,包括卫生事业单位,如医院;也包括兼有卫生行政职能的机构,如疾控中心、妇幼保健院、药品检验中心等,以及血液中心、影像中心、医学院校等。

(二) 医疗服务价格检查与监督的内容

1. 医疗服务价格的执行,包括执行时间、收费项目和标准。

2. 医疗服务价格的定价方法是否符合政策规定。

3. 医疗服务价格管理制度是否健全,包括价格公开、医疗费用清单、价格查询、违价处罚、征求消费者意见、投诉接待、举报电话等。

4. 有无违规违法收费情况,包括超过标准收费、分解收费项目重复收费、不按实际服务数量收费等。

5. 规定的收费标准以外,开展的项目收费情况、定价审批等。

此外,违价收费查处、价格争议协调等方面也属于检查与监督的内容。

（三）医疗服务价格监督的形式

医疗服务价格监督的形式包括国家监督、卫生系统内监督、社会监督、单位内部监督，其中国家监督是医疗服务价格监督的主要形式。

三、中医药服务价格管理

中医药是我国独具特色的医疗卫生资源，在预防疾病、治疗疾病、保健、康复、改善患者生命质量等方面具有独特优势。中医药服务价格影响着中医药服务供给，与人民群众的医疗费用经济负担密切相关，做好中医药服务价格管理工作直接关系着中医药事业的健康发展。中医药服务价格管理不仅要遵循上述医疗服务价格管理的原则和方法，还需要根据中医药特点和发展规律，主要从以下两个方面保护和扶持中医药发展。

1. 促进中医药传承、创新、发展 中医药服务价格管理必须立足于促进中医药传承、创新、发展。建立适合中医药服务的价格项目管理机制，优化现有中医药服务价格项目，完善新增中医药服务价格项目管理政策，丰富中医药服务价格项目。合理确定中医药服务收费项目和标准，既要体现中医药医务人员的技术劳务价值，又要考虑人民群众购买中医药服务的可负担性，还要兼顾扶持和促进中医药事业发展的需要，推动中医药事业持续、健康发展。充分发挥医保在中医药服务价格管理中的重要职能和积极作用，进一步完善中医药医保支付政策，探索能够充分体现中医药服务特色和优势的支付制度，支持中医药传承、创新、发展。

2. 坚持和发扬中医药特色优势 坚持和发扬中医药特色优势，是全面发展中医药事业的必然要求。以临床价值为导向，加大对中医药特色优势项目的政策支持力度，对于优势中医传统技术以及中医新技术，简化新增价格项目审核程序；将具有中医特色优势的中医药服务项目纳入医保支付范围，鼓励基层医疗机构开展特色优势中医药服务；在医疗服务价格动态调整中重点考虑中医药服务项目，优先将中医特色明显、功能疗效确切、患者广泛接受、应用历史悠久、成本和价格明显偏离的中医药服务项目纳入调价范围。

第四节 医疗服务价格改革

一、医疗服务价格改革的原则

坚持以人民为中心，建立适应我国经济社会发展水平的医疗服务价格管理体制机制，持续优化医疗服务价格结构，健全医疗服务价格水平动态调整机制，充分发挥价格调节作用，促进医疗服务创新发展，减轻人民群众医药费用负担，推动卫生事业和健康产业高质量发展。

（一）坚持政府调控和市场调节相结合

在社会主义市场经济体制下，医疗服务价格改革既要在政府的宏观调控下体现基本医疗服务的公益性，又要充分发挥市场机制的作用，把有为政府和有效市场更好地结合起来，不断完善医疗服务价格管理体制机制，促进医疗服务高质量发展。

（二）强调尊重临床医疗服务价值和其他医疗服务的技术劳务价值

医疗服务具有人力成本高、知识更新快、技术风险大等特点。医疗服务价格改革要以临床医疗服务价值和其他医疗服务的技术劳务价值为核心，充分体现对医务人员技术劳务的尊重。

（三）积极引导多方主体充分参与

政府作为社会公共权威，在医疗服务价格管理领域发挥主导作用。但是由于医疗服务的特殊性、医疗技术的复杂性，有些服务项目很难进行标准化，这些复杂技术的医疗项目价格形成过程要引入医院、相关行业组织、社会公众等主体充分参与，通过谈判协商、举行听证会等方式确定价格，理顺不同医疗服务项目之间的比价关系，充分发挥不同主体在医疗服务项目价格形成中的作用。

（四）统筹推进医疗服务价格改革与其他相关改革

围绕深化医药卫生体制改革目标，统筹推进医疗服务价格改革、医疗保险制度改革和药品供应保障制度改革等各项相关体制机制的改革创新，强化价格改革政策与医疗保障制度改革、公立医院综合改革等政策的衔接，平衡社会各方面利益和人民群众的承受能力，循序渐进，逐步深化医疗服务价格改革。

（五）鼓励研发创新与使用适宜技术并重

医疗服务价格改革要有利于刺激医疗机构和医药企业的创新动力，不断提高创新能力，研究开发新技术和新产品。同时，要兼顾经济发展水平、基本医疗保障水平和群众承受能力，鼓励使用适宜技术，减轻群众不合理的医疗费用负担。

二、中国医疗服务价格改革的主要措施

新医改以来，按照党中央、国务院决策部署，医疗服务价格改革持续进行。2009 年 11 月 9 日，国家发展和改革委员会、卫生部、人力资源和社会保障部发布了《关于印发改革药品和医疗服务价格形成机制的意见的通知》，提出了改革医疗服务价格管理方式、定价方式、价格形成机制等方面的改革意见。2012 年 9 月 3 日，国家发展和改革委员会、卫生部、人力资源和社会保障部又联合发布了《关于推进县级公立医院医药价格改革工作的通知》，提出通过取消药品加成、调整医疗服务价格、改革收付费方式等综合措施和政策，破除"以药补医"机制的总体要求。2016 年 7 月 1 日，国家发展和改革委员会等四部门发布了《关于印发推进医疗服务价格改革意见的通知》，继续强调"改进价格管理方式，结合公立医院综合改革同步调整医疗服务价格""逐步建立以成本和收入结构变化为基础的价格动态调整机制""积极探索建立通过制定医保支付标准引导价格合理形成的机制"的改革方向。其他相关文件也是围绕上述改革内容不断进行细化。

2021 年 8 月，国家医疗保障局等八部门发布了《深化医疗服务价格改革试点方案》，标志着新一轮医疗服务价格大规模调整的启动。该轮医疗服务价格改革要求坚持以人民健康为中心、以临床价值为导向、以医疗事业发展规律为遵循，建立健全适应经济社会发展、更好发挥政府作用、医疗机构充分参与、体现技术劳务价值的医疗服务价格形成机制，从顶层设计上指出了未来医疗服务价格改革的总体思路。2022 年 7 月发布的《国家医疗保障局办公室关于进一步做好医疗服务价格管理工作的通知》，进一步明确了新时期医疗服务价格改革的重点。新一轮医疗服务价格改革主要从如下五个方面进行。

（一）建立目标导向的价格项目管理机制

价格项目是医疗服务收费的依据。医疗服务价格项目下一步改革的方向是按照服务产出为导向、医疗人力资源消耗为基础、技术劳务与物耗分开的原则，制定国家价格项目编制规范。构建内涵边界清晰、适应临床诊疗、便于评价监管的价格项目体系。

（二）建立更加可持续的价格管理总量调控机制

从宏观管理的角度，根据经济发展水平、卫生事业发展需要、医疗技术进步和各方承受能力，统筹把握公立医疗机构医疗服务价格调整总量。在价格调整总量范围内突出重点、有升有降调整医疗服务价格，发挥价格工具的杠杆作用。重点做好合理确定价格调整总量和统筹平衡总量分配工作。

（三）建立规范有序的价格分类形成机制

医疗服务价格项目分为通用型和复杂型两类。对于通用型医疗服务的政府指导价，其关键

在于服务要素成本大数据分析,结合宏观指数和服务层级等因素,制定统一基准。复杂型医疗服务的政府指导价需要构建政府主导、公立医疗机构参与的价格形成机制,尊重医院和医生的专业性意见建议,合理确定医疗服务价格。公立医疗机构的特需服务和试行期内新增项目实行市场调节价。

(四)建立灵敏有度的价格动态调整机制

建立医疗服务价格动态调整机制的关键在于明确调价的启动条件和约束条件。通用型医疗服务项目价格参照收入和价格指数动态调整。复杂型医疗服务项目价格经评估达到标准后进行定期调整。根据国民经济发展水平、医疗机构运行状况、医保基金和患者的承受能力、医疗服务价格管理面临的矛盾问题等方面的实际需要,灵活选择调价窗口期,合理确定价格调整总量和项目范围,稳定调价预期、理顺比价关系。

(五)建立严密高效的价格监测考核机制

监测考核机制是各项改革政策顺利实施的重要保障。强化大数据和信息化支撑作用,重点监测公立医疗机构重要项目价格变化,全面掌握医疗服务价格项目管理机制改革进展、医疗服务价格总量调控和动态调整执行情况、价格分类形成机制落实情况。科学运用医疗服务价格改革监测考核评估成果,与制定和调整医疗服务价格挂钩,充分发挥监测考核机制的激励约束作用,形成完整的价格管理体系,确保价格机制稳定运行。

三、中医药服务价格改革

中医药是中国独具特色的医学科学和优秀传统文化,中医药服务价格改革要充分考虑中医药服务特点,不断研究和完善适合体现中医药服务价值的价格管理体系,调动中医药医务人员的工作积极性,促进中医药事业健康发展。

(一)中医药服务价格改革的必要性

1. 中医药医务人员的技术劳务价值估量标准和办法有待完善 中医药服务的精髓在于辨证论治,主要依靠医务人员的经验和技术,通过"望、闻、问、切"分析、综合、判断疾病性质,结合患者体质给出个性化的治疗方案,高度体现了医务人员的智慧价值和技术价值。中医药服务价格充分体现医务人员的技术劳务价值,是促进中医药事业健康发展的重要影响因素之一。《全国医疗服务价格项目规范(2012年版)》(以下简称"2012版规范")增加了"基本人力消耗及耗时、技术难度、风险程度"等体现技术劳务价值的指标,为合理调整医疗服务价格提供了依据。然而,在"2012版规范"中,大部分中医项目的技术难度、风险系数仍低于西医项目,中医技术与西医技术的比价关系仍需要合理量化,才能更好地体现中医药人员的专业技术价值。

2. 中医药服务价格项目不能满足临床实际需求 "2012版规范"是目前中医药服务价格管理的依据。"2012版规范"共列出9 360项服务项目,其中中医服务项目337项,占3.6%。虽然"2012版规范"中,中医药服务项目的数量较《〈全国医疗服务价格项目规范〉新增和修订项目(2007年)》有所增加,但主要是对原有项目的拆分,增补的新项目并不多。一些在临床上已被广泛使用、确有中医特色且疗效确切的中医项目(如捏积、药物灌肠、药罐疗法等)尚未纳入。由于中医药服务价格项目种类的局限性,导致中医院如果只提供中医药服务很难生存,中医院不得不开展大型设备检查和西医服务,不利于发挥中医药特色优势。

3. 中医药服务项目收费水平与中西医并重方针不尽相符 中医药具有"简、便、验、廉"的特征,在医疗效果相近的情况下,中医药服务项目收费低于西医药服务项目收费。虽然中医药"廉"的特征有利于降低患者疾病经济负担,控制医疗费用上涨,但是中医药项目收费价格偏低,影响公立医疗机构开展中医药特色服务的积极性,尤其是一些中医独特的方法(如小夹板、推拿、针灸等),不利于中医药特色服务的传承和发展。

（二）中医药服务价格改革主要措施

1. 建立以临床价值和技术劳务价值为主要依据的中医医疗服务卫生技术评估体系 建立适合中医药服务特点的卫生技术评估体系，为合理制定中医药服务价格提供科学依据，是对中医药医务人员技术劳务价值的尊重，有利于提高医务人员的工作积极性，推动中医特色诊疗技术的传承、创新和发展。

2. 完善中医药项目价格政策 根据中医药技术发展和临床需要，进一步完善中医药价格项目规范。优化现有中医价格项目，完善新增中医服务价格项目管理政策，丰富中医价格项目。对来源于古代经典、至今仍广泛应用、疗效确切的中医传统技术以及创新性、经济性优势突出的中医新技术，简化新增价格项目审核程序，开辟绿色通道。降低中成药虚高药价，破除以药补医机制。在国家基本药物目录中进一步增加中成药品种数量，不断提高中成药质量。

3. 在一定时期内继续实施中药饮片加成政策 中药材是中医的主要治疗手段，中药饮片是中医药服务的特色。在全面取消公立医院药品加成政策中，明确提出中药饮片除外。但中药饮片的加成问题一直备受争议，有业内人士认为取消中药饮片加成是未来的发展方向。2019年10月，《中共中央 国务院关于促进中医药传承创新发展的意见》中就提出：研究取消中药饮片加成相关工作。但2021年12月，《国家医疗保障局 国家中医药管理局关于医保支持中医药传承创新发展的指导意见》指出：公立医疗机构从正规渠道采购中药饮片，严格按照实际购进价格顺加不超25%销售。

4. 落实中医药价格动态调整机制 建立以临床价值和技术劳务价值为主要依据的中医医疗服务卫生技术评估体系，定期开展调价评估，完善分级定价政策，价格调整要充分考虑中医医疗服务特点，重点将功能疗效明显、患者广泛接受、特色优势突出、体现劳务价值、应用历史悠久、成本和价格明显偏离的中医医疗服务项目纳入调价范围。

5. 健全符合中医药特点的医保支付方式 分批遴选中医优势明显、治疗路径清晰、费用明确的病种实施按病种付费，合理确定付费标准。通过对部分慢性病病种等实行按人头付费、完善相关技术规范等方式，鼓励、引导基层医疗卫生机构提供适宜的中医药服务。及时将符合条件的中医医疗机构纳入医保定点医疗机构。积极将疗效确切、体现中医特色优势、适宜的中医医疗服务项目和中药按规定纳入医保范围。鼓励商业保险机构开发中医治未病等保险产品。医疗机构炮制使用的中药饮片、中药制剂实行自主定价，符合条件的按规定纳入医保支付范围。

思考题

1. 医疗服务价格的影响因素有哪些？
2. 医疗服务价格改革的原则包括哪些方面？
3. 你认为中医药服务价格管理中该如何体现中医药特色？

（朱　敏）

第十一章 卫生服务战略购买和供方支付制度

卫生服务战略购买是在健康需要基础上,资金管理者主动地、积极地、前瞻性地为公众购买服务。供方支付制度是资金管理者对卫生服务提供者进行补偿的一种激励机制,其中支付方式是核心内容。本章主要介绍卫生服务战略购买和供方支付制度基本概念和机制。

第一节 概　　述

一、卫生服务购买的概念

购买(purchasing)是指拥有财力资源的主体将其资源配置到服务提供方的一种机制。世界卫生组织定义卫生服务购买是指将筹集到的公共资金支付给服务提供方,以获得一系列特定的或者非特定的卫生服务或活动的过程。卫生服务购买与资金筹集和资源分配使用一起,成为广义筹资职能的组成部分,这里所说的卫生服务购买是广义的。而狭义的卫生服务购买是指独立的购买机构(如医保机构或政府机构)不直接举办医疗机构,而是通过市场交易,代表全体或特定群体向服务提供者(公立或者私立医疗机构)购买卫生服务,并支付相应的费用。

卫生服务购买可以分为整合式和分离式两种,一是政府利用一般性政府收入或健康保险费用直接向自己下设的卫生服务提供机构下拨预算,即卫生服务购买与提供为一体;二是制度上独立的购买机构(如健康保险基金管理机构或政府机构)代表某个群体购买卫生服务,即卫生服务购买与提供各自独立。

二、卫生服务提供与购买分离

卫生服务提供与购买分离是指卫生服务提供和购买行为主体各自独立,即政府、保险机构(第三方支付机构)在组织形式上与卫生服务提供者分离。

(一)卫生服务提供与购买分离的兴起

卫生服务购买源于新公共管理的兴起。新公共管理是20世纪80年代以来盛行于西方国家的一种新的公共行政理论和管理模式,主张在政府等公共部门广泛引入市场机制,从层级管理向扁平组织转变,公共部门资助与独立部门供应相对分离。在新公共管理影响下,发达国家为应对福利国家危机先后开展了以卫生服务购买取代传统的公共服务垄断供给的新公共管理运动,这场运动改变了政府和公共部门管理方式,引入了市场机制和竞争机制"重塑政府"和"再造公共部门",开启了通过政府购买的方式提供公共服务的先河,政府购买的内容逐渐从公共设施的建设扩展到医疗卫生、教育文化等其他领域。

理论和实践上,购买模式在卫生服务领域的引入,顺应了卫生服务领域改革与发展趋势要求。此外,购买提供合一的中央集权体制会存在政府预算不足和效率低下问题,而过度市场化也会因市场失灵带来新的危机。在卫生服务购买模式下,卫生服务提供者与购买者分离,在卫生服务领域形成内部市场,能够更好地应对政府失灵和市场失灵造成的问题。

（二）卫生服务提供与购买分离的分类

提供者 - 购买者分离主要包括提供者 - 购买者完全分离、部分分离以及非竞争性分离等类型。完全分离是指购买者不再拥有或者管理任何服务，也不再为提供服务而雇用员工。部分分离是指购买者还保留部分所有权并且可以继续雇用部分员工，允许外部采购及购买部分服务。非竞争性分离是指购买者直接找到第三方，通过协商将卫生服务给某一社会力量。

（三）卫生服务提供与购买分离的优劣势

提供者 - 购买者分离可以实现管办分离，有助于理顺政府职能；可以提高卫生支出绩效，有助于增强财政投入的主动性、针对性和预见性；可以将资源配置到更具成本 - 效益的服务项目与干预措施上，有助于提高资源配置效率；可以在提供者之间引入竞争机制，有助于提高卫生服务效率。另外，如果有大量的提供者同意与购买者订立合同，亦有助于患者的多样化选择，满足不同的卫生服务需求。

但是也应注意，提供者 - 购买者分离给予了提供者更大的自主权，有可能会造成对提供者的失控，给各部门间的计划协调带来困难；医疗卫生服务专业性强，导致服务合同复杂，造成合同管理成本和执行成本较高；另外，如果可供订立合同的提供者范围较窄，可能会造成患者的选择较少。

三、卫生服务购买主体分析

（一）卫生服务购买主体

卫生服务市场中，购买卫生服务的主体包括政府组织、卫生部门、医保机构和居民个人等。

卫生服务按照经济学特性可以分为公共卫生服务、基本医疗卫生服务和特需卫生服务等，三类服务的购买可由不同主体承担。公共卫生服务的购买主要由政府财政部门承担，基本医疗卫生服务的购买由社会医疗保险部门承担，特需医疗服务的购买主要由商业医疗保险机构或居民个人承担。其中，财政部门购买公共卫生服务和社会医疗保险部门购买基本医疗卫生服务属于"政府购买服务"范畴，商业医疗保险机构购买服务和居民个人购买服务属于"市场购买服务"范畴。

（二）卫生服务购买主体分析

政府通过购买医疗卫生服务，将自己承担的一部分卫生服务职能转交给市场，由具备资格的组织和单位进行服务承接，从而达到充分发挥市场机制作用，合理配置医疗资源的目的。政府购买卫生服务本质上是政府负责"提供"卫生服务但不负责"生产"卫生服务的体制机制。政府购买卫生服务可以是委托社会医疗保险体系为广大参保人购买医疗卫生服务的机制。在这个过程中，政府从过去的卫生服务提供者向卫生服务的决策者、购买者和监督者角色进行转变，实现自身职能变革。

政府利用财政预算拨款支持卫生事业，包括对医院和卫生机构的基本建设投入、为服务提供者支付薪酬工资以及福利待遇等，同时，也直接为公众提供公共卫生服务。通过购买服务，政府和医疗卫生机构之间由委托关系转变为经济合同关系。医疗卫生机构通过提供服务获得经济收入，政府则加强对服务质量和效果的绩效考核，依据合同对机构进行支付和管理。

在健康保险覆盖的国家，医疗保险机构将参保者的保险金集中起来，通过健康保险制度为居民提供医疗、预防、康复、临终关怀、健康促进、健康信息等服务。国家医疗保障局在管理职能上赋予医疗保障独立的第三方支付角色。目前我国医保经办机构已经成为医疗服务和产品（药品、器械、耗材等）的最大购买者，在医疗服务市场中具有足够的议价谈判能力，代表参保人参与价格谈判，购买性价比最高的医疗服务和产品。

四、卫生服务购买的相关理论

（一）契约理论

契约理论是研究在特定交易环境下，不同合同人之间的经济行为与结果。契约理论把所有的交易和制度都看成是一种契约，即双方或者多方当事人之间的一种协议、约定。

威廉姆森认为人的经济利益不仅要从自然界中获得，而且要从人们的合作中实现。合作的具体方式是通过谈判形成契约。契约是人们为实现合作、分配利益而达成的协议。缔约必然要付出成本，由于契约形式的多样性，达成不同的契约形式会耗费不同量的交易费用，也会产生不同的合作效果。

（二）委托 - 代理理论

委托 - 代理理论是制度经济学契约理论的主要内容之一，主要研究委托代理关系。它是指一个或多个行为主体根据一种明示或隐含的契约，指定、雇佣另一行为主体为其服务，同时授予后者一定的决策权利，并根据后者提供的服务数量和质量对其支付相应的报酬。授权者就是委托人，被授权者就是代理人。

委托 - 代理理论的中心任务是研究在利益冲突和信息不对称的环境下，委托人如何设计最优契约激励代理人。概括来说，就是研究如何通过签订薪酬契约控制道德风险问题，减少代理成本。

在卫生服务购买中包括需方与卫生服务购买者、卫生服务购买者与卫生服务提供者、政府和卫生服务购买者等委托代理关系。第一个委托代理关系中，需方是委托人，卫生服务购买者是需方的代理人，代替需方做出购买决定。在这一关系中关键的是代理人的购买决定在多大程度上反映了消费者和公众的需要和选择。第二个委托代理关系中，卫生服务购买者为委托人，卫生服务提供者是代理人，关键是供方是否能够提供购买者需要的服务，以及购买方如何影响供方所提供的服务，即这些服务的组合、质量和成本。第三个委托代理关系中，政府是委托人，卫生服务购买者是代理人，政府将卫生服务的提供、购买委托给第三方购买者，其关键作用是监管。

第二节　卫生服务战略购买和制度设计

一、卫生服务战略购买的概念

（一）卫生服务战略购买

战略购买（strategic purchasing）一词来源于 2000 年的世界卫生组织报告《卫生系统：提高绩效》。世界卫生组织将战略购买定义为一种过程，它不再是将资金被动地、相对不系统地分配给医疗服务提供者；战略购买是积极地购买，通过持续寻找、购买最佳的产品和服务，实现最好的供应商、最好的支付机制和合同安排，最大限度提高卫生系统绩效。

2006 年，普雷克尔和兰登布伦纳在《明智的支出——为穷人购买医疗卫生服务》中将战略购买定义为，由医疗卫生部门作为采购者，通过契约、协议和授权等一系列服务方式，向非政府提供者进行基于契约或者协议竞争的购买。

也有学者认为医疗保障制度可以融入政府和参保人妥协后的政策目标，以经济激励形式引导资源配置的调整，落实政策，即所谓战略购买。其认为战略购买就是医疗保险方积极地、以循证为基础介入到确定服务组合和服务量、选择提供者组合的过程，以使保险的社会目标最大化。

综合上述观点，可以将卫生服务战略购买定义为：卫生服务购买者基于健康水平和需要，事先作出"购买什么、向谁购买、如何购买"等一系列前瞻性决定，以人群健康结果最大化和系统绩效提高为目标,寻求经济资源配置的最佳方式。即政府或医保机构等购买者通过税收或社会医疗保险等方式筹集资金,利用合同或协议竞争明确其所提供服务的数量、质量、价格以及支付方式。不同于传统的卫生服务购买方式,卫生服务战略购买是在了解公众健康需求的基础上,一种主动的、积极的、前瞻性的购买。

(二)卫生服务战略购买的核心

卫生服务战略购买包括三个方面的核心内容,即买什么(what to buy)、找谁买(from whom to buy)和怎样买(how to buy)。"买什么"是指要明确为谁购买什么服务;"找谁买"是对服务供给者的选择;"怎样买"是指供方支付机制和合同安排。

(三)价值医疗理念的融入

卫生服务战略购买关注质量、成本,旨在获得更高的健康收益,融入了价值医疗(value-based healthcare)的理念。价值医疗旨在以更低的成本,最大程度地获得医疗质量或医疗效果,即追求医疗服务的性价比,包含质量、患者体验、成本等方面的内容。其核心是提升医疗质量、效果,降低医疗费用,关键是持续改进医疗效果。价值医疗基于三个基本原则:①为患者创造价值;②综合医疗状况和医疗全流程的医疗实践;③测量医疗效果和费用。

价值医疗倡导从传统医疗服务向"以人为本的一体化服务"(people-centered integrated care, PCIC)模式转型,实现供给侧与需求侧间利益的平衡。价值医疗推动不同层级的医疗卫生机构间通过相互协作、根据人群全生命周期不同需求,提供健康促进、预防、诊疗、康复、长期护理及临终关怀等服务,形成以患者为中心的整合型医疗卫生服务体系。价值医疗有助于医疗服务整合,旨在将"碎片化"的服务整合起来,提供完整、连续的服务。价值医疗可以提高资源配置效率。

近年来,各个国家和地区都在探索和实践价值医疗的不同模式,逐步形成基于价值的整合型医疗卫生服务体系、基于价值的医保战略购买、基于价值的卫生技术评估等。

二、卫生服务战略购买制度设计

为实现卫生服务战略购买,决策者和服务购买者要围绕"买什么""找谁买"和"怎样买"三个核心内容进行一系列的决策和政策设计。

(一)买什么——确定目标人群和服务

限于资源的有限性,购买不可能覆盖所有人群和服务。因而在购买时,需要依据人群健康需要以及服务成本-效果等进行排序,包括预先界定目标人群、服务类型和干预措施。考虑到健康结果最大化,应当优先选择给社会造成较大负担的疾病,且具有成本-效果和可负担的服务。同时还要考虑到公平,将资源倾向于弱势人群,如贫困人口、老年人等。因而应建立监测机制,对人群健康需要、卫生服务需求和利用进行测量评估,并据此进行覆盖人群、疾病和服务的设计。

(二)找谁买——选择服务的供方

不同的服务提供者在服务质量和效率上各有特色,购买者应选择其提供服务最具成本效果的供方,包括公立的和私立的、政府的和非政府的、国内的和国外的卫生机构。由于信息不对称程度较高,对卫生服务提供方的价格、专业水平、质量标准、市场准入资格等应制定统一标准,并充分利用市场结构进行竞争,保证其所提供的服务在数量和质量上达到所需的要求。

(三)怎样买——购买的方式和机制

购买者确定了服务提供者,还需要对购买方式和机制进行设计,即怎样给供方支付费用、什么时间支付等,同时对购买服务的数量和质量等也要进行明确。这些内容可以通过与供方签订合约的方式进行,合约的设计通常包含支付方式、监督监测方法等,其中支付方式是一个非常重要的工具。对购买者而言,需要找到一种最佳的支付方式,能够激励供方提供更好的服务。而为了确保合约的实施履行,对供方采用各种方法进行监管也必不可少。

三、卫生服务战略购买实施条件

（一）卫生服务战略购买的法律保障

卫生服务战略购买是一个动态的、非传统的战略购买过程，目标是实现资源的最优分配。在卫生领域中，药品与医疗服务的价格往往不在竞争性市场中形成。这就要求有相应的国家法律法规保障，制定基于战略购买的法规和指导性规则，如质量标准的制定、执行和控制的规范等。

（二）完善的信息系统

强大的信息系统和治理能力是战略购买的支撑。政府或者医保机构作为卫生服务的购买者，代表卫生服务需方将汇集的资源转移给服务提供者以获取服务，如卫生服务信息系统薄弱，购买者与服务需方沟通渠道不畅通，将制约需求评估，服务需方若缺乏关于服务提供者提供的服务质量信息也会限制其决策能力。因而，卫生部门需要通过健康管理信息系统和电子健康系统等收集卫生服务数据，为战略购买规划和优先事项的确定提供信息。同时也要为需方发声提供一个渠道，这样既可了解需方的卫生服务需求、偏好，又可确保购买的卫生服务回应社会需求和需方期望。

（三）相互协调的多方联动机制

卫生系统是复杂的、多层次的、协调的组织，卫生服务战略购买的实现需要建立健全相互协调的工作联动制度。如医保部门作为第三方支付机构，掌握了大量资金，其主要职责除代为管理医保基金、确保基金安全运行，还包括与医疗服务提供方协商确定医疗服务质量标准、资金支付与管理办法、医疗服务考核与监管等。政府的具体职责是充当医疗服务供需双方利益协调人，医疗卫生政策、标准的制定者和居民健康的保障人。医疗服务提供机构主要职责是加强内部医疗质量管理、成本控制和内部监管等，为居民提供规定数量且符合质量要求的医疗卫生服务。从战略购买角度而言，将政府和市场机制相结合，保证市场能够有效反映价格信号，政府可根据价格信号的变动情况，融入参保人期望的结果，以医保为杠杆和工具，引导资源配置的变动和医疗服务高效率提供，实现政府、市场、支付机制的协同耦合，为卫生服务战略购买提供支撑。

（四）规范有效的监管制度

卫生服务质量是评判战略购买目标的关键，最终由需方满意度体现。根据医疗服务专业性强的特点，可以采取以同业监管为主，第三方监督、需方评价、行政问责等多元主体为辅的综合监管模式，加强对服务质量的监管力度。要健全医保基金监管机制，维护基金安全，推进监管体制改革，建立健全医疗保障信用管理体系，确保基金安全高效、合理使用。

四、卫生服务战略购买的国际实践和经验

在卫生系统中引入战略性购买机制以实现系统绩效的改善在国际上已成为共识。原本采取集成式卫生服务提供模式的国家，开始实行购买者和提供者的分离的模式，并探索相关机制的改革，如英国、西班牙、瑞典等；以社会医疗保险支付服务提供为主的国家，也在调整购买策略，如德国、奥地利、荷兰等。

（一）各国实践

1. 英国　英国的国家卫生服务体系（national health service, NHS）实行分级保健。一级保健是 NHS 核心，主要由全科诊所构成；二级保健主要由医院提供。20 世纪 90 年代英国在 NHS 内部引入购买制度，形成内部市场。随着社会经济发展，购买组织的形式也不断发展变化。

1997 年，设置初级保健信托计划（primary care trust, PCT）。PCT 拥有经营管理自主权，所有全科医生都被纳入所在地区的 PCT。PCT 作为购买者，负责评估所在地区卫生服务需求，在定

点全科医生的建议下替患者向医院购买二级医疗服务,医院通过接受全科医生转诊获得收入。2011 年,通过《健康与社会保健法案》进行医改,将 PCT 的权力下放至全科医生,由其向专科医生采购服务。2013 年 4 月,临床委托服务组织(Clinical Commissioning Groups,CCGs)取代 NHS 原来所设的卫生策略管理局和 PCT,成为英国 NHS 大多数服务的代理人,负责规划和采购卫生保健服务。

在英国,基本卫生服务购买已下放到社区基层,通过社区居民委员会协助确定当地公众购买需求。购买组织与供方签订合同明确需方所需服务,以条款形式规定供方应当提供的服务,建立质量和结果评价体系,保证购买组织工作绩效和医疗机构的服务质量。由 NHS 直接向各地区 PCT 划拨预算经费。政府制定患者宪章确立患者的权益和所购买服务的标准,对购买组织进行监管。

2. 西班牙　与英国类似,西班牙原实行国家卫生服务体制,之后逐渐开始在中央政府统一税收后转移到 17 个行政区(相当于省级),由省级政府实行卫生服务购买模式,而中央政府仅保留监管职能。

在西班牙,基于"目标管理"方法,省级购买组织同供方之间建立合同。由于省际间的资金流动可能造成利益损失,因此医疗机构不愿接收省外患者,患者对于购买组织可选择性小。政府要求购买组织向患者和大众提供卫生福利包,并对基本福利包做了明确定义和规范,包括初级卫生保健和专科卫生服务、药品、整形外科、保健食品、患者转移、公共卫生和社会服务等。同时,行政区可以根据自身的职权范围审批通过本行政区的卫生服务福利包。随着购买的引入和私有化的趋势,一些医院托拉斯逐渐出现,医疗机构可以采取更加自主的组织形式。全科医生在服务体系内获得工资和按人头计算的费用,而医院主要采取总额预算与 DRGs 相结合的方式。

3. 德国　在德国,为数众多的法定社会健康保险机构(疾病基金会)是卫生服务的购买组织,强调社会团结互助,政府不参与,采取的是基于社会健康保险的购买模式。在德国法定医疗保险政策下,非营利性、自治性的医保公司(疾病基金会)与医师协会通过谈判制定医保合同。2000 年德国通过《卫生保健改革法案》,提出发展整合保健。2004 年通过《卫生保健现代化法案》,鼓励医保公司与服务提供者形成"整合保健网络",签订"整合保健合同"。整合保健项目包括对特殊人群或疾病的整合保健以及区域整合保健。整合改革后,德国出现公司形式的整合保健网络,医保公司与整合保健网络签订整合保健合同,购买其服务。

德国国家立法规定疾病基金设立理事会,负责制定保险合同、附加条款和其他规则、保险费率标准,监督审核预算和费用使用情况等。通过强化法律规范,保障患者权益,公民享有统一的福利范围。德国医疗保险逐步形成了地区性供方集体签约制度,支付制度及其议价水平基于联邦整体水平。政府的监管思路是以宏观管理为主,重点放在监督上,政府一般不参与法定医疗保险机构的具体事务,而是注重对市场进行调控和监督。联邦社会保险局主要负责直接监管隶属于联邦的法定医疗保险机构和所有私人健康保险机构,均衡各法定医疗保险机构之间的支付风险。

(二)国际经验及启示

1. 卫生服务的购买主体分布在各个层面　可以是中央宏观层面,可以是地区性或某个健康保险的中观层面,也可以是地方性或社区这样的微观层面,但相对来说后两者更为常见,而且趋势是向下发展,尤其是针对事务性的管理决策,将决策权下放到地方和基层,可以更加贴近当地居民和服务的实际情况,决策更加灵活而具有针对性,可以取得较好的效果。此外,初级卫生保健类的服务相对二、三级医疗服务,购买层级较低,如英国的初级卫生保健是基于社区层面的,而一些医院服务购买则是由战略卫生署(相当于地区卫生局)负责,而高新技术及服务的购买层面一般更高。

2. 全科医生参与采购对于实现战略购买很重要　英国在形成医疗服务内部市场时,一直强调临床医生参与购买过程,CCGs 是由全科医生参与并领导的机构,负责医疗服务的购买。全科医生参与 CCGs、代表签约人群购买服务,更容易发现问题,如哪些服务没有提供,哪种服务方式不合适,哪些服务质量需改进,从而解决这些问题,改进购买。

3.购买应强调公众的健康需要和权利　不论是通过民主决策,还是通过法律途径予以保障,各国都通过相关机制的建立以满足公众健康需要和维护公众的健康权利。而采用行政命令手段和管理方法保证卫生服务的供给,易忽视需方的卫生服务需求与利用,公众缺乏表达其价值取向的渠道。因此实践中应赋予民众更多的权利,以使购买到的服务符合民众的真实期望和需要。

4.医疗机构应加强自主性　自卫生服务购买改革以来,英国、西班牙、意大利等国都将原本预算制的医疗机构改制为托拉斯,如英国的初级卫生保健托拉斯和医院托拉斯(NHS hospital trust)。这是一种具有公立性质的组织(公法人,所有权归国家所有),具有独立性和非政府性,由董事会进行治理,自主性增强。适度加强供方的自主性和问责性是战略购买的又一特点。对供方而言,购买意味着外部环境的改变,让供方拥有更多决定权,允许结余的留用,加强市场竞争,赋予供方更多责任,这些都使得供方愿意并且能够从其内部做出应对性的调整。

5.高效的政府管理　虽然政府不直接提供卫生服务,但是要制定国家卫生战略,为购买者提供政策指导,帮助其根据人口需求和优先事项分配资源。另一方面,政府要建立适当的监管框架,确保购买者的责任和反应性、患者获得医疗保健的公平性以及资源的有效利用。各国主要依靠对国民福利包的规定和保障(如西班牙明确普遍适用于全国的基本福利包)、加强对购买者监督审查[如英国设立卫生保健委员会(Health Care Commission)]、制定法律法规(如德国社会法中规定了疾病基金的治理结构,允许需方自由选择疾病基金)对医疗卫生服务购买实施严格监管。

(三)卫生服务战略购买模式

由于市场经济发展水平、卫生服务体制、筹资模式以及文化背景等差异,在实践中,各个国家和地区形成了不同的卫生服务战略购买模式。

有学者将卫生服务战略购买模式从垂直和水平两个维度进行了分类。在垂直维度上,卫生服务购买按照购买层级进行分类,按照购买者层级,即中央、地方和社区三个层次,购买模式可分为宏观、中观、微观三种购买模式。在水平维度上,根据市场的竞争程度可以分为非竞争性购买和竞争性购买两种购买模式。依据购买服务数量和方式,卫生服务战略购买也可以划分为集中式和分散式购买模式;根据购买服务内容也可将其分为初级、二级、三级卫生保健购买模式,或全科服务和专科服务购买模式,以及门诊服务和住院服务购买模式。也有学者根据支付方式,将购买模式分为预付式和后付式,或根据合同签订方式,将其分为内包和外包模式等。

前述对购买模式的划分并不完全,各模式间也并没有严格的界限。如垂直和水平维度的购买模式分类可以交叉,如宏观购买模式可以是竞争性的,也可以是非竞争性的。而在非竞争性购买模式下,购买层级也可以是中央或地方。

第三节　供方支付制度

对卫生服务供方而言,支付是补偿的一种方式,也是主要的经济激励措施,是在资源一定的情况下激励卫生服务供需方合理行为的有效工具。

一、卫生服务供方支付制度

(一)支付制度

卫生服务供方支付制度是指对卫生服务提供者进行补偿的一种激励机制,即指资金从所有者转移到卫生服务提供者的系列活动和过程。从经济学角度看,激励机制对卫生服务供方的作用基于"经济人"假说，即卫生服务机构和个人的行为以自身利益最大化为导向。而支付制度作为一种激励机制，对生产者的经济激励必会作用于供方行为，从而影响其提供的服务数量、质量、效率，进而对费用、资源配置产生作用，影响卫生系统绩效。

供方支付制度包括支付方式以及与支付方式相结合的所有支持系统，如合同、管理信息系统、监管考评机制、医疗规范等。其中，支付方式是支付制度的核心，它决定了对供方的激励机制。合同是对支付方和供方进行约束的手段；管理信息系统是支付体系得以实现的支撑条件，不同的支付方式需要不同的信息支持。监管考评机制和医疗规范是保证供方服务质量的关键。

在支付制度中，对卫生服务供方进行补偿的一方即支付方，也就是支付的主体。支付主体可以是政府，也可以是服务使用者、企业或者医疗保险机构等。而卫生服务供方包括了医疗服务供方和公共卫生服务供方。

（二）支付方式

支付方式是指资金以什么样的方式补偿给供方。支付方式包含的构成要素主要有两个，即支付单位和支付水平。支付单位也就是支付单元，这是付费方对供方进行补偿的依据，它决定了对供方支付的参数，即按照什么标准进行支付。如，是按住院日，还是按病种、按人头等。支付单元确立了支付方式中的支付单位以后，还需要确定支付水平，即按照什么样的价格支付。支付水平可以采用多种方式确定，如由政府定价、市场定价或者支付方与供方进行谈判等。同时支付方式还可以对服务内容进行约定，也就是说可以要求供方应提供的服务项目，即服务包。支付方式是支付制度的重要组成部分，有多种方式可以选择，主要有总额预算、按服务项目付费、按人头付费、按床日付费等。

二、主要支付方式

支付方式很多，有多种属性。这些属性包括支付单元、事先支付还是事后支付、支付时间、财政风险是由服务提供者还是付费者承担等。根据其属性，可以对不同的支付方式进行定义和分类：从支付时间上，支付方式可以分为事前支付和事后支付；按支付单元分类，支付方式可以分为按服务项目付费、按人头付费、按床日付费等；按支付价格、支付水平设置的时间，支付方式可以分为预付制和后付制。

目前，常见的卫生服务供方支付方式包括条目预算、按服务项目付费、按服务单元支付、按病种支付、按人头支付、总额预算和按绩效支付等。各种支付方式都有其特点和优劣势，其对供方的激励作用也不同。

（一）条目预算（line item budget）

付费方根据资源的特殊种类或功能分配预算，通常以年为基础，可用于医疗服务和公共卫生服务供方支付。在医疗服务供方支付中以机构的条目费用为支付单元，条目包括工资、药品、交通、材料消耗等。在公共卫生服务供方支付中为提供给公共卫生服务机构固定数额的资金，资金总量分成具体项目，每项资金专用。按条目预算支付易于操作和监督，服务提供者易于执行。按预算项目支付的专项经费预先确定了工作内容和每项工作支付的金额，能够引导服务提供者进行具体规范的工作，易于操作和监督，便于提供者执行；但是此方式不利于灵活运用资金，限制了服务提供者选择成本最低的投入组合，如果条目预算资金分配不合理还会造成资源浪费的现象。

条目预算以功能预算种类为支付单元，一般在初级卫生服务（门诊）和医院（住院患者）中使用，服务提供者和支付者承担的财政风险都比较低。

（二）工资制（salary）

工资是指在一个时间段内，无论医生接诊的患者数量、服务数量或者提供的服务如何，以固定的费率支付医生。工资支付的优点是管理简单，利于控制管理成本和人员支出，不会导致提供者过度提供服务;缺点是由于工资与提供者服务数量和质量关系不密切,不利于发挥医生的工作积极性,影响服务效率,患者满意度差。工资制是计划卫生保健体制下应用比较普遍的支付方式。

由于单独的工资制对于提高工作积极性作用较弱,很多采用工资支付的购买者会应用工资加奖金支付,即工资支付辅助以各种奖金。工资加奖金的支付方式优点是有利于调动医生工作积极性,提高工作效率;缺点是增加了管理成本,同时由于奖金一般是以服务数量或患者满意度等为基数进行,医生没有主动控制成本的动机,不利于医疗费用的控制。我国医院对医务人员多采用此支付方式。

(三)按服务项目付费(fee for service)

对供方提供的每一个服务项目(如检查、化验、药品等),按照服务项目的价格和数量支付费用。可以分为无固定收费标准的按服务项目付费和有固定收费标准的按服务项目付费两种方式,可应用于医疗服务和公共卫生服务供方支付。

按服务项目付费是指在医疗服务中按照患者所接受的服务进行支付,以医疗服务项目为支付单位,多用于初级卫生保健服务提供者、全科医生等。在公共卫生服务中,这种支付方式可以用于如计划免疫、妇幼保健等服务的费用支付。有利于激励公共卫生服务机构更多地提供公共卫生服务,适用于提供不足的公共卫生服务支付。

按服务项目付费的优点是费用计算简单,容易理解,而且由于提供者不承担财政风险,不会出现推诿患者的情形。这是一种应用历史较久,也是应用较为广泛的支付方式。其缺点是容易导致过度服务,造成资源浪费。

(四)按服务单元支付

服务单元是指在卫生服务提供的过程中按照特定的标准将其划分为相同的部分,这一部分即成为一个服务单元,如一个住院床日、一个门诊人次。按服务单元支付是购买者根据服务单元的价格和数量对提供者进行补偿的方式。

1. 按床日支付(fee for bed-day) 需要预先确定覆盖一个住院日所发生的所有费用,然后按照住院天数进行支付。按床日支付一般应用于对医院(住院患者)的支付,以床日为支付单元。此种方式下,服务提供者承担财政风险低,而付费者承担财政风险高。

因为有支付标准约束,故而供方有节约成本的动力。其优点是支付标准直观、容易理解,操作简单,管理成本相对较低。但是也会诱导供方选择性收治病患,推诿重症患者;或提供服务不足、忽略服务质量,甚至会出现分解住院、延长住院日等不良行为。

2. 按诊次支付(per visit payment) 根据统计资料确定每诊次平均费用标准,然后按照总的就诊人次进行支付。一般用于普通疾病的门诊支付,服务提供者承担较高的财政风险。

按诊次支付的优点是操作简单,管理成本相对较低。因有支付标准约束,服务提供方有节约成本的动力。但是也可能出现供方推诿重症患者,选择性收治病患;或忽略服务质量,导致提供服务不足,甚至会出现分解门诊或住院等。

(五)按病种支付(disease payment)

按病种支付是指对覆盖某个病种或疾病的所有服务,以固定费用进行支付,也称按病例支付(case-based payment)。多用于住院患者费用支付。支付的标准是某一疾病患者整个住院过程中发生的医疗费用,包括各类检查、治疗、材料、药品等费用。其中最常见的是按诊断相关分组(diagnosis related groups,DRGs)支付,而我国在此基础上发展而来的支付方式称为按病种分值(diagnosis-intervention packet,DIP)付费。

1. 按诊断相关分组支付(diagnosis related groups-prospective payment system,DRG-PPS) DRGs实质上是一种病例组合分类方案,是以国际疾病诊断分类为基础,根据患者年龄、性别、合并症、并发症、治疗方式、病症严重程度及转归和资源消耗等因素,将患者分入预设不同支付标准的若干诊断组内,以此对供方进行支付。在此支付方式下,购买者不再按照患者在院的实际费用支付给供方,而是按照患者所进入的诊断相关组的付费标准进行支付,因而相较于买方而言,供方承担较高的财政风险。

其优点是使得供方有动力缩短住院天数,收住更多患者,加强成本管理,提高效率,有利于费用的控制。缺点是操作复杂,需要各类信息支持,管理成本较高;同时供方为降低成本,有选择轻症患者、推诿重病患者、减少服务的动机,有可能诱导患者住院,分解住院;或把低级别、低费用的疾病诊断为高级别、高费用组,以此增加收入。

2. 按病种分值付费 是指利用大数据将疾病按照"疾病诊断 + 治疗方式"组合作为付费单位,医保部门根据每年应支付的医保基金总额确定每个病种的付费标准,然后以此对供方进行补偿的一种支付方式。一般是在一定区域范围的全样本病例数据中,形成每一个疾病与治疗方式组合的标化组合,反映疾病严重程度、治疗复杂状态、资源消耗水平与临床行为规范,DIP 付费除用于医保支付,还可用于医保基金监管、医院管理等。如,在总额预算机制下,根据年度医保支付总额、医保支付比例及各医疗机构病例的总分值计算分值点值,医保部门基于病种分值和分值点值形成支付标准,即可对医疗机构每一病例实现标准化支付。

(六)按人头支付(capitation payment)

按人头支付是指以人头为支付单元,按照供方服务的人头数进行支付,可用于医疗服务和公共卫生服务支付。在这种支付方式中要支付一个人在某个时期内可能会使用的所有合同约定服务的费用,其人头支付标准是预先确定的。也就是说,在支付系统里的所有服务提供者预先被确定每个人头支付标准,而这些提供者需要在某个固定时期内(如一年)向与其登记签约的每一个个体提供一套事先商定好的服务,在某些情况下,提供者也可以从其他提供者处购买自己不能提供的服务。一般以每人每年为支付单元,服务提供者承担的财政风险高,而付费者承担的财政风险低。

这种支付方式的优点是费用计算简便,管理相对简单,鼓励供方降低服务成本,防止过度服务,利于成本控制,激励供方提供预防性服务。缺点是供方出于控制成本的目的可能会减少检查和诊疗服务,影响服务质量;会出现选择患者的情形,即选择健康风险低、症状较轻的人群,推诿重症患者;通常一年只能选择一个机构或医生,限制了患者对供方的选择性。

(七)总额预算(global budget)

总额预算也称为总额预付,以一定的产出为目标,以机构为支付单元,每年支付方会按照机构的产出情况对总额费用进行调整并支付。通常由支付方与供方事先协商,确定在一定时期内(一般为一年)支付给供方所提供所有服务的预算总额,并据此支付。在支付费用时,不论供方实际发生的费用是多少,都以此预算总额作为支付的最高额度,对费用进行控制,并明确供方必须提供标准的服务。供方承担了较大的财政风险。

这种支付方式的优点是供方有降低成本、减少费用的动机,提高服务效率,进而遏制医疗费用的增长;而支付方主要工作在于确定预算和审核预算执行,有利于降低管理成本。缺点是影响供方提供服务的积极性和开展高新技术的动力,服务质量和服务内容不容易控制,而且会造成供方选择患者、推诿病患的情形;同时制定科学合理的预算额度比较困难,偏高会导致供给不合理增长,偏低或不足会影响供方积极性和患者利益。

(八)按绩效支付(pay-for-performance)

按绩效支付是指付费方按照对供方服务绩效考评的结果进行支付。按照绩效支付首先要由买供双方协商确定可测量的绩效标准,然后在此基础上对供方服务结果按照绩效标准实现的程度进行测评,最后依据测评结果确定支付额度并进行支付。按绩效支付是对传统支付方式的补充和优化,一般和其他的支付方式一起实施,如将按人头支付与按绩效支付相结合,在拨付人头费时预留一定比例的额度(如 40%),在年终再依据绩效测评结果进行调整拨付。按绩效支付以产出结果为支付依据，目的是提高服务质量和效率。

这种支付方式的优点是激励供方提高服务质量，改善服务结果，有利于控制服务成本，这也是实现卫生服务战略购买的重要手段。缺点是建立一套完整而科学的绩效考核指标比较复杂，且对供方进行绩效评估需要大量的资源投入，因此该种支付方式管理成本高。

（九）捆绑支付（bundled payment）

捆绑支付也称按治疗事件支付（episode-based payment），是一种基于临床定义的治疗事件补偿服务提供者的新型支付方式。治疗事件是指在一段时间内，建立在某一特定条件下或程序上的不同服务提供者提供的一系列医疗卫生服务。如对冠状动脉搭桥术和心脏病治疗实行捆绑支付，在整个治疗结束后（包含住院治疗及出院后的康复期治疗）医院才能收到所有治疗费用。这种支付方式下，医院需要为后续治疗提供者（如专业护理机构、康复机构等）的服务质量负责。也就是说，医院不仅要对住院病患负责，还要对处于康复期的出院患者负责。因而在治疗过程中，医院和医生会更积极主动。

这种支付方式的优点是供方具有控制成本的动机，激励其提供优质服务，使得参与治疗的各方密切合作，加强配合。缺点是按治疗事件支付方式只能解决所有患者治疗中的一小部分，还有大量的设计和操作问题需要考量，如治疗事件的不同定义、单位事件支付额的计算和分配方法、新支付系统的需求和消费者保护等问题。

三、支付方式对卫生服务绩效的影响

支付方式是一种经济激励机制，而经济激励是影响组织和个人行为的重要因素。机构和个人会对支付产生复杂的反应，如会导致医生改变单位接诊时间的患者数量，而医院也会改变住院时间长短、提供服务的数量等。不同的支付方式会影响到提供者所提供服务的质量和数量，对供需双方产生不同的作用，从而对卫生系统的各个目标产生影响。如按人头支付方式下，会激励卫生服务提供者增加接诊人数，但服务的内容和质量可能会不同，而在按服务项目付费的支付方式下，服务提供者会为患者提供更多的服务项目，导致服务过度利用。

（一）对效率的影响

支付方式对效率的影响主要是通过支付方式的变化实现的。当支付方式具备以下条件时，将会提高卫生服务的效率：支付方式使卫生服务提供者承担的财政风险增加；支付方依据服务结果与绩效评价情况进行支付；给予卫生服务提供者弹性使用资源的权利；供方提供的服务如果能够覆盖相对综合的服务，可以促使供方减少向其他服务提供者推诿患者、转嫁成本；患者有选择服务提供者的自由，这样能促进提供者之间的竞争，保证服务质量和效率。因此，在进行支付方式设计时，应充分考虑以上因素，提高服务效率。

（二）对质量的影响

当支付方式鼓励医生、患者和保险机构选择成本 - 效益更好和技术质量更高并能被正确实施的治疗措施时，将会增加对质量的激励作用。但是也应该注意，支付方式对成本控制和效率的激励，可能与对质量的激励并不相容。也就是说，有的支付方式可能会对供方产生控制成本、提高效率的作用，但是对服务质量的激励可能会弱一些，如按人头支付、总额预算等。

支付方式要实现效率和质量间的合理平衡，需建立质量监控机制，同时还要加强医生职业道德建设，另外，要使患者能够自由选择或改变服务提供者，在服务提供者之间引入竞争机制，从而保证服务质量。

（三）对公平的影响

公平是卫生系统绩效关注的重要方面，是指所有人都具有对卫生服务的经济可得性和地理可及性，而这里所说的公平主要是指服务利用公平。当由患者直接付费时，支付方式会影响患者对卫生服务的经济可得性,特别是对贫困人口而言,将影响到他们对卫生服务的利用。但是当经济可得性解决时,也并不代表人们会利用卫生服务,如地理位置、服务时间等也会限制人们对服务的利用。因此在设计支付方式时,为保证服务利用公平性,还需要对支付方式或支付水平进行选择。如可以通过设置不同的支付水平,对于偏远地区或者穷人聚居区的服务提供方给予较高的支付指数,以保证服务的供给。同样,为确保患者不会因为疾病和治疗的复杂性而被追求经济利益的服务提供者推诿,可以在支付方式中使用调整因子。如对健康状况较差的人群、老年人、慢性病患者等,设置较高的支付水平,以便将其纳入服务范围,而不至于因为供方有选择地提供服务而被歧视,防止提供者推诿病患。

(四)对满意度的影响

支付方式对满意度的影响主要是通过不同支付方式对供方行为的作用实现的,如按服务项目付费,供方可能会提供较多服务,患者会产生较高的满意度,但是同时也会使得服务利用过度。因此,为提高患者满意度,支付方式应将患者对服务提供者的选择和对服务提供者的支付相关联。

四、支付方式改革的发展趋势

每一种支付方式都有其优势和劣势,但都是与其所处时期和发展阶段相适应的。不同的支付方式对卫生服务效率、质量和公平都有不同的影响,选择每一种支付方式都会带来预期或非预期的不同结果。因此,很多国家在供方支付方式改革中,对其不断进行调整,引入更合适的激励措施,以便其更好地发挥作用,提高卫生服务绩效,具体表现为如下发展趋势。

(一)增加供方承担的经济风险

当经济风险由供方承担时,会激励供方主动控制成本。在支付方式中,当支付单元变得更加整合时,供方承担的经济风险水平也会相应地增加。例如,按病种支付相较于按服务项目付费,供方将承担更大的经济风险,因为供方需要科学合理地计划所提供的卫生服务以尽量减少投入,为机构提高效率增加盈余。但是也应注意,增加供方承担的经济风险亦是把双刃剑,因其在控制费用的同时,也会出现分解服务、限制服务或者推诿患者等问题。

(二)向混合支付方式发展

联合使用多种支付方式可以加强或者弱化支付方式单独使用的效果。卫生服务系统中采取各种支付方式混合的方式可以取长补短。大量实证资料显示,混合支付系统是有必要的,可以实现成本、质量、效率、患者满意度等多重目标之间的最佳平衡。

公共卫生服务供方支付中,按工资和人头支付会导致服务不足,而按项目付费可导致服务过度,而按服务项目付费和按人头支付相结合的混合支付方式可以在服务不足和服务过度之间找到平衡点。目前,以病例为基础的支付方式逐步发展起来,该方式与其他支付方式的有效结合将成为控制医疗成本的普遍方式。

(三)在供方之间引入竞争机制

为了改善卫生系统的绩效,在支付方式中引入竞争机制是必要的。竞争会鼓励卫生服务提供者提高卫生服务质量和患者满意度。支付方式的实施需要卫生服务提供者通过公平竞争来达到提高卫生系统资源使用效率的目标。而给予患者选择服务提供者的权利是加强竞争的重要途径之一。

(四)数字信息技术的应用使得配套的辅助支持系统更加完善

支付方式必须有良好的管理和信息系统做支持。支付方式的有效实施取决于患者和财务数据信息的可得性,以确保支付机制实现预先设定的服务和人群目标;而管理独立是支付改革成功的关键,卫生机构管理者在不同项目和服务之间自主重新配置资源可以改善效率;对于覆盖相对综合的服务包支付方式而言，更需要一个运转良好的转诊机制确保治疗。而随着数字信息和人工智能技术的发展应用，支付方式所需配套系统更加完善，为其发展提供更好的支撑。

（五）与监管相结合的绩效支付

确定的绩效考核指标，可以激发卫生服务提供者提高工作效率和工作热情，完成更好的产出和成果。绩效考核的指标，可以是工作数量、服务质量和健康产出或者是以上多种指标的结合，以提高激励的作用。尤其是为个人提供的、需要大力倡导的公共卫生服务或对于服务数量与质量有特殊要求的卫生服务项目，更加需要在原有支付方式的基础上结合绩效支付。与监管相结合的绩效支付的实施实际上也是对供方进行监督考评的一种方式，是保障供方提供服务数量和质量的重要机制。

（六）从对单一服务/机构的支付转向基于人群的购买

传统支付方式针对某一项服务、某一次住院或在某一家机构接受的服务，导致服务的不连续和服务机构间的割裂，服务整合不够，致使资源配置效率低、病患体验差、患者满意度不高。而新的趋势是从对单一服务或机构的支付转向基于人群的购买，如捆绑支付。

思考题

1. 什么是卫生服务战略购买？与传统的卫生服务购买有什么区别？
2. 怎样实现卫生服务战略购买？
3. 主要的支付方式有哪些？各种支付方式的优缺点是什么？

（于贞杰）

第十二章　卫生人力资源市场

在征服疾病和消除有害人类健康的社会及自然因素的过程中,卫生人力资源是关键性资源。卫生人力资源市场按照卫生服务市场规律调节卫生人力资源的供求关系,引导卫生人力资源在卫生领域进行合理流动,是实现卫生人力资源在卫生领域合理配置的场所。对卫生人力的供给和需求关系以及围绕供需平衡关系进行探讨是卫生人力资源市场研究的主要内容。

第一节　概　　述

一、卫生人力资源市场的概念

在经济学中,劳动力是最重要的生产要素之一,在市场经济活动中,社会对劳动力所形成的供求关系形成了劳动(务)市场。卫生人力资源市场(health human resource market)是以卫生领域中卫生人力的供给和需求为核心,引导卫生人力的供求,促进其实现优化配置的一种内在机制,结合卫生人力的教育培训、准入考核和分布流动等问题,最终在微观和宏观层面实现卫生人力资源合理配置的平台和载体。

除遵循人力资源市场的一般规律,卫生人力资源市场还具有如下特点:①供方具有较强的专业性。卫生人力往往接受了较高层次的教育与专业技能培养,其较强的专业技术性难以被其他行业人员所替代。②供方的主导性。由于卫生服务的信息不对称,所以在卫生服务利用的选择上,卫生服务提供者是需求者的代理人,处于主导地位,其主导性是卫生服务提供者的决策成为能否合理选择卫生服务的关键,因此,政府管理者有必要对卫生人力供方进行监管,避免发生诱导需求的现象。③卫生人力市场存在进入壁垒。医学是关系到人的健康和生命的科学。为此,许多国家都会对申请者的专业学历和能力、语言沟通能力以及道德素养进行综合审核,其中通过医师资格考试合格者才能获取执业医师资格。在取得执业医师资格后,经过相应的专业培训,并取得资格认可,具有从事相应专业活动能力的医师才可以成为专科医师。④市场结构的不均衡性。区域经济发展不平衡导致卫生人力的数量与质量都存在空间分布上的不均衡性,同时职业自身的强度、责任与风险以及医患关系等因素会造成卫生人力的高流动性与短缺。

二、卫生人力资源市场的构成要素

卫生人力资源市场是由各种基本要素组成的,正是这些要素之间的相互联系和相互作用,决定了市场的形成,推动着市场的运行。主要包括以下要素。

1. 交易对象　卫生人力的使用价值。

2. 市场主体　卫生人力资源市场的主体是卫生人力与用人单位。两主体在交换过程中以平等地位相互选择,达成契约关系。

3. 市场载体　主要有两类形式:一是由政府组建的就业服务平台,如各地劳动部门主办的卫生职业促进中心、人事部门主办的卫生人才交流中心等;二是适应市场需要而形成的职业介绍机构。

4.**市场价格** 供需主体双方协商的卫生人力的工资或劳动力成本。

5.**市场规则** 即政府为保障卫生人力资源市场正常运行而制定的各种管理制度,以及用人单位、求职人员或职业介绍机构相互间的行为约定或协议等。

三、卫生人力资源市场的作用

卫生人力资源市场通过价值规律的作用和竞争机制的功能,调节卫生人力供求关系,推动卫生人力的合理流动,实现卫生人力资源的趋优配置,从而提高整个卫生行业运行的效率和活力。其作用主要表现在以下几方面。

1.**在实现卫生人力与卫生服务的结合中起纽带作用** 卫生人力资源市场如同桥梁把卫生人力和用人单位双方衔接起来,通过卫生人力资源市场实现卫生人力自愿就业和用人单位自主择人,促进卫生人力同用人单位的有效结合。

2.**在协调卫生人力资源供求关系中起调节作用** 在市场成熟的条件下,用人单位在卫生人力的使用上多时可释放,缺时可补足,为用人单位正常运行创造了良好的外界环境。

3.**在卫生人力就业单位的转换中起媒介作用** 卫生人力资源市场的存在和发展,为卫生人力和用人单位提供了双向选择的平台和条件。

4.**为国家了解卫生行业社会劳动分配状况发挥窗口作用** 卫生行业社会劳动分配状况往往由卫生人力资源市场体现,卫生人力资源市场的窗口作用为国家制定卫生行业的人力资源宏观政策提供依据。

5.**在开发利用卫生人力资源方面起导向作用** 一方面促使医学教育部门、医学职业培训部门根据社会需求不断调整课程和专业设置,积极培养社会所需的卫生人才;另一方面会促使卫生失业人员按社会需求调整自己的专业技能结构,以求尽快就业。

第二节 卫生人力资源的需求分析

一、卫生人力资源需求的概念及特点

卫生人力资源需求(demand of health human resource)是指在一定时间和某一工资水平下,用人单位愿意并且能够雇用的卫生人力资源种类和数量。卫生人力资源需求有三个特点:一是卫生人力资源需求是意愿与支付能力的统一。用人单位在不同工资水平条件下,有能力并有意愿雇用卫生人力资源。二是卫生人力资源需求是派生性需求。用人单位需要多少卫生人力是由卫生服务需求决定的。由于卫生服务的需求必须通过卫生机构在提供卫生服务的过程中实现,卫生机构只有借助于它拥有的卫生人力资源才能满足人们对卫生服务的需求。正是基于人们对卫生服务的需求,用人单位才形成了对卫生人力资源的需求。三是卫生人力资源需求是联合性需求。卫生机构提供的任何一种卫生服务,并不是由任何一种卫生要素能够单独提供的,必须联合多种卫生要素共同生产才能实现。

二、卫生人力资源需求分析

在不同的市场条件下,卫生人力资源的需求目标不一样。但不同市场条件下的卫生人力资源需求分析大体相同。在卫生领域,医疗机构主要由营利性医疗机构和非营利性医疗机构组成。我国当前的卫生服务市场存在公益性为主的特点,是非营利性医疗机构为主体、营利性医疗机构为补充的总体格局。

在分析卫生人力资源需求时，需要针对市场竞争结构进行分析。为使分析简化，假定卫生人力资源市场为完全竞争市场，卫生服务价格是不随需求量变动而变动的常数。首先需要了解几个基本概念。

1. 卫生人力资源价格 卫生人力价值的货币表现形式。

2. 边际服务 其他卫生要素投入不变的前提下，医疗机构每增加一单位卫生人力投入所增加的服务量。

3. 边际服务收益 医疗机构增加一单位的卫生人力资源投入带来的服务量增加的收益。

4. 边际人力成本 医疗机构增加一单位卫生人力要素投入所增加的成本支出。

5. 卫生人力资源需求曲线 反映卫生人力供给量和工资率之间关系的一种几何图形。如图 12-1 所示，最优的雇用量取决于工资水平，即卫生人力的边际成本。当工资水平为 W_1 时，雇用量为 L_1；当工资水平为 W_2 时，雇用量为 L_2。这种情况的出现是由于较高的工资水平会导致供给增加，使竞争加大，另外，工资水平较高，即卫生人力的边际成本较高，医疗机构的人力需求将减少。

值得注意的是，因卫生服务需求派生出卫生人力资源需求，卫生服务市场的特点决定了现实中的卫生人力资源市场一定属于不完全竞争市场。

我国卫生服务事业具有公益性质，因此卫生人力资源需求首先要基于国家区域卫生人才发展规划，由用人单位结合单位发展实际情况，进行人力资源配置的自主决策，强调在公平的基础上兼顾效率。用人单位在决定招聘多少卫生人力进行投入时，会充分考虑额外增加一单位的卫生人力

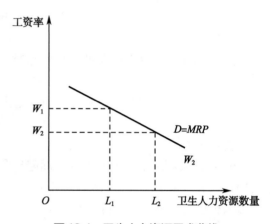

图 12-1 卫生人力资源需求曲线

要素投入带来的服务量增加的收益能否补偿使用该单位人力要素所需支付的成本，进行成本和收益的比较，卫生人力资源需求量将会被决定于在最后投入的人力要素所带来的收益刚好等于为使用所支付的成本，这表明如果边际服务收益大于边际人力成本，用人单位就会招聘更多的卫生人力；如果边际服务收益小于边际人力成本，用人单位就会减少对卫生人力的招聘，直到边际服务收益等于边际人力成本。

三、影响卫生人力资源需求的因素

1. 居民的健康期望 居民的健康期望越高，对卫生服务的需求就越大。影响居民的健康期望的因素有教育水平、收入水平、生活方式等。教育和收入水平同时影响卫生人力资源需求的数量与质量。

2. 卫生人力价格 卫生人力资源的价格上升，出于成本控制的考虑，用人单位会减少对卫生人力资源的需求，同时会寻求其他生产要素替代卫生人力资源。一般来说，拥有较好专业技术水平的卫生人力成本较高，在经济条件许可的情况下，人们更趋向于选择优质卫生人力资源提供的服务，这也使得卫生机构愿意投入优质卫生人力，增加优质卫生人力资源的需求。

3. 卫生服务需求 用人单位对卫生人力资源的需求是卫生服务需求的"派生需求"。如果一个地区的卫生服务需求不断增加（或减少），则该区域内的卫生服务供给也需要随之增加（或减少），当这种卫生服务增加（或减少）程度达到卫生服务提供者所不能承受的程度时，该区域内的卫生机构必将考虑增加（或减少）卫生人力的数量。影响卫生服务需求的因素包括健康状况、卫

生服务提供者、卫生服务可及性、经济因素、时间价值等。

4. 卫生人员的专业技术水平　每一个需要接受卫生服务的人，都希望提供卫生服务的医务人员有较高的专业技术水平，高质量卫生技术人力资源供不应求。

5. 卫生政策　卫生政策的变化对卫生人力资源需求也有一定的影响。比如原国家卫生和计划生育委员会印发的《"十三五"全国流动人口卫生计生服务管理规划》中提出，要着力维护流动人口健康，按照常住人口配置资源，将流动人口纳入流入地卫生计生服务体系，继续完善基本医保关系转移接续办法，提高流动人口医疗保障水平。这一政策的出台增加了流动人口对流入地卫生服务的需求，进而相应增加了流入地卫生人力资源的需求。

第三节　卫生人力资源的供给分析

一、卫生人力资源供给的概念及特点

卫生人力资源供给为卫生事业发展提供人才保障和智力支持。卫生人力资源供给（supply of health human resource）是指在一定技术条件和时期内，一定的价格水平下，卫生人力市场能够提供的卫生人力数量。卫生机构雇用卫生人力的主要目的是满足居民对卫生服务的需求。但从本质上看，医学教育机构才是卫生人力资源真正的供给者。一方面，医学教育机构教育和培训医学生，使他们具有丰富的医学知识和扎实的临床实践经验；另一方面，卫生人员必须取得卫生行政管理部门颁发的相关资格证书，才有可能提供卫生服务，而取得资格证书是建立在医学教育机构提供的医学教育基础之上的。因此，只有具备了上述这些条件，才有可能形成卫生人力资源的供给。

卫生人力资源供给除具备一般人力资源供给的能动性、两重性、时效性、再生性和社会性等特点外，还有如下特点：一是培养周期长。卫生人力资源属于知识密集型资源。卫生人员在提供卫生服务时，不仅需要深厚的理论基础，同时还需要丰富的实践经验。二是管理过程复杂。卫生人力资源与物力资源、财力资源不同，卫生人力资源是有感情、有思维和有创造力的资源，卫生人力资源供给在知识层次、潜能、激励因素、合作动能等方面因人而异，受教育程度、技术水平、知识结构差异大，因此卫生人力资源的使用、配置和管理相当复杂。三是专业性和技术性。卫生人力资源需要有相关的专业知识和技术水平，只有受过专门的医学教育或培训并获得相应资格的人才能够提供相应的卫生服务。卫生人力的专业性和技术性决定了对卫生人力的培养应该有一定的前瞻性。

二、卫生人力资源供给分析

（一）卫生人力资源供给数量分析

卫生人力资源供给的数量分析主要关注卫生人力生产与使用之间的平衡。这有助于找到造成卫生人力生产与使用之间不平衡的原因，以便完善卫生人力规划和政策。图12-2显示了我国2009—2019年医学招生人数、在校生人数和毕业生人数。由图所示，10年间医学招生人数、在校生人数、毕业生人数均呈现大幅增长，说明我国医学教育机构作为卫生人力资源的主要供给方，在数量上为我国卫生事业的发展提供了人力保障。

近年来，对于各国政府而言，卫生人力供给不足是当前最需要解决的问题。《2020年世界护理状况报告》指出，全球护士人数为2 790万，其中专业护士1 930万，按目前的趋势，到2030年，护士人数比预计需求短缺570万。短缺主要集中在非洲、东南亚和东地中海区域。尽管近年来采取了各项举措缓解护理人员的普遍短缺，但农村和基层机构护理人力依然十分短缺。

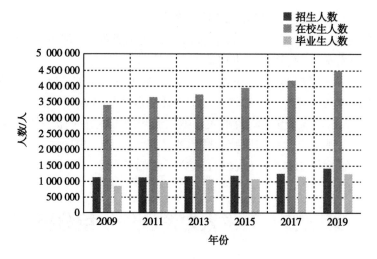

图12-2　2009—2019年医学招生人数、在校生人数、毕业生人数

引自：国家健康卫生委员会. 中国卫生健康统计年鉴（2020）. 北京：中国协和医科大学出版社，2020.

（二）卫生人力资源供给质量分析

优质的卫生人力对于提高卫生行业服务质量、促进行业发展具有重要意义。医学教育机构的教育水平可以在较大程度上反映卫生人力资源的供给质量，医学院校的育人目标、人才培养模式、教学方法与手段、课程体系和教学内容等都将对教育水平产生影响。卫生人力资源供给质量主要表现在以下几方面。

1. 医学院校教育质量　随着医学模式的转变和发展、人民群众对卫生服务的要求日益增长，医学教育要适应社会进步、科学技术发展和卫生事业改革的需要，充分认识到其在社会经济发展中的重要作用及特殊规律。其次，医学教育各学科的专业设置、人才培养的结构和办学层次要满足新型卫生服务模式的要求，卫生人才的培养要适应医疗卫生事业的发展需要。

2. 继续教育制度与知识更新　医学教育是一种终身教育，包括医学院校教育、毕业后医学教育和继续医学教育。医学院校教育为起点，通过继续教育把教育培训同持续终身的职业生涯统一起来，因此，每位卫生工作者都应该接受知识更新的教育。

3. 医学人文精神的培养　医学教育不仅要有医学学科知识、医学专业技术的传播，同时更要有科学素质、人文精神、人类文化的修养。医学人文精神作为卫生人力应具备的基本素质，正逐渐被医学教育专家们认可。

（三）卫生人力资源供给结构分析

由于社会分工的细化，卫生和其他行业一样，在专业、空间等结构方面也存在不同。

1. 专业结构　卫生人力拥有的专业技术往往与其在医学院校接受的专业教育以及后期接受的专业技术培训与培养有直接联系。因此，卫生人力资源供给的专业结构分布主要是通过卫生人力所接受的医学教育来体现的。医学院校在专业设置及相关专业的招生规模方面对卫生人力资源供给的专业结构有着较大的影响。医学院校会根据市场需求及时调整其卫生人力的培养计划。

2. 空间结构　卫生人力的空间分布通常体现在城乡之间、区域之间及区域内不同机构之间。世界卫生组织报告指出，低收入和中等收入国家的卫生人力密度仍然远远低于富裕国家。根据世界卫生组织发布的《2020年世界护理状况报告》，图12-3是按世界卫生组织区域分列的护理人员总数的预计增长情况（至2030年）。我国卫生人力分布在城乡和区域之间也存在差距，2019年，城市每千人口拥有卫生技术人员多于农村的两倍。

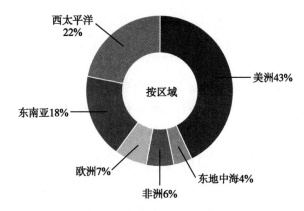

图12-3　按世界卫生组织区域分列的护理人员总数的预计增长情况(至2030年)
包括专业护理人员和准专业护理人员。

　　卫生人力可以发生地区间或国际间流动,呈现落后地区的卫生人力向发达地区转移,发展中国家的卫生人力向发达国家流动。长期如此的单向流动会加剧卫生人力空间分布的不平衡。卫生人力的空间分布显著地影响卫生服务的可及性,进而影响卫生人力资源配置的效率。

　　卫生人力分布不平衡是一把双刃剑,有其积极的一面,也有其消极的一面。如果某地区的卫生人力资源过剩,积极的一面表现为可以促进人力市场的竞争,提高卫生人力的素质,促进卫生服务质量的提高,更好地为当地居民服务。消极的一面表现为由于卫生人力过剩可能导致其在服务过程中作出诱导需求的决策,促使医疗的过度利用。如果供给超过需求,也会造成卫生人力的浪费。

三、影响卫生人力资源供给的因素

　　影响卫生人力资源供给的因素分为宏观因素和微观因素。宏观因素包括政策因素、社会地位和文化因素等;微观因素包括价格因素、劳动者因素和医学人才培养成本等。

　　1. 政策因素　政府在医疗卫生领域的资本进入、收入分配方式、专业技术人员执业准入等方面均制定了相应的政策法规。政府干预与区域卫生规划指导区域卫生机构的卫生人力资源配置,通过调节卫生人力资源需求影响医学教育机构的招生计划、培养模式与卫生人力的就业前景,从而间接影响卫生人力资源供给。比如,通过定向免费培养农村卫生人才的政策,增加农村基层卫生机构卫生人力的供给。

　　2. 社会地位　医务工作者是社会地位较高和受社会经济冲击风险较小的职业,职业成就感较高,因此会吸引许多学生报考医学院校,增加卫生人力的供给。但是在医患关系比较紧张的社会环境里,医务人员的从业积极性会降低。医务人员如果在执业过程中没有安全感,会对其职业产生挫败感,导致医务人员的流失。

　　3. 文化因素　包括卫生人力的职业声望、社会地位、工作条件和安全保障等因素。现如今,从事卫生服务行业具有较高职业声望与社会地位,但同时也意味着承担较大的社会责任,伴随着较高职业风险。伤医事件等负面的社会舆论会潜在影响进入医学院校接受医学教育的考生个人决策,降低其从事该职业的意愿。

　　4. 价格因素　工资是影响人力资源供给的基本因素,卫生人力需要依赖提供卫生服务以获得相应的报酬来维持生计。在给定的市场条件下,较高的工资水平会吸引更多的卫生人力。更高的工资水平会促使在当前的工资水平下已经被雇用的卫生人力延长工作时间,同时较高的工资水平将从其他地方吸引同类卫生人力进入市场。

　　5. 医学人才培养成本　由于医学专业课时多、医学耗材和见习实习成本高等原因,医学教育成本较其他学科门类更高。目前我国高等医学教育筹资渠道仍以政府财政拨款为主,由于医学生的培养成本较高,也在一定程度上影响社会资本办医学院校的积极性,进而影响卫生人力资源供给的数量与质量。

6. 劳动者因素 劳动者因素包括劳动者个人的身体状况、心理品质、人格特质以及家庭因素等,对劳动者的从医职业选择存在一定影响,也将影响卫生人力是否从事卫生行业的个人决策。

第四节 卫生人力资源市场分析

一、卫生人力资源供需均衡分析

(一)卫生人力资源供需均衡

卫生人力资源供需均衡(supply and demand equilibrium)是指在一定时期内,社会对卫生人力资源的需求与卫生人力资源的供给相当,处于相对平衡的状态。卫生人力资源实现供需均衡时,不仅实现了卫生人力资源的最优配置,还实现了卫生人力资源的充分就业。如图 12-4 所示,卫生人力资源供给曲线与卫生人力资源需求曲线相交于 E 点,在 E 点卫生人力的供给等于卫生人力的需求实现了供需均衡。

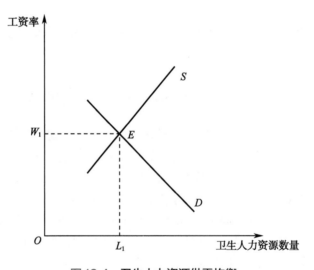

图12-4 卫生人力资源供需均衡

分析卫生人力资源供需均衡是以卫生人力的高效率利用为前提的。首先,在关注卫生人力资源使用效率的同时,也不应忽略公平。其次,在分析供需均衡时,应该同时从数量和质量着手进行分析。既要实现总量的平衡也要实现结构的平衡。最后,现实中的卫生人力资源市场并不是供需平衡的市场,因为卫生人力资源需求还受卫生人力资源工资的刚性及人们的主观偏好、社会心理等因素的影响。

(二)卫生人力资源市场均衡分析

在卫生人力资源市场上,劳动的供给和需求达到平衡时的状态称为卫生人力资源市场均衡。卫生人力资源市场均衡分析主要从卫生人力资源的现状着手分析,看当前的卫生人力资源供给数量和质量相对于当前的卫生人力资源需求是短缺、过剩还是均衡。

1. 卫生人力资源短缺 卫生人力资源短缺(shortage of health human resource)是指在一定时间、一定条件下,卫生人力资源的供给不足,无法满足社会需求的情况。可分为名义短缺和实际短缺。

（1）卫生人力资源名义短缺：名义短缺是指以某一地区疾病患病率及发病率等相关的流行病学资料为依据，以该地区从事预防和治疗的卫生人员在预防和治疗这些疾病时所花费的时间来判断该地区对卫生人力资源的需求量和需要量（图12-5）。

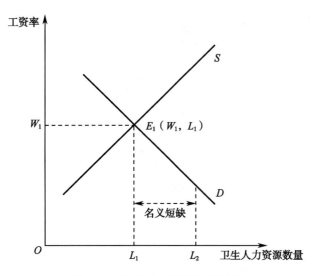

图12-5　卫生人力资源名义短缺

在某一区域内，根据流行病学资料为依据计算（估计）的卫生人力需求数量为L_2，但市场在工资率为W_1时卫生人力供给量为L_1，此时L_2-L_1的数值为名义短缺。

名义短缺可以根据卫生专业人员判断确定：即按照每千人口医生数或卫生技术人员数来确定该区域的卫生人力资源需要数量。这种方法的目的是从每千人口理论上所需要的卫生人力的角度出发，探讨配备多少卫生人力资源是合理的。其测算指标是每千人口医生数或每千人口卫生技术人员数。计算公式为：区域人口数/1 000×每千人口医生数＝卫生人力资源需求量。然后再对比供给量来确定短缺。比如，某区域内人口数为1 000万，测定的每千人口医生数为5，那么通过上述算式计算得到的卫生人力需求量为5万。但该方法测定的卫生人力资源需求数量往往高于实际。这种方法测定的短缺产生的原因是无胜任力的供给不能满足社会对卫生人力的需求。

还可以根据人群患病情况确定，这种方法的目的是了解疾病对人群影响面是多大，需要多少卫生人力资源提供服务。其测算指标为总患病率或发病率。其计算公式为：（区域人口数×两周患病率×26）/每医生的年门诊服务量＝卫生人力资源需求量。然后再对比供给量，确定短缺。这种方法测定的短缺产生的原因为经济因素，由于需方的需求受到抑制而引起，可以通过对卫生服务的需方进行补贴，增加卫生服务和卫生人力的需求等办法解决。

（2）卫生人力资源实际短缺：卫生人力资源实际短缺是指在一定时期内，某一地区的卫生人力资源供给量小于社会的需求量。其可以分为暂时性短缺和长期短缺。卫生人力资源暂时性短缺是指如果这段短缺的时期比较短暂并且可以通过一定的调整方式进行调整（如调整价格等），则此种短缺被视为暂时短缺。最常见的暂时短缺是由于价格不合理（过低）引起的，可以通过调整价格消除暂时短缺。为了更好地理解暂时短缺，用图形加以阐述（图12-6）。

D_1表示由人们原有的对卫生人力资源需求所确定的卫生人力资源需求曲线；D_2是由于人们对卫生人力资源需求增加所导致的卫生人力资源需求曲线。S表示卫生人力资源供给曲线。在卫生人力的工资率为W_1时，市场的均衡点为E_1，此时，L_1既是市场的卫生人力需求量也是供给量。由于某种原因，社会对卫生人力的需求由原来的D_1水平上升到D_2，在既定卫生人力资源工资率（W_1）不变的条件下，社会对卫生人力资源的需求量由原来的L_1水平上升到L_3，而社会在工资率W_1时提供的卫生人力资源供给量仍为L_1水平，此时，卫生人力资源暂时短缺就出现了，卫

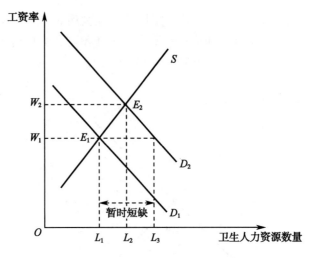

图 12-6　卫生人力资源暂时短缺

生人力资源暂时短缺为 $L_3 - L_1$。在这种情况下，价格的需求弹性比较大。此时，只要对价格进行调整短缺就会消失。价格调整的时间越短，短缺消失得越快。如图 12-6 所示，对受限的工资率 W_1 进行放开，调整到 W_2 水平，在新的工资率 W_2 条件下，卫生人力资源供给与需求重新达到平衡，暂时短缺消失。

　　这种定义暂时短缺虽然有效，但在卫生人力资源配置中却引发严重的问题，主要原因是没有考虑卫生人力工资的刚性带来的超额需求。那么，是什么导致了卫生人力工资的刚性呢？事实上，卫生经济学家已经指出，由超额需求导致的短缺不是很严重的问题。如果人们对超额需求不必要的过分关注，可能会掩盖这样的事实，"即使供求达到了暂时的均衡，卫生人力短缺仍然可能存在"。但需求和供给随着时间的推移而变化的情况出现时，短缺更可能发生。用图形来描述这种情况，如图 12-7 所示。

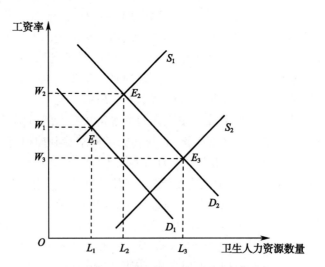

图 12-7　依赖于供给调整的跨时间均衡工资变化

　　图 12-7 描述两个不同时期对卫生人力的需求，即初始时期 1 和接下来的时期 2。时期 1 的均衡点表示为 (W_1, L_1)；时期 2 的均衡点表示为 (W_2, L_2)。尽管时期 1、2 都达到了均衡，但是工资率从 W_1 上升到 W_2，暗示了某种短缺。如果与其他职业相比，卫生人力的相对工资急剧地增长了，在这种情况下，我们说短缺是存在的。用这种方法度量的短缺主要是分析相对工资及其变动方向。从长远来看，市场会大量提供卫生人力，供给曲线会向右移动至 S_2 水平，此时的均

衡点为（W_3, L_3）。在这种情况下，卫生人力的工资在一段时间内是下降的，表现为从 W_2 下降到 W_3。因此，一定时期内相对工资的下降可能反映了一种为抵消短缺进行的调整，并不一定代表供给过剩。

卫生人力资源长期短缺是指某地区在长时间内卫生人力资源的供给量小于社会的需求量，此时仅仅对价格的调整不能解决短缺问题。可用图形来表示长期短缺，如图 12-8 所示，长期短缺为 $L_1 - L_2$。

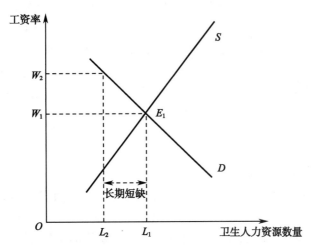

图 12-8　卫生人力资源长期短缺

当社会存在卫生人力资源的长期短缺时，加大卫生人力工作量只能使长期短缺得到暂时缓解，但同时可能引起卫生服务质量下降，所以，加大卫生人力工作量并不能从根本上解决卫生人力资源长期短缺这一问题。

总之，通过上述分析表明，当存在卫生人力资源暂时短缺，应尽快采取价格调整等手段解决；当存在卫生人力资源长期短缺时，则应该通过加大医学教育方面的投入、加快卫生人力资源的培养、适当提高卫生人力资源的价格等一系列配套措施，最终解决卫生人力资源供给短缺问题。

2．卫生人力资源过剩　卫生人力资源过剩（surplus of health human resource）是指在一定时期、一定价格条件下，卫生人力资源的供给大于社会对卫生人力资源的需求。此时，卫生人力资源的收入低于正常的收入水平，卫生服务价格过低，提供的服务的成本价格不能得到补偿。可以用图形描述卫生人力过剩，如图 12-9 所示。

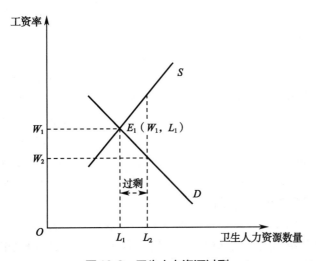

图 12-9　卫生人力资源过剩

　　卫生机构根据社会的卫生服务需求确定其在提供卫生服务过程中所需要投入的卫生人力资源，并与需求相适应，从而形成卫生人力市场的均衡点(W_1, L_1)。当社会对卫生人力的需求为L_1，而卫生人力实际供给为L_2时，就出现了过剩。此时卫生人员的收入水平下降。当卫生人力供给导致使其价格（工资）低于在提供卫生服务过程中的边际成本时，将导致卫生机构的卫生服务收不抵支。卫生人力资源过剩可分为相对过剩和实际过剩。

　　（1）卫生人力资源相对过剩：卫生人力资源相对过剩是指在某一时期、某一地区内的卫生人力资源的供给大于实际需求。从全球看，由地区经济发展不平衡，使得卫生人力集中于经济条件好的地区，因而导致该地区的卫生人力资源供过于求，形成卫生人力供给过剩的表面现象；而经济欠发达的地区卫生人力却很少，致使该地区的供给远远小于需求，形成实际的短缺。这样，就形成了一方面是经济较发达地区卫生人力供给过剩，另一方面是经济欠发达地区供给短缺的局面。在我国，卫生人力资源较多集中在大城市及东部地区。造成城乡差异和东西部差异的主要原因是经济因素。要想改变卫生人力供给相对过剩的现状，国家应大力发展经济，消除城乡二元结构，缩小东西部发展不平衡带来的差距，同时还应出台一些强有力的干预措施，尽可能地消除这种现状。

　　（2）卫生人力资源实际过剩：卫生人力资源实际过剩是指在一定时期内，从整个社会来看，卫生人力资源供给大于需求。卫生人力的专业特点决定了其很难跨行业从事其他工作，医学教育的过快发展或无序发展是造成卫生人力供给实际过剩的主要原因，可以通过限制医学院校数量及招生规模和实施严格的准入制度消除卫生人力资源供给的实际过剩。

二、卫生人力资源流动性分析

（一）卫生人力资源流动的概念

　　卫生人力资源流动（flow of health human resource）是指卫生人力从一个地区转移到另一个地区，从一种专业转移到另一种专业，从一个职位转移到另一个职位，从而引起劳动力和劳动资料结合状态的改变。卫生人力流动这一现象，是随着生产社会化的发展而不断扩大的。

（二）卫生人力资源流动形式

　　1. 内部流动　医疗机构内部人才流动可以实现优化整合和人力资源的最大化利用。医联体（medical treatment combination）是当前深化医药卫生体制改革的一种制度创新，在医联体运行过程中，人力资源的内部流动成为其整合的关键要素和环节。医联体内的上级医院利用自身人力资源的优势，支援基层，通过学科带头人和技术骨干深入基层医疗服务机构开展坐诊、查房、讲课和技术指导，将经验和技术带到基层；另一方面，基层医院安排医务人员进入上级医院培训进修，学习先进的管理理念以及医疗技术，形成人才的双向流动。

　　2. 外部流动　通过机构间人才合理流动机制，可以提升整个行业的人力资源合理配置效率。2009年《中共中央　国务院关于深化医药卫生体制改革的意见》指出"促进不同医疗机构之间人才的纵向和横向交流，初步研究和探索注册医师多点执业"。也就是通过医师多点执业制度促进卫生人员的外部流动。医师多点执业（conduct multi-site practices）是指医师在两个及以上医疗机构从事诊疗活动，但不包括医师外出会诊。医师多点执业制度的实行使医生从原来必须依附于医院的"单位人"转变为独立于医院的"自由人"，从医院的隶属者变成医院的合作者。通过医师多点执业制度的执行，可以促进卫生人员合理的外部流动、吸引更优秀的人才。

（三）卫生人力资源流动的影响因素

　　1. 薪酬待遇　薪酬待遇与卫生人力工作岗位的专业技术要求、繁重的劳动程度和高危的执业风险之间的不匹配是影响人员流动的主要影响因素之一。如果薪酬制度不能充分体现多劳多得、优绩优酬，则缺乏对卫生人力的吸引力。因此，为了吸引和留住优秀人才、增加人才流入，在薪酬待遇方面应增加吸引力。

2．职业前景　卫生人力获得执业资格以及技术职称晋升的难度大，自身的执业前景预期不佳也会造成卫生人员的流动。这一因素在基层医疗机构中的影响尤为突出。

3．编制管理　事业单位编制对医务人员的归属感有很大影响，虽然在薪酬待遇上实行了同工同酬，但是编制外人员心理上仍存在落差，感觉自身价值在某种意义上没有得到承认。所以，医务人员大多会选择有事业单位编制的医疗机构。

4．职业压力　医务人员的职业压力较其他行业更大，尤其是医患关系紧张、群体医闹事件频发、高风险、不被尊重等加重了医务人员及家属的心理压力，职业认同感逐渐变差。过高的职业压力，直接影响卫生人力的职业选择。

适当的人员流动可以保障卫生机构的活力，使卫生机构的人才梯队结构更趋科学合理，促进卫生机构的发展，但是过于频繁的人员流动则会使机构丧失稳定的团队，特别是核心人员的流失对机构的发展会产生极为不利的影响。因此畅通人员合理流动渠道，积极探索卫生机构吸引人才、凝聚人才和留住人才的有效措施，减少成熟人才的流失，才能促进卫生机构的可持续发展。

三、卫生人力要素替代

生产要素是进行社会生产经营活动时所需要的各种社会资源，它包括劳动力、土地、资本、技术、信息等内容。要素替代（factor substitution）是指随着某一生产要素价格的改变，一个部门在保持产量不变的前提下调整各种生产要素投入比例的行为。比如，当医生这种生产要素的价格上升，它的需求量会下降，医疗机构可以通过提高另一种要素（如医生助理）的需求量来达到预定的产出量，这种情况就被称为要素替代。同样，其他要素价格的改变也会导致这一行业调整其投入结构。要素替代可用两种投入（资本和劳动力）情形下的等产量曲线表达。等产量曲线是指在一定的技术条件下，用于生产某种给定数量商品的两种投入要素的各种不同组合轨迹，如图 12-10 所示。因此，在保持产量不变的前提下，一种生产要素投入量的减少，将同时伴随着另一种生产要素投入量的增加。

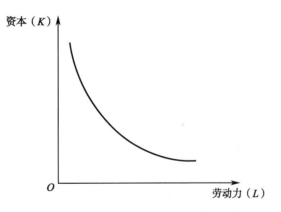

图 12-10　**两种投入要素下等产量曲线示意图**

卫生人力边际生产率递减可以用来阐述要素替代的可能性。卫生人力边际生产率（marginal productivity of health human resource）是指在其他条件不变的前提下，每新增一个单位的劳动投入量所带来的产出增加额。假设式 $Q=f(L, K)$ 中的劳动量代表卫生人力的数量。如果在生产过程中额外增加一个卫生人力，在保持医疗机构设备和材料（也就是 K）等其他要素投入不变的情况下，应该能够使医疗机构的产出增加，而增加的这一部分即卫生人力边际产出。

在生产过程中，增加一个卫生人力所带来的产出的增加是先递增然后再开始不断减少的，也就是在不断地增加一种要素的投入，而且保持其他投入不变的情况下，产出倾向于以一种递减的方式增加。正是由于卫生人力边际生产率递减规律的作用，使得卫生要素替代成为可能。

卫生人力这种生产要素同其他生产要素之间在一定程度上存在着替代关系。比如某一时期市场中卫生人力资源的价格大幅上涨，而同期由于技术革新使得使用某种医疗技术的人力成本较低。此时，卫生机构就有可能更多地利用该医疗技术弥补卫生人力的不足。卫生机构主要依靠资本和卫生人力这两种生产要素获得一定量的产出，这两种生产要素之间可以形成替代。如果各种要素之间的替代越容易,那么卫生机构对投入要素价格的变化将越具有适应能力,因为它可以用比较便宜的生产要素代替相对昂贵的生产要素。随着科学技术的高速发展,人工智能在卫生领域的不断运用,也是卫生人力要素替代的体现。

思考题

1. 卫生人力资源市场与一般劳动力市场的区别有哪些?
2. 影响卫生人力资源需求的因素主要有哪些?
3. 什么是卫生人力资源供需均衡? 我国卫生人力资源供需均衡吗? 如果为非均衡,造成我国卫生人力资源非均衡的主要因素是什么?
4. 举例说明卫生服务的供给中,卫生人力和资本是如何被替代的?

(陈　菲)

第十三章　疾病经济负担

疾病不仅损害个人健康和生命,而且给社会造成沉重的疾病负担和经济负担,影响社会和经济正常发展。研究和测算疾病负担及其经济负担已经成为卫生经济学的重要领域之一。分析疾病经济负担,对于制定科学的疾病治疗和控制方案以及卫生政策具有重要意义。

第一节　概　　述

一、疾病负担的概念

疾病负担(burden of disease)是指疾病、失能(伤残)和过早死亡对健康和社会造成的总损失。世界银行在 1990 年开始对全球疾病负担(global burden of disease,GDB)进行研究,来自哈佛大学、世界卫生组织以及其他地区和国家 100 多位研究者对全球多个地区疾病导致的死亡、失能以及伤害带来的总损失进行了评估,首次为卫生决策者全面了解全球健康状况提供了信息。为标准化评估各种疾病、风险因素和区域的疾病负担,研究者们发明了一个新的测算指标——失能调整生命年(disability-adjusted life year,DALY)。GBD 建立在现有最大的健康结果、风险因素暴露、干预覆盖面和与健康有关的社会人口因素数据库的基础上,是当前最综合的健康评价指标。

二、疾病经济负担的概念

当人们罹患疾病时,健康状况下降,人们会产生医疗卫生服务(门诊、住院和自购药物等)需求,另外疾病会导致休工、休学甚至早亡。在这个过程中,发生了疾病的经济损失和时间损失。疾病经济损失又称疾病经济负担(economic burden of disease),或称为疾病费用、疾病成本(cost of illness,COI),是指由于发病、伤残(失能)以及过早死亡带来的经济损失和资源消耗的总和。完整的疾病经济负担包括疾病直接经济负担(direct economic burden of disease)、疾病间接经济负担(indirect economic burden of disease)和无形经济负担(intangible economic burden of disease)。

(一)疾病直接经济负担

疾病直接经济负担包括直接医疗经济负担(direct medical cost)和直接非医疗经济负担(direct nonmedical cost)。

1. 直接医疗经济负担　即购买卫生服务的费用,如挂号费、检查费、诊断费、治疗费、处置费、手术费、药品费(包括处方要求的药品和自购药)、康复费、临终关怀费等治疗疾病的费用。直接医疗经济负担可以发生在医院内,如各级各类医院、基层医疗卫生服务机构;也可以发生在医院外,如零售药店等。直接医疗经济负担的分类与各国医疗卫生服务体制和支付制度有关,如美国直接医疗经济负担分为四个部分——门诊费、住院费、药品费和急救费,我国一般分为三个部分——门诊费、住院费和自我医疗费用。

2. 直接非医疗经济负担　即为了获得利用医疗卫生服务机会,在治疗疾病过程中支持性活动的费用,如交通费、膳食费、营养费、住宿费、陪护人员费用等。交通费不仅包含患者及陪护家属在居住地往返于住所与医疗机构、医疗机构之间的费用，还包括跨省甚至跨国寻求救治而产生的交通费用。疾病治疗和康复的过程可能会产生一些特定的费用，如用于患者的特殊膳食、特殊衣服、方便患者移动的工具（轮椅等）、清洁、陪护等。

（二）疾病间接经济负担

疾病间接经济负担来源于发病，由失能和早亡带来的时间的损失从而导致有效劳动生产力损失，包括早亡成本（mortality cost），因病休工、休学的成本（morbidity cost）和家人陪护的成本（informal care cost）等。疾病间接经济负担是疾病造成的社会福利损失的一部分，也有学者建议用生产率损失或生产率成本代替疾病间接经济负担。

（三）疾病无形经济负担

无形经济负担也叫无形成本，是指因疾病或失能给患者造成的痛苦、焦虑与不便所带来的生活质量的下降和其他相关成本的花费。例如，恶性肿瘤患者因为疼痛，害怕死亡变得焦虑、烦躁和不安；传染病患者害怕被歧视和不被社会接受变得孤独。疾病无形经济负担本质是健康效用受损，因此一些研究使用生命质量测算无形成本。

（四）疾病经济负担研究的角度

疾病经济负担的测算，研究的角度非常重要，不同的决策者会从不同的角度看待问题，也决定了研究所需要分析的内容不同。从社会角度出发，需要关注疾病所引起的社会经济损失和给人群带来的经济消耗，即社会整体疾病经济负担（social economic burden of disease），这些经济消耗可能发生在医疗部门内外，研究内容应包括所有的直接、间接、无形经济负担等。如果是从医疗保障支付方的角度，则主要考虑疾病对医疗保险基金支出的影响，关心基金支付范围内的疾病经济负担。从卫生体系角度，医疗机构只关注救治患者时医院花费的成本，而较少关心患者劳动力损失和出院后康复所产生的经济负担。从患者角度，患者会关心自己以及家庭所需要支付的现金卫生支出（out of pocket，OOP）；另外，患者也会关心因为疾病、失能和早亡对工资收入和家庭生产的影响。表13-1详细呈现了不同视角研究疾病经济负担应包括的负担类型。

表13-1　不同视角下疾病经济负担包括的负担类型

研究视角	直接医疗经济负担	直接非医疗经济负担	休工、休学的经济负担	早亡的经济负担
全社会角度	全部成本	全部成本	全部成本	全部成本
医疗保障支付方角度	医保基金支付	—	医保基金支付	—
卫生体系角度	全部成本			
患者家庭或个人角度	个人自付成本	个人自付成本	工资/家庭生产损失	工资/家庭生产损失

三、研究疾病经济负担的意义

（一）有利于了解疾病对社会经济带来的影响

疾病经济负担分析将疾病所产生卫生资源消耗和对国家、社会带来的经济负担进行了量化，以便人们从社会经济的角度进一步理解疾病问题，分析疾病经济负担的构成、发展趋势及影响因素，挖掘减轻经济负担的潜力，控制疾病费用的上涨。

（二）有利于帮助决策者确定重点卫生问题

通过分析卫生现状、人口变化以及将不同疾病的经济负担排序，既能知道哪些疾病危害了人群健康，又能知道哪些疾病影响了或者是严重影响了社会经济发展、哪些问题是亟待解决的卫生问题，从而为确定重点卫生问题、合理配置卫生资源提供信息，为卫生政策的制定提供参考。

（三）有利于了解各类疾病对患者及其家庭带来的影响

通过家庭疾病经济负担的测算，获得患者治疗疾病自付的医疗费用占家庭可支配收入的比例，了解在我国不同地区、不同人群中有多少家庭支付医疗费用比例超过界定标准，陷入"因贫致病，因病返贫"的灾难性境域之中，反映家庭遭遇灾难性卫生支出打击的严重程度。为研究影响灾难性卫生支出发生的因素、制定有针对性的政策和措施、降低家庭疾病经济负担、减少灾难性卫生支出的发生率、提高卫生公平性提供信息。

（四）有利于确定适宜的干预措施和方案

疾病经济负担的测算为成本 - 效益评价提供了一个衡量尺度，有利于科学确定适宜的干预措施。一方面疾病经济负担反映了疾病对人群和社会带来的总的经济损失，即成本信息；另一方面，如果卫生部门实施各种卫生项目和措施，降低了疾病的发生频率和严重程度，使得疾病经济损失不发生或者是少发生，疾病经济负担也可视为实施卫生项目和措施获得的效益；在疾病负担测算过程中所使用的指标，比如质量调整生命年（quality-adjusted life year，QALY）是成本 - 效用评价中测算效用值最常用的指标。

（五）有利于为医疗保险决策提供信息

疾病经济负担的测算为医疗保险费用的偿付标准和偿付方式提供了信息，包括医疗费用消耗的数量和生产能力减少的情况等；同时大量的研究证明医疗保险能有效降低患者的疾病经济负担，增加参保人员抵御风险的能力，这也为推行全民医疗保障制度起到积极的宣传和推动作用。

第二节　疾病经济负担测算

一、社会角度疾病经济负担测算

（一）疾病经济负担测算的思路

1. 疾病别法　该类方法主要是使用国际疾病分类（international classification of diseases，ICD），从卫生服务利用、失能、早亡等方面的资料中测算由于某种疾病所造成的成本或经济损失。这种方法在早期疾病经济负担研究中应用非常广泛，方法较为直观和简单，但是一般只有测算的疾病为第一诊断或者是卫生服务利用、失能、早亡的第一原因时，才把相应经济负担归入测算的疾病，这可能大大地低估了疾病带来的经济损失。图 13-1 为疾病别法测算思路。

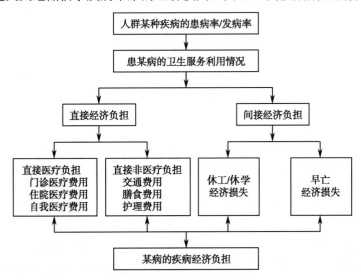

图 13-1　疾病别法测算某种疾病经济负担思路

2. 完全结果法　在测算归因于某个具体危险行为的疾病经济负担时，除了使用疾病别法分别将每种有关的疾病的经济负担相加求和，还可以采用完全结果法。这种测算思路不需要限定危险因素的特定疾病类别，而直接收集其直接经济负担水平和间接经济负担水平，然后与危险因素的非暴露人群疾病负担水平进行比较，计算超额经济负担。这种方法避免了疾病别法可能因纳入疾病种类不全而低估了危险因素暴露带来的经济负担的缺陷。图 13-2 为完全结果法测算思路。

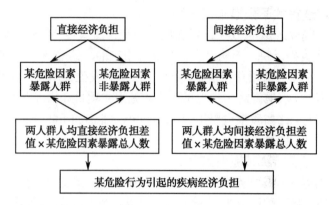

图 13-2　完全结果法测算归因于某种危险行为的疾病经济负担思路

（二）疾病负担测算相关指标

疾病经济负担的测算往往是以疾病负担的测算为基础，与疾病负担测算有关的指标主要包括以下四类。

1. 疾病指标　发病率（以及按年龄、性别、职业等不同特征计算的发病专率）和患病率是最常用的表示疾病发生频率的指标。急性病由于起病急而持续时间较短，故多使用发病率作为测算指标；慢性病由于病程迁延，疗程相对较长而多使用患病率表达。

$$发病率 = \frac{一定期间内某人群中某病新病例数}{同时期暴露人口数} \times k$$

$$期间患病率 = \frac{某观察期内一定人群中现患某病的新旧病例数}{某期间平均人口数} \times k$$

$$k = 100\%, 1\,000\permil \cdots\cdots$$

2. 伤残 / 失能指标　病残率作为人群健康状况的评价指标之一，可以说明病残在人群中发生的频率，也可以对人群中严重危害健康的具体病残进行单项统计。表示某一人群中，在一定期间内每百（或千、万、十万）人中实际存在的病残人数。

$$病残率 = \frac{病残人数}{调查人数} \times k$$

$$k = 100\%, 1\,000\permil \cdots\cdots$$

描述某类疾病在人群中对健康的危害可以使用某病病残率。

$$某病病残率 = \frac{某病病残人数}{调查人数} \times k$$

$$k = 100\%, 1\,000\permil \cdots\cdots$$

3. 死亡指标　表达死亡的指标很多，常使用粗死亡率、死亡专率、病死率、死亡比、早亡等指标。

（1）死亡率：是一定时期内、一定人群中，死于某病（或死于所有原因）的频率，是测算人群死亡危险最常用的指标。死于所有原因的死亡率是未经过调整的率，也称粗死亡率。死亡率也可按不同特征分别计算死亡专率。

$$死亡率 = \frac{某期间内（因某病）死亡总数}{同期平均人口数} \times k$$

$$k = 100\%, 1\,000\text{‰}\cdots\cdots$$

（2）病死率：表示一定时期内（通常是 1 年），患某病的全部患者中因该病死亡的比例。表示确诊疾病的死亡概率，也可以表明疾病的严重程度，还可以反映医疗技术水平。

$$病死率 = \frac{某期间内因某病死亡人数}{同期患某病的患者数} \times 100\%$$

4. 时间损失指标　患者患病后因病休工、休学或者因病早亡，都会带来工作、学习时间的损失，造成间接经济损失。在测算经济损失时，必然会使用与时间有关的指标。

潜在减寿年数（potential years of life lost，PYLL）是疾病负担测算中的常用指标，研究中用它估算不同疾病死亡者总的减寿年数，从而估算由于疾病所带来的劳动者工作日的损失，计算方法如下。

$$潜在减寿年数（PYLL） = \sum_{i=1}^{e} a_i d_i$$

其中 e——预期寿命（岁）

i——年龄组（通常取取年龄组中值）

a_i——第 i 年龄组剩余年龄

d_i——第 i 年龄组的死亡人数

另外，测算时间损失的指标还有两周患病持续天数，两周患病休工、休学天数，病休、误工时间（卧床天数、缺勤天数、病休天数等），医院病床占用日等。

$$两周患病持续天数 = \frac{调查人群中调查前两周患病持续总天数}{调查人数}$$

$$两周患病休工、休学天数 = \frac{调查人群中调查前两周患病休工/休学总天数}{调查人数}$$

5. 综合评价指标　疾病的结局一般较难用前述的单一指标反映，因为疾病除了会影响人生存时间的长短，还会影响生命的质量。目前在卫生领域对疾病结局综合评价的指标常见的主要有两个，质量调整生命年和失能调整生命年。质量调整生命年和失能调整生命年测量方法略有差异，但反映了同一个问题的两个方面，前者是尚还保留的生命年，后者是损失掉的生命年。

（1）质量调整生命年：是综合反映生命时间和生命质量的最常用的指标，全面考虑了健康的生理、心理和社会适应三个维度。一般情况下，假定在死亡和完全健康之间对健康状况赋予 0～1 的权重，0 代表个体健康状况接近于死亡状态或已死亡，1 则表示处于完全健康状态。相比较于完全健康的状态，因疾病或失能造成的生活痛苦会让人感觉到活过 1 年的时间小于完全健康地生活 1 年，对于经过生命质量权重调整后的生命年就称为质量调整生命年。计算公式如下。

$$质量调整生命年（QALY） = \sum_{i=1}^{n} w_i y_i$$

其中 w_i——效用值作为权重

n——功能状态数

y_i——各种状态下的生存年数

（2）失能调整生命年：是指由于发病、失能和早亡所损失的全部健康生命年，包括早亡所致生命年损失（years of life lost，YLLs）和伤残所致生命年损失（years lived with disability，YLDs）。它是一个综合指标，比死亡率等单一的指标更有效，它能评价非死亡状态（疾病和失能）带来的损失；另外它是对特定状况和疾病客观、独立而且统计学上合理的负担评价；根据疾病负担单位成本的变化，还可以对干预措施进行成本 - 效用分析。DALY 的计算主要依赖于疾病的年龄别发病率和死亡率、平均发病年龄及持续时间，因此在收集疾病资料时应尽量保证数据的准确性，以保证计算的 DALY 能较准确反映疾病负担。

（三）疾病直接经济负担测算方法

1. 自下而上法（bottom-up approach）　自下而上法通常分为两步测算疾病经济负担，第一步是衡量和量化所使用的卫生投入，第二步是估计用于生产和提供特定医疗和保健服务的投入的平均成本，总的疾病经济负担等于平均成本和使用量的乘积。很多时候难以获得某种疾病所有的治疗成本，在测算时往往根据患者利用的不同卫生服务种类的平均费用乘以卫生服务实际利用次数。计算公式如下。

$$DMC_i = (PH_i \times QH_i + PV_i \times QV_i \times 26 + PM_i \times QM_i \times 26) \times POP$$

其中：DMC 表示直接医疗负担，i 表示某种疾病，PH 表示每次住院治疗的平均费用，QH 表示 12 个月内人均住院治疗的次数，PV 表示每次门诊的平均费用，QV 表示两周内人均门诊次数，PM 表示每次自我医疗的平均费用，QM 表示两周人均自我医疗的次数，POP 表示某年人口数。

直接非医疗负担的计算公式为：

$$NDMC_i = (PHI_i \times QH_i + PVI_i \times QV_i \times 26 + PMI_i \times QM_i \times 26) \times POP$$

其中：NDMC 表示直接非医疗负担，PHI 表示平均每次住院治疗用于交通、营养伙食和陪护人的费用，PVI 表示平均每次门诊用于交通和其他非医疗的费用，PMI 表示平均每次自我医疗用于交通和其他非医疗的费用，其他符号的含义和上面直接医疗负担公式一致。

2. 自上而下法（top-down approach）　自上而下法方法常用于两类情况。其一为基于"卫生费用核算体系 2011"测算各类疾病的经济负担。首先，利用财政、社保等宏观部门数据确定各类筹资方案总量，包括政府方案，社会医疗保险、商业医疗保险、其他筹资方案和个人卫生支出等；其次，按照一定的比例将总量数据分摊为治疗费用和预防费用；最后，按照一定的分摊系数自上而下进行分摊，获得不同受益人群和不同疾病费用。分摊参数通过样本地区卫生统计数据个案库、医院的信息管理抽样调查数据等计算得到。

另一类情况为基于流行病学的归因法，主要用于测算归因于某个疾病或者某个危险因素暴露的疾病经济负担。如在归因吸烟的疾病经济负担测算中，使用归因吸烟分值（smoking attributable fraction，SAF）进行计算。计算公式如下。

$$SAF = [(PS + PN \times RR) - 1]/(PS + PN \times RR)$$

其中：PS 表示非吸烟率，PN 表示吸烟率，RR 表示相对危险度。

获得人群归因分值后，将归因分值与某种或某几种疾病的经济负担相乘，即可获得某种或某几种疾病归因于某个危险因素的疾病经济负担。这种方法适用于测算没有其他因素影响的危险因素与疾病或者是两类疾病之间的关系的情况。

3. 模型法估计　采用模型法估计有疾病人群和没有疾病人群之间的疾病经济负担的差异。通过人口统计学的特征和疾病状况等信息，将两个人群匹配起来。在模型中，常用均值差异法和多阶段回归法估算疾病直接经济负担。均值差异法通过比较两个人群产生的平均直接经济负担，确定可归因于疾病的增量差异，该方法很多时候只提供单个病例的经济负担而不是总经济负担。当数据库中存在大量的没有产生疾病经济负担的样本和有少量具有较高疾病经济负担样本时，采用多阶段回归模型进行估计。疾病的增量经济负担是通过将包含疾病虚拟变量的回归分析系数与排除疾病虚拟变量的回归估计系数进行比较衡量的。最常用的多阶段回归模型是两部模型（two-stage method）。

（四）疾病间接经济负担测算的方法

1. 人力资本法（human capital method）　从经济学角度，人力资本可以被视为通过正式和非正式的教育和培训进行投资的目标，这些教育和培训形成了体现在个人身上的知识、技能、能力和经验，在社会中，则构成了个人生产力。与发病率和死亡率有关的生产力损失是指如果一个人继续健康地工作，未来对社会生产的贡献的"市场价值"。因此，人力资本法是用未来的收益代表未来生产率，估计患者未来时间的损失带来的收入损失的现值。具体计算方法为损失时间×年度工资收入。只有当劳动力的边际产量至少等于所提供的工资和附加福利时，个人才会在市场上被雇用，所以劳动力市场上单位时间的边际价值应该等于工资和附加福利。年度工资收入可以基于以下两个参数的乘积估算：其一在特定健康状况下，个人参加劳动力市场的可能性；其二该市场的平均年薪和附加福利。需注意的是，早亡所带来的未来收入的减少要贴现，还要考虑未来每年的收入会按照一定的增长率增加。人力资本法是使用得较为广泛的测算间接经济负担的方法，但其也有一定的缺陷，比如假设了劳动力是不可替代的，可能会过高地估计生产力损失的价值；用工资收入代替人的生产力，工资会受到性别歧视等影响；也存在一定的伦理道德问题，如将人的生命价值货币化。

2. 支付意愿法（willingness to pay method） 支付意愿法衡量个人为了减少患病或死亡的可能性而愿意支付的金额。有很多种方法可以确定和估计一个人的支付意愿，比如进行调查、测算高风险工作的额外工资、了解能够提高健康或安全水平的产品需求等，这些方法统称为联合分析（conjoint analysis，CA）。条件价值评估法（contingent valuation method，CVM）是其中被广为应用的方法之一。通过假设的调查问题，条件价值评估法被设计用来引出效用，并最终确定个人对于某些通常没有市场价格的商品的最大支付意愿。近些年，越来越多的研究采用离散选择实验（discrete choice experiment，DCE）来进行支付意愿的测量。DCE是一种基于属性的效益度量，将随机效用理论与消费者理论、实验设计理论和计量经济学方法相结合，有两个基本假设：首先，可选产品（商品或服务）可以通过其特征（属性）进行描述；其次，个人的价值（即效益、效用、满意度或偏好）取决于这些属性的水平。DCE测量的被调查者在不同的属性和水平组成的产品（商品或服务）特征之间进行权衡，做出选择，估计不同属性和水平的相对重要性，进而估计出被调查者对这些属性和水平组成的产品（商品或服务）的支付意愿。支付意愿法最大的优点是体现了更广义上的健康的价值，包括生命时间的长短、生命质量、劳动力价值、心理压力、精神状态等；缺点是主观性比较强，受患者的偏好影响，不同的人口社会学特征会获得不同的支付意愿。

（五）数据收集的方法

疾病经济负担的本质是资源的消耗，在数据收集时如能收集到成本（资源消耗）及相应价格信息，能更准确反映真实资源消耗。但因医院信息系统及其他条件的限制，现阶段一般收集费用信息替代资源的消耗。获取费用数据的最主要途径是问卷调查，调查对象分为医疗卫生机构和患者。通过医疗机构门诊医生工作站和住院病案首页信息管理系统获取门诊和住院有关费用情况，包括综合医疗服务费、药品费、治疗费、诊断费、材料费等医疗机构内发生的直接医疗费用及其相关信息。从医疗卫生机构获取数据具有明显的优势，如数据可靠、准确、快捷，不需要耗费太多的人力物力；但也有一定的缺陷，比如无法获取一个患者因同一个疾病在不同的医疗机构多次住院的全部费用，难以获取院外自购药品、自我医疗、交通费、伙食营养费、住宿费、陪护费等费用和休工、休闲时间等，这种途径收集数据无法反映疾病的全部直接经济负担。特别值得注意的是，收集的费用数据是使用的医疗服务项目的数量与价格的乘积，并不是真正意义上的资源消耗。

对患者调查可以弥补通过医疗机构收集数据不完整的缺陷，获得直接经济负担、间接经济负担等有关的所有数据。收集直接疾病经济负担有两种常见方式，一种是回顾性调查，另一种是前瞻性调查。前者调查耗时较少，但由于容易遗忘一些小额的支出和较少的时间损失，产生回忆偏倚，影响准确性；后者是追踪调查患者，并将患者在未来一定时期内发生的每一笔费用和每一次时间损失都记录下来，调查结果误差较小，准确性较高，但是需要耗费大量的人力、物力和财力。

（六）测算的注意事项

1. 时间价值 在测算间接经济负担时，往往涉及伤残和早亡损失的健康寿命年，这些寿命年是未来的时间,所带来的经济损失是未来的损失,资金在生产和流通过程中随着时间推移而产生增值,故而需要对未来的经济损失贴现。进行贴现计算时需要使用折现率或贴现率(discount rate)。贴现率建议选用5%,同时在0%~8%之间对贴现率进行敏感性分析。

2. 可比性问题 同一个疾病在测算经济负担时候选择不同的调查方法,使用不同的测算思路,采用不同的折算方法,都会带来测算结果的差异,所以在进行比较的时候一定要注意可比性问题。比如,美国吸烟有关经济负担测算常用计量经济模型,而我国有关经济负担测算研究常用疾病别法,两者不能直接比较。

二、家庭疾病经济负担测算

(一)家庭疾病经济负担

从20世纪80年代后期开始,国际社会越来越关注由于疾病支付的医疗费用对家庭生活方式和生活质量产生的影响,如果人们自己支付巨大的医疗卫生支出,则会给家庭带来经济负担。常将家庭现金支付的医药费用和家庭消费性支出结合起来对家庭疾病经济负担进行分析,并用灾难性卫生支出这个指标反映家庭经济负担大小。灾难性卫生支出(catastrophic health expenditure)是指一定时期内,家庭的自付医药费用超出家庭承受能力,导致严重的经济风险和生活水平的下降,进而陷入破产、贫困。灾难性卫生支出的计算需要两个重要的指标,一个是家庭医疗卫生自付费用(OOP),在计算时作为分子,另一个是家庭经济情况,在计算时作为分母。家庭经济情况用家庭收入、总支出或消费等指标反映。设 T 为OOP, x 为总的家庭支出, $f(x)$ 为食品支出,或更为广泛意义的不可支配的支出。当 T/x,或 $T/[x-f(x)]$,超过一定的标准(z)即为一个家庭遭受了灾难性卫生支出。如果分母为 x,即总的家庭支出,一般研究认为 z 为10%时,视作发生了灾难性卫生支出;世界卫生组织用家庭支出扣除食品支出的部分(即"支付能力"$[x-f(x)]$)作为分母时,则采用40%的标准。

(二)灾难性卫生支出的发生频率和强度测算

1. 灾难性卫生支出发生频率 灾难性卫生支出发生频率为发生灾难性卫生支出的家庭数量与接受调查的家庭总数之比。

$$H=\frac{1}{N}\sum_{i=1}^{N}E_i$$

其中 N 表示调查家庭数量;当 $T_i/x_i>z$, $E=1$;当 $T_i/x_i<z$, $E=0$。

2. 灾难性卫生支出发生强度 用发生灾难性卫生支出家庭的 T/x,或 $T/[x-f(x)]$ 与标准 z 的差值合计除以调查家庭数量,反映灾难性卫生支出发生的严重程度。$O_i=E_i[(T_i/x_i)-z]$。

$$O=\frac{1}{N}\sum_{i=1}^{N}O_i$$

其中 N 表示调查家庭数量。

3. 平均超支水平 平均超支水平(mean positive overshoot, MPO)为灾难性卫生支出发生强度与发生频率之比。

$$MPO=\frac{O}{H}$$

灾难性卫生支出也有一定的缺陷,首先它只能对支付了医疗费用而出现灾难性经济负担的家庭进行分析,忽略了那些根本没有支付能力而放弃治疗的家庭。随着健康状况的逐步恶化,这些家庭可能经历更为严重的损失。其次,除了医疗费用,疾病还会导致收入的损失,有时候收入的减少比健康受损对家庭生活水平的影响更严重。

第三节　全球和中国疾病经济负担现状

一、全球疾病经济负担现状

（一）社会角度疾病经济负担现状

1. 世界各国疾病经济负担情况　采用自上而下法进行测算，慢性非传染性疾病构成了经济合作与发展组织国家主要的疾病经济负担。德国门诊直接医疗经济负担前三位的疾病分别为消化系统疾病、肌肉骨骼系统和结缔组织疾病、循环系统疾病；住院前三位的疾病分别为循环系统疾病、肿瘤、精神和行为障碍。日本门诊直接医疗经济负担前三位的疾病分别为循环系统疾病、内分泌疾病、营养代谢疾病；住院前三位的疾病与德国一致。韩国门诊直接医疗经济负担前三位的疾病是消化系统疾病、呼吸系统疾病、肌肉骨骼系统疾病。加拿大住院直接医疗经济负担前三位的疾病分别为循环系统疾病、外伤中毒及其他外因、肿瘤。

2. 健康危险因素归因疾病经济负担　健康危险因素的归因疾病经济负担研究越来越多。2016 年的一项研究报道，缺乏身体活动导致全球卫生保健系统的经济成本为 538 亿美元，其中公共部门支付了 312 亿美元，私营部门支付了 129 亿美元，家庭支付了 97 亿美元。此外，与身体活动缺乏相关的死亡导致生产力损失 137 亿美元，而身体活动缺乏造成了全世界 13 400 万个 DALY 损失。高收入国家承担了更大比例的经济负担（80.8% 的直接医疗经济负担和 60.4% 的间接医疗经济负担），而低收入和中等收入国家承担了更大比例的疾病负担（75.0% 的 DALY）。

（二）全球家庭疾病经济负担现状

根据世界卫生组织《全球卫生支出：公共卫生支出增加 2021》显示，2000—2019 年，在所分析的半数国家中，OOP 的增长快于家庭总消费增长，导致 OOP 在家庭总消费中的比例增高：在低收入国家该比例从 2000 年的 3.1% 上升到 2019 年的 3.5%，高收入国家从 2.5% 上升到 2.8%。但是在中低收入国家和中高收入国家，该比例有所下降，分别从 2.8% 下降到 2.6%、3.4% 下降到 3.3%。

在医疗保障体制不健全或家庭支付能力较差的国家和地区，家庭医疗卫生自付费用会对家庭经济带来负担，甚至造成威胁，即发生灾难性卫生支出。目前，灾难性卫生支出在全球广泛发生，低收入国家更为严重。有研究称，在低收入国家，1/4 的家庭面临着发生灾难性卫生支出的风险，有 40% 的家庭会通过动用储蓄、借钱或者是变卖家产支付卫生费用。卫生筹资中个人来源筹资的高比例构成、低支付能力、缺乏预付制的医疗保险系统等是引起灾难性卫生支出发生的重要原因。

二、中国疾病经济负担现状

我国国民健康面临着双重疾病负担，一是传染性疾病，包括病毒性肝炎、艾滋病、结核病以及一些新发现的传染病等；二是慢性非传染性疾病，包括循环系统疾病、恶性肿瘤、糖尿病等。

（一）社会角度的疾病经济负担现状

1. 各类疾病经济负担情况　采用自上而下法进行测算，2012 年我国直接医疗经济负担总额为 18 711.47 亿元，占 GDP 的 3.60%，人均治疗费用为 1 381.90 元。慢性非传染性疾病直接医疗经济负担最高，占比为 67.45%；其次为传染病、孕产妇、围生期及营养疾病，占比为 15.09%，伤害、其他症状或疾病占比依次为 8.77%、8.68%。按照国际疾病分类（ICD-10），直接医疗经济负担前三位的疾病分别为循环系统疾病、呼吸系统疾病和肿瘤，分别为 3 170.31 亿元、2 119.57 亿元和 2 118.44 亿元，占比分别为 16.94%、11.33% 和 11.32%。

2. 健康危险因素归因疾病经济负担　我国开展了许多针对健康危险因素的归因疾病经济负担研究,例如肥胖、吸烟以及大气污染等。自 20 世纪 90 年代以来,肥胖的流行率迅速上升。根据我国标准,大约有一半的成年人和五分之一的儿童超重或肥胖,我国正在成为世界上超重或肥胖人数最多的国家。作为世界上最大的发展中国家,中国面临着环境污染问题。对多个城市经济损失的研究得出结论,2015 年 74 个城市的空气污染暴露造成约 3 100 亿元的损失,约占这 74个城市 GDP 的 1.63%,排名前三的城市是重庆、北京和保定,天津和上海分别位居第四和第五。2016 年,我国 PM2.5 污染主要集中在京津冀及周边地区、长三角地区、四川盆地以及西北沙漠地区,PM2.5 污染造成约 106.04 万人过早死亡,约占总死亡人数的 10.9%;PM2.5 污染造成健康经济损失 7 059.31 亿元,约占国内生产总值的 0.95%。

(二)中国家庭疾病经济负担

2009 年,我国启动了新一轮医药卫生体制改革,以增加医疗保健可及性、加强财务保护和提高满意度为改革的核心目标。从 2010—2016 年,我国社会医疗保险的覆盖率从 76.31% 增长到90.10%,表明我国正在接近全面健康保险。同时,住院患者报销率也显著增加,从 29.41% 上升到 41.20%。伴随着保险覆盖面和保险受益程度的增加,灾难性卫生支出和医疗贫困的发生率明显下降,2010—2016 年,灾难性卫生支出发生率从 14.35% 下降到 10.73%,城市家庭和农村家庭发生率分别从 12.25% 下降到 8.89%、16.36% 下降到 13.08%,城市家庭比农村家庭更不容易发生灾难性卫生支出。

很多研究表明,随着我国新的医药卫生体制改革的推进,覆盖全体国民的医疗保障体系已初步建成,保险覆盖率的增加以及保险报销制度的优化,增加了家庭支付能力,降低了家庭的医疗费用负担,灾难性卫生支出的发生率得到了缓解,因病致贫的发生率也一定程度下降。

居住在农村地区以及低收入地区的家庭,经济实力较弱,生活环境、生活方式、卫生意识、医疗资源等方面与中高收入地区有差异,这些差异对患病和发生灾难性卫生支出的概率存在影响。

三、减轻和规避疾病经济负担的主要措施

(一)做好慢性病防控工作,有效降低疾病经济负担

慢性病是严重威胁我国居民健康的一类疾病,已成为影响国家经济、社会发展的重大公共卫生问题。全球疾病负担研究发现,2017 年,我国年龄标准化卒中、缺血性心脏病、肺癌、慢性阻塞性肺疾病和肝癌是导致 YLLs 的五大主要原因。肌肉骨骼疾病、心理健康障碍和感觉器官疾病是 2017 年 YLDs 的三大主要原因。高收缩压、吸烟、高钠饮食和环境颗粒物污染是导致死亡和 DALY 增加的四个主要危险因素。由此可见,想要减少疾病经济负担,控制危险因素,做好慢性病防控工作是关键。《中国防治慢性病中长期规划(2017—2025 年)》中提到的慢性病防控策略包括:加强健康教育,提升全民健康素质;实施早诊早治,降低高危人群发病风险;强化规范诊疗,提高治疗效果;促进医防协同,实现全流程健康管理;完善保障政策,切实减轻群众就医负担;控制危险因素,营造健康支持性环境;统筹社会资源,创新驱动健康服务业发展;增强科技支撑,促进监测评价和研发创新。

(二)构建整合型医疗卫生服务体系,减少医疗负担

世界卫生组织提出所有人都能平等地获得协调、全面、安全、有效果、有效率、及时和可接受的优质卫生服务,满足生命阶段不同需求并尊重其社会偏好。构建整合型医疗卫生服务体系、构建优质高效的医疗卫生服务体系、提高人民的健康水平、提升卫生健康服务的衔接也一直是我国重大公共政策和各项规划的重要目标。构建整合型医疗卫生服务体系,有利于各类医疗卫生机构提供连续型服务;有利于提高基层医疗卫生机构服务能力,提高服务效率,促进有序就医格局的形成;有利于打破不同层次、不同类型医疗卫生机构的分割以及服务的碎片化,根据服务人口

的需要提供全方位、全周期的医疗卫生服务；有利于卫生体系提供预防性的、综合且连续的、以全周期健康为中心的服务。

（三）完善重特大医疗保险体系，减少贫困人口灾难性卫生支出的发生

为减少贫困人口灾难性卫生支出的发生，一方面应增强医疗救助制度对农村贫困家庭的关注，提升农村贫困家庭或边缘贫困家庭、支出型贫困家庭患者对医疗救助的利用；另一方面应完善重特大疾病医疗保障制度体系，针对不同收入群体设立不同大病保险起付线标准，对农村居民以及城市低收入家庭，应设立较低的起付线标准；最后提高医疗保障程度，实现精准化保障，建立多层次医疗保障体系，减轻人们的医疗负担。

思考题

1. 什么是疾病的直接经济负担与间接经济负担？
2. 疾病经济负担测算在卫生经济分析中有什么意义？
3. 在测算疾病经济负担时有哪些收集数据的途径？测算时为防止数据的偏性应注意什么？
4. 什么是灾难性卫生支出？灾难性卫生支出有哪些研究指标？

（杨　练）

第十四章　卫生资源配置

卫生资源配置是政府或市场对卫生资源进行分配的过程和机制，以实现卫生资源社会和经济效益最大化。卫生资源优化配置是一种以最少的投入获得最大的卫生服务产出和最高的健康收益的状态，达到卫生资源的供需平衡。本章在介绍卫生资源配置基本概念基础上，重点介绍卫生资源配置的原则、方法和评价。

第一节　概　述

一、卫生资源配置的相关概念

（一）卫生资源

卫生资源（health resource）是卫生部门开展卫生保健活动的物质及技术基础，指在一定时期内、一定社会经济条件下，社会为开展各类卫生服务所提供的人力、物力、财力、管理、技术和信息等各类资源的总称。经济学中认为，卫生人力资源是卫生资源中最重要的资源，常被称为第一资源。

卫生资源分为存量和增量两部分。存量指原有的卫生资源总量，增量指将来增加的卫生资源补充量。

卫生资源的特点：一是有限性，相对于人群健康需要的无限性，社会能够提供的卫生资源与人们卫生保健实际需要之间总有一定的差距；二是需求和投入的多样性，即人们的卫生保健需求具有多样性、随机性和差异性，因此卫生资源必须投向诸如医疗、预防、妇幼保健、计划生育、医学教育、医药科研、药品器械生产等方面；三是分配的选择性，由于卫生资源的有限性和人们卫生保健需求的多样性，卫生资源在实际使用过程中总是被有选择性地投入到某些卫生服务领域，而不是在所有卫生服务领域内平均分配。

（二）卫生资源配置

卫生资源配置（health resource allocation）是指一个国家或区域，将筹集到的卫生资源公平且有效率地在不同的领域、地区、部门、项目、人群中分配和转移。卫生资源配置应包括卫生资源的增量配置与存量调整两个方面。

卫生资源的增量配置，又称初配置，如当年计划投入的卫生经费等。卫生资源的存量调整，又称存量再分配，是指通过对原有卫生资源的重新分配，改变分配不合理的现状，达到优化的目的。

（三）卫生资源优化配置

卫生资源优化配置（health resource optimizing allocation）指在一定时空范围内，保证区域内全部卫生资源在总量、结构和分布上与居民的健康需要和卫生服务需求相适应，以发挥卫生资源的最佳效率，从而获得最大的社会和经济效益。卫生资源配置的优化是在效率优先、兼顾公平的基础上，把有限的卫生资源分配到最需要、最能发挥效率、最能取得最大社会效益的地方，从而达到的一种资源供需动态平衡的状态。卫生资源优化配置是卫生资源配置中最重要、最根本的任务。

二、卫生资源配置的内容

（一）卫生资源配置的总量

目前，卫生资源配置主要涉及卫生人员配置、机构设置、床位配置、设备配置、技术配置、信息资源配置等。

卫生资源配置总量主要包括人员、床位、机构、设备、管理、技术和信息等卫生资源的数量和质量。

（二）卫生资源配置的结构

卫生资源配置结构是指各类卫生资源在不同区域、不同领域、不同阶层的分布状况及比例关系。卫生资源配置结构主要分为横向结构和纵向结构。

1. 卫生资源横向结构 指不同层级内的卫生资源配置。

（1）不同地区卫生资源配置结构，如卫生资源在城乡之间的分布。

（2）不同专业卫生资源配置，如医疗与预防保健之间、全科与专科之间的资源配置。

（3）不同类别卫生资源的配置比例，如医护人员和床位之间的比例。

（4）人力资源结构，如医护比例、学历、专业、年龄、职称等。

2. 卫生资源纵向结构 指不同层级之间卫生资源配置，如省、市、县（区）等各级医疗机构之间卫生资源的配置。

从人群卫生保健需求出发，人群对于促进健康、改善亚健康和治疗常见病及多发病的需求是最多的，其次为常见病、多发病以外的急慢性疾病的诊疗及康复，最后为急危重症和疑难杂症的治疗。因此，从卫生服务供给的效率、公平、质量和可及性的原则出发，卫生资源应该更多地配置在基层医疗机构，用以提供基本医疗服务和预防保健服务，其次为提供急慢性疾病治疗、康复和转诊服务的二级医疗卫生机构，最后为提供疑难、重症疾病治疗的三级医疗机构。所以，合理的卫生资源配置应该呈"正三角"形态。

与合理的卫生资源配置相比较，现阶段卫生资源配置呈现出结构失衡、布局不合理的状况，卫生资源配置出现了"倒三角"形态，即大多数卫生资源集中在高层次医疗卫生机构，而基层医疗卫生机构卫生资源严重缺乏。其原因主要是基层医疗卫生机构的诊疗能力较低，医疗卫生服务的提供与居民对医疗服务的实际需求不匹配，导致居民前往大型医疗机构就诊的意愿增高，客观上造成了卫生资源配置和卫生服务利用呈现"倒三角"形态。除此之外，卫生资源配置还存在结构性失衡的问题，城乡二元结构造成了重城市、轻农村的卫生资源配置现象；投入到预防保健服务的卫生资源总量远小于治疗服务，造成具有更大社会效益的基本公共卫生服务因筹资问题而发展缓慢。

目前，我国优质医疗资源存在总量不足、结构不合理、分布不均衡的现象，特别是基层医疗机构发展较困难，制约了深化医改的步伐。为改变基层服务长期薄弱的状况，我国开展了各项强基层行动，例如：根据《国务院办公厅关于推进医疗联合体建设和发展的指导意见》（国办发〔2017〕32号），加强医疗联合体（简称医联体）建设，是深化医改的重要步骤和创新制度，有利于调整优化医疗资源结构布局，促进医疗卫生工作重心下移和资源下沉，提升基层服务能力；有利于医疗资源上下贯通，提升医疗服务体系整体效能，更好实施分级诊疗和满足群众健康需求。

三、卫生资源配置的原则

（一）卫生资源配置与国民经济和社会发展水平相适应的原则

《"健康中国2030"规划纲要》提出："经济保持中高速增长将为维护人民健康奠定坚实基础，

消费结构升级将为发展健康服务创造广阔空间，科技创新将为提高健康水平提供有力支撑，各方面制度更加成熟更加定型将为健康领域可持续发展构建强大保障。"经济和社会发展对居民的生产、生活造成了不同程度的影响，疾病风险和卫生服务需求也发生相应的转变。首先，经济和社会发展带来居民生活模式的改变，造成我国疾病谱发生变化，即威胁我国居民健康的主要疾病模式由传染性疾病过渡到了慢性非传染性疾病，而慢性疾病具有病程长、耗费高等特点，因此围绕慢性疾病的全生命周期，实施全程的健康促进和健康管理服务成为卫生资源配置的重要内容；其次，肺炎、肝炎、结核病、艾滋病等重大传染病防控形势严峻，需要优化传统卫生资源配置模式；最后，由于经济和社会的快速发展，教育水平与信息化程度不断提升，居民的健康意识显著提高，更多的健康需要也转化为健康需求，因此卫生资源的需求总量不断上升，高质量卫生服务需求不断涌现。这都要求我国不断调整卫生服务提供的形式，把卫生资源下沉到基层，增加卫生资源提供的总量，着力提供多样的高质量卫生服务。

（二）公平与效率兼顾的原则

健康公平（health equity）指一个社会的所有成员（不论其收入、种族、年龄和性别等）均有机会获得尽可能高的健康水平。保证健康公平的前提是居民可以获得其所需的基本医疗，也就是服务公平。卫生资源配置的目标之一是促进全社会所有成员有相同的机会获得相同水平的卫生服务，进而达到理想的健康状况。卫生资源配置的公平性旨在保障卫生服务在各阶层中的可及性，这要求卫生服务产品的提供在不同区域、不同群体和不同阶层的合理化，是一种资源配置与服务使用同时达到公平的状态。

服务公平是居民可以获得其所需的医疗服务；从区域或群体角度，则是指不同人群能够均等化享有医疗卫生服务。经济学中的效率是分配效率，只有配置合理才能提高效率。高分配效率能提高卫生资源配置的科学性与协调性，使同样的资源投入能满足更多的卫生服务需要，让有限性的卫生资源产出最大化。

只注重卫生资源配置的公平，盲目大量地投入卫生资源，会造成卫生资源的严重浪费，导致卫生资源配置的效率低下；而只注重卫生资源配置的效率，会忽视部分人民群众的卫生利益，从而影响卫生服务的公平性。因此，在卫生资源配置过程中，应坚持政府主导与市场机制相结合，改革投入方式，提升卫生资源配置的科学性和合理性，在不断提高利用效率的同时，保障公平，实现公平与效率兼顾。

（三）健康需要和卫生服务需求相结合的原则

卫生资源配置始终以不断满足不同人群、不同疾病谱和不同层次医疗需求为主要目标。以提高人群健康为中心、以满足社会需求为导向，是卫生资源配置应该遵循的指导原则。

卫生资源的供给方式应静态、动态相结合。首先，从健康需要出发，完成卫生资源初始配置；其次，从居民的实际健康需求出发，根据科学计算得出不同区域的卫生资源配置总量需要，进而对有限的卫生资源在时间和空间上进行合理配置，动态解决"供不应求"或"供大于求"的社会问题。

（四）向重点倾斜、兼顾全局的原则

我国新时期卫生工作方针指出："以基层为重点，以改革创新为动力，预防为主，中西医并重，将健康融入所有政策，人民共建共享。"卫生资源配置的"倒三角"表明，我国有限的卫生资源主要集中在三级医疗机构。根据经济学边际效益递减的规律可知，持续在三级医疗机构增加卫生资源投入可能会导致配置效率下降，因此在基层投入卫生资源是最优解。现实生活中，基层，尤其农村地区，卫生基础薄弱、贫富差距过大，因病致贫、因病返贫现象在一些地区仍很严重。将卫生资源向基层倾斜，保护和促进人民健康是充分体现卫生工作方针的重要措施之一。同时，现阶段疾病谱发生改变，公共卫生事件频发，因此应将卫生资源向预防保健倾斜，使有限的卫生资源发挥最大的社会效益。

卫生资源配置应着眼于全体居民健康，将医疗、预防、保健资源，中西医资源，城乡资源统筹考虑，实现卫生健康全行业管理，减少卫生资源条块分割、重复配置引发的低效率问题。

（五）成本 - 效果原则

成本 - 效果指卫生资源投入、消耗与产生的具体结果，结果可以是健康改变或者直接由货币形式表示的效益。由于卫生资源的有限性，社会能提供的卫生资源与人们的卫生保健实际需要之间总是存在一定的差距，所以在满足人群卫生服务需求时，合理控制卫生资源成本，实现卫生资源配置的效果最大化，是卫生资源优化配置的核心目标。成本 - 效果原则要求在配置卫生资源时，要运用最具有投入产出比的配置组合，在满足人群健康需要的同时，实现成本最小化。

四、卫生资源配置的方式

（一）计划配置方式

以政府的指令性计划和行政手段作为卫生资源配置的主要手段。国家指令性计划是国家下达的带有强制性质的，执行单位必须保证完成的计划。指令性计划常见于计划经济中，在市场经济体制下已不常见。行政手段是国家通过行政机构，采取带有强制性质的行政命令、指示、规定等措施，调节和管理经济的手段，比如税务局查税。计划配置卫生资源，意味着国家下达关于卫生资源如何配置的强制命令，并对计划产出与实际产出进行调查，从而进行卫生资源配置的管理。

计划配置方式的优点是从全局和整体利益出发，规划卫生事业发展规模和配置卫生资源，较多地体现了卫生事业的整体性和公平性。其缺点为造成地区的资源闲置与浪费、缺乏竞争机制来实现资源的优化配置等。

（二）市场配置方式

通过市场机制实现卫生资源在总量和结构上的配置。优点是能比较好地体现效率原则，满足不同群体的卫生保健需求。缺点包括：第一，无法保证卫生资源供给过程中的公平性和可及性；第二，不能有效解决公共产品和准公共产品的供给问题；第三，难以解决医疗资源的总量平衡问题。

（三）计划调节与市场调节相结合的配置方式

将计划配置作为卫生资源配置的宏观调控手段，同时发挥市场机制对资源配置的基础性调节作用，以市场配置为基础、以计划配置为主导，二者有机结合来配置卫生资源。预防保健服务和基本卫生保健服务由政府采取计划机制进行干预，以确保其公平性和可及性；对于其他公益性和成本 - 效益低的卫生服务产品的卫生资源配置，可以通过市场机制调节其供求关系，从而满足居民多样化的卫生服务需要。

第二节　区域卫生规划

一、区域卫生规划概念及原则

（一）区域卫生规划的概念

区域卫生规划（regional health planning）指在一个特定的区域范围内，根据社会经济发展、居民健康状况和卫生服务需求等因素，确定区域内卫生发展的目标、模式和规模，对机构、床位、人员、设备等卫生资源进行统筹规划、合理配置，以提高资源的利用效率，保持卫生服务的供需平衡。

（二）区域卫生规划的原则

应遵循卫生资源配置的原则：与国民经济和社会发展水平相适应，公平与效率兼顾，健康需要和卫生服务需求相结合，向重点倾斜、兼顾全局，考虑成本 - 效益。除此之外，还应遵循以下原则。

1. 分级分类管理的原则　要考虑区域间不同的地理位置、经济发展水平、卫生资源分布和卫生服务的需要、需求，兼顾区域间的客观差异，根据其区域内的卫生资源数量、布局和类型等具体情况制定因地制宜的分类管理体系，实现卫生资源区域规划合理化。

2. 实施监督调整的原则　在区域规划实践的过程中，采取监督的手段促进规划优化，同时根据区域内和区域间实时变化的卫生政策、卫生资源等因素，以及监督过程中出现的问题进行区域卫生规划的调整，实现最优区域卫生规划。

二、区域卫生规划的内容

区域卫生规划的内容随着卫生改革进程和新的公共卫生事件而变化。2009 年颁布的《中共中央　国务院关于深化医药卫生体制改革的意见》（中发〔2009〕6 号）明确指出要强化区域卫生规划，"制定卫生资源配置标准，组织编制区域卫生规划和医疗机构设置规划""建立区域卫生规划和资源配置监督评价机制"。2010 年，卫生部等部门制定并经国务院同意印发的《关于公立医院改革试点的指导意见》（卫医管发〔2010〕20 号），把强化区域卫生规划作为 6 项主要任务之首，提出要合理确定公立医院功能、数量和规模，优化结构和布局，完善服务体系。2016 年国务院发布"十三五"卫生与健康规划》（国发〔2016〕77 号），提出要加强卫生计生服务体系建设，统筹区域卫生资源、优化医疗卫生机构布局、强基层补短板，构建整合型医疗卫生服务体系。2022 年，国家卫生健康委员会印发《医疗机构设置规划指导原则（2021—2025 年）》（国卫医发〔2022〕3 号）（以下简称《指导原则》），提出各地卫生健康行政部门要统筹医疗资源总量、结构、布局，补短板、强弱项，完善城乡医疗服务体系，不断提高医疗资源的整体效能。

区域卫生规划在兼顾公平和效率的基础上实现最大的社会和经济效益，其主要内容包括以下几点。

1. 人力资源　卫生人力资源的区域规划应考虑该区域内卫生人力资源的分布特征、城乡间和区域内卫生人力资源的数量和质量上的差异、区域内卫生人力资源的结构性问题和流动性问题，对区域内的卫生人力资源进行合理规划，最终促进卫生人力资源供给和卫生服务需求的总平衡。

《指导原则》指出，医疗机构的设置以千人口医师数（千人口中医师数）和千人口护士数等主要指标进行宏观调控，具体指标值由各省、自治区、直辖市根据实际情况确定。

2. 物力资源　卫生物力资源管理的内容包括设备管理、物资管理和卫生建筑规划管理。针对卫生设备管理，主要将设备配置分别与需要理论、需求理论、效率理论结合进行区域统筹卫生设备的规划；针对卫生物资管理，对区域规划内的卫生机构需要的物资进行采购、供应、保管、分配和维修；针对卫生建筑规划管理，采取因地制宜的原则，在明确卫生服务机构的功能定位后，对区域内不同类型、级别的医疗机构进行合理的部署，最终制定出与其功能相适应的卫生建筑。

医疗机构的设置规划是区域卫生规划的重要内容之一。《指导原则》指出，公立医院数量设置包括以下原则：①在省级区域，每 1 000 万~1 500 万人口规划设置 1 个省级区域医疗中心，同时根据需要规划布局儿童、肿瘤、精神、传染病等专科医院和中医医院。地广人稀的地区，人口规模可以适当放宽，并根据医疗服务实际需要设置职业病和口腔医院。②在地市级区域，每 100 万~200 万人口设置 1~2 个地市办三级综合医院（含中医类医院，地广人稀的地区人口规模可以适当放宽），根据需要设置儿童、精神、妇产、肿瘤、传染病、康复等市办专科医院（含中医类专科医院）。③有序引导部分城市区级医院转型为康复、护理、精神、职业病等专科医疗机构；在县级区域，依据常住人口数，原则上设置1个县办综合医院和1个县办中医类医院（含中医医院、中西医结合医院、少数民族医医院等），民族地区、民族自治地方的县级区域优先设立少数民族医医院。④原则上县域常住人口超过100万人口的地区，可适当增加县办医院数量；县域常住人口低于10万人口，应整合设置县办医院。⑤服务人口多且地市级医疗机构覆盖不到的县市区可根据需要建设精神专科医院或依托县办综合医院设置精神专科和病房。⑥实现省、市、县均有1所政府举办标准化的妇幼保健机构。同时，要优化基层医疗卫生机构布局，满足人民群众多层次、多样化的医疗服务需求。

针对公立医院单体床位规模，《指导原则》指出，公立医院根据其功能定位和服务能力，合理设置科室和病区数量。采取以下原则：①每个病区床位规模不超过50张。②新设置的县办综合医院床位数一般以600～1 000张左右为宜；新设置的地市办综合医院床位数一般以1 000～1 500张左右为宜；新设置的省办及以上综合医院床位数一般以1 500～3 000张左右为宜。③省、市、县办综合医院具体床位规模可根据辖区内人口数量及实际需求确定。

3. 财力资源 卫生资金管理的主要内容包括区域内卫生资金的筹集、分配和监管。其目标是在卫生领域筹集到足够的卫生资金，进而提升区域内卫生服务的公平性，同时实现卫生资金在区域内的最佳使用效率。卫生资金的公平性体现在健康公平、卫生服务利用公平、卫生筹资公平和政府卫生补助分配公平等方面，卫生资金的效率体现在配置效率和生产效率等方面。

4. 其他资源 主要包括管理、技术和信息资源。卫生管理资源指一个国家或地区为了高效、协调和规范地管理本地区的卫生事业而设计的组织体系框架和管理方式、手段、程序和规则；卫生技术资源指用于卫生保健与医疗服务系统的特定知识体系，泛指一切用于疾病预防、筛查、诊断、治疗和康复及促进健康的技术手段；卫生信息资源指卫生工作领域和与卫生工作密切相关的社会生活领域一切活动的指令、情报、数据、信号、消息和知识的总称。

三、区域卫生资源配置标准的制定方法

区域卫生资源配置标准的制定是编制和实施区域卫生规划的前提和依据，目前我国已经开展了大量的卫生资源配置标准研究。常见的卫生资源配置标准制定方法如下。

（一）需要法

1. 卫生服务需要法 是指根据人群健康状况及其变化趋势提出卫生服务需要，再根据服务需要转化为卫生资源需要。即从区域人群的患病情况和卫生保健需要出发，通过相应的卫生服务调查，获取当地群众两周患病率、人均年患病天数、年住院率等，运用公式计算出当地一定人口所需的卫生资源数量，其中分析单元的大小，决定了需要法测算的准确性。该方法具有较高的技术效率和分配效率，公平性较好。然而，该方法没有考虑社会经济状况、人口特征、卫生服务可及性、患者支付能力等因素的影响，仅仅反映居民对卫生服务的客观需要，因此预测结果比实际需求高。

2. 人口比值法 该方法需要的信息量较少，成本较低，仅考虑人口因素，未涉及社会经济、技术及人群健康水平等因素的影响，一般用该方法计算资源的需要量。此法简便易行，通俗易懂，被许多国家和地区用于卫生人力需要量预测、床位配置预测和大型医疗设备预测，属于扩张性预测。但本方法未考虑卫生人力的内部结构、服务效率及居民实际需求等方面的因素，可能导致预测标准过高，造成资源浪费。

（二）需求法

1. 卫生服务需求法 是指考虑卫生服务的利用受到多种因素的影响后，居民对卫生服务的实际利用量。卫生服务需求量可以通过适当样本的卫生服务调查获取，一般可以由当地群众患

病率、两周就诊率、年实际住院率等指标体现出来。需求法使用卫生服务利用指标计算卫生资源，因此得到的卫生资源配置数是居民卫生服务需求量最低标准，其不足之处在于潜在需求较难预测。

2. 供需平衡法 通常卫生服务供给能力用其提供的卫生服务量来反映，该服务量一般包括现有卫生服务量和已有卫生资源可能提供的潜在卫生服务增量，也就是说现有服务量和可能的服务增量之和就是卫生服务供给量。卫生服务的利用量一般反映了卫生服务量，因此可采用卫生服务利用指标表示卫生服务供给指标。该指标的取值包括现有的卫生服务利用量和现有卫生服务可以提供的利用增量两部分。卫生服务供需平衡指卫生服务的供给与社会人群健康需求之间达到相对的动态平衡。

（三）服务目标法

服务目标法是从服务提供的角度出发，根据现有卫生资源配置量和利用效率算出基年标准数，然后考虑人口增长和医疗服务需求潜在增长因素，对目标年数进行预测。服务目标法不仅考虑到供方医疗单位所能提供的资源，还考虑到需方居民的需求量与需要量，因此能较为准确地预测卫生人力配置量和床位配置量，但医疗服务潜在需求增长预测较为困难。

（四）地理信息系统

地理信息系统（geographic information system，GIS）是在计算机硬、软件系统支持下，对整个或部分地球表层（包括大气层）空间中的有关地理分布数据进行采集、储存、管理、运算、分析、显示和描述的技术系统。地理信息系统作为集合了地理分析、一般数据库操作和地图视觉化效果的空间信息系统，是实现基于医疗资料可及性的布局规划方法的重要技术手段。在实际的区域卫生规划制定过程中，地理信息系统为健康服务资源布局、健康服务资源服务圈的确定等空间分析工作提供了基础平台。这是当前区域卫生规划的方向，也是规划制定的重要方法。

（五）模型法

国内外学者将数学模型应用到区域卫生资源的制定，模型主要包括多元线性回归法、灰色模型法、时间序列分析、系统动力学模型等。上述模型对卫生资源需求的预测、区域卫生资源的制定起到了辅助与补充作用。模型法的特点主要表现为预测相对准确，但模型的建立较为困难，其与现状关系密切，难以进行规划和调整。

四、区域卫生规划的编制与实施

（一）区域卫生规划的编制程序

区域卫生规划的编制程序分为六个阶段。

1. 区域卫生形势分析 收集与卫生资源配置标准有关的社会、经济及生态环境状况、居民健康与疾病状况、居民生活状况、卫生服务状况、卫生资源现状等信息，对其进行客观、综合分析，正确判断卫生形势现状，使得卫生资源配置标准的制定具有针对性和实用性。

2. 确定主要问题 在区域卫生规划制定中要充分考虑卫生资源与相关因素的关系，主要卫生问题与优先选择涉及的主要是健康问题和主要资源配置问题，包括外部环境因素（政治、经济、社会、人群健康状况、居民卫生需求等）和内部环境因素（卫生资源的投入和配置情况、卫生服务现状等）。

3. 制定规划目标与指标，选择策略 规划目标的设定是整个区域卫生规划的核心，它直接涉及区域内卫生资源的配置。为此，在设定规划目标时，要综合考虑规划期内的社会经济发展水平、居民的健康需求和经济承受能力等诸多因素，根据区域的不同，按照"以人为本、以健康为本、突出重点、统一配置、优化资源"的原则制定区域卫生规划的目标。根据区域规划期的长短，目标可分为近期目标和远期目标；根据涉及的问题，可分为健康指标（如期望寿命、发病率、患病率等），效率指标（如平均住院日、床位使用率等），可及性指标（如每千人口医生数、每千人口医院床位数等），资源配置总量指标（主要指人员、床位、机构和设备等）和增量调整指标（如计划投入的卫生费用、计划引进的卫生人力和技术等）。

4. 制定实施规划，编制费用预算　要制定具体的实施规划，并确定编制规划所需的经费预算。

5. 规划的评价与调整　区域卫生规划起草和论证完成后，须经卫生健康行政部门同意并报本地相应人民政府审批，听取意见，修改完善，确保规划的可行性、可操作性和权威性。区域卫生规划的周期一般为 5 年。

6. 规划的送审与立法　区域卫生规划必须经过必要的立法程序。经当地人民代表大会或省级人民代表大会常务委员会批准后，即具有法律效力。

（二）区域卫生规划的实施

2012 年颁布了《卫生部关于做好区域卫生规划和医疗机构设置规划促进非公立医疗机构发展的通知》（卫规财发〔2012〕47 号）要求，指导各地做好区域卫生规划和医疗机构设置规划。区域卫生规划的科学编制固然重要，但更重要的是实施。要保证区域卫生规划的顺利实施且取得实效，需要参考以下几个方面。

1. 发挥政府主导作用　政府在卫生事业发展中承担着重要责任。区域卫生规划是政府对卫生事业发展实现宏观调控的主要依据和重要手段。通过法律法规、经济的手段，逐步强化政府对卫生事业的宏观调控力度，实现领导职能由"办卫生"向"管卫生"、由部门管理向行业管理、由经验管理向法制管理的过渡，实现政府职能的转变。

2. 建立规划的实施机制　规划出台后，并不能自动实施，其牵涉到多个部门，因此，需在政府层面建立规划实施机制，包括成立领导小组和联席会议，由区域领导牵头，各主要部门参加。领导小组办公室可设在区域发展改革部门或区域卫生部门，负责组织开展规划任务分解、配套政策制定、区县级规划审核以及督办、协调协商、评估考核等工作。

3. 推进卫生配套改革　区域卫生规划和当前推进的医改工作，相互关联但各有侧重，医改侧重于制度层面，是区域卫生规划实施的重要保障；区域卫生规划侧重于愿景蓝图的设计，既要做好与现有医改的衔接，同时蓝图一旦确定后将对医改起到指导作用。区域卫生规划涉及的很多资源调整工作都需要改革政策的配套。

4. 发挥社会力量的作用　区域卫生规划的实施要充分发挥社会力量的作用，建立政府向社会力量购买卫生服务的机制。完善卫生领域的第三方组织，进一步明确已有的卫生协会、医院协会等行业组织的功能定位，拓展其相应职能，发挥第三方组织在资源配置和行业管理中的作用。

第三节　卫生资源优化配置的评价

一、卫生资源优化配置的评价指标

卫生资源优化配置的评价指标可以概括为以下几类。

（一）需要指标

目前常用患病指标和死亡指标反映人群的卫生服务需要。常用指标见表 14-1。

（二）需求和利用指标

1. 通过货币支出计算。将不同类型的服务转化为货币单位相加，获得一个统一的需求量，例如门诊次均费用、住院次均费用等。

2. 通过卫生服务的自然单位测算。一般包括以下内容。

（1）门诊服务利用指标：两周就诊率、两周患者就诊率、门诊人次数等。

表14-1 常用卫生服务需要指标

中国常用指标	世界卫生组织推荐指标
两周每千人患病人数	两周每千人患病人数
两周每千人患病日数	两周每千人患病日数
每千人慢性病患病率	两周每千人患重病人数
两周每千人因病伤卧床人数	每千人患慢性病人数
每人每年因病伤卧床日数	两周每千人卧床 14 天人数
每人每年因病伤休工日数	每千成年人中至少有一种疾病（症状）人数
每人每年因病伤休学日数	每千成年人中自报对健康忧虑人数

（2）住院服务利用指标：住院率、人均住院天数、住院人次数等。

（3）预防保健服务利用指标：计划免疫、传染病控制、妇幼保健、健康教育等指标。

（4）反映政府、社会提供卫生资源的使用效率的指标：每个门诊医生年均接诊人次数、每个住院医生年均承担的床日数、病床使用率、病床周转人次数等。

二、卫生资源优化配置的评价方法

卫生资源优化配置的公平性和效率性是卫生事业可持续发展必须解决的两个关键性问题。因此，卫生资源优化配置的评价方法主要包括公平性与效率性评价。

（一）卫生资源配置公平性的评价方法

卫生资源配置的公平性主要从两个方面解释：水平公平与垂直公平。水平公平是指有等量卫生服务需要的人群可以获得相同数量和质量的卫生服务。垂直公平是指卫生服务需要水平不同的人群获得的卫生服务数量和质量不同，卫生服务需要水平高的人群获得的服务量多，卫生服务需要水平低的人群获得的服务量少。同时，从卫生资源可持续的公平性出发，卫生资源配置的公平性还包括代际公平，即代际间（当代与后代）应协调卫生资源投入与社会、经济、环境发展水平间的均衡发展，以提升卫生资源配置的可持续性。

对公平性的评价，国际上常采用不同的方法，比较公认的方法包括变异系数（coefficient of variation，CV）、基尼系数（Gini coefficient）、泰尔指数（index of Theil）和阿特金森指数（index of Atkinson）等。其他还有差别指数（index of dissimilarity）及集中指数（concentration index，CI）。

1. 变异系数 又称离散系数，是概率分布离散程度的一个归一化量度，是通过变异指标中的全距、平均差或标准差与平均数对比得到的，用以对比分析不同水平的变量数列之间标志值的变异程度指标。变异系数计算简单，常用于对我国不同地区的差异进行简单的整体度量。

2. 洛伦兹曲线和基尼系数 洛伦兹曲线是由美国统计学家 Max Otto Lorenz 提出的，用以反映社会收入分配（或财产分配）平均程度的曲线。把社会各居民按收入依次分成若干等级，分别在横坐标和纵坐标上标明每个等级的人口数占总人口数的百分比以及每个等级的收入占社会总收入的百分比，连接各等级的坐标点所形成的曲线，就是洛伦兹曲线。

基尼系数主要根据洛伦兹曲线进行计算，是由意大利经济学家 Corrado Gini 于 1912 年提出的，用以定量测定收入分配差异程度，是国际上用来综合考察居民内部收入分配差异状况的一个重要指标。在图 14-1 中，设洛伦兹曲线和收入分配绝对公平线之间的面积为 B，洛伦兹曲线右下方的面积为 A，则 B 除以（A＋B）的商即被称为基尼系数。如果 B 为零，基尼系数为零，表示收入分配完全平等；如果 A 为零，则系数为 1，收入分配绝对不平等。收入分配越是趋向平等，洛伦兹曲线的弧度越小，基尼系数也越小。实际的基尼系数介于 0～1。

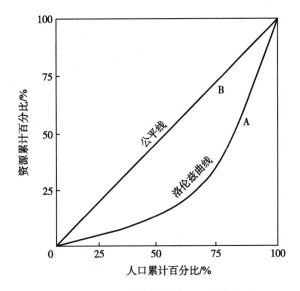

图14-1 洛伦兹曲线与基尼系数的关系

在进行卫生资源配置评价中,常采用基尼系数评价卫生资源配置或利用的公平程度。在利用基尼系数评价卫生资源配置和利用的公平程度时,其坐标中的横轴仍然是人口百分比;纵轴是卫生资源配置或利用百分比。

3. 泰尔指数 是 1976 年由 Theil 提出的,它是从信息量与熵的概念来考察不公平性和差异性,将总体不公平性分解为各部分间差异性和各部分内部差异性。泰尔指数在分析和分解不平等性方面有广泛的应用。

泰尔指数的数值只有相对意义而无绝对意义,值的大小表明所研究要素(床位、人员或设备)在各地区间差异大小,泰尔指数越小,说明差异越小,反之,则越大。

泰尔指数和基尼系数存在一定的互补性,基尼系数对中等水平以上的变化特别敏感,而泰尔指数对上层的变化很敏感。同时,泰尔指数可以很好地反映地区内部和地区间的差异,而基尼系数只能反映总体的差异程度,无法区分地区内部和地区间的差异。因此,可能会出现卫生资源配置标准的基尼系数变化不大,而泰尔指数变动较为明显。

4. 阿特金森指数 是英国经济学家 Atkinson 于 1970 年提出的,该指数是测度收入分配不公平指数中明显带有社会福利规范看法的一个指数。对于任何分布而言,阿特金森指数的取值范围为 0~1,收入不平等程度越低,则阿特金森指数值越小。

阿特金森指数的特点是可以设置一个与区域差异外在显示度有关的参数,参数设置越高,区域差异的显示度就越高。因此,常用阿特金森指数评价卫生资源配置的公平性,特别是区域间的微小差异分析。

5. 差别指数 在卫生经济领域表示某特定人群的健康分布与同组人群分布间的差异。公平的健康状况应是人群健康的分布与人群某特征的分布相一致。差异指数衡量公平性时,差异指数值越小说明公平性越高,反之则越低。

6. 集中曲线与集中指数 集中曲线的横坐标表示按生活水平由低到高排序后样本人群的人口累计百分比,纵坐标表示相应的卫生变量的累积百分比,例如对卫生服务利用量而言,绘制的集中曲线表示了按照收入由低到高排序后占人口百分比为 p 的人群卫生服务利用量占全部人口卫生服务利用量的累积百分比的分布(图 14-2)。

$Ln(p)$ 表示需要预期的卫生服务利用分布的集中曲线(标化的卫生服务利用分布的集中曲线);$Lm(p)$ 表示实际的卫生服务利用分布的集中曲线。

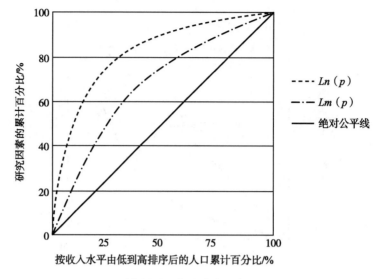

图14-2　集中曲线示意图

集中指数为集中曲线 $Lm(p)$ 与公平线（对角线）之间面积的 2 倍，取值范围为 $(-1, 1)$，用公式表示为：

$$CI = 1 - 2\int_0^1 L_m^+(P)\,dp = C_m^+$$

或者简化为以下公式：

$$S = \frac{1}{2}\sum_{i=0}^{n-1}(Y_i + Y_{i+1})(X_{i+1} - X_i)$$

其中 $Y_0 = 0$，$X_0 = 0$。

$$CI = 2 \times (0.5 - S) \quad \text{或} \quad CI = 2cov(X, H)/M$$

其中 X 为社会阶层的秩次，Y 为相应的健康水平或疾病患病率；M 为整个人群的健康水平或疾病患病率的平均水平。

集中曲线与绝对公平线重叠，集中指数为 0，研究变量在贫富人群间均匀分布；集中曲线位于公平线上方，集中指数为负值，研究变量集中在贫困人群；集中曲线位于公平线下方，集中指数为正值，研究变量集中在富裕人群。集中指数绝对值越大，向特定人群集中的程度越大。集中指数为基尼系数的改进，对人口进行了经济水平的分层，反映研究变量在不同收入人群中分布的公平程度。

7. 受益归属分析　是评价政府补助公平性和目标效率的一种方法，用来描述按经济水平排序的个体、社会经济群体间政府卫生补助受益的公平性。其方法为将样本人群的消费性支出由低到高排序，分别计算不同经济水平人群消费性支出、享受政府医疗门诊补助、住院补助和医疗总补助情况，运用集中指数等方法对政府卫生补助的居民受益归属进行定量分析。对于受益归属分析而言，集中曲线位于公平线上方，集中指数为负值，政府卫生补助更多地集中在穷人当中；反之，说明政府卫生补助更多地集中在富人当中。

（二）卫生资源配置效率性的评价方法

卫生资源配置效率性的评价包括技术效率和配置效率评价。

1. 技术效率（technical efficiency）　经济学将管理效率称为技术效率，技术效率是指在生产技术和市场价格不变的条件下，按照既定的要素投入比例，生产一定量的产品所需的最小成本与实际成本之比。

技术效率的评价指标是投入产出比，即投入一定时产出最大；产出一定时投入最小。目前常用的评价技术效率的方法有比率分析法、秩和比法、综合指数法和数据包络分析（data envelop analysis，DEA）、项目预算与边际分析（programme budgeting and marginal analysis，PBMA）等。

2. 配置效率（allocative efficiency）　经济学的效率是分配效率，认为只有配置合理才能提高效率。配置效率是指以投入要素的最佳组合生产出"最优的"产品数量组合。在投入不变的条件下，通过资源的优化组合和有效配置，效率就会提高，产出就会增加。

当前，我国卫生事业的主要问题之一是卫生资源配置的"倒三角"形态，即大型医疗机构占有大多数的卫生资源，同时部分大型医疗机构通过盲目的扩张和虹吸作用不断扩大规模，以此吸引更多的患者和增加收入，然而根据经济学理论中的边际成本递减理论和规模经济理论，医疗机构规模过大可能造成边际效益递减，最终导致配置效率低下。因此，提升医疗机构配置效率是卫生资源配置的重要任务。

常用于评价卫生资源配置效率的指标主要有医疗和预防服务的比例、基本医疗和非基本医疗服务的比例、卫生总费用的流向、门诊指数等。另外，生产函数的经验模型和数据包络分析、逼近理想解排序综合评价法（technique for order preference by similarity to ideal solution，TOPSIS）、床位利用指数法、目标分解最优指数法等方法也可用于卫生资源配置效率的评价。

思考题

1. 什么是卫生资源配置？什么是卫生资源优化配置？
2. 什么是区域卫生规划？如何制定合理的区域卫生规划？
3. 评价卫生资源配置公平性和效率的方法有哪些？

（于冼河）

第十五章　卫生经济学评价

卫生经济学评价是卫生经济学中实现卫生资源优化配置的重要工具，也是卫生技术评估的重要组成部分，已被广泛用于卫生系统循证决策。随着卫生技术的快速更新和发展，有限的卫生资源与迅速增长的卫生服务需求之间的矛盾日益突出，卫生经济学评价在提高卫生资源配置效率中将发挥越来越重要的作用。

第一节　概　　述

一、卫生经济学评价的含义及特征

卫生经济学评价（health economic evaluation）是指依据成本和效果对可供选择的卫生服务干预方案进行比较分析的方法或过程。

卫生经济学评价包括两个基本特征：一是评价时既要考虑备选方案的投入，又要考虑备选方案的产出，也可以称为成本和结果。这两者在开展评价时缺一不可，正是成本和结果的联系促使人们做出决策。二是要在两个或两个以上备选方案之间进行比较和分析，进而选择优选方案。卫生经济学评价的核心就是选择，它建立在不同备选方案相互比较的基础上。在资源稀缺及资源用途多样性的背景下，一项卫生干预的真正成本并不是干预本身的预算，而是由于将资源配置到某项干预方案上，而被放弃的其他干预方案所能够带来的最大收益，即"机会成本"。干预方案与对照方案作为备选方案，其净收益互为机会成本。要证明干预方案的经济性，就要证明干预方案的净收益在所有备选方案中是最大的，即对照方案包括干预方案以外的所有其他方案，但这在现实操作中难度较大，成本也较高。若只选一个对照方案，应纳入所有备选方案中净收益最大的。在实际评价中，通常选择常规治疗或标准治疗作为对照方案。卫生经济学评价试图估计并将其与干预的收益进行比较，以决定如何在不同的干预中分配稀缺的资源。不具备以上两个基本特征的评价，不能称为完整的经济学评价。

卫生经济学评价与经济学中的标准评价方法存在一定的区别。第一，卫生经济学评价需要考虑伦理和道德的问题，例如要对生命价值、疼痛与疾病痛苦进行评价。第二，由于卫生服务是一个多元化的领域，因此很难用一个标准化的评价方法对所有行动方案进行评价，不同的项目有其自己的特点和评价目标。第三，由于涉及人的健康、疾病与生命，所以不能完全基于经济理论判断行动方案是否可行。因此卫生经济学评价在决策中能起到指导作用，不能起到决定性作用。第四，卫生干预选择以健康结局为主要决策维度，因此需要对健康结局进行明确的定义，可以从单一维度的临床角度定义，如脑卒中事件的发生、无进展生存期等，也可以从生存时间和生命质量的综合维度进行定义，如质量调整生命年。

二、卫生经济学评价的产生与发展

（一）卫生经济学评价思想的萌芽及早期应用阶段

卫生经济学评价思想的萌芽最早可追溯到 17 世纪中期。1664 年，英国古典经济学家和统计学家威廉·佩第（William Pretty）在他的《献给英明人士》一书中，首次提出了人口价值的思想。19 世纪 50 年代，英国统计学家威廉·法尔（William Farr）应用对生产力损失估值的人力资本法计算了一个人的生命的经济价值，并将人的价值估计用于处理公共政策问题。

现代成本 - 效益分析的系统方法可以追溯到 19 世纪法国经济学家朱尔·杜比特（Jules Dupuit）1844 年发表的《公共工程项目的测算》一文，他首次提出了消费者剩余的概念，并将支付意愿用于公共工程的成本 - 效益分析中。成本 - 效益分析在法律中的应用可以追溯到美国的《1936 年防洪法》，该法规定"只有当项目的收益超过其成本时，国会才应考虑采取行动。运输部门的所有经济活动中将广泛使用正式的成本 - 效益分析"。然而，这一时期古典经济学家很少关注卫生资源的使用问题。

（二）经济学评价在卫生领域的形成阶段

对卫生领域的经济评价始于 20 世纪 60 年代左右。威斯康星大学的经济学家伯顿·维斯布罗德（Burton Weisbrod）对公共卫生项目进行了一些开拓性的经济学评价。1967 年美国社会保障局统计学家多萝西·赖斯（Dorothy Rice）发表了《计算疾病成本》（*Estimating the Cost of Illness*）一文，提出了关于疾病经济成本估计的方法学框架。早期的疾病成本研究以及经济学评价研究中普遍使用人力资本法估计健康效益，但研究者很快就认识到人力资本法的局限性。1968 年，经济学家托马斯·谢林（Thomas Schelling）认为，这种方法的理论基础并不是依据卡尔多（Kaldor）和希克斯·谢林（Hicks Schelling）所定义的支付意愿的概念。其次在计算人力资本时，健康和生活质量的内在价值被忽视了，且人力资本法对穷人和非劳动力的健康赋值非常小。对人力资本法局限性的认识促进了支付意愿法和成本 - 效果分析两个方向的发展。

1971 年，英国经济学家 E.J. 米香（E.J. Mishan）出版了第一本关于经济学评价的综合性教科书，名为《成本 - 效益分析》（*Cost-Benefit Analysis*）。此后该领域的大量文献涵盖了福利经济学的理论，一些经济学评价领域的著作和教材也为成本 - 效益分析的实践提供了更具体的技术指导。成本 - 效益和成本 - 效果分析的方法在许多国家的医疗服务、公共卫生、医疗器械和药品等卫生领域中得到了应用，成为评价卫生计划或决策的重要工具。

20 世纪 70 年代后期，将生命质量和寿命年相结合的单一结果评价指标——QALY 的出现催生了成本 - 效用分析方法。20 世纪 80 年代初以来，成本 - 效用分析方法被普遍接受并成为一种独立而明确的卫生经济学评价方法，相关研究获得了更为广泛的关注和应用。1987 年迈克尔·德拉蒙德（Michael F. Drummond）在《卫生保健项目经济学评估方法》（*Methods for the Economic Evaluation of Health Care Programmes*）一书中，明确提出了经济学评价方法包括成本 - 效益分析、成本 - 效果分析、成本 - 效用分析和成本最小化分析。

20 世纪 80 年代以后，卫生经济学评价方法引入我国，并获得了快速的传播和应用。1981 年，中美合作在上海县进行家庭卫生服务抽样调查，应用成本 - 效益分析和成本 - 效果分析的方法分析了上海县丝虫病防治、麻疹疫苗接种和饮食行业体检的效果和经济效益。1992 年，卫生部卫生监督司对山东省高密县防氟改水工程进行了成本 - 效用分析。1994 年，上海医科大学成立了卫生部第一家医学技术评估中心，此后浙江大学、北京医科大学、华西医科大学又分别成立了技术评估中心和循证医学中心，成为我国卫生技术评估网络的雏形。

（三）卫生经济学评价的广泛应用和快速发展阶段

20 世纪 90 年代以来，经济学评价在卫生领域的作用得到了广泛认可，相关研究越来越多。国际范围内，很多国家建立了全国性工作机制和科学的评估流程，并积极推动评价结果的应用，包括卫生经济学评价在内的卫生技术评估逐渐成为科学决策的重要工具。在国内,上海市卫生技术评估研究中心(隶属于上海市卫生和健康发展研究中心)、北京大学医学部卫生政策与技术评估中心等地方评估机构相继成立。2018 年 9 月,国家药物和卫生技术综合评估中心成立。目前,经济学评价已经成为国家医保药品目录调整、基本药物遴选调整和药物临床综合评价的重要内容。

越来越多的国家已经编制、正在编制或计划编制关于卫生经济学评价的指南,对如何设计和实施卫生经济学评价研究进行了规范,其中大多数是专门针对药品的,但有些指南没有限定医疗保健技术的类别。2011 年,我国正式发布了首版《中国药物经济学评价指南》,提出了我国药物经济学评价的一般框架和规范。为确保评价结果的正确阐释以支持决策制定,2013 年国际药物经济学和结果研究会(International Society for Pharmacoeconomics and Outcomes Research,ISPOR)发表了第一版的《卫生经济学评价报告标准共识》(*consolidated health economic evaluation reporting standards*,CHEERS),提出了卫生经济学评价的特点以及报告卫生经济学评价结果时应包括的背景、过程、结果等评价细节,提供了卫生经济学评价报告质量的评价工具。

这一阶段,卫生经济学评价方法也有了长足的发展,包括新的时间权衡法、针对儿童健康效用值的测量量表、映射法的应用等效用值测量方法的开发,以及离散选择实验、优劣尺度法在支付意愿测量中的应用。一些研究还尝试将公平性纳入卫生经济学评价。针对卫生经济学评价研究质量的评估工具也在不断发展。

三、卫生经济学评价的意义

(一)提高卫生资源配置的效率

近年来,从全球资源配置来看,很多国家卫生总费用占 GDP 的比重都呈现了稳步增长的趋势,对医疗成本快速上涨的担忧日益加剧。卫生支出不能无限增加,特别是随着人口增长、人口老龄化、新技术和新药物迅猛发展以及社会医疗保障的普遍实施,有限的卫生资源与迅速增长的卫生服务需求之间的矛盾愈发突出,卫生资源合理分配和使用的要求也更为迫切。

在一般商品市场上,资源的分配可以通过市场法则达到效率的最大化,由消费者评估一种产品可能提供利益的潜在价值,然后决定是否使用他们可用的资源购买这种产品。不同于一般商品或服务,卫生服务领域由于不确定性、外部性、垄断等造成的市场失灵广泛存在,以及当卫生产品或服务由于免费而不能在市场上直接买卖时,不能单纯依赖市场机制的调节作用,因此必须根据一定的标准进行评估,而且这些标准很难在市场中得到检验。这就要求对卫生干预进行更加科学、公正的决策。卫生经济学评价的目的就是研究如何使有效的卫生资源实现最大程度的健康产出,帮助人们评估和筛选资源,使用更合理更高效的卫生技术方案。

(二)提高卫生干预决策的透明度和科学性

在预算约束下,必须在相互竞争的备选方案中做出权衡,每购买一种新技术时,就要放弃或调整已经支付的其他支出。如果不进行测量,就可能因为方案排序上的不确定性误导决策。卫生经济学评价能够综合考虑新技术的成本和获益,通过系统、科学地比较分析备选方案的成本和健康产出,进而得到决策所需的优选方案,帮助人们回答:与用相同的卫生资源能够做的其他事情相比较,该选择是否值得,合适的价格区间是多少,对支付方预算的影响有多大?从而提高决策的明确性和证据的可解释性。

当前,卫生干预的复杂性日益增加,面对更复杂的临床实践、更广泛的治疗适应证以及更昂贵的诊断和治疗技术,需要针对更广泛的备选方案开展经济学评价来确保更合适的经济性选择,以适应这种新兴和复杂的卫生服务环境。

(三)保障医疗安全和促进健康

卫生技术是人类维护和促进健康的重要手段,相应地,对卫生技术的经济学评价也是以安全性和有效性作为方案选择的基本条件，并以健康结局作为主要产出指标，同时满足提高医疗服务质量、节约成本和减轻患者负担的多重目标。此外，随着人们对健康认识的提高以及医学模式的转变，健康产出结果评价无论在广度上还是深度上都在不断加强。健康结局也从单一疾病角度的临床生理指标，扩展到生理、心理、社会等多个维度的综合指标。

四、卫生经济学评价的应用领域

（一）卫生政策领域

可靠的分析和可量化的评价结果对提高政策制定的透明度和可信度至关重要。近年来，在一些欧盟成员国，正式的、量化的政策影响评估已越来越常见，影响力也越来越大。卫生经济学评价可以对拟定的或者已经发布的卫生政策产生的影响进行量化分析，如筹资政策、税收政策、补贴政策和价格规制政策等，提供公正、透明、可问责的政府决策工具。

（二）临床医学领域

卫生经济学评价使人们从只关注最优疗效的医学专科思维中摆脱出来，增加了人们对资源有效使用的关注。基于价值的医疗评估也使得医疗决策更加关注效果以外的成本。越来越多的临床治疗指南在制定时除考虑安全性和有效性，也会将经济性作为重要的推荐标准。临床评估结果与卫生经济学评价相结合为医疗决策者提供了从干预到医疗系统层面的重要信息和工具。但在临床治疗决策过程中，社会还将面临考虑优先需求的问题，因此卫生经济学评价仅能起到指导作用，不能也不应该起到决定性作用。

（三）药品领域

卫生经济学评价方法应用于药品的生产、流通、交换、使用等领域，被称为药物经济学评价。药物经济学评价结果常被作为政府制定药品价格、审批新药、批准医疗保险药品、谈判和报销决策、筛选基本药物的重要参考。同时，通过对临床不同药物治疗方案或药学服务开展经济学评价，还可以为医生的临床用药决策和患者的用药选择提供依据。目前，一些药物生产企业也将药物经济学评价研究作为药物市场营销的重要手段，其市场营销部门专门设有药物经济学评价研究组，将药物经济学评价研究和临床药物疗效三期试验相结合。

（四）公共卫生领域

越来越多的经济学评价研究被用于支持免疫规划、疾病早期筛查等公共卫生项目的决策中。虽然人均公共卫生干预的成本相对便宜，但总体水平的管理成本很高。其中还涉及哪些人群更有可能受益、是否应该扩大到人群中的其他低风险群体、筛查的频率、副作用的风险及相应的成本等问题，通过开展经济学评价可以帮助研究者设计更具有经济性的公共卫生干预项目。

（五）其他领域

近年来，经济学评价研究的内容越来越丰富，已逐渐应用到医疗设备与耗材招采中产品的遴选、准入、定价、监管等相关决策，以及医疗机构内部医疗技术引入和管理经营决策。此外，卫生经济学评价方法在慢性病的健康管理策略、医养结合等其他健康相关产品、服务和管理方面的应用也越来越广泛。

第二节　基本理论与方法

一、基本理论

由于卫生领域存在广泛的市场失灵，经济学家通常转向福利经济学作为框架来选择最佳的资源配置决策。卫生经济学评价中的成本-效益分析方法即源于以帕累托标准为基础的福利经济学理论。福利经济学（welfare economics）是规范经济学的一部分，它以效用论为出发点，探讨并研究在预算约束下社会福利最大化的问题。福利经济学认为健康是可以被生产出来的众多商品之一，改善健康的消费可以产生效用，与健康相关的福利是通过个人相对于社会中其他商品对健康结果的偏好来衡量的。但无论是基数效用还是序数效用都是主观感受，不是直接可见的。解决这一问题最常用的方法就是将效用的变化换算成货币价值，从而得到个人福利的变化，所有受干预影响个体的货币价值变化的总和即为社会福利。福利经济学可用于评估各种政策变化对社会福利的影响，并为可能的备选方案提供社会排序的标准。

帕累托改进标准被证明是一个简单但有力的检验资源重新分配是否可以改善社会福利的准则。如果资源重新分配使至少一个人的处境变好，而没有一个人的处境变差，则该过程为帕累托改进（Pareto improvement）。帕累托最优（Pareto optimal）的状态就是不可能再有更多的帕累托改进的状态。实践中，只有很少的政策改变不会让任何人变得更糟，所以实施帕累托改进标准通常允许那些从政策改变中获益的人补偿受损者。如果某一政策使一些人得到利益而另外一些人受到损失，但是受益者的所得足以补偿受损者的损失，这种社会福利的改进称为帕累托潜在改进（potential Pareto improvement），也称补偿原则。

成本-效益分析即是对帕累托改进标准的一种体现，它可以通过对因某一卫生服务或产品的提供水平变化而获益或遭受损失的人进行货币价值评估，计算政策变化带来的净获益或净损失。当某个干预的效益超过其成本，即可产生在福利经济学框架下优化的资源配置决策。但在成本-效果分析中则需要更强有力的假设来评价是否发生了帕累托潜在改进。因为政策通常会影响多个个体，可能会使其中某些人的健康或效用获益，而给其他人的健康或效用带来损失，要评估帕累托潜在改进就需要假设健康或效用变化的价值可以在个体间进行比较。

福利经济学理论的前提是个人是其自身福利的最佳判断者，并注重个体效用最大化，其衡量福利的观点为社会选择提供了方案，但这种方案存在一定的局限性。由于收入在很大程度上决定了获利者需要或失利者可以获得的补偿水平，反对者认为仅考虑个人偏好过于狭隘，无法判断社会福利。在确定社会选择时，除了个人偏好，还应包括一些其他个人和商品的特征，如人与人之间的相互依赖性和作为社会整体的作用，这一观点被称为超福利主义（extra-welfarism）。

超福利主义者认为根据现行收入分配加权的偏好在某些方面是不公平的，即使现行的收入分配被认为是个人在竞争市场中做出的最大化个人福利的知情、理性和自由的选择，这些个人的初始禀赋也可能存在公平问题。在卫生领域的现实世界中，超福利主义者和许多决策者更愿意接受一种公平考量结果的方法，而不是一种受支付能力严重影响的选择方法。超福利主义并非根据健康与其他商品直接比较的偏好进行定义，而是注重健康产品对健康本身的贡献，以最大化健康结果而不是福利作为社会政策的评价标准，认为所有患同类疾病的个体健康价值都是一致的。这就消除了由健康改善导致的不同收入或社会群体在效用方面的差异，超越了福利主义对于个体效用的关注，更强调群体的价值观。由于使用健康结果的超福利主义避开了对健康产出的货币赋值，因而也就避免了因收入分配不公平可能导致的不平等，因为支付能力是支付意愿的重要决定因素。

此外，基于福利经济学的成本-效益分析自身可实现价值判断，但超福利主义需要通过选择比某一外设的经济学评价标准更具经济性的健康产品来最大化健康产出。因此，在成本-效果分析或成本-效用分析中，需要将结果与成本-效果阈值相比较才能得出该方案是否具有经济性的结论。这一标准必须能够反映社会价值偏好，通常由决策制定者选择。

二、评价方法

卫生经济学评价的具体方法主要有最小成本分析（cost minimization analysis，CMA）、成本-效果分析（cost-effectiveness analysis，CEA）、成本 - 效用分析（cost -utility analysis，CUA）和成本 - 效益分析（cost-benefit analysis，CBA）（表 15-1）。

表 15-1 **卫生经济学评价方法比较**

项目	最小成本分析	成本 - 效果分析	成本 - 效用分析	成本 - 效益分析
前提条件	备选方案效果相同	备选方案目的相同	产出经过生命质量调整	产出用货币计量
评价要素	成本	成本、效果	成本、效用	成本、效益
评价指标性质	货币值	成本为货币值 产出为健康结果	成本为货币值 产出为经过生命质量调整的健康结果	成本和效益均为货币值
评价标准	成本最小	增量成本 - 效果分析	增量成本 - 效用分析	净现值法或效益 - 成本比法

　　成本 - 效果分析是衡量各种卫生服务方案的成本和效果的过程。成本 - 效果分析法计算成本 - 效果比值和增量成本 - 效果比值，其结果以单位健康效果所需成本值表示。成本 - 效果分析方法一般适用于具有相同目的、相同临床产出指标方案之间的比较。如果要比较的备选方案的效果指标不同则无法进行比较。当干预方案有多个重要健康效果指标时，往往难以全面反映。此外，当干预组与对照组相比效果更好、费用更高时，没有公认的评价标准判断干预是否经济，不利于决策者做出选择。

　　成本 - 效用分析与成本 - 效果分析类似，是通过衡量各种卫生服务方案的成本和健康效用，对不同方案进行评价和选择的一种经济学评价方法，区别是其健康效果需要经过生命质量调整。成本 - 效用分析通常被看作是成本 - 效果分析的一种变体，即使用质量调整生命年这个综合指标时的成本 - 效果分析，许多研究中直接将其称为成本 - 效果分析。本章中不再单独介绍成本 - 效用分析的方法。

　　与成本 - 效果分析和成本 - 效用分析不同的是，成本 - 效益分析的健康产出是货币化的。成本 - 效益分析法计算净效益差值或成本 - 效益比值，其结果以货币单位表示，可以直接用于支持相关决策。与其他卫生经济学评价方法相比，成本 - 效益分析方法的应用范围更为广泛，不仅可以应用于不同卫生服务方案之间的比较和评价，还可以应用于卫生服务方案与其他领域方案之间的比较和评价。

　　最小成本分析是通过比较两种或两种以上产出结果相同的卫生服务方案的成本，进而对不同方案进行评价和选择的方法。最小成本分析是成本 - 效果分析、成本 - 效益分析或成本 - 效用分析的特例，本章中不再单独介绍。它的应用前提是各备选方案的产出无差异性，但由于两种卫生服务方案的健康产出往往不同，且证明两种方案获得的产出相同也并不容易，最小成本分析的实际应用较少。

三、评 价 步 骤

（一）明确评价目标和评价角度

　　确定卫生服务方案的目标是进行卫生经济学评价的基础。不同的目标对方案的评价要求和采用的评价方法可能有所不同。

　　进行卫生经济学评价时，还应明确评价的角度。评价角度主要包括全社会角度、卫生体系角度、支付方角度等。不同的研究角度，成本范围和估计结果可能存在很大差异。

（二）确定备选方案

卫生经济学评价建立在不同备选方案相互比较的基础上，因此比较结果在很大程度上取决于对照的选择。理想的对照应为当前最具成本 - 效果的方案，实际研究中通常选择"标准治疗"作为对照，一个研究也可以选择多个对照进行比较。

（三）确定评价方法

根据评价目标、方案的特点以及数据的可获得性选择适当的卫生经济学评价方法，也可同时采用两种或两种以上方法进行评价。经济学评价中通常应用模型对疾病的自然转归过程以及卫生干预对健康结局和资源消耗的影响进行模拟，如决策树模型、马尔可夫模型、离散事件模拟模型、分区生存模型等，传染病相关的评价通常应用动态传染病模型。

（四）成本的确认与测量

确认成本时，需要确定在成本计算过程中包含哪些成本类别。成本的范围要与所选定的评价角度以及研究时限一致。研究时限内与实施干预措施相关的所有当前和未来的成本都应被纳入。测量成本时，应列出与干预相关的资源项目，明确消耗的资源数量与单价。

（五）产出的确认与测量

产出的确认是指识别卫生干预对患者产生的影响，包括对直接结果和间接结果的识别以及对短期结果和长期结果的识别。健康产出的测量指标包括疗效 / 效果、效用和效益三类，寿命年和质量调整生命年是较为常用的测量指标。在成本 - 效益分析中还涉及对健康产出的估值，即健康结果的货币化。

（六）贴现

在卫生经济学评价中，当评价时限为 1 年以上时，应该对发生在未来的成本和健康产出进行贴现，将不同时点上的成本、效益换算为同一时点上的成本、效益，以排除货币时间价值的影响。

（七）不确定性分析

不确定性分析有助于研究者明确经济学评价结果在其他可能情况下是否会对决策产生影响。如果最终结果没有被有关不确定因素的不同估计值影响，这一方案就是相对稳定的方案；反之，如果最终结果受不确定因素影响很大，那么是否实施这一方案就值得考虑了。

（八）分析与评价

分析评价结果的合理性以及产生的原因，并基于不同的资源水平综合考虑基线结果与不确定性分析的结果，给出选择卫生服务方案的建议。

第三节　成本 - 效果分析

一、成本的衡量

（一）成本的分类

成本有多种分类，主要包括直接成本和间接成本、有形成本和无形成本、平均成本和边际成本、机会成本和沉没成本等。

1. 直接成本和间接成本　在医疗服务活动中直接发生的成本即为直接成本（direct cost），包括直接医疗成本和直接非医疗成本。直接医疗成本是指某种卫生干预方案所消耗的医疗资源，如药费、手术费、检验费和其他医疗费用；直接非医疗成本是指患者因寻求医疗服务而直接消耗的医疗资源以外的资源，如交通费、食宿费、营养食品费等。间接成本（indirect cost）是指因疾病、伤残或死亡带来的患者和家庭的生产力损失，包括休学、休工、早亡等造成的患者及家人的工资损失等。

2．有形成本和无形成本　有形成本也称显性成本。上述直接成本、间接成本都属于有形成本。无形成本也称隐性成本，一般是指疾病引起的身体上的疼痛、精神上的痛苦、紧张和不安以及生活上的不便等，代表了人们的心理成本。由于卫生干预对心理的影响可以通过生命质量指标或支付意愿法进行研究，成本 - 效用分析和成本 - 效益分析中不应再将这些损失纳入成本，而应纳入产出中。

3．平均成本和边际成本　平均成本（average cost）是指每单位卫生服务的成本。边际成本（marginal cost）是指增加额外一单位卫生服务所需的额外成本。在卫生经济分析与评价中，采用平均成本和边际成本进行分析反映的问题不同：边际成本反映了变动成本的变化，平均成本反映了单位总成本（固定成本和变动成本）的变化。平均成本常用来判断某种卫生服务方案或措施的可行性；而边际成本常用于选择最佳服务效率。增量分析中的增量成本 - 效果比反映干预方案相对于对照方案在成本和产出两方面的边际变化。

4．机会成本和沉没成本　机会成本（opportunity cost）是选择一个方案而放弃的其他方案中最好的一个方案可能带来的利益。只要资源是有限的，每做一件事必然包含着机会成本。因此，只有人们所选择的方案可能带来的利益不低于它的机会成本，这个方案才是可取的。

沉没成本也叫沉入成本，是指在某种情况下，不能回收的过去成本。因为沉没成本是已经支付过的费用，一般不受以后规划决策的影响，所以在规划决策过程中可以不予考虑。

（二）成本的确认

确认成本时，需要决定在成本计算过程中包含哪些成本类别。纳入的成本应与选定的研究角度一致。例如，卫生体系角度下，应纳入卫生系统内的所有直接医疗成本。全社会角度下，应纳入所有直接医疗成本、直接非医疗成本和间接成本，不仅是患者本人的，家庭照顾者也应被考虑。

（三）成本的测量与估值

成本测量的核心是如何正确反映资源消耗，包括对资源使用量和单位成本或价格的测量。成本的测量中应首先确定干预实施的相关项目类别、数量和单价，成本的测量可分为宏观和微观两种核算方法。宏观的成本测量主要基于一般的估计，如日均住院费用、人均门诊费用等，微观的成本测量可以单独计量每项活动的成本，如药物的日剂量成本，进而估算干预措施的总成本。

成本测量时还应注意成本与价格的区别。在自由市场中，价格趋向于机会成本，但由于卫生服务市场的特殊性，如政府价格管制、垄断价格以及不同医疗服务项目之间的交叉补贴等，价格与成本在大多数情况下并不一致。当市场价格严重偏离成本时，使用未调整的市场价格可能带来研究结果的偏倚，越来越多的研究使用成本收费比率（cost-to-charge ratio）进行价格调整来估计成本。

没有市场价格的间接成本通常需要采用一定的方法进行估值，常用的方法主要有人力资本法、支付意愿法、生产成本法、摩擦（合）成本法、生命隐含法、补偿变异法等。隐性成本在进行测算和转化为货币单位时比较困难，在测算效用时，隐性成本往往已被包含在产出的测量中，无需重复测算。

（四）成本的贴现

贴现是指把将来某一时点发生的资金额换算成现在时点或相对于该将来时点的任何较早时点的等值金额。由于卫生干预方案的比较必须在同一时间点进行，但项目的成本并非完全发生在现在，因此需要对不同时间的成本进行贴现。

贴现的提出主要基于货币的时间价值，即当前持有一定量的货币比未来获得的等量货币具有更高的价值，这是因为干预所需的资源本来可以投资到其他的经济活动中获得收益或利息。此外，货币的购买力也会因通货膨胀的影响而改变。即使在零通货膨胀和银行利率的情况下，人们仍然具有时间偏好动机，即愿意更早获得收益，更迟支付成本。

在对成本或效益进行贴现时，涉及贴现率的选择。在卫生经济学评价中，各国专家推荐的贴现率一般在 1.5%～5% 之间,敏感度分析的变化范围基本在 0%～10% 之间。《中国药物经济学评价指南》(2020 中英双语版)中推荐采用每年 5% 的贴现率进行分析,同时在 0%～8% 之间对贴现率进行敏感性分析。

二、效果的衡量

健康效果是指因卫生服务而带来的健康改善结果,用反映健康状况改善的指标来衡量。

(一) 效果的分类

在卫生经济学评价中,健康效果指标可分为中间指标和终点指标。中间指标主要指临床观察指标,如血压的降低值、血糖的降低值、计划免疫人数等,这类指标是实现健康改善所必需的,且是最终健康结局的重要影响因素。虽然中间指标可能足以确定一种干预是否比另一种更有效,但并不能表明干预对健康改善的程度。如果使用中间产出指标,通常需要与健康结果本身的变化联系起来。健康效果的终点指标反映健康改善结果,包括单一维度和多维度的终点产出指标。单一维度的指标可以是发现的病例、降低的发病率、避免的临床事件发生率、延长的生命年、避免的死亡率等指标。单一维度的效果衡量仅限于健康的某一个方面。然而,在衡量健康效果时,人们不仅看重生命的长短,而且看重生命的质量。健康的定义不仅表现为身体健康,还体现为良好的心理和社会适应能力。多维度的健康产出通过基于健康效用测量的健康相关生命质量来衡量,将健康效果从单一的疾病角度评价客观的临床生理指标,扩展到生理、心理、社会活动、认知、情感、睡眠和休息等多个维度的综合指标,这也与人们对健康定义的认识拓展相一致。

在卫生服务领域,健康效用(health utility)表示的是个人(患者或一般人群)对不同健康状态的偏好。健康效用是基于不确定情况下的理性决策理论(又称期望效用理论,或 von Neumann-Morgenstem 效用理论)得到的。期望效用理论认为一个事件的效用等于将每个结果的效用依据出现的频率进行加权。

在成本 - 效用分析中,常用的健康产出指标有质量调整生命年(quality adjusted life year,QALY)和失能调整生命年(disability adjusted life year,DALY),其中质量调整生命年应用最为广泛。质量调整生命年的测算主要涉及两个因素:一是生存的时间;二是各生存时间点上的健康效用值(生命质量权重)。

质量调整生命年(QALY)= 生存年数 × 健康效用值(生命质量权重)

例如:如果进行肾透析治疗的患者每存活 1 年时间,其健康效用值等于 0.6,则此患者活过的1 年只相当于 0.6 个质量调整生命年(QALY)。

(二) 效果的测量

效果的测量主要通过两种方式:一是与临床研究一起进行,使用患者个体水平的数据;二是使用决策分析模型进行经济评估,模型通常包含了来自多个临床研究的健康产出数据的整合。也可以采用模型和研究相结合估计。

健康效用值通过引出健康状态偏好的各种方法来获得与健康相关的生活质量,包括直接测量法和间接测量法。

直接测量法是指可以直观地测量到受访者在某种健康状态下效用值的方法,是健康效用值测量的基础方法,也是获得生命质量量表效用积分体系的工具。常用的直接测量法包括标准博弈法(standard gamble,SG)、时间权衡法(time trade-off,TTO)、离散选择实验法(discrete choice experiment,DCE)、优劣标度法(best-worst scaling,BWS)等。

间接测量法使用普适性量表或疾病特异性量表测量健康效用值。普适性量表是适合各种人群或某一类病种的量表。常用的健康效用量表包括欧洲五维健康量表(EQ-5D)和六维健康调查简表(short-form six-dimensions,SF-6D)等。对于儿童,建议使用针对儿童的健康效用量表,如

EQ-5D-Y。特异性量表仅针对某种具体人群或具体病种,如癌症患者生命质量测定量表 EORTC QLQ-C30 等。

当临床研究中没有包含基于偏好的测量方法,或在文献中没有可用效用值时,可以通过映射法(mapping)将非效用量表的得分结果转换为效用量表的效用值。

(三)效果的贴现

为当前的患者提供有效的卫生干预可能会同时带来一些直接的健康效果,但在许多情况下,健康效果将在未来发生。虽然健康不同于资源,没有机会以某些实际回报率将健康直接投资于其他地方,但卫生保健可以将资源转化为健康。因此,如果资源可以随着时间的推移进行交易,那么健康也可以。例如,可以选择减少现在的卫生支出和健康,投资资本以获益,从而在未来获得更多的资源,转化为更多的健康,反之亦然。虽然是否应该对健康效果进行贴现仍存在争议,但目前许多国家都建议对健康效果进行贴现,并采用与成本一致的贴现率。

三、增 量 分 析

平均成本 - 效果比(average cost-effectiveness ratio,ACER)是某个方案的成本与其健康效果的比值,表示为达到单位效果所花费的成本,如每发现一例患者的成本、每延续一年生命所花费的成本等。

平均成本 - 效果比公式为:

$$\text{ACER} = C/E$$

其中,C 为成本;E 为效果。

假设某种疾病有多种治疗药物,且这些药物是单独使用的。每种药物的成本和相应的健康效果如表 15-2 所示,当干预方案与"什么都不做"方案比较时,计算的就是平均成本 - 效果比。

表15-2　**某疾病的各种治疗药物**

治疗方案	总成本 / 元	期望寿命 / 年	多活一年的成本 /(元 / 年)
不治疗	0	0	—
药物 A	35 000	1.0	35 000
药物 B	90 000	0.3	300 000
药物 C	155 000	3.0	51 667
药物 D	200 000	2.0	100 000
药物 E	230 000	0.3	766 667
药物 F	250 000	3.5	71 429
药物 G	300 000	3.5	85 714

在经济学评价中,成本 - 效果分析是按照增量分析结果进行决策的。成本低且效果好的方案为绝对优势(dominance)方案,相反,成本高且效果差的方案为绝对劣势(strictly dominated)方案。但是在实际中,成本高的方案,效果往往也更好,这时就需要计算增量成本 - 效果比(incremental cost-effectiveness ratio,ICER),即两组成本之差和效果之差的比值。

$$\text{ICER} = \frac{C_a - C_b}{E_a - E_b} = \frac{\Delta C}{\Delta E}$$

其中,C_a 为方案 a 的成本;C_b 为方案 b 的成本;E_a 为方案 a 的效果;E_b 为方案 b 的效果;ΔC 为增量成本;ΔE 为增量效果。

若 ICER 在决策者的预算限制和价值判断的标准——成本 - 效果阈值内，则干预方案比对照方案更加经济。如果 ICER 大于阈值，则对照方案比干预方案更加经济。通过对所有备选方案进行两两比较，依次剔除次优方案，最终保留备选方案中经济性最好的方案。在不同时期、不同国家或地区，决策者的预算限制和价值判断会有不同的标准。

不同药物的平均成本 - 效果比似乎很直观，但是不能揭示所有具有成本 - 效果的药物。例如，药物 A 与药物 C 比较，药物 A 的 ACER 比药物 C 的 ACER 低，这似乎意味着药物 A 更具有成本 - 效果。然而，事实并非如此，考虑药物 A 与药物 C 的增量成本 - 效果比：

$$\text{ICER}_{C,A} = \frac{C_C - C_A}{E_C - E_A} = \frac{155\,000 - 35\,000}{3.0 - 1.0} = 60\,000\ \text{元/年}$$

如果政策制定者认为生命价值大于 60 000 元 / 年，那么此时药物 C 更具有成本 - 效果。

成本 - 效果象限图是增量成本 - 效果分析的图形化，用于表示新干预方案与对照方案的增量成本和增量效果的关系（图 15-1）。横轴表示增量效果，纵轴表示增量成本，原点 O 表示对照方案，过原点 O 做一条跨越 I、III 象限的斜率为 K 的直线（阈值线），规定 K 为最大可以接受的增量成本 - 效果比。

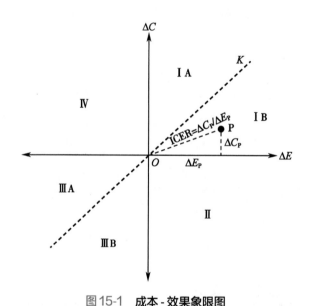

图 15-1　成本 - 效果象限图

在成本 - 效果象限图中，II 象限中新的干预方案比对照方案成本更低，但是效果更好，为绝对优势策略，决策者往往会毫不犹豫地选择新方案。相反，IV 象限中新的干预方案成本更高，但是获得的效果更差，是绝对劣势策略，往往是决策者拒绝的方案。在 I 象限，新的干预措施更有效但也更昂贵。III 象限效果更差但成本更低，这时就需要通过成本 - 效果阈值进行判断，在阈值线以下的区域（I B 和 III B）为成本 - 效果区，在阈值线以上的区域（I A 和 III A）为非成本 - 效果区。当干预方案落在 P 点，O 点与 P 点连线的斜率即为 ICER 值。

四、成本 - 效果边界

为了找到所有可能具有成本 - 效果的药物，必须对药物进行两两比较，以此判断哪些方案是非劣势方案。当药物较多时这个任务就会比较烦琐，若用图形求解则相对简单，这种图形即为成本 - 效果边界。

成本 - 效果边界（cost-effectiveness frontier，CEF）是指对于特定疾病，它的所有非劣势方案集构成了成本 - 效果边界。位于成本 - 效果边界上的任何治疗方案都具有成本 - 效果。不在成本 - 效果边界上的任何方案，都至少劣于成本 - 效果边界上的某一种方案，因此，这些方案不具有成本 - 效果。成本 - 效果分析本身并不能说明位于成本 - 效果边界上的更昂贵的方案是否最优。

以上述疾病和治疗药物为例，将不治疗方案作为原点（O 点），给定一种药物，如果它的右下方还存在其他药物，那么这种方案就是劣势的。如图 15-2 所示，药物 B 劣于药物 A，药物 D 劣于药物 C，药物 E 劣于药物 D，等等，将所有非劣势点连接起来即为成本 - 效果边界。成本 - 效果边界可以帮助人们排除劣势药物，简化药物间的比较。成本 - 效果边界上任何两点之间连线的斜率即为这两种药物的 ICER 值。

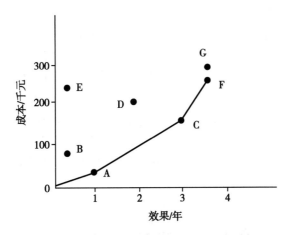

图 15-2　某疾病治疗药物的成本 - 效果边界

五、成本 - 效果阈值

成本 - 效果分析结果不能决定一项新技术的收益是否值得付出的"成本"，它要求有一个外设的价值判断，即经济学评价的标准，表明社会或政策制定者为获得额外的健康获益而认为适当的最大支出金额。

成本 - 效果阈值（cost-effectiveness threshold value）是指每获得 1 个 QALY 或 DALY 所需支付的最高成本，代表为了能够负担一种增加成本的备选方案而预期要放弃的东西。如果缺少阈值就不能判断该方案是否具有成本 - 效果。

成本 - 效果阈值通常与本国具体情况紧密结合，不同国家有关成本 - 效果阈值的规定和做法也不尽相同。世界卫生组织推荐采用每 DALY 的 1～3 倍人均 GDP 作为成本 - 效果阈值，这一阈值在中低收入国家广泛应用。我国目前还没有关于 QALY 价值的统一标准。《中国药物经济学评价指南》（2020 中英双语版）推荐当产出指标为 QALY 时，可参考世界卫生组织对 DALY 的推荐阈值。

成本 - 效果阈值形成的方法主要包括两类：一是从需方的角度测量人群对健康获益的支付意愿；二是从供方的角度测量新的干预措施的机会成本。近年来，我国已有部分专家学者采用卫生投入边际成本法和统计生命价值等方法，针对 ICER 阈值开展了实证研究，分别从供给方角度和需求方角度测算得到 ICER 阈值约为每个 DALY 的 0.63 倍人均 GDP 和每 QALY 的 1.45 倍人均 GDP。此外，在基础阈值的基础上，基于不同疾病负担、疾病严重程度、治疗价值等情况下的阈值调整也在进一步探索中。

六、不确定性分析

（一）不确定性的来源

卫生经济学评价中的不确定性无处不在，可能来源于参数、模型和方法中的任何一方。参数的不确定性通常由抽样误差引起。当一个参数是基于抽样获得时，可能由于随机因素导致估计的不确定性。几乎所有的参数都或多或少存在不确定性，可将其中较重要的参数纳入分析范围，如健康效果、效用和成本等参数，必要时也可以将所有参数纳入不确定性分析。大多数情况下，经济学评价都是使用模型进行估计。模型的分析方法、结构、假设和数据源等都可能导致模型和方法的不确定性。

（二）不确定性的处理

不确定性分析通过审慎地改变方案或项目实施中的不确定因素，用决策的原则检验这些因素对评价结果的影响程度，以减少评价结果的偏差。通常使用情境分析、确定型或概率敏感性分析量化评价结果的不确定性。模型和方法的不确定性多采用情景分析。参数不确定性可以采用敏感性分析。根据敏感性分析中参数的取值方式可以分为确定型敏感性分析（deterministic sensitivity analysis，DSA）和概率敏感性分析（probabilistic sensitivity analysis，PSA）。确定型敏感性分析包括单因素、多因素、极值分析等方法，分析结果使用旋风图展示。概率敏感性分析可通过蒙特卡洛模拟的过程反复从各参数分布中抽样，综合体现结果的不确定性，可使用成本-效果可接受曲线或成本-效果平面散点图表现。

第四节　成本-效益分析

成本-效益分析（cost-benefit analysis，CBA）是通过比较某一方案或若干备选方案的全部预期效益和全部预期成本的现值，对不同方案进行评价和选择的方法。

一、效益概念与分类

卫生服务效益（benefit）是以货币形式表现的卫生服务效果。与卫生服务成本可以分为直接成本、间接成本和无形成本一样，卫生服务效益也可分为直接效益、间接效益和无形效益。

直接效益（direct benefit）是指实行某项卫生服务方案后节省下来的卫生资源。如发病率的降低减少了诊断、治疗、住院、手术或药品以及其他相关卫生资源的消耗。间接效益（indirect benefit）是指实行某项卫生服务方案后增加的患者的健康时间或劳动生产力恢复带来的收益。直接效益和间接效益都是有形效益。无形效益（intangible benefit）是指因实施某项卫生服务方案而减轻或避免的患者身体和精神上的痛苦，以及康复后带来的舒适和愉快等。

二、效益的测量

直接效益测量通常采用疾病成本法（cost of illness，COI）。该方法基于实行某项卫生服务方案带来的疾病风险降低而减少的患病人数，乘以年均直接疾病经济负担即可得出直接效益。疾病成本法估计值通常被认为是社会承担的实际成本的下限，因为其没有考虑医疗保健成本以外的其他福利影响，如疼痛、劳动损失、闲暇时间损失等。在测量直接效益时要特别防止双重计算，即避免将所改变的卫生资源同时计入成本和健康产出变量中。

成本-效益分析中最难的是给人的生命赋予货币价值，即统计生命价值（value of statistical life，VSL）。统计生命价值是基于个体对死亡风险和财富的权衡，衡量社会平均意义和统计意义上的个体对降低或规避死亡风险的边际支付意愿。估计人的生命价值并不是估计一个具体的人的生命价值，而是估计降低一定的死亡概率的价值。而降低一定的死亡概率的价值在数学上代表了一个"统计学意义上的生命"的价值。常用的方法包括人力资本法和支付意愿法。

人力资本法（human capital approach）利用市场工资率对健康时间给予货币权重，并根据未来收入的现值评估该方案的价值。这种方法在需要估计健康损失的法律诉讼以及估算寿命年增加带来的生产力损失中较为常用。但将人力资本法作为福利测量的工具，存在很多局限。首先，它不能反映个人为避免疾病或死亡风险的支付愿意，也不能反映个人为承受这些风险而愿意接受的赔偿意愿。其次，该方法也存在一定的伦理和道德缺陷，比如它隐含对一个薪水较高的人的生活施加了比工资较低的人更高的价值，也不适用于不在劳动力队伍中或失业的人。

支付意愿法（willingness to pay，WTP）是在个人总体效用值不变的情况下，通过计量个体愿意牺牲的货币收益来显示健康状态的价值。狭义的观点认为支付意愿适用于评估非市场部分的效益，即健康改变的货币价值，而未来医疗成本的节约和生产力的获得用市场价格评估。广义的观点认为支付意愿也包括了个人对未来医疗成本以及相关的工作收入影响的考虑，因此可以用于获得卫生干预所产生的效益的各个方面的货币价值，但应注意在调查时明确告知应答者。如果已包含则要避免重复计算的问题。

支付意愿法是基于偏好的估值，具体包括显示偏好（revealed preference，RP）和陈述偏好（stated preference，SP）两种方法。显示偏好法通过可观察到的真实市场数据推测个体的偏好。如工作 A 的年死亡风险比工作 B 高 1%，工作 A 的年工人工资比工作 B 高 10 000 元，那么工作 B 工人的隐含价值为 100 万元，他们为了规避 1% 的年死亡风险，每年愿意放弃 10 000 元。但这种方法存在一定的局限性，可能存在一些因素混淆工资与健康风险，如劳动力市场的不完善以及个人感知职业风险的限制等问题。陈述偏好法是目前应用较为广泛的支付意愿调查法，包括一系列基于假设选择情境中的决策，衡量人们偏好的调查方法，如条件价值评估法（contingent valuation method，CVM）、离散选择实验（discrete choice experiment，DCE）和优劣尺度法（best-worst scaling，BWS）。

三、决策原则

（一）净现值法

净现值（net present value，NPV）是指卫生服务方案的效益现值总和与成本现值总和的差值。净现值的计算公式为：

$$\text{NPV} = \sum_{t=1}^{n} \frac{B_t - C_t}{(1 - r)}$$

式中：NPV 为净现值（净效益），B_t 为第 t 年末发生的效益，C_t 为第 t 年发生的成本，n 为方案的年限，r 为贴现率。

根据补偿原则，一个方案的净现值即为获益方的支付意愿减去损失方的受偿意愿。如果没有预算限制，所有净收益为正的方案都可以执行。净现值的大小显示了对社会的净收益。但如果面临预算限制，可能不是所有净收益为正的方案都能执行。这时，应在现有预算中最大限度地提高净收益。

例如，有 10 万元的预算可以用于 3 个项目。项目 A 需要花掉全部的 10 万元，产生 15 万元的效益，净效益为 5 万元；项目 B 需要花掉 5 万元，产生 9 万元的效益，净效益为 4 万元；项目 C

需要花掉5万元，产生8万元的效益，净效益为3万元。根据净效益的大小，应首先实施项目A，但是如果用现有的预算实施项目B和项目C，净效益将大于实施项目A。这时根据净效益排序，并不会获得现有预算下的净效益最大化，因为在预算约束下，预算中每一元钱的成本比实际的一元钱有更高的机会成本。

（二）效益-成本比法

如果真正的预算约束存在，可以将项目按照效益-成本比进行排序，按照排序实施项目，直到预算耗尽为止。

效益-成本比（benefit cost ratio）法是通过评价期内各年备选方案效益现值与成本现值的比值来对方案进行评价和选择的方法。

效益-成本比的计算公式为：

$$B/C = \sum_{t=1}^{n} \frac{B_t}{(1+r)^t} \bigg/ \sum_{t=1}^{n} \frac{C_t}{(1+r)^t}$$

式中：B 为效益现值总额，C 为成本现值总额，r 为已知贴现率，n 为方案的年限，B_t 为第 t 年末发生的效益，C_t 为第 t 年发生的成本。

在效益-成本比法中，应注意成本的下降是作为节约的成本还是作为获得的收益对效益-成本比结果产生影响。例如，一个项目产生了3万元的效益，成本为2万元，并使疾病相关成本降低了1万元。将降低的成本作为收益，效益-成本比为2，即（3+1）/2，将降低的成本作为成本考虑，则效益-成本比为3，即3/（2-1）。因此在分析中应注意成本分类的一致性，如可将预算中的支出纳入成本，其他成本和收益纳入效益。

四、成本-效益分析的应用范围

成本-效益分析的应用范围比成本-效果分析和成本-效用分析更为宽泛。成本-效果分析和成本-效用分析方法只能局限应用于能够产生相似卫生结果的卫生保健项目之间的比较，主要回答健康效益的生产效率问题。因为成本-效益分析将成本和效益均转化为货币单位，所以它不仅能用于卫生保健领域项目之间的比较，同时也可以应用于经济部门内部和经济部门之间的资源配置决策，如农村地区甲型肝炎预防项目与农田水利项目的成本-效益比较，它能够回答配置效率的问题。此外，成本-效益分析方法不仅可以比较多个不同卫生服务方案的优劣，而且可以比较卫生服务方案自身的投入与收益。

思考题

1. 简述卫生经济学评价的基本特征。
2. 比较成本-效果分析、成本-效用分析和成本-效益分析三种方法的区别和联系。
3. 成本-效果分析或成本-效用分析为什么需要将结果与外设的经济学评价标准进行比较才能得出该干预是否具有经济性的结论？
4. 成本-效果分析和成本-效用分析中为什么要按照增量分析的结果进行决策？

（张　歆）

第十六章　卫生体系评价

卫生体系以促进、恢复或维护健康为基本目标，理解其基本概念、框架和评价方法对于健全、完善卫生体系十分重要。本章主要介绍卫生体系目标、提升卫生体系绩效的政策工具，以及卫生体系绩效评价的维度、测量指标及方法。

第一节　卫生体系概述

一、卫生体系定义

系统（system）是指相互联系、相互作用的若干部分集成的具有特定功能的整体。在我们社会中，有很多不同的系统。每个系统都服务于特定的社会目标，为满足社会需要而生。卫生体系也称为卫生系统，和其他社会经济系统一样，在独特的历史、文化和政治背景下发展。

世界卫生组织在《2000 年世界卫生报告》中将卫生体系（health system）定义为以促进、恢复或维护健康为基本目标的所有活动。根据世界卫生组织的定义，卫生体系是一个较为宽泛的概念，将所有以健康为基本目标，参与卫生活动的筹资、规制和提供的所有组织、机构和资源囊括在内。卫生体系中的活动既包括传统意义上的卫生活动，如个人医疗服务、公共卫生服务、家庭护理服务等，即通常所说的医疗卫生系统（health care system）；也包括非传统性的卫生活动，比如一些环境安全措施的基本目标是为了减少污染、改善健康，一些道路安全措施是为了减少道路交通事故及人员伤亡，那么这些活动也应当被包含在卫生体系中。

此外，很多活动会对健康产生深刻的影响，但根据上述定义并不属于卫生体系，比如教育部门提升义务教育入学率的根本目标并非为了健康，但这些活动也可能会增强学生未来的卫生服务消费能力和意识，从而改善健康。因此，世界卫生组织提出"健康入万策"（Health in All Policies，HiAP）的倡议，认为人类健康不仅是卫生体系内政策及活动的产物，在很大程度上还受到卫生体系以外行动的影响，例如教育、交通、住房、食品、城市规划、环境治理等，因此需要"将健康融入所有政策"，通过综合治理促进健康。值得注意的是，其他部门的活动，如上述教育活动，本身不属于卫生体系，但旨在通过改善教育水平而促进健康结果的跨部门的努力，如 HiAP 倡议，却是卫生体系的重要组成部分，因为其主要意图还是为了健康。

二、卫生体系目标

（一）概述

卫生体系的目标可分为最终结果目标（outcome goal）和中间产出目标（output goal）。最终结果目标，又称为卫生体系的内在目标（intrinsic goal），是指卫生体系追求的最终结果，每一个结果目标都具有独立的价值，又需要与其他结果目标协同发展。中间产出目标，反映卫生体系中间产出，又称为卫生体系的工具性目标（instrumental goal），是实现体系结果目标的工具或手段。

1. 最终结果目标　卫生体系最终结果目标是建立和发展卫生体系的根本价值所在。世界卫生组织提出，卫生体系结果目标包括良好健康状况（good health status）、筹资公平性与财务风险保护（fair financing and financial risk protection）以及对民众期望的反应性（responsiveness to the expectations of the population）。

（1）改善人群健康：这是卫生体系存在的意义。在该目标下，不仅要追求人群平均健康水平的提升，还应当关注人群中健康的分布，即个人或群体健康不平等的问题。

（2）筹资公平性与财务风险保护：财务风险保护（financial risk protection）是指家庭及其成员可能会由于疾病产生高额医疗卫生费用，导致其承受巨大财务风险甚至陷入贫困，而卫生体系要防止这种情况的发生。筹资公平性（fair financing）是指每个家庭对卫生体系的筹资贡献率应与其可支配收入相适应，即贫困家庭应当比富裕家庭支付更少的医疗卫生费用。换言之，公平的筹资应当根据其支付能力，合理分摊每个家庭因医疗卫生费用而面临的财务风险。

（3）对民众期望的反应性：关注卫生体系在健康结果之外的表现是否满足人们的需要和预期。反应性主要体现在两大方面：一是尊重人权，包括对患者尊严、健康自主权、隐私权的维护；二是用户导向，包括对患者需要的快速响应、保证基础设施的质量、健全社会支持网络以及确保患者对服务供方的自由选择。

卫生体系的总体目标是改善人群健康，且在此过程中增强体系的反应性，并实现对人群的财务风险保护，三者相互联系、相互作用。在一个目标上取得更高成就往往会推动另一个目标的达成；同样地，在一个目标上的低迷表现也可能会限制另一个目标的实现。更加公平的筹资可以降低患者因费用过高而放弃治疗的风险，促使患者获得更及时的诊治，从而提升体系的反应性，并改善患者的健康状况。反应性良好的卫生体系以人为中心，患者满意度高，愿意积极地利用卫生服务，从长期来看可以更好地提升健康水平，降低人们由于罹患大病所造成的财务风险。

如表 16-1 所示，世界卫生组织提出的卫生体系每项目标都包含水平与分布两个维度，既关注总体（平均）水平，即体系的质量；也关注分布，即体系的公平。世界卫生组织在提出相关目标时也指出，卫生筹资的分布比水平更加值得关注。这是因为虽然卫生筹资的总体水平可以反映卫生体系的资源投入情况，被视作衡量卫生体系绩效的指标之一，但高水平的卫生筹资未必会带来更多的健康收益，而为全体居民提供的最具有成本-效果的卫生服务往往只需要较低水平的卫生筹资。由于卫生资源的使用具有竞争性，因此卫生筹资的核心在于向全体居民公平地分配卫生资源，而非盲目提升筹资水平。

表 16-1　卫生体系目标

目标	评估维度	
	水平（质量）	分布（公平）
健康	√	√
反应性	√	√
筹资公平性与财务风险保护	—	√

2003 年，世界银行提出卫生体系需致力于提升健康状况（health status）、财务风险保护与公众满意度（public satisfaction）。虽然"公众满意度"目标与世界卫生组织所提出的"反应性"目标表述有所区别，但其核心思想基本一致，立足于满足公众需要。

2. 中间产出目标　中间产出目标作为卫生体系的关键过程，其价值主要体现在四个方面：一是可作为工具或手段促进最终结果目标的实现；二是在短期内或当结果目标无法直接测量时，可作为结果目标的预测或代理指标；三是可根据此类目标达成情况，提醒决策者及时调整资源配置，确定优先事项，以确保资源集中于产出较多的卫生干预措施上；四是可用于评价特定卫生干预措施的效果与利弊,并针对主要问题快速溯源、校正和完善。卫生体系通常以卫生干预和服务的提供为中间过程,因此体系的中间产出目标一般是指卫生服务的结果,包括卫生服务可及性、效率和质量等。

可及性指居民实现基本医疗卫生需求、获得适当医疗卫生服务的能力,代表需方与卫生体系的匹配程度,也反映其获取服务过程中的障碍和困难。良好的可及性是指卫生服务可以直接且永久地获取,不存在经济、语言、文化或地理因素等方面的不当障碍,居民可任意在家庭、社区、工作场所或适当的医疗机构中接受服务。

效率指在有限卫生资源约束下,通过最优的卫生服务管理和资源配置方式,以最少的资源(包括时间、金钱、精力等),最大程度地实现卫生服务的产出和结果目标。

质量指基于循证医学知识,为个人或人群提供的卫生服务可增加预期健康结果并减少不良结果的可能性,从而实现患者福利最大化。世界卫生组织提出,良好的服务质量应具备有效、安全、以人为中心等属性,同时,为了使人们切实获得优质卫生服务的益处,卫生服务应当及时、公平、整合且高效。

(二)国际卫生体系发展目标

在全球范围内,改善健康始终处于国际卫生体系发展目标的核心地位。1975年,世界卫生组织总干事马勒博士(Dr. Mahler)提出"2000年人人享有健康"的概念。联合国在2000年提出千年发展目标(Millennium Development Goals,MDGs),2015年提出可持续发展目标(Sustainable Development Goals,SDGs),均将健康福祉作为重要发展目标之一。2005年,第58届世界卫生大会提出"全民健康覆盖"的理念,并在《2010年世界卫生报告》中进一步阐述,强调健康公平的重要性。随后,世界卫生组织与世界银行等国际组织持续关注全民健康覆盖这一战略目标,并发布了《阿斯塔纳宣言》《人人享有健康生活和福祉全球行动计划》等国际卫生规划。

随着全球范围内卫生费用的逐年增长,因病致贫状况仍然严峻,卫生体系财务风险保护目标日益受到重视。"全民健康覆盖"的内涵包括提供财务风险保护,确保人们不会因利用卫生服务而陷入经济困境。2014年,世界卫生组织与世界银行共同推出全民健康覆盖的监测框架,定期发布监测报告。2017年,报告显示全球每年约有1亿人因卫生支出而陷入极度贫困。2021年,报告显示,近年来国际卫生体系在消除贫困方面取得进步,全球因病致贫人数有所下降。但新冠疫情发生后,处在贫困线边缘的相对贫困群体的灾难性卫生支出发生率提高,这一问题亟待关注。

随着以人为中心的理念深入人心,卫生体系的反应性目标逐渐被国际社会关注。《国际卫生条例》将"充分尊重人的尊严、人权和基本自由"确定为控制疾病国际传播的第一项基本原则。2002—2004年,世界卫生组织开展了覆盖71个国家的世界卫生调查,其中包括反应性模块。2016年,世界卫生组织提出了建设以人为本的整合型卫生服务体系的基本框架,进一步关注患者的需求和偏好,并将其作为重要的全球卫生发展战略。

在中间产出目标方面,国际卫生体系不断提高对卫生服务的可及性、效率和质量等方面的要求。1984年,世界卫生组织欧洲成员国会议提出通过经常性评价、管理医疗活动和培训医务人员以系统地监测医疗服务质量。2010年,世界卫生组织指出,全民健康覆盖的实现需确保所有人都能获得所需的健康促进、预防、治疗、康复和姑息服务,这些卫生服务应保证质量合格且有效。2021年,世界卫生组织与世界银行多项报告强调在新冠疫情时代仍要为所有地区和群体,尤其是最弱势的群体提供高质量、安全、全面、整合、可及、可用和可负担的卫生服务。

(三)中国卫生体系发展目标

与国际卫生体系核心理念一致,我国卫生体系的发展目标同样以保障人民健康为中心,并关注财务风险保护与反应性。

改善健康作为卫生体系的核心目标,贯穿卫生体系改革发展的全过程。2009年新医改意见、《"健康中国 2030"规划纲要》以及 2020 年国民经济和社会发展"十四五"规划均明确提出改善健康的目标,要求以保障人民健康为中心,全面推进健康中国建设。

新医改以来,政府加大了对财务风险保护目标的保障。2009 年,新医改意见明确提出"为群众提供安全、有效、方便、价廉的医疗卫生服务"的目标,切实缓解"看病难、看病贵"问题。并于 2018 年起,实施健康扶贫三年攻坚行动,防止因病致贫、因病返贫。2020 年,深化医疗保障制度改革的意见提出"增强对贫困群众基础性、兜底性保障"。为有效应对新冠疫情造成的财务风险,2021 年,《"十四五"全民医疗保障规划》要求"加大医保基金预拨力度,有力支持疫情防控"。

随着卫生体系发展步入新阶段,全社会对卫生体系的反应性也提出更高要求。2016 年,《"健康中国 2030"规划纲要》提出"人民共建共享的卫生与健康工作方针",形成对人民健康的广泛社会支持网络。2017 年,《国务院办公厅关于推进医疗联合体建设和发展的指导意见》要求形成以人为本、以患者为中心的全链条、连续化的医疗服务。由此可见,患者的权利与尊严日益受到重视,但相对而言,对卫生体系反应性的建设仍有待提高。

卫生服务的可及性、效率和质量等目标已明确写入我国医疗卫生事业发展的纲领性文件中。《"健康中国 2030"规划纲要》和《"十四五"优质高效医疗卫生服务体系建设实施方案》均提出,需建成体系完整、布局合理、分工明确、功能互补、密切协作、运行高效、富有韧性的优质高效整合型医疗卫生服务体系,建立覆盖城乡居民的基本医疗卫生制度,努力让广大人民群众就近享有公平可及、系统连续的高质量医疗卫生服务。

第二节 卫生体系框架及政策工具

卫生体系对于健康目标的实现起着关键作用,如何更好地发挥其功能以增进绩效引起世界各国的广泛关注。卫生体系的概念模型和框架为卫生体系的建设和发展提供了有力的工具。本节选取世界卫生组织卫生体系绩效框架、卫生体系六模块框架、卫生体系系统思维模型以及相关的政策工具进行介绍,旨在阐述卫生体系构成和运行框架,分析和理解增进卫生体系绩效的关键政策工具。

一、世界卫生组织卫生体系框架

(一)世界卫生组织卫生体系绩效框架

除了对卫生体系定义的介绍,《2000 年世界卫生报告》还着重展示了由 Murray 和 Frenk 两位学者与世界卫生组织共同提出的卫生体系绩效框架(health systems performance framework)(图 16-1)。在该框架中,卫生体系的四个关键功能分别是服务提供(delivering services)、筹资(financing)、资源生产(creating resources)以及管理(stewardship),这些重要功能相互联系,并对卫生体系目标的实现产生影响。

2022 年,世界卫生组织发布《卫生体系绩效评价:政策分析框架》报告,上述框架被进一步改编发展成为全民健康覆盖的卫生体系绩效评价框架(the health systems performance assessment framework for universal health coverage)。更新后的框架修改了原框架中关键功能的表述,如将管理改为治理(governance),而且丰富了各功能的内涵和子功能,在框架中加入中间产出目标,旨在厘清关键功能对卫生体系绩效产生影响的作用机制及效果大小,从而促进对关键干预措施的设计、实施、评估和改革。以下对框架中的四个关键功能进行阐述。

1. 服务提供 作为卫生体系的核心职能,直接影响到卫生体系中间产出目标,并影响最终结果目标的实现。根据服务内容划分,服务提供包括公共卫生、初级保健以及专科服务提供三个

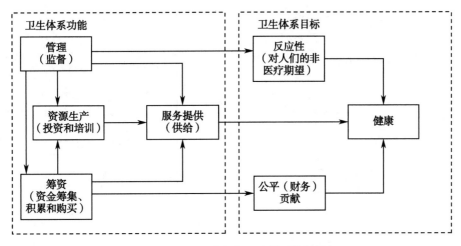

图 16-1　世界卫生组织卫生体系绩效框架

子功能。分析服务提供时,应注意区分个人卫生服务与非个人卫生服务。个人卫生服务是指个人直接消费的服务,一般不考虑其外部性,包括个体预防、诊断、治疗与康复服务等。非个人卫生服务是指适用于社会集体的干预措施(如大众健康教育、基本卫生设施建设等)。

2. 筹资　卫生体系从初级(家庭和企业)和次级(政府和捐助机构)来源筹集资金、积累资金并向特定供方的具体活动分配资金。因此,卫生体系的筹资功能可细分为资金筹集(revenue collection)、资金积累(fund pooling)和购买(purchasing)三个子功能。

3. 资源生产　确保卫生体系具备运行所需的所有投入。投入有多种形式,包括卫生人员、医疗器械、医疗设备、基础设施、药品、疫苗、耗材等。资源生产的作用是确保在需要的地点和时间生产、采购、提供或维护这些投入。资源生产包括三个子功能:卫生人力、基础设施与医疗设备、药品与其他耗材的生产。

4. 治理　包括四个子功能,分别是政策和愿景、利益相关者发声机制、信息情报以及法律法规。具体而言,治理涉及三个关键方面:一是制定、执行和监测卫生体系的规则;二是确保卫生体系的所有参与者(特别是购买者、供方和患者)之间公平的竞争环境;三是确定卫生体系的整体战略方向。

以上卫生体系的四个功能相互联系、相互作用,共同决定卫生体系绩效。第一,服务提供是治理、筹资与资源生产的直接产出,服务提供可反映其他三个功能的绩效。第二,筹资为治理的执行提供充足的资金支持,通过经济激励使服务供方以最具质量与效率的方式提供服务,并以更高的报酬促进资源生产与维护。第三,资源生产创造服务提供的资源基础,并通过服务提供对卫生体系最终目标产生影响。第四,治理是卫生体系中最重要的赋能功能,为其他三个职能发挥作用提供政策基础与杠杆。

(二)世界卫生组织卫生体系六模块框架

2007 年,世界卫生组织将卫生体系的四个关键功能分解为更具结构性的六模块,从而构建了卫生体系六模块模型(the six building blocks),如图 16-2 所示,分别从六个模块描述卫生体系构成:服务提供、卫生人力资源、卫生信息系统、医疗产品与技术、卫生筹资、领导力与治理。

构建六模块模型是为了加强对卫生体系内涵以及卫生体系强化路径的共识。六个模块以各自不同的方式为卫生体系的强化做出贡献,但各模块之间又动态联系并协同作用。领导力与治理和卫生信息系统,为其他模块的高效运行提供决策与监管的基础;卫生筹资和卫生人力资源是卫生体系关键的投入要素;医疗产品与技术以及服务提供是卫生体系的直接产出要素,反映医疗服务的可得性及分布。关注这些独立的模块有助于厘清复杂卫生体系的边界,也有利于制定对体系开展监测与评估的策略。以下对六个模块进行具体阐述。

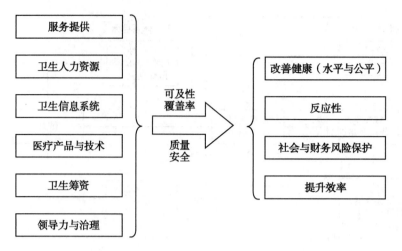

图16-2　世界卫生组织卫生体系六模块模型

1. 服务提供　是指在特定的组织环境下将资源投入到生产过程中，从而实现一系列干预措施的供给。良好服务提供具有以下特征：全面性、可及性、广覆盖、连续性、高质量、以人为本、协作性、充分问责和高效率。监测服务提供的核心指标一般包括四类：一是常规服务可得性，如每万人机构、床位、医护人员的数量和分布；二是常规服务准备度，即机构提供常规服务的能力，用常规服务要素，比如药品、设备的数量或配备比例衡量；三和四分别是特殊服务的可得性和准备度。

2. 卫生人力资源　是指从事以增进健康为目标的活动的所有人员。这些人力资源包括临床医护人员以及管理和支持人员等。根据不同服务领域，还可分为治疗、预防、康复护理、健康教育、宣传和科研人员等。监测卫生人力资源的核心指标一般包括每万人卫生人员数量、卫生人员的分布（按职业/专业、地区、工作机构和性别等），其他可选指标包括过去一年内基层卫生机构人员保留率、接受国家培训的卫生人员比例等。

3. 卫生信息系统　完备可靠的卫生信息系统是卫生决策的基础，对卫生体系其他模块形成至关重要的支撑作用。卫生信息系统具有数据生成、汇编、分析与合成、交流与使用四项关键功能，将数据转换为与卫生决策相关的信息。监测卫生信息系统的核心指标包括两类：一是收集、使用多种来源数据的能力指标，如数据收集的周期性、及时性、数据收集工具的内容以及关键指标数据的可用性；二是数据合成、分析和验证的能力指标，包括数据收集过程的独立性、透明度以及微数据和元数据的可用性等。

4. 医疗产品与技术　运转良好的卫生体系需确保患者公平地获取高质量、安全、有效且具有成本-效果的基本医疗产品、疫苗和医疗技术，并且以科学合理且最具经济性的方式利用这些产品或技术。监测医疗产品与技术的核心指标一般包括公立和私立卫生机构中特定医疗产品的平均供应量、公立和私立卫生机构中特定医疗产品的价格中位数与国际参考价中位数比值等。

5. 卫生筹资　是指卫生体系有关于调动、积累和分配资金，以满足个人和集体卫生需要的职能。卫生筹资的目标包括筹集足够的资金、为民众提供财务风险保护以及购买或提供服务。监测卫生筹资的核心指标一般包括卫生总支出、政府卫生支出占政府支出的比例、家庭自付卫生费用占卫生总费用的比例等。

6. 领导力与治理　卫生体系的领导力与治理能力包括构建战略政策框架，并与有效的监督、服务联盟建设规章制度以及问责制结合。其中，问责制作为治理的一个内在方面，涉及卫生领域各利益相关者之间的博弈，包括个人、家庭、社区、企业、政府、非政府组织和其他负责提供和利用卫生服务的主体。监测领导力与治理的核心指标一般包括是否存在与国家需要和优先事项相关的最新国家卫生战略,已发布的国家药品政策及其更新年份,是否公开高质量服务供方信息并开展竞争性投标,是否制定专门的传染病防控政策,等等。

六模块框架也具有一定的局限性,其侧重于卫生部门的行动,而低估了其他部门行动的重要性,即没有纳入非传统性卫生活动。此外,该框架也没有涉及影响健康的基本社会和经济因素,也没有涉及各要素间存在的持续或动态的联系。

(三)世界卫生组织卫生体系系统思维模型

系统是持续变化的,其组成部分紧密相连,各组成部分对系统中其他任一部分的变化高度敏感。各组成部分之间的关系是非线性、不可预测和抗拒变革的,因此看似明显的局部解决方案有可能使问题加剧恶化。2009 年,世界卫生组织提出了系统思维(system thinking)模型,认为卫生系统是交互协同的动态体系,而系统思维是一种解决问题的方法。世界卫生组织的卫生体系六模块框架有效地描述了整个卫生体系架构下的六个子系统,而系统思维模型关注各模块之间的联系、反应以及相互作用,包括协同与拮抗作用。任何卫生干预措施的设计和评估,都必须考虑其对卫生体系其他主要子系统可能产生的影响。

比如,在推进家庭医生签约服务的过程中,提出"签约服务费作为家庭医生团队所在基层医疗卫生机构收入组成部分,可用于人员薪酬分配,签约服务费在考核后拨付"。家庭医生签约服务费的本质是对家庭医生按绩效支付,用于激励家庭医生(团队)积极与居民建立契约服务关系,提高服务质量。在系统思维下,应当理解对家庭医生按绩效支付会对卫生体系的六模块均产生影响。在治理方面,需加强对家庭医生薪酬分配的问责制和透明度;在卫生信息方面,需建设追踪、存储、记录绩效考核和费用支付数据的信息平台;在服务提供方面,签约服务费的激励机制可能导致家庭医生行为改变、提高患者基本医疗服务利用率或排除其他不必要的服务,改善医疗服务的质量;在筹资方面,可能与其他筹资工具发生冲突(或协同),从而提高(或削弱)供方的积极性。举例而言,假设家庭医生所在社区卫生服务中心实施"收支两条线"政策,要求社区卫生服务中心的服务、药品等全部收入全部上缴专用账户,而医务人员收入由财政人头费予以保障。在此政策情境下,签约服务费可能也要上缴,则家庭医生无法受到有效激励。签约服务费与收支两条线政策工具发生了拮抗。因此,系统思维模型将有助于预测和应对上述情形,若仅依据非系统思维分析,可能忽略其与其他模块的联系及交互,难以对家庭医生签约服务费这一筹资政策的效果作出准确的综合判断。

二、改进卫生体系绩效的政策工具

上述卫生体系框架对"什么是好的卫生体系"及其功能进行了详细的阐述。随着卫生体系研究的发展与完善,支付方式改革、战略购买、提升卫生体系韧性策略等改善卫生体系绩效的政策工具也越来越多地被讨论和发展。

(一)改善卫生体系低效的政策工具

2010 年,世界卫生组织发布主题为"卫生系统筹资:实现全民覆盖的道路"的世界卫生报告。报告中详细阐述了导致卫生体系低效的十大原因,包括:①仿制药品使用不足,药品价格过高;②使用不合格和假冒伪劣药品;③不合理和低效用药;④过度使用或提供设备、检查和诊疗措施;⑤不适当的或昂贵的人员组合,导致医务人员没有积极性;⑥不适当的住院人数和住院时间;⑦不适当的医院规模(基础设施利用率低);⑧医疗过失以及不理想的医疗服务质量;⑨浪费、贿赂和欺诈行为;⑩低效的策略组合、不当的策略水平。并就如何实现更高效的卫生体系提出以下建议:消除不必要的药品投入;提高药品的质量控制;合理使用药品;发挥技术和卫生服务的最大功效;激发医务人员的积极性;提高医疗机构工作效率;提供及时正确的卫生保健服务以减少医疗过错;消除浪费和腐败;科学评估所需卫生服务等。

报告特别强调，对卫生服务提供者支付方式的改革，是卫生筹资固有的能够增进效率的激励因素之一，但在运用不当时也会导致卫生体系运行低效。常见的支付方式包括按服务项目收费、按人头收费、疾病诊断相关分组付费等。按绩效支付是近年来各国筹资改革中的热点。许多国家已经实施了各种形式的按绩效支付激励方案，包括绩效工资、绩效合同、按结果付费等，这些激励方案归根结底都是通过对某些具体服务行为进行奖励的方式鼓励扩大服务覆盖率、提高医疗质量或者促进健康产出。一些国家的政策研究结果表明，按绩效支付对服务质量等结果产生了积极影响。然而，由于证据有限，而且评估结果不够稳健，所以应该谨慎看待各国所取得的成果，同时需要加强对按绩效支付方案的成本 - 效益结果的研究。2010 年以来，世界卫生组织、世界银行和各国政府在按绩效支付的基础上进一步提出战略购买（strategic purchasing）的政策工具，即医疗保险等公共资金持有者应该以主动、循证、前瞻的方式事先做出一系列"购买什么、向谁购买、如何购买"的决定，以寻求提升卫生体系绩效最佳方式。

（二）新冠疫情下的卫生体系绩效工具发展

新冠疫情发生以来，全球各国的卫生体系承受着巨大的筹资压力，基本医疗卫生服务的连续性也面临严峻挑战。研究显示，2021 年全球范围内的基本医疗卫生服务，尤其是初级卫生保健、康复、姑息治疗和长期护理等服务的供给受到较大负面影响。面对新冠疫情造成的巨大健康与经济冲击，2020 年，世界卫生组织在《加强卫生体系韧性》报告中提出，政府需出台相应的卫生体系韧性策略（resilience strategy）。

卫生体系韧性（health system resilience）是指卫生体系面对冲击进行准备、预警、管理（缓冲、适应、转化）并从中学习的能力。冲击（shock）是指影响卫生体系的突然而极端的变化，因此与可预测的、持久的卫生体系压力（如人口老龄化）不同。

世界卫生组织沿用了其卫生体系绩效框架，从卫生体系的四个主要功能出发，总结了在治理、筹资、资源生产与服务提供方面的韧性策略。

有效治理是疫情下卫生体系各职能的黏合剂，包括充足有效的领导力、政府与关键利益相关者的有效协作、应对危机的组织学习文化、高效的信息系统和流程以及预警监测危机及其影响的能力。世界卫生组织提出，增强卫生体系韧性的关键治理工具包括：制定长期卫生体系战略，利用证据进行监测和绩效评估，设立问责明确、决策透明的监管机制等。

卫生体系筹资在增强卫生体系韧性方面至关重要，其目的是确保卫生体系有足够的货币资源，在出现冲击时立即发挥作用。世界卫生组织指出，可以运用逆周期（counter-cyclical）卫生筹资机制和储备，确保卫生体系资金的稳定性；可以通过对资源进行再分配及灵活购买服务，应对不断变化的需求。类似逆周期的财政政策，逆周期的卫生筹资机制通过逆经济周期调节社会保险税率、医疗保险缴纳基数以及医保基金收入，有效地缓解冲击带来的筹资储备波动，从而实现卫生筹资长期平稳发展。

卫生资源生产的内涵包括人力、物力等资源的合理水平与分布。当冲击发生时，某些特定类型的医疗需求可能发生重大变化，因此需要重新调整资源并改变购买方式和内容，以维持体系的稳定。当冲击发生时，如果人员和资源短缺，或不调整分布仍按常态运行，可能会加剧弱势人群在可及性方面的差距。

服务提供方面要求决策者寻找服务提供的灵活替代方式，建设安全提供服务的能力。随着外部冲击事件的发生，供需之间的平衡被打破，同时服务效率也被改变。因此，需要对具有替代性的备选服务的内容和方式进行事前定义，以备冲击发生时服务提供的中断。具体的政策工具及措施包括制定完善的应急预案和对卫生服务人员开展相关技能培训等，以确保在冲击发生时卫生服务的质量与安全能够保持稳定。

第三节　卫生体系绩效评价

基于卫生体系的复杂性，卫生改革政策工具往往涉及多个学科和部门，致使决策者在制定政策、改善体系绩效时，面临多方面的问题。这些问题促使世界卫生组织等国际组织以及各国政府从 20 世纪末持续开展卫生体系绩效评价，同时也体现了开展这项工作的重要性。本节将介绍开展卫生体系绩效评价的基本概念以及所需的基础工作——卫生体系目标对应的各维度的评价指标和测量工具，并指出绩效评价中需要考虑的分析方法。

一、基 本 概 念

绩效（performance）一词最早源于企业管理，由于卫生领域与企业管理存在类似的服务质量及工作效率低下等问题，绩效评估的理论及实践逐步延伸到卫生领域。世界卫生组织在《2000年世界卫生报告》中首次提出对卫生体系进行绩效评价。评价卫生体系运行的良好程度需要解决两个主要问题：第一，如何衡量体系的相关结果，即测量在健康状况、对民众期望的反应性、筹资公平性与财务风险保护等方面达成的成就。第二，如何将取得的成就与系统本应实现的目标相联系，即将实际情况与在相同条件下所能达到的最佳结果进行比较。前者被定义为卫生体系的达标程度（attainment），而后者被定义为卫生体系的绩效。

事实上，《2000 年世界卫生报告》中"绩效"（performance）的内涵与卫生体系整体"效率"（efficiency）相关联，是指从经济角度而言，一个高效的卫生体系基于其可支配的资源，相比低效的体系，能够取得更多成就。2000 年，报告发布后，世界卫生组织的同行评议小组（scientific peer review group，SPRG）接受了一些区域性咨询机构的建议，对绩效的内涵进行了拓展，包括目标实现情况（goal attainment）、投入使用效率（the efficiency of input use）、系统运作方式（the way the system is functioning）的整个活动范围。对卫生体系的绩效进行界定和评价，是为了从系统性的角度寻找卫生体系运行良好或需要改善的原因，从而能够发现改善卫生体系的政策工具，使得卫生体系能够更好地实现总体目标。世界卫生组织提出的绩效是一个非常广义的概念，而对于绩效的评价必须首先基于对卫生体系已实现和达成的结果的测量。

二、评价维度和测量指标

卫生体系绩效评价维度主要由卫生体系的最终目标决定，即健康改善、反应性以及财务风险保护。评价卫生体系绩效不仅需要测量总体水平，同时也要关注人群间的结果分布。此外，当最终结果指标难以获得或不易测量时，学者们提出对卫生体系中间产出目标进行评价。除了最终结果指标之外，本节主要就服务效率、质量和可及性三个较典型的中间产出指标的测量进行阐述。

（一）最终结果目标：健康改善

1. 健康水平　传统采用死亡相关指标测量人群健康的改善，如总死亡率（mortality）、预期寿命（life expectancy）等，这些指标多从生命数量出发，忽略了生命质量，难以概括居民健康的多维内涵。伴随疾病谱和医学模式的改变，健康综合测量指标的重要性逐渐显现。此类指标主要可分为两类，分别为健康期望（health expectation），如失能调整期望寿命（disability-adjusted life expectancy，DALE）和健康差距（health gaps），如失能调整生命年（DALY）。健康综合测量指标越来越多地被用于国家之间和国家内部的评价和比较，世界卫生组织就采用 DALE 比较各成员国卫生体系的绩效,美国华盛顿大学健康指标与评估研究所依托 DALY 开展全球疾病负担研究并对 204 个国家进行比较。

2. 健康分布 对健康分布的考察旨在评价健康公平性。健康公平性的内涵是每一社会成员均应该享有同等的机会达到其最佳健康状况。其度量方法最早源于对收入不公平的度量,如变异系数、基尼系数等。集中指数法是世界银行推荐用于测量不同社会经济条件下健康和卫生服务利用公平性的方法。1991 年,Wagstaff 首次利用集中指数(concentration index,CI)测度健康不公平,相对于基尼系数测度纯粹的健康不均衡,集中指数则测度了不同社会经济地位的健康不均衡,弥补了基尼系数单维度测量的缺陷。类似基尼系数与洛伦兹曲线的关系,集中指数与集中曲线(concentration curve)联系在一起,集中指数被定义为集中曲线和平等线(45°线)之间面积的两倍。集中指数取值范围为 -1～1。当取值为负时,代表该健康指标向社会经济水平较低的人聚集。因此,当健康指标是负性的,如婴儿死亡等健康不佳的指标,集中指数的负值意味着弱势人群的健康水平更差。集中指数的计算公式如下:

$$CI = \frac{2cov(h, r)}{\mu}$$

其中,h 是健康指标,μ 是健康水平均值,r 表示社会经济地位排序,cov 表示协方差。

(二)最终结果目标:筹资公平性与财务风险保护

1. 财务风险保护水平 衡量人群中财务风险水平及其保护程度的指标主要有灾难性卫生支出(catastrophic health expenditure,CHE)发生率和致贫性卫生支出(impoverishing health expenditure,IHE)发生率。

当一个家庭在一段时间内需要减少基本支出来应对卫生支出时,则该卫生支出被认为是灾难性卫生支出。不同研究对于灾难性卫生支出的操作性界定有所不同。联合国可持续发展目标(SDG 3.8.2)采用"家庭自付卫生费用超过其总收入或总消费的一定比例(例如 10% 或 25%)"界定"灾难性",而世界卫生组织则采用"家庭自付卫生费用超过其可支付能力(家庭总支出 - 实际食品支出)的 40%"在全球各区域进行指标监测。

当一个家庭的总收入或总消费支出高于贫困线,但一旦减去家庭卫生支出后就低于贫困线时,则称其发生了致贫性卫生支出。致贫性卫生支出的发生率由家庭总消费支出扣除自付卫生费用后的贫困发生率与家庭总消费支出包含自付卫生费用时的贫困发生率的差值计算而得,公式如下:

$$H_{IHE}^{pre(post)} = \frac{1}{N} \sum_{i=1}^{N} P_i^{pre(post)}$$

$$P_{IHE} = H_{IHE}^{post} - H_{IHE}^{pre}$$

其中,i 表示样本中第 i 个家庭,N 表示国家或地区样本的家庭总数量,H_{IHE}^{pre} 表示根据家庭总消费支出(纳入家庭卫生支出)计算的贫困发生率,H_{IHE}^{post} 表示扣除家庭卫生支出时的贫困发生率。对于每个家庭来说,当家庭总消费支出(纳入家庭卫生支出)小于贫困线时,$P_i^{pre} = 1$,反之 $P_i^{pre} = 0$;当家庭总消费支出扣除卫生支出后小于贫困线时,$P_i^{post} = 1$,反之 $P_i^{post} = 0$。P_{IHE} 表示致贫性卫生支出的发生率。

2. 卫生筹资公平性 上述灾难性卫生支出的研究中,通常不仅报告整体灾难性卫生支出发生率,也会报告不同群体灾难性卫生支出的发生率,特别是那些用不同消费或收入水平定义的群体,例如收入"五分组"。在此基础上,通常用不平等斜率指数及其相对指数对公平性进行测量。不平等斜率指数(slope index of inequality,SII)是指将人群按社会经济状况五分位数分组后,计算最富有的五分之一家庭和最贫穷的五分之一家庭之间卫生筹资水平或财务风险的绝对差异,以此衡量绝对不平等。不平等相对指数(relative index of inequality,RII)则计算贫富家庭的指标比率，衡量相对不平等程度。此外，一些研究也会采用包括变异系数、基尼系数、集中指数等在内的指标衡量筹资公平性。

在《2000 年世界卫生报告》中，世界卫生组织采用了家庭卫生筹资贡献率（health finance contribution，HFC）及其公平性指数（fairness in financial contribution index，FFC）对财务风险保护水平及分布进行测量。对于每一个家庭，HFC 被定义为家庭卫生总支出与可支付能力（capacity to pay，CTP）之比。对这种筹资负担是否公平的判断，主要通过在卫生费用发生后对所有家庭的 HFC 进行观察，测量其总体水平和公平性指数 FFC 而获得。计算公式如下：

$$HFC_h = \frac{HE_h}{CTP_h}$$

$$HFC_0 = \frac{\sum HE}{\sum CTP}$$

$$FFC = 1 - \sqrt[3]{\sum_{h=1}^{n} \frac{|HFC_h - HFC_0|^3}{n}}$$

其中，HE_h 表示家庭医疗卫生总支出，CTP_h 表示家庭可支付能力。FFC 的值在 0~1 之间，其值越大，表示公平性越高，当 FFC 等于 1 时，表明绝对公平。反之，如果 FFC 的值越小，表明公平性越低。需要注意的是，HFC 是一个相对指标，无法反映分子分母同向变化时的财务风险，因此该指标还需要与绝对医疗支出、收支差异等指标结合使用。

（三）最终结果目标：反应性

1. 反应性水平　反应性旨在显示卫生体系满足人们改善健康之外其他合理期望的能力，可分为尊重人权（respect of person）和用户导向（client orientation）两方面。在《2000 年世界卫生报告》中，世界卫生组织定义了反应性的 7 个不同的维度（表 16-2）。同时基于关键知情人访谈中各维度的得分（0~10）及各维度权重（表 16-2）对各国的反应性水平进行测量。

表16-2　**反应性各维度含义及权重**

类别	维度	含义	权重/%
尊重人权	尊严	不羞辱或贬低患者；患者在接受服务过程中受到尊敬	16.7
	保密性	卫生服务人员对患者的信息保密；患者向医护人员咨询时的谈话不会被他人听到	16.7
	自主权	患者能参与治疗决策；检查或治疗前卫生服务人员征求患者知情同意	16.7
用户导向	及时响应	紧急情况下立即得到处理；非紧急情况下等待时间合理	20
	基础设施质量	清洁的设施、足够的空间、医院餐食质量	15
	社会支持网络	医疗卫生机构允许亲友探视；住院期间患者有参与社会活动的自由	10
	供方选择	对医疗机构服务人员的选择；自由选择医疗卫生服务的供给	5

2. 反应性分布　与健康分布的测量类似，反应性的不平等度量基于不同社会经济水平群体之间反应性的差异。《2000 年世界卫生报告》通过收入五分组和参照组的反应性评分比较确定不平等程度。理论上，参照组可以选择反应性评分最高、社会经济水平最高组的评分，外部目标评分或全人群平均评分。

如下式，以收入最高组作为参照组为例，将最高收入组与其他收入组之间的差异进行加权计算，各组权重由该组样本量相对于全样本量的大小决定。该指标针对各维度（如尊严、自主性、保密性等）进行计算，并取所有维度平均值得出国家不平等指标（可分别针对门诊或住院服务计量）。

$$\frac{\sum_{j=1}^{J} N_j |y_j - \mu|}{N}$$

其中，y_j 代表 j 组的反应性得分，μ 表示参照组的平均得分，N_j 表示每组样本量，N 表示全样本量。不平等指标的值越高，表示不平等程度越高。

此外，近年来有文献指出，加强患者和公众参与卫生服务的程度，能够提高医患合作质量；而且通过明确卫生服务提供者和患者在共同维护健康的合作中各自的职责，可以提高反应性和健康结果。因此，患者不仅仅是卫生服务的需方，也应该赋予他们采取行动改变自我健康状况的能力。

（四）中间产出目标：效率

在卫生体系绩效中，关注两个关键问题，即如何生产服务和生产什么服务，这涉及前面章节讲过的技术效率和配置效率等概念。卫生体系技术效率要求用最少的资源或者正确的资源投入组合生产给定服务组合和实现健康产出，即"用正确的方式做事"。例如，在现有预算下让尽可能多的患者得到治疗。在卫生体系中，提高配置效率主要涉及设立和确定优先提供的卫生服务内容，并改变卫生体系产出组合（如减少高新技术研发投入和增加初级保健服务等）。

由于提高技术效率和配置效率可以使卫生体系更好地利用现有资源，因此决策者常常希望通过卫生体系改革提高效率。从改革的角度，虽然降低成本提高技术效率并不容易，但提高配置效率往往更难，因为后者意味着改变卫生服务的内容与组合，但这可能会给那些参与生产（消费）的利益相关者带来非常高的经济代价，因此将卫生资源从一些活动转移到另一些活动往往会面临较大的阻力。

（五）中间产出目标：质量

质量（quality）作为中间产出目标之一，对实现卫生体系最终目标意义重大。不同领域的政策研究者和决策者对"质量"的理解往往有所差异，"质量"有时从需方角度定义，有时从供方角度定义。它可能针对某一特定病例的治疗，或某一机构提供的服务，或整个国家的卫生体系。

过往研究表明，"质量"一词通常有三种含义。首先，"质量"可以简单地指为患者提供的卫生服务数量。卫生专业人员通常使用"质量"的第二种含义，即临床质量，这涉及护理人员的技能、正确的诊断和治疗决定、适当的药品和设备的投入以及恰当的服务生产提供系统。通常利用服务产出结果指标测量临床质量，如治愈率、术后再入院率、死亡率等，同时也可以包含一些临床服务过程指标，例如血压测量频率等。

"质量"的第三种含义更为广义和常见，世界卫生组织认为，高质量卫生服务至少应包含以下几个方面。

1. 有效　为需要的人提供基于循证证据的卫生服务。

2. 安全　避免对服务对象造成伤害。

3. 以人为本　提供符合个人偏好、需求和价值观的服务。

4. 及时　减少等待时间和有害的延误。

5. 公平　不因性别、种族、地理位置和社会经济地位的差异而提供质量上有差异的服务。

6. 整合　在整个生命周期中提供全方位的卫生保健服务。

7. 高效　最大限度地利用现有资源，避免浪费。

美国医学研究所（Institute of Medicine，IOM）将安全、有效、患者为中心、及时、高效、公平的服务定义为高质量服务，并沿用多纳贝迪安模型（Donabedian model），从结构、过程和结果的角度提出了服务质量测量方法。结构性指标评估服务提供者提供高质量服务的能力、系统和流程，例如床位数量、可用服务类型以及医疗机构是否使用电子病历或医院信息系统等。过程性指标反映服务提供者为保持或改善健康所做的工作，如患者等待时间、接受血糖检测和控制血糖服务的患者比例等。结果性指标反映医疗服务或干预对患者健康状况的影响，如术后并发症的发生率、医院获得性感染的发生率和患者报告的服务满意度等。

服务质量需要不断地测量和监测,以推动改进,这有赖于详细、准确、及时和可分析的数据,可以通过机构调查、系统监测以及患者报告等多种方式获取。

(六)中间产出目标:可及性

在卫生体系改革中,可及性往往是一个重要的关注点。卫生服务可及性(access)作为体系的一个中间产出,可以影响健康和满意度。

虽然可及性一词的使用在国内外已有较长历史,但对卫生服务可及性的测量并未形成统一的方法。一般而言主要分为两类:一是聚焦于服务利用,二是关注需方与卫生体系的适配程度。

Andersen 在 1968 年提出的"卫生服务利用行为模型"逐渐成为分析个人卫生行为影响因素及可及性的主流模型。此后,卫生服务利用常常被用来指代服务"可及性"。例如,通过计算地区年人均住院次数与门诊次数,评估和比较不同地区和人群的服务利用率,将利用率较低的人群和地区定义为可及性不足。但事实上,利用率与可及性并不完全相同,因为即使有充足的服务提供能力,患者也可能选择不使用这些服务。

世界卫生组织在《2000 年世界卫生报告》中提出"卫生服务可及性是居民实现最基本医疗卫生需求的难易程度"。该定义源于 Penchansky 与 Thomas 对可及性的定义。1981 年,Penchansky 与 Thomas 从以患者为中心的角度出发,提出将可及性视为"需方与卫生体系的适配度"(degree of fit),并据此构建了"医疗卫生服务供需适配度模型"的五个维度,分别为可获得性(availability)、可接近性(accessibility)、可适应性(accommodation)、可负担性(affordability)及可接受性(accessibility)。此后,Saurman 又提出了可感知性(awareness)作为第六维度,具体是指服务供给者的协同意识和使用者的能力意识(包括获取信息、沟通表达等)。通过多个维度的适配情况,综合反映卫生服务可及性的程度,不仅关注供方资源是否充足及其提供资源的能力,同时也衡量需方实际的需要与能否有效获得服务的满意度。

衡量卫生服务可及性的公平性是卫生体系绩效评价的一个核心组成部分。衡量服务可及性的公平性的方法大致有两种。第一种是利用回归模型衡量社会经济地位因素对卫生服务利用可能性、使用卫生服务的数量或支出的影响;第二种是采用集中指数等公平性衡量方法,通过比较(经健康需要调整后的)卫生服务可及性(利用)累积分布量化不公平性。

三、评价分析方法与工具

基于对卫生体系目标各个维度的测量与评价,如何衡量和比较卫生体系绩效,并对卫生体系绩效需要改进的领域做出恰当分析,是政策制定者和研究者需要进一步思考的重要问题。本部分从衡量卫生体系绩效的综合指标构建、绩效评价归因分析及其工具两方面展开介绍。

(一)使用综合指标衡量卫生体系总体绩效

卫生体系的目标是多维度的,难以通过单一指标衡量。健康结果、筹资公平性、反应性、服务效率、质量和可及性等各个方面都是公众和政策制定者的关注重点。在全球范围内,对于医疗卫生领域绩效信息的生成、发布和解释的学术研究和政策研究都在不断增加。

在多个绩效维度上呈现的复杂信息可能难以被理解,同时,总体绩效计算过程如果缺乏透明度容易导致绩效不佳者难以被发现。面对多个不同维度的绩效信息,使用者需要权衡证据等级,并在不同的维度之间进行权衡,这使得决策信息处理的负担增加。现实中,一些决策者可能仅仅因为某一维度的绩效最为清晰明了而直接据此做出决策。因此,有必要开发和使用科学的综合指标衡量卫生体系的总体绩效。

在《2000 年世界卫生报告》中,世界卫生组织在制定卫生体系绩效评估框架的同时,通过关键知情人调查等方法,总结提出了测算卫生体系总体实现情况(overall attainment)的对应权重(表 16-3)。

表16-3　卫生体系绩效各组成部分权重

卫生体系绩效	权重/%
健康水平	25
健康分布	25
反应性水平	12.5
反应性分布	12.5
筹资公平性	25

世界卫生组织采用与联合国开发计划署（UNDP）的人类发展指数（human development index，HDI）相类似的综合指数测算方法计算卫生体系总体目标实现情况，即：

$$卫生体系总体目标实现得分 = \sum_{i=1}^{5} w_i S_i$$

其中，S_i 和 w_i 分别表示卫生体系目标组成部分 i 的得分和相应的权重。世界卫生组织根据测算的各成员国的卫生体系总体目标实现情况，在《2000 年世界卫生报告》中对全球 191 个国家进行了排序。此后，也有其他组织和国家提出了衡量卫生体系绩效的综合指标。

（二）卫生体系绩效评价逻辑归因及评价工具

理想的卫生体系绩效评价能可靠且准确地反映卫生体系的运行情况，将观察到的结果正确归因，从而找到持续改进体系绩效的关键因素。

当研究学者试图将卫生体系的某一结果归因于某些因素时，通常通过改变一个因素的同时保持所有其他因素不变，观察结果的变化。因此，其他条件不变是该过程的基础，也是建立因果关系模型的关键原则。然而，在真实世界中，"其他条件不变"的情形往往难以实现。大量因素的相互作用使分析变得更加复杂。明确的健康结果改善可能需要很长时间才能显现，因此需要大样本量及一定的时间跨度才有可能确保卫生体系绩效测量的精准度。同时，在解释测量结果的差异时，必须考虑随机误差和系统误差影响。

卫生体系绩效评价工具为逻辑归因提供了思路。国际卫生伙伴关系和相关举措组织（International Health Partnership and Related Initiatives，IHP+）提出了监测与评价卫生体系绩效的工具（图 16-3），

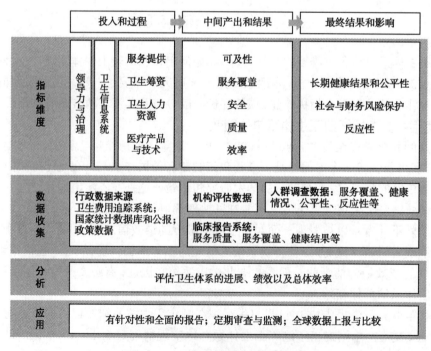

图16-3　卫生体系绩效监测与评价

通过"结果链"逻辑框架,将卫生体系相关指标和数据来源整合在同一框架中,即从"投入和过程""中间产出和结果"和"最终结果和影响"方面拆解监测指标,以帮助政策制定者理解和寻找用于改善卫生体系绩效的关键领域和相关指标。

除上述监测评价工具,2022 年世界卫生组织发布《卫生体系绩效评价:政策分析框架》报告,对国际上现有的较为重要的卫生体系绩效评价工具进行了梳理和总结(表 16-4)。这些评价工具的提出,显示了卫生体系绩效评价的蓬勃发展,也反映了各个国家和组织对于卫生体系绩效的不同认识与侧重。

表 16-4　卫生体系绩效评价工具

评价工具名称(英文)	发布机构与年份	主要目标	分析层级	首要受众
The Health Systems Performance Assessment Framework for Universal Health Coverage	世界卫生组织,2022	用于支持卫生体系改革和政策制定,提高绩效,实现全民健康覆盖	国家(可适应地方层面)	国家卫生部门与国际合作伙伴
Health Systems in Transition (HiT)	欧洲卫生系统和政策观察站,2019	为规划过程提供关于卫生系统需求和差距的信息	国家	发展欧洲卫生体系的政策制定者和分析人员
Health System Assessment Approach: A How-To Manual	美国国际开发署,2018	为改革和政策选择提供具体建议	国家(可适应地方层面)	国家卫生部门与国际合作伙伴
Situation analysis of the Health Sector	世界卫生组织,2016	为制定国家计划/战略提供信息	国家(可适应地方层面)	国家卫生部门
Health System Performance Assessment	世界卫生组织欧洲区,2012	用于支撑或补充分析,帮助选择政策或一般性建议	国家(可适应地方层面)	欧洲地区的国家卫生部门
Health System Analysis for Better Health System Strengthening	世界银行,2011	用于支持制定政策和战略,提高绩效	国家(可适应地方层面)	国家卫生部门与国际合作伙伴
Monitoring the Building Blocks of Health Systems: A Handbook of Indicators and Their Measurement Strategies	世界卫生组织,2010	用于支持循证决策	国家(可适应地方层面)	国家卫生部门与国际合作伙伴
Health System Rapid Diagnostic Tool	国际家庭保健组织(FHI 360),2012	用于支持、加强卫生系统的战略设计	地方层面	国际家庭保健组织各国办公室

思考题

1. 什么是卫生体系? 卫生体系的总体结果目标是什么? 中间产出目标是什么?
2. 世界卫生组织卫生体系六模块框架中,重点阐述了卫生体系的哪些主要功能? 其内涵分别是什么? 可以通过哪些指标对这些模块进行监测?
3. 为什么要进行卫生体系绩效评价? 哪些维度和指标可以用来进行卫生体系绩效的测量和评价?

(胡　敏)

第十七章　健康影响评价

健康影响评价通过一系列工具评估项目实施对人群健康可能造成的影响，并分析影响在不同人群中的分布状况，最终基于分析结果提出切实可行的改进策略并反馈给决策者，从而减少或消除项目引起的消极影响，提高项目的积极作用。健康影响评价涉及多个部门，应用的方法也来自多个学科。

第一节　概　　述

一、健康影响评价定义

1999 年，世界卫生组织发布的《哥德堡共同声明》提出，健康影响评价（health impact assessment，HIA）是指可以系统地判断政策、方案或计划对人群健康的潜在影响及影响在人群中分布情况的一系列程序、方法和工具。这一定义在国际上受到广泛认可。

2006 年，国际影响评价协会在此基础上进行修订，将健康影响评价定义为程序、方法和工具的组合，根据这一组合可以判断政策、规划、方案或计划对人群健康的潜在影响，以及这些影响在人群中的分布情况，从而制定相应的措施应对这些影响。

本章根据 2006 年的定义，将健康影响评价的对象划定为政策、规划、方案及计划，为简化叙述，之后统称为"项目"。

二、健康影响评价的意义

健康是每个人的基本权益，也是人类福祉的核心。政府部门对公民的健康负有责任，应提供良好的社会环境和充足的社会保障以实现政府的根本目标——增进人民福祉。随着对健康决定因素的了解不断深入，越来越多的国家认识到人类健康的决定因素来自社会、经济、环境和文化等各个方面。所有部门制定的政策（如城市规划、卫生、农业、公共资源分配、教育等）都可能对人群健康及健康公平产生深刻影响，维护公民健康和健康公平不仅是卫生部门的责任，所有部门都应对健康承担责任。因此，为促进人群健康和健康公平，改善社会福祉，政府部门需要"将健康融入所有政策"。

健康影响评价是促进健康公共政策的一种有效工具，它可以促使各部门将健康影响纳入拟实施项目的决策过程中，促进跨部门合作，改善居民健康。健康影响评价通过一系列方法识别并评估项目可能对健康产生的影响，是相关部门和社会了解项目潜在健康影响的有效途径；它鼓励项目相关利益方（如修建铁路时，铁路沿线的居民）参与到健康影响评价过程中，提高相关利益方对项目可能造成的健康影响的认识，有助于发现受影响人群的健康诉求和问题；健康影响评价可以提供基于证据的适宜建议，对项目进行修正、优化，从而提高项目的积极效应，缓解或消除不良健康影响，促进人群健康。因此，《"健康中国 2030"规划纲要》明确提出"全面建立健康影响评价评估制度，系统评估各项经济社会发展规划和政策、重大工程项目对健康的影响"，推进健康中国建设。

此外,公平是健康影响评价关注的核心问题之一。它不仅关注项目健康影响在不同人群中的分布,还关注项目是否会引起不平等的健康结局,如一项政策是否会对弱势群体(妇女、儿童、低收入者或残疾人等)有不平等的健康影响,避免引发新的或加剧现有的健康不公平的可能性。

三、健康影响评价的起源与发展

健康影响评价的产生没有明确的时间点,是逐步发展完善形成的。学界普遍认为,健康影响评价是由环境影响评价衍生而来。环境影响评价分析方法的盛行和健康发展观的发展促进了健康影响评价的兴起。早期的健康影响评价实践发生在加拿大及一些欧洲发达国家,他们的政府部门或一些社会组织将众多复杂的健康决定因素整合进既有的环境影响评价体系,评估项目对人群健康的影响。如 20 世纪 80 年代,以英国、加拿大为代表的发达国家在水资源开发和城镇规划时,会在环境影响评价流程中检视基础设施建设对人们健康可能的潜在影响。健康促进运动和减少健康不公平的理念也促进了健康影响评价的兴起。1974 年,加拿大卫生与福利部部长 Lalonde 提出“四维健康观”的概念,把健康决定因素归为社会经济环境、物质环境、个人因素和卫生服务四类。20 世纪 80 年代以来,一些关于社会因素对健康影响的研究大量涌现。其中,最著名的是英国的 Black 报告(以主要负责人 Douglas Black 命名),报告认为健康差距的减少不仅需要医疗卫生服务,更需要教育、住房和社会福利等部门的干预。1986 年,世界卫生组织在《渥太华宪章》中提出建立健康公共政策,鼓励将健康融入所有政府部门决策的过程中,鼓励所有部门考虑政策实施可能对健康产生的影响,初步形成了健康影响评价在政策方面应用的雏形。此后,“将健康融入所有政策”的概念不断发展并在包括欧盟、世界卫生组织、中国在内的众多国家和组织中取得共识,健康影响评价的范围也随之扩大。

20 世纪 90 年代,健康影响评价进入快速发展时期,不同机构和研究者对健康影响评价的定义、理论框架、指导方针及评价工具等进行探索,初步形成了健康影响评价研究体系。1989 年,丹麦发展机构和世界卫生组织等资助的项目“发展中的健康机遇”初步形成了健康影响评价的理论基础。1990 年,英国海外发展管理局发起“利物浦健康影响研究计划”,并以丹麦项目中形成的理论知识作为健康影响评价培训课程运行的基础。1992 年,亚洲开发银行提出了环境开发项目的健康影响评价指导方针,该指导方针涉及危险因素及弱势人群识别和风险管理等。同年,澳大利亚发布了国家层面的健康影响评价框架。1993 年,加拿大不列颠哥伦比亚省要求向政府提交议案时附加健康影响评价报告,不久,该省健康和老年人管理局开发出了第一个健康影响评价工具。1995 年,国际影响评价协会编制了环境和社会影响评价相关书籍,专门介绍健康影响评价的内容,后来成立了独立的健康影响评价部门。健康影响评价发展的一个里程碑是 1999 年的哥德堡会议,这次会议发布的健康影响评价的定义与实施原则,在之后得到广泛应用。

21 世纪,健康影响评价发展更加全面,应用也更加广泛。一些发达国家(如英国等)在环境、政策、能源、农业、城镇规划等多个领域实践健康影响评价。发展中国家(如泰国)在能源开发、政策实施中大力倡导开展健康影响评价。此外,一些跨国公司也将健康影响评价纳入了项目规划流程中。2000 年之前,我国虽没有明确提出健康影响评价,但在大型工程实施时也会评估其健康影响,比如 1986 年开展的三峡工程的全面论证工作,综合评估了三峡工程对生态环境、居住环境的影响。2016 年,《“健康中国 2030”规划纲要》明确提出,要全面建立健康影响评价评估制度,系统评估各项经济社会发展规划和政策、重大工程项目对健康的影响,健全监督机制。

2021 年,深圳发布《深圳经济特区健康条例》,该条例提出要建立健康影响评估制度,未经评估或经评估对公共卫生安全或者人体健康产生较严重不利影响的政策或规划等不得出台或实施。同年,上海市疾病预防控制中心发布了国内首个完整的健康影响评估制度建设方案。

第二节 健康影响评价实施

一、健康影响评价的实施原则

世界卫生组织及国际影响评价协会提出，健康影响评价应遵循民主性、公平性、可持续性、合乎伦理地使用证据和处理健康问题方法的综合性五种原则。

1. 民主性 强调公民有权直接参与或通过其选举的决策者参与影响其生活的项目的制定过程。健康影响评价提倡相关利益方参与评价过程，鼓励提高项目健康影响信息的透明度。

2. 公平性 强调健康影响评价不仅关注项目对人群健康的总体影响，还考虑对不同人群健康影响的差异性，尤其是弱势人群。健康影响评价提倡减少性别、年龄、族裔背景和社会经济地位等导致的健康不公平。

3. 可持续性 强调健康影响评价要全面考虑项目及其健康影响的可持续性，兼顾现在和未来人群的利益。健康影响评价要综合考虑项目短期、长期以及显著、不显著的效应，促进项目的可持续发展。

4. 合乎伦理地使用证据 强调证据的收集与应用应符合伦理。要使用来自不同学科和方法的最佳证据，健康影响评价的证据应当有效、可信、预测效度高，证据归纳和解释的过程必须严格、透明、公正。

5. 综合性 强调身体、心理和社会适应是由社会各个部门的众多因素所决定的（即更广泛的健康决定因素）。健康影响评价应全面考虑众多健康决定因素可能的影响及解决方案，综合地处理健康问题。

二、健康影响评价的实施程序

健康影响评价覆盖了社会、经济、环境等领域，涉及人们生存、生产、生活的各个方面。在健康影响评价的实践中，不同国家或领域制定了不同的实施程序，虽然具体程序有所差异，但核心内容基本一致。世界卫生组织推荐的健康影响评价实施程序分为筛选、范围界定、评估、报告、监测五个阶段（图17-1），这五个阶段内容往往存在重复，在实践中也没有严格的界限。

1. 筛选 筛选需要快速确定项目与健康的关联，明确项目是否需要开展健康影响评价。筛选主要通过了解项目的背景、关键要素、目标、实施是否会对健康决定因素产生影响，以及影响的可能程度、在人群中的分布等判断一个项目是否需要健康影响评价。不可能对每个项目都进行健康影响评价，筛选可以确保时间、财力、物力的适当分配。

2. 范围界定 范围界定主要是确定健康影响评价做什么和怎么做。这个阶段要明确此次健康影响评价的目的，哪些部门或人员参与评价过程，他们具体负责哪些内容，根据项目特点、时间、资源等确定需要调查或评估的空间、人群及健康影响，制定相应的健康影响评价实施计划、时间安排等。

3. 评估 评估是识别健康危害和寻找相关证据的阶段，是健康影响评价的主要工作。在这个阶段，首先由成立或委托的健康影响评价团队对项目进行详细的审查，明确项目可能造成的影响及范围，包括对公共卫生、生存环境、人体健康、生物安全、医学伦理及健康公平等方面的影响。然后采用适宜的定性或定量方法收集证据信息，包括可能受项目影响的人群概况、基线水平等，分析项目的预期健康影响及分布并确定健康影响的优先次序。最终，根据已有的证据提出减少健康危害或促进健康积极影响的建议，并评估建议的有效性和可行性，选出最优方案。

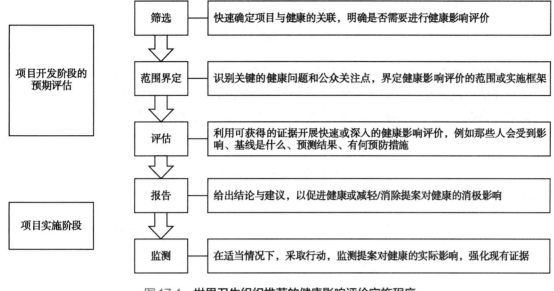

图17-1　世界卫生组织推荐的健康影响评价实施程序

4．报告　报告是指根据评估过程和结果形成的书面报告，发送给项目实施方，供其确定最终的实施方案。

5．监测　监测旨在项目实施后，对其运行进行持续评价。监测有助于评估健康影响评价的有效性和正确性。对人群健康的长期监测有时是大型项目的必要组成部分，这种长期监测可用于观察社区的健康状况或促进健康的行为是否有所改善，评估健康影响评价做出的预测是否准确。

以2013年英国利物浦房屋出租许可证制度健康影响评价为例，英国利物浦拟出台房屋出租许可证制度，规定私人出租房屋需在当地房产管理局办理房屋出租许可证。居住条件是影响生命质量和健康的重要社会决定因素之一。为了解这项政策的实施对健康可能造成的潜在影响，利物浦市政厅房屋许可办公室对该政策进行了健康影响评价。此次评估工作的流程包括筛选、范围界定、评估、分析、结论与建议。

在筛选阶段，需要明确是否需要针对该项目开展健康影响评价。该政策出台的背景是，当地出租房过分拥挤、消防安全不达标等问题突出，可能影响居民的身心健康，甚至生命安全。健康影响评价团队初步分析认为，许可证审查内容包括消防安全、供暖、照明、通风等，这些内容均可以潜在改善承租人的生活环境和生活质量，因此认定该项目需要开展健康影响评价。

健康影响评价的范围界定依赖于健康影响评价的目的。除了判定该政策对健康是否产生影响，当地政府也希望通过开展健康影响评价优化政策内容，以实现健康促进。房屋出租许可证政策主要涉及住房健康、环境健康问题。因此评价团队制定了相应的健康影响评价实施方案：收集、整理住房环境与健康相关的文献；依据以往文献，界定可能产生的健康影响，以及可能受到影响的目标人群和弱势人群；提出相应的优化建议等。

在评估和分析阶段，评价团队收集了相关政策文献资料以及当地社会、经济、健康数据资料，展开了具体的评价。评价团队认为，许可证制度的实施有益于居民健康，支持该政策的实施，同时也发现了一些可能损害健康影响的方面，提出了相应的优化建议。最终，健康影响评价团队将此次健康影响评价的结论与建议提交至项目实施方。

需要注意的是，利物浦房屋出租许可证制度可以促进健康，健康影响评价正面支持了该政策的实施。往往一些政策或项目实施存在负面的健康影响，比如不恰当布点的工业项目，可能负面影响周围居民的健康。此时健康影响评价可能会否决一个政策或项目的实施。

三、健康影响评价的分析

分析评估是健康影响评价的重要组成部分,贯穿于健康影响评价的整个过程。健康影响评价的分析评估方法包括定性和定量两类。目前,许多健康影响评价使用的是定性方法,定量方法的重要性也在慢慢凸显。表 17-1 简单列举了一些健康影响评价常用的定性和定量分析评估方法。

表17-1 健康影响评价分析评估方法

分类	具体评估方法
定性方法	文献分析法;政策分析法;深度访谈法;问卷调查法;德尔菲法;头脑风暴法;情景评估等
定量方法	描述性研究:如现有资料或调查测量数据描述(频数分布、集中/离散趋势等)
	关系研究:如计量经济学方法(工具变量法、断点回归等)、流行病学方法(关联度分析等);统计学方法(多元线性回归)等

第三节 健康影响评价常见计量分析方法

健康影响评价致力于通过一系列的工具评估项目实施对人群健康的潜在影响。项目评估即识别项目实施与人群健康效应间的因果关系,本节通过潜在结局框架(potential outcome framework)说明因果效应的识别。

完全理想状态下,对于个体 i,在 t 时给予处理($D_i=1$),观察到干预的结局 Y_{1i},然后时光倒流,回到 t 时,不给予处理($D_i=0$),观察到不干预的结局 Y_{0i},即可获得个体的处理效果(individual treatment effect,ITE)。

$$ITE = Y_{1i} - Y_{0i}$$

然而,人们无法真正让时光倒流,所以无法获得 ITE。因此,只能将焦点转向人群平均处理效应(average treatment effect,ATE):

$$
\begin{aligned}
ATE &\equiv E(Y_{1i} - Y_{0i}) \\
&= E[E(Y_{1i} - Y_{0i}|D_i)] \\
&= \Pr(D_i=1)E(Y_{1i} - Y_{0i}|D_i=1) + \Pr(D_i=0)E(Y_{1i} - Y_{0i}|D_i=0)
\end{aligned}
$$

$D_i=1$ 表示个体 i 被分配到处理组,$D_i=0$ 表示该个体 i 被分配到对照组。上述公式说明 ATE 由两个部分组成,即处理组平均因果效应(average treatment effect for the treated,ATT)和对照组平均因果效应(average treatment effect for the controls,ATC)。ATT 和 ATC 定义如下:

$$ATT \equiv E(Y_{1i} - Y_{0i}|D_i=1) = E(Y_{1i}|D_i=1) - E(Y_{0i}|D_i=1)$$

$$ATC \equiv E(Y_{1i} - Y_{0i}|D_i=0) = E(Y_{1i}|D_i=0) - E(Y_{0i}|D_i=0)$$

其中,可以直接观测到处理组受到干预的结局 $E(Y_{1i}|D_i=1)$,但无法观察到处理组没有受到干预,即反事实(counterfactual)情况下的结局 $E(Y_{0i}|D_i=1)$,同理也无法观测对照组反事实情况下的结局 $E(Y_{1i}|D_i=0)$。因此貌似无法获得 ATT、ATC 和 ATE。若可以用对照组未受到干预的结局替代无法观测的处理组反事实结局,即可获得 ATT。同理,也可以照此方法获得 ATC,进而获得 ATE。为此,需要满足以下假设。

假设 1：$E(Y_{0i}|D_i=1)=E(Y_{0i}|D_i=0)$

假设 2：$E(Y_{1i}|D_i=0)=E(Y_{1i}|D_i=1)$

在假设 1 满足的情况下，可以获得 ATT；在假设 2 满足的情况下，可以获得 ATC；在假设 1 和假设 2 都满足的情况下，可以进一步获得 ATE。此时，引入潜在结局框架下进行因果识别的重要假设——独立性假设，来概括上述假设 1 和假设 2。

独立性假设：$(Y_{1i}, Y_{0i}) \perp D_i$

$\perp$ 表示独立，在独立性假设满足的情况下，假设 1 和假设 2 都能得到满足，因此能够获得 ATT，ATC 和 ATE。

随机对照试验是目前获得因果效应的"金标准"，它的关键在于将受试者随机分配到处理组和对照组。试想如果通过掷硬币来实现分组，那么受试者被分配到处理组或对照组仅取决于硬币的投掷结果，而与受试者的潜在结局(Y_{1i}, Y_{0i})无关，因此独立性假设得以满足。然而，随机对照试验存在费时费财和可行性差的缺陷，因此在社会科学领域难以实行。为此，计量经济学家们试图以一些巧妙的统计设计或计量经济学方法识别因果，比如可以增加对照组与处理组间可比性的倾向得分匹配（propensity score matching，PSM）、断点回归设计（regression discontinuity design，RDD）和倍差法（difference-in-differences，DID），以及常用来解决遗漏变量问题的工具变量（instrumental variable，IV）、面板数据分析法。

一、随机对照

（一）随机对照的概念

随机对照又称随机对照试验（randomized controlled trial，RCT），是一种能准确评估干预措施效果的试验性研究。随机对照试验的基本方法是，将研究对象按随机化的方法分为处理组与对照组，对处理组实施想要评价的干预措施，对照组不给予评价的干预措施，然后观察处理组和对照组试验结果的差别，从而评价干预措施对研究对象的影响。在理想的随机对照试验中，处理组和对照组的个体都是完全随机分配的，满足独立性假设，此时，对照组结果能作为处理组 $E(Y_{0i}|D_i=1)$ 的无偏估计，获得准确的 ATT。

（二）随机对照的特点及应用

为更好地控制非干预措施对试验结果的影响，随机对照必须遵循三个基本原则，即随机化（randomization）、对照（control）和盲法（blind）。

1. 随机化　随机化是试验研究中的重要原则，随机化是指每个研究对象有同等的机会被抽取，并被分配到不同的组接受不同的干预措施，具体体现为：随机抽样、随机分配、试验顺序随机。随机抽样是指从研究对象总体中随机抽取一定数量的个体作为受试对象，确保样本具有代表性；随机分组是指纳入试验的研究对象随机分配到处理组或对照组，以均衡混杂因素的效应，从而提高组间可比性，避免选择偏倚；试验顺序随机是指每个受试对象先后接受干预措施处理的机会相等。

常见的随机分配方法有以下几种：①简单随机分组（又称完全随机）：将研究对象按照随机抽样的方法分为处理组和对照组，可为一组处理组和一组对照组，也可以为多组处理组和一组对照组。②区组随机分组：将研究对象按照性质相同或相近（如身高、体重、城市年龄构成）原则分成不同的区组，每个区组包含多个研究对象，再将每个区组内的研究对象随机分配到不同的组，接受不同的干预措施，其中区组因素可以是第二种处理因素也可以是混杂因素，区组随机分组可以消除由于身高、体重、城市年龄结构等混杂因素对试验结果的影响，从而保证各组之间均衡可比。③分层随机分组：在试验研究中，将研究对象按照某种因素进行分层，使某些对研究结果影响较大的因素在各组间分布尽可能相同。如比较两种方法治疗心血管疾病的疗效，年龄较大的患者疗效可能不明显，将研究对象按年龄分层，使两组间患者的年龄构成保持一致，可以减少或消除年龄对研究结果的影响。④整群随机分组：以家庭、社区、班级等某一个单位集合为一个组进行试验研究，如以班级为单位进行随机分组研究眼保健操是否可以预防青少年近视。

2．对照 对照即在研究过程中，提供可供比较的组别，以便控制混杂因素，更好地识别干预措施的效应，减少或消除试验误差，提高研究结果的有效性和可靠性。常见的对照形式主要有空白对照、标准对照（即阳性对照）、安慰剂对照（即阴性对照）、相互对照、自身对照等。例如，吸烟有害身体健康，某市为促进市民身体健康，实施了全面控烟政策，禁止市民在公共场所吸烟。政策实施一年后，该市疾控中心对全市市民进行随机抽样调查，结果显示市民吸烟率为30%，但由于仅有实施禁烟政策以后的数据，不清楚禁烟政策前市民的吸烟率，该市市民吸烟率究竟是保持不变、变低还是变高无从得知，因此无法对该政策的效果进行评价。而如果在实施禁烟政策前，先对全市吸烟率进行抽样调查，与政策实施后的吸烟率进行比较，就可以评价全面禁烟政策对市民吸烟率的影响。又例如，欲评价某种中成药对慢性支气管炎的治疗效果，对使用该中成药的患者进行随访，发现半年后慢性支气管炎的复发率只有20%，但由于患者通过改善生活方式（戒烟）也可以减少慢性支气管炎的复发，因此无法判断该中成药对慢性支气管炎真实的治疗效果。此时，如果能设置对照，将中成药以外的对慢性支气管炎有影响的因素保持在同一水平，就可以得到该中成药的实际治疗效果。由此可见，在随机对照试验中合理设置对照能排除混杂因素对试验结果的干扰而将干预措施的效应真实、客观地显露出来。

3．盲法 盲法主要包括单盲（single blind）和双盲（double blind）等，单盲是仅研究者知道每个研究对象接受何种干预措施，而研究对象自己不知道，单盲试验可以避免来自研究对象了解试验过程后主观因素的偏倚；双盲是研究执行者和研究受试对象都不知道研究分组情况，也不知道何组接受了何种干预措施，因此可以有效地避免来自受试者与研究者的信息偏倚。

21世纪初，国际上已有众多研究机构和政府重视应用随机对照试验方法进行教育、发展和公共政策项目的影响评估，在多种影响评估方法中，随机对照试验被看作是识别因果关系的"黄金准则"。

如果随机对照试验在设计或实施上存在缺陷，则可导致误导性结果，主要存在内部有效性和外部有效性两类问题。简单而言，内部有效性是指试验的结论是否能准确反映样本的真实情况；外部有效性是指该抽样群体的试验结果能否代表总体。

内部有效性有限的可能原因：①未完全随机分组，主要是由分组方式和个体特征相关导致。比如将急诊患者分入处理组，门诊患者分入对照组。通常来讲，急诊入院的患者病情可能更重，而病情会影响患者的治疗效果，也与是否接受处理相关，这种分组方式会导致研究结果出现偏倚。②未完全遵从试验设计。虽然在分配时做到了随机化，但是在试验实施过程中，可能处理组不愿意接受干预而人为地进入对照组（如由于不清楚新药的抗癌效果，处理组患者不愿接受新药治疗），或者对照组主动接受治疗而进入处理组（如评估抗癌药物效果时对照组患者主动要求进行治疗），这都会导致随机化被破坏。在这种情况下，可以采用工具变量法处理内生性问题。将"设计是否进行干预"作为"实际是否干预"的工具变量，那么只要有部分人遵循试验规则，工具变量就能满足相关性，此外，由随机分组产生的方式也使工具变量必然满足外生性。③中途退出试验。如，接受新型抗癌药物治疗的部分人中途因为病情恶化退出试验。④安慰剂效应。指并非由于干预带来，而是由于参与研究本身让患者觉得自身健康状况变好。⑤样本量过少。由于试验成本太高或患病率太低，样本量较小，导致样本之间的差异太大，估计结果的方差较大，估计精度较低。

外部有效性有限的可能原因：①样本代表性不足。由于随机对照试验对研究对象有严格的纳入和排除标准，参与随机对照试验的对象有时不能代表真实世界的目标人群，随机对照试验结果也不能简单外推。②大规模推广时的现实条件不同。如，针对病毒的某种疫苗在试验时是有效的，但在推广阶段，病毒发生了变异，疫苗的有效性就可能大幅度下降。病毒变异导致推广时的现实条件发生了变化。或某一个政策在地方试点时，由于媒体及政府的关注，腐败问题更轻，而全国推广后关注度下降，产生更多腐败问题，导致政策无法达到预期效果。③自我选择效应。在试验设计中，很容易安排对照组和处理组的成员，然而在现实生活中，人们往往可以自行选择自己的行为，如某个项目在试验数据上预期收益很低，然而在现实生活中，能够从中获得高收益的人更有动力去选择这个项目，社会平均收益就可能高于试验收益。

二、倾向得分匹配

（一）倾向得分匹配的概念

倾向得分匹配（propensity score matching，PSM）又称倾向评分匹配，是指通过一定的统计学方法，使对照组与处理组研究对象除干预措施的可测变量具有可比性的一种计量经济学分析方法。严格来说，PSM 不是一种"分析"方法，而是一种数据处理匹配方式。倾向得分是指在给定条件下，个体进入处理组接受干预的条件概率。在实验性研究中，可以通过随机分组尽可能地消除混杂因素在处理组与对照组的不均衡性，在观察性研究中，可以对两组人群根据倾向得分进行匹配，使两组人群的混杂因素尽可能均衡，从而减少混杂因素对结果的影响，区别在于后者只能使参与匹配的可观测混杂因素在两组间均衡，前者可以兼顾可观测和不可观测的混杂因素在不同组间的均衡性。

1983 年，Paul Rosenbaum 和 Donald Rubin 在倾向评分概念的基础上，提出了倾向评分匹配的方法，常应用于经济学和医学卫生领域观察性数据的分析。

（二）倾向得分匹配的特点及应用

在随机对照试验中，有的研究因涉及伦理问题或实施困难，无法在现实世界开展，因此只能采取观察性研究的方法，如研究吸烟和慢性阻塞性肺疾病的关系，研究者无法将纳入的研究对象随机分配到处理组和对照组进行随机对照试验，因为吸烟这一行为只能是研究对象自身存在或采取的，而不能作为试验措施人为干预，否则会违背科研伦理道德。观察性研究能够较好地规避试验研究存在的问题，在实际应用中更广。但由于观察性研究中，传统方法控制混杂因素的能力有限，观察性研究的结果常常受到混杂因素的影响而产生偏倚。以上述吸烟的试验为例，如果在观察性研究中，直接将吸烟但不患慢性阻塞性疾病的患者与不吸烟但患慢性阻塞性肺疾病的患者相比较，得出的结论有悖常理。倾向得分匹配可以在一定程度上解决这个问题。

以一项研究为例，研究目的是探究分级诊疗制度是否能够降低居民疾病经济负担。这里的干预措施是指实施分级诊疗制度，结局变量是指该城市居民自付住院费用。在这个过程中涉及三种变量：X1，仅对是否实施分级诊疗有影响的变量，如当地政府对分级诊疗制度的认知水平；X2，仅对居民疾病经济负担有影响的变量，如医保报销比例；X3，对是否实施分级诊疗和居民疾病经济负担都有影响的变量，如城市经济水平（经济水平高，可能更有能力推动分级诊疗实施）。在这个框架下，人们可以不考虑 X1 的影响，它不会影响分级诊疗政策系数的有效性和显著性。不控制 X2 的话，分级诊疗政策系数的显著性可能会受到影响，但估计值依然是无偏的。不控制 X3 会导致分级诊疗政策系数偏误，因为当地经济水平高，居民的医疗需求可能被激发，抵消分级诊疗制度实施带来的居民自付费用下降。此时，可以通过倾向得分寻找均衡可比的处理组和对照组，用来匹配的变量是城市实施分级诊疗制度的倾向值（给定 X3 的情况下，城市实施分级诊疗制度的概率）。

在实际操作中，一般分两步使用倾向得分匹配进行估计。首先通过将配对变量与分组变量建立 logit 或 probit 回归模型，估算每个研究对象的倾向得分，然后利用特定的匹配法对试验处理效应进行估计。计算倾向得分是一个简化、降维的过程，它通过在 logit 或 probit 回归模型中纳入尽可能多的协变量,把非常多的协变量简化为一个倾向得分,使得倾向得分综合包含了所有纳入回归协变量的信息。具有相同倾向得分个体的可观测协变量被认为是同分布的,不受试验条件影响。匹配的思想是为了使对照组中的个体与处理组中的个体间具有可比性,让两组之间除了处理因素尽可能相同或相似。倾向得分匹配的过程,就是根据倾向得分为处理组中的每个研究对象寻找一个或多个混杂因素相同或相似的个体作为对照,使对照组和处理组混杂因素的分布均衡,此时试验处理似乎是"随机的"。

最常见的得分匹配法是最邻近匹配(nearest neighbor matching,NNM),首先规定一个范围,然后根据这一范围在另一组寻找匹配的个体,倾向评分值差异在这个范围内的个体即可纳入,作为匹配对象。如在队列研究中,规定匹配范围<0.03,暴露组中某研究对象倾向得分为0.5,则需要在对照组中寻找倾向得分为0.47~0.53的对象作为对照。

但两个个体的倾向得分非常接近,并不意味着这两个个体的其他属性也接近,因为倾向得分匹配只考虑其倾向值而忽略其他属性。在进行一系列匹配之后,还要对匹配后处理组和对照组之间混杂因素的均衡性进行评价,确保匹配的质量,然后根据匹配结果进行分析,计算处理组平均因果效应(ATT)、进行敏感性分析。

倾向得分匹配的优点是有力地控制了观察性研究中已知的混杂因素的影响,提高了研究结果的可靠性。但由于匹配后会损失掉部分样本,可能导致研究样本量太小,代表性不足的问题。尽管倾向得分匹配能够同时平衡较多的变量,但只能局限于已知的混杂变量,而一些未知的混杂变量可能仍然会对最终的结果产生影响。因此,其混杂因素的均衡能力不可能完全达到随机对照试验的水平,在实际研究中应根据实际情况选择最佳方案。

三、工 具 变 量

(一)工具变量的概念

工具变量法(instrumental variable,IV)的广泛使用在其能解决变量内生性问题。若存在一个变量与研究者感兴趣的变量高度相关,而与误差项不相关,可以将该变量代替感兴趣的解释变量纳入回归进行分析,从而得到一致估计,这种分析方法叫做工具变量法,这个变量称为工具变量。

在普通最小二乘法(OLS)估计中,如果解释变量不满足外生性,即随机扰动项与解释变量之间具有相关性,解释变量的估计系数就会出现偏误。为了得到一致估计,可以将内生变量分解,与随机扰动项有关的为一部分,与随机扰动项无关的为另一部分,将与随机扰动项无关的一部分拟合模型可以得到一致估计。

(二)工具变量法的特点及应用

内生性问题的产生是因为存在一些无法观测但是同时与 X 和 Y 均相关的变量,在回归中以误差项的形式存在,导致人们估计出的系数不仅包含 X 对 Y 的因果效应,还包含因为误差项带来的偏倚。工具变量与 X 相关(相关性)但是与误差项无关(外生性),就像一个漏斗一样,能够过滤掉误差项的干扰,得到准确的因果效应系数。目前,工具变量的估计方法中使用最广泛的是两阶段最小二乘(two stage least squares,TSLS 或 2SLS),接下来将借助 2SLS 更好地解释工具变量是如何发挥其过滤功能的。

原本的多元回归方程:

$$Y_i = \beta_0 + \beta_1 X_i + \beta_2 w_i + \mu_i$$

X_i 表示感兴趣的个体 i 的某一解释变量,w_i 表示个体 i 的其他特征变量。理想状态下 $Cov(X_i, \mu_i) = 0$,然而由于 X_i 不满足外生性,$Cov(X_i, \mu_i) \neq 0$,2SLS 的第一阶段就是利用工具变量的外生性提纯,即 $Cov(Z_i, \mu_i) = 0$

$$X_i = \pi_0 + \pi_1 Z_i + \pi_2 w_i + v_i$$

Z_i 代表工具变量，$\hat{X}_i$ 之所以是干净的，是因为工具变量满足 $Cov(Z_i, \mu_i) = 0$，可以很容易推出 $Cov(\hat{X}_i, \mu_i) = 0$，因此，$\hat{X}_i$ 满足最小二乘的外生性假设，那么就可以进行第二阶段：用干净的 $\hat{X}_i$ 估计因果效应。

$$Y_i = \beta_0 + \beta_1 \hat{X}_i + \beta_2 w_i + e_i$$

注意，此时 $e_i = \beta_1(X_i - \hat{X}_i) + \mu_i = \beta_1 \hat{v}_i + \mu_i$，容易证明 $Cov(\hat{X}_i, e_i) = 0$，此时，β_1 的估计是无偏的。

工具变量需要满足两个基本的条件：①工具变量与随机扰动项不相关，即外生性；②工具变量与模型中内生变量相关，即相关性。判断一个工具变量是否有效，主要看是否满足外生性和相关性。如果回归中还有其他控制变量或者有多个内生变量、多个工具变量时，需要满足工具变量数目≥内生变量数目。此外，还应该满足：①工具变量与模型中除内生变量的其他控制变量不相关；②若在同一个模型中同时引入多个工具变量，这些工具变量之间不存在相关。

工具变量似乎可以很好解决内生性问题，但是在社会科学研究中却并没有广泛应用，究其根本，是因为好的工具变量可遇不可求，一般来说，外生性和相关性只可取其一。寻找工具变量的一大原则是：尽量寻找外生性冲击作为工具变量。陈云松教授将工具变量总结为四大类，宏观变量、自然地理、生理现象和社会空间。比如，在识别城镇居民医疗保险对参保个人健康的影响时，用城镇居民医疗保险的政府补助比例作为个人是否参加城镇居民医疗保险的工具变量，其属于宏观变量。首先，政府补助比例与个人参保状态应该成正相关关系，因为政府补助比例越高，个人缴纳的保费比例就越低，那么就更激励个人参加城镇居民医疗保险，满足了工具变量的相关性条件。其次，政府补助比例只是通过参保行为影响个人健康，另外由于政府对城镇居民医疗保险参保的补助规定来自中央政府，由地方政府具体制定细则，因此个人对其所在城市参保政策影响很小，满足了工具变量的外生性条件。

然而，即使找到了好的工具变量，选择性偏倚仍然是研究者需要考虑的问题。从工具变量估计的第一阶段可以发现，如果样本中有部分人群并不受工具变量的影响，即 $Cov(X_i, Z_i) = 0$ 或者接近于 0，对这部分人而言，第一阶段回归中的 $\beta_1 = 0$，那么在第一阶段其就会被工具变量过滤掉，不会出现在 $\hat{X}_i$ 中，估计出来的 $\hat{\beta}_1$ 虽然是真实的 β_1，但是却不包含不受工具变量影响的那部分人的因果效应，即工具变量估计出的并非 ATE，而是受工具变量影响最大的那部分人的局部因果效应。

要注意研究方法的选择，主要取决于研究问题。比如，一个由政府突然下达的政策往往是外生的，在进行政策评估时，如果需要估计受政策影响最大的那部分人受到的效应，工具变量就是一个很好的选择，如果纳入对政策没有反应的人，反而会低估政策的影响。然而在其他情况下，如果需要评估所有人的效应，那么工具变量的选择性偏倚带来估计量偏大或者偏小，就成为必须考虑的问题。

四、断点回归设计

（一）断点回归设计的概念

断点回归设计（regression discontinuity design，RDD）是一种准自然实验，是一种可以利用现实约束条件分析变量之间因果关系的实证方法。

1958 年，美国心理学家 Campbell 首次提出了断点回归设计的思想。在因果关系论证的研究中，随机试验的推断结果更准确，但随机试验需要耗费的人力、物力、财力都较高，且随机试验很难做到完全随机化和真正意义上的盲法，实施、开展较为困难，当随机试验不可取时，需要采取其他可靠的方法。现在学术界经常采用断点回归设计法进行政策效应的评估。

（二）断点回归设计的特点及应用

断点回归设计的基本思想：存在某一连续变量 X，个体是否接受干预或接受干预的概率取决于变量 X 与临界点 c 的关系。变量 X 是连续的且 X 的取值是随机的，因此变量 X 与临界点 c 的位置关系也是随机的，即个体是否接受干预是随机的，这样就形成了一个准自然试验。由于断点回归设计基于变量 X 的取值划定分组，因此变量 X 也称为分组变量。临界点附近领域大小是 RDD 分析中的带宽，带宽越大，被纳入研究的样本越多，参数估计更准确，但样本随机性要求越难满足，内生性问题可能更严重。

以 c 为临界点，当自变量 X 取值大于等于临界点 c 时，接受某政策干预的概率为 1；而自变量 X 取值小于临界点 c 时，其接受该政策干预的概率为 0，即

$$D_i = \begin{cases} 1 & x_i \geqslant c \\ 0 & x_i < c \end{cases}$$

若结果变量 y_i 与 x_i 之间存在线性关系：

$$y_i = \alpha + \beta x_i + \varepsilon_i \, (i = 1, 2, \cdots\cdots, n)$$

断点回归设计的模型方程则可以表示为：

$$y_i = \alpha + \beta (x_i - c) + \delta D_i + \gamma (x_i - c) D_i + \varepsilon_i \, (i = 1, 2, \cdots\cdots, n)$$

其中，$(x_i - c)$ 是变量 x_i 的标准化，标准化后变量 $(x_i - c)$ 的断点为 0，$\gamma (x_i - c) D_i$ 的引入是为了允许使断点两侧回归直线的斜率不同，相当于在断点 c 两侧是两条不同的回归直线。在断点 c 两侧分别进行回归，可以得到两个回归方程，通过计算两侧回归直线截距项之差，可以估计干预措施的效应量，$\hat{\delta}$ 就是 $x = c$ 处的局部平均效应估计量。断点回归设计可以分为清晰断点回归设计和模糊断点回归设计。

1. 清晰断点回归设计（sharp regression discontinuity, SRD）　在断点（临界点）两侧个体获得某种干预措施的概率分别为 1 和 0，即通过临界点将个体变量进行分组，临界点两侧的个体分别接受和不接受某种干预措施。以考试为例，考生成绩 ≥60 分即为合格，视为通过该门课程的学习，不接受任何干预措施；而 <60 分则视为不合格，无法通过该门考试，需要进行补考。其中，≥60 分接受补考或重修这一干预措施的概率为 0，而 <60 分接受补考或重修这一干预措施的概率为 1。又例如，身体质量指数（BMI）的 WHO 标准正常范围为 $18.5 \sim 24.9 \text{kg/m}^2$，当指数 $\geqslant 24.9 \text{kg/m}^2$，应该采取减重措施，防止过度肥胖导致的一系列相关疾病，而 $< 24.9 \text{kg/m}^2$ 为正常范围，无须施加干预。

2. 模糊断点回归设计（fuzzy regression discontinuity, FRD）　在临界点处，个体获得某种干预措施的概率从 p 跳跃到 q，其中，$0 < p < q < 1$。模糊断点回归设计不是指断点模糊不清，而是指断点两侧个体获得某种干预措施的概率从 p 转变为 q。与清晰断点回归设计相比，模糊断点回归设计通过断点回归设计分组所得的两组都有接受或获得某干预措施的可能，只是概率大小不同，当模糊断点回归设计两组接受干预的概率分别为 0 和 1 时，就成了清晰断点回归设计。因此，可以说模糊断点回归设计的极限形式和特例是清晰断点回归设计。以考研为例，假如 A 考生考研初试成绩 350 分，高于该生所报考学校该专业的录取分数线，但 A 考生成绩高于录取分数线并不意味着 A 考生一定能被录取，还要取决于其他因素，如 A 考生复试表现和所选专业导师招生的报录比，只能说 A 考生成绩高于录取分数线，其考上研究生的机会增大了，但不是一定能考上。或者以奖学金为例，某高校对年级综合排名前十名的同学授予奖学金，假如 B 同学成绩优异，在前十名以内，但奖学金评定除考核成绩，还需要考核其社会实践和科研成果等情况，B 同学的成绩在前十名以内只能说比前十名以外的同学获得奖学金的机会更大，但是前十名以外的同学也可能通过良好的社会实践和科研成果等加分，从而获得奖学金。

2010 年，Lee 和 Lemieux 两人提出了非随机断点回归设计的概念，个体变量 X 是年龄或空间区域时，存在无法对个体进行控制的情况，如研究居民医疗资源的空间可及性时，研究者将居民

获取医疗资源的范围划定在其所在行政规划区域内,然而实际情况是居民具有自主选择权,更愿意去他们更认可的医院接受诊疗服务,或者有些居住在行政区域边界附近的居民可能因为距离其他行政区域的医院更近而去其他医院就诊。在研究这些变量时,需要针对实际情况,对可能影响断点效应的因素谨慎分析。

总之,由于断点回归设计比其他很多论证因果关系的模型更接近准随机试验,因此其在因果关系的论证中更具优势,可以用于医学、经济、政策等众多领域,也被众多学者广泛采纳,但其也存在局限性:断点回归设计只能有一个混淆变量,即研究对象是否接受干预(上大学)完全取决于单一变量(高考分数);如果其他自变量也存在"中断"的情况,断点回归设计无法识别造成因变量取值中断的真正原因。

五、倍 差 法

(一)倍差法的概念

倍差法也叫双重差分法(difference-in-differences,DID),是指通过对干预措施实施前后对照组和处理组之间差异的比较构造出反映政策效果的双重差分统计量,从而对项目的干预措施效应进行评价的计量经济学方法。目前,倍差法经常用于卫生经济学评价和政策效应评估。

在许多试验的设计阶段,完全随机化是最理想的状态,但在大多数情况下,完全随机化难以实现,在对处理组和对照组进行分组时,无法保证两组之间混杂因素的均衡性,特别是在一些临床试验中,个体特征可能导致研究对象自身指标的变化,从而对试验结果产生影响,而倍差法可以将施加干预措施后的效应和试验前的基线效应进行比较,避免试验前的基线差异和混杂因素对试验效应的影响。

(二)倍差法的特点及应用

双重差分法的思想:欲研究施加某项干预措施对试验结果的影响,在未施加干预措施前,将处理组和对照组分别记为 A_i 和 C_i,施加干预措施后,处理组和对照组的指标分别记为 B_i 和 D_i,通过对照组的结果构造反事实下处理组的结果 B_i'。因此,试验前后处理组的指标变化量 $\Delta D = \sum (B_i - A_i)$,平均变化量 $\Delta \overline{D} = \sum (B_i - A_i)/n$,对照组的指标变化量 $\Delta C = \sum (D_i - C_i)$,平均变化量 $\Delta \overline{C} = \sum (D_i - C_i)/n$,干预效果净值 $d = \sum (\overline{D} - \overline{C})$,即用处理组的平均变化量减去对照组的平均变化量,见图 17-2。双重差分法并不要求处理组和对照组除干预措施外完全一致,两组之间可以存在一定的差异,这种差异可以通过试验前后各组的自身对照消除,但是双重差分法要求两者之间的这种差异不随时间变化,也就是说,处理组和对照组在施加干预措施前后必须具有相同的发展趋势,即需要满足平行趋势假设(parallel trend assumption)。

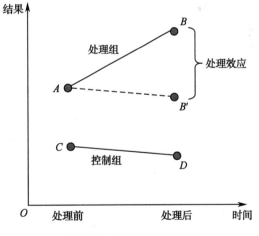

图 17-2 双重差分示意图

DID 中,最常用的模型是线性回归,线性回归便于人们加入各种控制变量,当数据为面板数据时,还可在回归中加入个体固定效应和时间固定效应,获得更准确的估计系数(关于面板数据的介绍见本节"六、面板数据分析法")。具体的回归方程为:

$$y_{it} = \alpha_0 + \alpha_1 G_i + \alpha_2 T_t + \alpha_3 D_{it} + \beta X_{it} + \varepsilon_{it}$$

其中,y_{it} 为个体 i 在时间 t 时的结局变量;G_i 为个体 i 是否属于处理组的虚拟变量,$G_i = 1$ 为处理组，$G_i = 0$ 为对照组；T_t 为时间二值变量，干预前取 $T_t = 0$，干预后取 $T_t = 1$；D_{it} 为干预状态的变量，$D_{it} = G_i \times T_t$，只有当个体 i 为处理组且在干预后，D_{it} 取 1，其余情况均取 0。X_{it} 为其他控制变量。方程中，人们关心的因果效应即为 α_3。

（三）倍差法对数据的要求

从双重差分的思想看，如果要进行 DID 设计，必须要有至少两期的数据。实际研究中，即使是横截面数据，也可以用 DID 设计，这种被称为队列 DID，其 T_t 不再为时间变量，而是群组变量，$T_i = 1$ 表明个体为该政策的目标人群，$T_i = 0$ 表明个体不为该政策的目标人群。比如，在探究实行十二年义务教育对儿童受教育年限的影响时，获得了政策实施后某一年的横截面数据，在进行 DID 设计时，上图中 A 点代表改革区超龄儿童，B 点代表改革区适龄儿童，C 点代表非改革区超龄儿童，D 点代表非改革区适龄儿童。

尽管如此，DID 的设计往往还是使用多期的面板数据，在进行多期 DID 时，往往将政策发生前一期作为基期，政策发生前和政策发生后的时期均与基期进行比较，在做回归时，多期 DID 的方程与两期有所不同，多期 DID 方程如下：

$$y_{it} = \varnothing_i + \lambda_t + \sum_{\tau = -k}^{k} \gamma^\tau T_t(t = \tau) \times D_i + \beta X_{it} + \varepsilon_{it}$$

其中，$\varnothing_i$ 和 λ_t 分别代表个体固定效应和时间固定效应。当个体 i 为处理组时，$D_i = 1$，否则 $D_i = 0$。当 t 与干预时间之间距离 τ 期时，取 $T_t = 1$，否则 $T_t = 0$，为了将政策发生的前一期作为基期，取 $\gamma^{-1} = 0$。此外还有渐进式 DID（staggered DID）、非参数估计的 DID 和 D_i 为连续变量的 DID 等，不在此赘述。

由于无法观测到反事实的结果，平行趋势假设同样无法直接检测，但是却有一些既不充分也不必要的方法可以帮助间接说明这一点。

一种方法是利用外生变量间接检测。若外生变量在干预前后对照组和处理组满足平行趋势，那么有理由认为研究变量同样满足平行趋势假定。另外更常用的是利用多期 DID 数据，以政策发生前一期为基期，若政策发生前每期的结果与基期的差异统计不显著，而政策发生后结局指标与基期统计上有差异，则可以认为满足平行趋势假设且政策干预有效果。

六、面板数据分析法

（一）面板数据

面板数据（panel data 或 longitudinal data），又叫"平行数据"，面板数据是指在一段时间内对一个样本的观察指标在不同时间点反复收集得到的数据集，如 2009—2022 年我国各省的人均医疗费用。它不仅包括样本中每个个体横截面的数据（如 2009 年四川省的人均医疗费用），还包括每个个体在不同时间点的数据（如 2009—2022 年四川省的人均医疗费用），个体可以是个人、班级、企业、区县或者国家，时间维度可以是秒、分、时、日、月、年等。根据期数 T 和个体数 n 的大小，面板数据可以分为"短面板"（T 较小、n 较大）和"长面板"（T 较大、n 较小）。根据面板模型的解释变量中是否含有被解释变量的滞后值，可以分为"动态面板"和"静态面板"。根据各期个体是否一样，可以分为"平衡面板"和"非平衡面板"。

面板数据分析方法中常用的有固定效应模型、随机效应模型及倍差法。本节将主要介绍面板数据的固定效应模型。

（二）固定效应模型

面板数据具有时间序列和横截面两个维度，提供了更多信息量的同时也使得直接 OLS 估计不再适用。因为面板数据包含每个个体在不同时间点的观察值，每个个体在不同时间点的观察值通常存在相关性，其样本一般不满足独立同分布的假定。事实上，面板数据中的每个个体都可能具有单独的回归方程,但对每个个体单独回归又容易忽略个体之间的共性。在估计面板数据时,通常假设个体回归方程具有相同的斜率但可以有不同的截距,以此来捕捉个体间的共性和异质性。这种估计模型被称为个体效应模型(individual-specific effects model),以两变量模型为例:

$$y_{it} = \beta x_{it} + u_i + \varepsilon_{it}$$

其中,i 表示个体($i = 1, 2, \cdots\cdots, n$),$t$ 表示时间($t = 1, 2, \cdots\cdots, m$),$x_{it}$ 为个体 i 在时间 t 的特征变量。$u_i + \varepsilon_{it}$ 为复合扰动项,由不可观测的随机变量 u_i 和扰动项 ε_{it} 两部分组成。u_i 是代表个体异质性的截距项(未被包括在回归模型中,但和个体相关的其他变量),如果 u_i 与某个解释变量相关,我们称上式为个体固定效应模型(fixed effects model),如果 u_i 与所有解释变量都不相关,我们称上式为个体随机效应模型(random effects model)。ε_{it} 是随个体与时间改变的扰动项,当面板数据时间维度小,每个个体信息较少时,我们一般假设 ε_{it} 为独立同分布且与 u_i 不相关。

对于固定效应模型而言,由于 u_i 与某个解释变量相关,直接使用传统 OLS 估计是不合适的。对于系数 β 和 u_i 的估计,目前大致分为两类,第一类方法是通过模型转化(对解释变量和被解释变量进行均值或差分处理等)消去个体效应 u_i,实现参数估计求得 β。这种参数求解的方法减少了需估计的参数量,操作起来比较简单。第二类是将 u_i 视为待估参数,引入虚拟变量(LSDV 法),把个体效应分离出来,同时获得 β 和 u_i 的估计值。

相较于横截面数据,面板数据可以在一定程度解决遗漏变量问题。遗漏变量常常是由不可观测的个体差异造成的,虽然这一问题可以通过采取有效的工具变量进行弥补,但实际情况下很难寻找合适的工具变量,且处理效率不高。但如果这种个体差异不随时间变化,那么利用面板数据可以在一定程度上解决这种遗漏变量问题。另外,面板数据可以提供更多个体动态行为信息,样本容量较大,可以提高估计的精确度。但面板数据通常收集成本较高,不容易获得。

思考题

1. 什么是健康影响评价?
2. 简述健康影响评价的实施原则、实施程序。
3. 请查阅相关网站或文献,讨论健康影响评价在我国应用在哪些领域。

（潘　杰）

第十八章 药物经济分析与评价

药品有效果不确定、外部性、使用公平性等特点,易导致市场失灵。政府通过准入、价格管制、使用管理规范等不同方式,对药品进行监管。药物经济学评价旨在比较不同药物的投入和产出,为治疗选择提供证据。药物经济学评价证据已经成为当前医保目录准入等决策的重要依据。

第一节 概 述

一、药物经济分析与药物经济学

药品是指用于预防、治疗、诊断人的疾病,有目的地调节人的生理机能,并规定有适应证或者功能主治、用法和用量的物质,需经过特定部门审批并允许上市,包括中药、化学药和生物制品等。药物是所有具备治疗功效的物资,不一定经过审批,范畴更广,药物与药品在现实中常常混用。药物经济分析是利用经济学理论,对药品相关领域进行分析,实现资源有效配置。药物经济学(pharmacoeconomics)是一门交叉学科,也是药物经济分析的重要内容。

(一)药物经济学定义

1. 广义的药物经济学(pharmaceutical economics) 是一门用经济学理论和方法对药品市场行为和现象进行研究的学科。其研究对象主要包括药品供需双方的经济行为、药品费用、药品价格以及各种药品政策等,涵盖药品研发、生产、营销、采购、流通、使用、报销等各个环节。

2. 狭义的药物经济学(pharmacoeconomics) 是一门将经济学基本理论、方法和分析技术运用于临床药物治疗分析,并结合药物流行病学,从群体角度(如全社会、医保等)展开投入产出为主的研究,以实现合理高效利用现有卫生资源的交叉学科。药物经济学的主要任务是测量、比较分析和评价不同药物治疗方案之间、药物治疗与其他治疗方案之间的投入与产出,为临床合理用药和疾病防治提供证据。狭义的药物经济学更接近常说的药物经济学评价。

(二)药物经济学起源

药物经济学的发展源于对医药费用快速增长合理性的反思。1989 年创刊的 *Pharmacoeconomics* 和 1991 年出版的 *Principle of Pharmacoeconomics*,标志着药物经济学学科的初步形成。1995 年,国际药物经济学与结果研究协会(International Society for Pharmacoeconomics and Outcomes Research, ISPOR)成立,成为药物经济学领域交流和学习的主要国际平台。截至 2022 年 3 月,ISPOR 官方网站公布了 30 多个药物经济学评价指南,十余个药物经济学评价专家建议。这些指南与专家建议,规范了药物经济学评价的方法,增加了评价结果的信效度。评价对象从药物,扩展到了医疗设备、仪器耗材、检查检验、诊疗程序、组织管理、支持系统和服务提供系统等,形成并促进卫生技术评估(health technology assessment, HTA)的发展。因此,药物经济学的研究内容已经涉及卫生经济学、循证医学、临床流行病学、药物流行病学等多个领域。

(三)药物经济学在中国的发展

我国最早的药物经济学研究出现在 20 世纪 90 年代,之后中国医师协会、中国药学会等陆续成立了药物经济学研究组织,并编著了不同版本的《中国药物经济学评价指南》。2009 年,《中共

中央 国务院关于深化医药卫生体制改革的意见》提出"对新药和专利药品逐步实行定价前药物经济性评价制度",明确药物经济评价在决策中的应用;2018年,国家医疗保障局提出把药物经济学评价证据,纳入创新药物社会医疗保险目录准入谈判内容,进一步推动我国药物经济学的快速发展。

二、药物经济学研究目的和内容

(一)药物经济学研究目的

药物经济学旨在促进稀缺卫生资源尤其是药品资源的合理使用,评价与比较各种医药干预措施的成本与效果,为临床决策、公共卫生选择、公共政策制定等提供证据,以增加决策的科学性、有效性和透明性。

(二)药物经济学研究内容

1. 药品的需求与供给 药品是一种特殊商品。从经济学角度,药品是一种劳动产品,通过不同要素投入后生产获得;药品可以用以交换;消费者购买使用后,有助于改善健康,形成对于消费者或社会的价值,这些特征意味着药品是一种商品。药品的需求存在信息不对称、价格弹性较低等特点。从药品供给角度,药品生产有研发(research & development,R&D)投入高、市场进入障碍、垄断性(如专利药物)等特点。此外,药品还具有质量、公平、可及等方面的要求。基于上述特点,药品市场会存在失灵,需要政府干预,政府常常在药品生产、采购、配送、定价、使用等各方面对其进行管制。

药品分为处方药(prescription drug)和非处方药(over-the-counter drug,OTC)。处方药需要具有一定执业资质的医师开具处方或药师的调剂(配方),患者方能获得并使用。药品使用中的医生患者关系,是卫生经济学中典型的"委托代理"(principal-agent)关系。

2. 药品市场 药品市场除了传统的供需双方,还包括第三方(常常是医疗保险)。第三方的出现,不仅改变了传统二元市场交易结构,还通过第三方支付降低了需方自付价格,削弱了需方的价格激励机制。有些药品属于专利药(patent drug),在专利保护期内不允许其他产商生产同类产品,在此期间,属于典型的垄断市场(monopoly market)。专利期之后,市场会出现相应的仿制药(generic drug),此时属于垄断竞争市场(monopolistic competition market)或者完全竞争市场(perfect competition market)。垄断或垄断竞争都可能会影响药品市场的效率,以及药品使用的公平可及。

3. 药品价格 药品的价格包括出厂价、批发价和零售价,价格管制是常见的政府干预手段,当前我国价格管制主要针对零售价管制。药品价格主要取决于需求与供给,因此,药品需求、供给的影响因素,也会影响药品价格。药价往往受到如下因素影响:药品的安全性(safety)、治疗功效(efficiency)、效果(effectiveness),以及患者使用的便捷性,这些因素构成药品价值。药品在研发、生产与流通中消耗的资源,成为药品成本;市场及政府干预的各种其他因素,如竞争品疗效和价格、品牌效应和企业影响力、购买组织类型和影响力(如医疗保险组织)、政府及社会保险预算大小等都会影响药品价格。药品价格的研究包括价格的构成、药品的定价方法、药品价格管制与政策、不同定价模式对于供需的影响等。需要注意的是,一方面,药物经济学评价结果是制定药品价格及补偿的重要证据;另一方面,价格的变化反过来有可能会影响药物经济学评价结果。

4. 药品政策 药品政策是指由政府或社会出台的与药品相关的一系列法律、法规和规章制度,对药品研发、上市、生产、流通、定价、医保准入、支付、使用、监督等产品全过程有关活动,进行管制、引导、监督、审核、协调或控制。药品政策包括国家药品政策(national drug policy,NDP)、上市许可、药品目录和处方集、药品筹资、直接与间接价格管制、药品支付、药品合理使用、药品补偿与费用控制、疾病管理、处方行为、实践指南等。

5. 药物经济学评价研究 药物经济学评价需要结合决策面临的问题与所需的证据，对不同干预项目的成本和健康产出进行测量与比较。不同的决策场景下，不同类型药品（尤其是不同创新药品）评价，对成本和产出的测量会有不同的要求。如何从方法学角度，选择与构建适宜的成本和健康产出测量方法，也是药物经济学评价的重要内容。药物经济学评价常见的内容包括：成本研究、临床结果研究、生存质量与效用研究、患者偏好、依从性、多准则决策分析（multi-criteria decision analysis，MDA），预算影响研究（budget impact analysis，BIA）、真实世界研究（real world study，RWS）等。

国际药物经济学与研究结果协会认为，当前药物经济学研究的前沿问题包括：药物经济学评价方法学研究（包括成本研究、临床结果研究、效用研究、生存质量等）、卫生技术评估、患者偏好、药物依从性、药品政策、药品支付与价格（包括药品目录、参考定价、谈判定价、药品招标采购、总额预算等）、药品可及与全民健康覆盖、真实世界研究与真实世界证据（real world evidence，RWE）等。

三、药物经济学应用领域与意义

当前，药物经济学研究的应用领域包括：①药物医保目录准入及其补偿水平：这也是应用最广泛的领域，大多数发达国家在制定药品报销目录，或者制定药品补偿水平时，会考虑药物经济学方面证据。我国在创新药物医保准入谈判中要求企业必须提供药物经济学和预算影响分析等证据。②合理用药：我国近年来推动的临床药物综合评价，纳入了药物经济学理念，以促进合理用药。③药品定价：药物经济学关注的效果与成本，既是制定创新药物、仿制药等不同类型药物价格的重要证据，也能反映不同定价政策（如当前的国家集采价格）的合理性水平。④医药用药目录或诊疗指南证据：很多国家采取一系列政策措施，制定规范，以促进医疗服务提供者有效用药。而药物经济学则为这些规范和指南提供证据。⑤权衡药品费用控制和技术创新：决策者需要在公共基金支付水平、药品费用控制、技术发展与经济发展等众多目标间进行权衡。在不同时期、不同人群中，决策也会有不同的价值倾向。近些年来药物经济学中的多准则决策分析则能为上述决策提供证据。

第二节 药物市场分析及政府作用

一、药物的需求与供给

（一）药品的产品特征

产品特征会影响产品的供给、需求与均衡，因此，卫生经济学常常从特征入手，对不同医疗卫生产品进行分析。分析产品特征时，多会考虑产品的价值特征、使用特征、交易特征、伦理学方面特征等。作为一种产品，药品的特征包括以下几点。

1. 价值不确定性 主要是指药品安全性、有效性等价值维度的不确定性。药品的效果，不仅与药品成分、药品剂型、用药方式与剂量选择、药品生产与辅料等有关，也受患者个人特征、患者依从性等因素影响。同时，药品进入人体后，这些因素会相互作用，产生反应，进而影响药品疗效。影响因素的差异，尤其是个人特征的差异，导致同种药品使用后的安全性与有效性等指标，在发生概率、发生水平方面有一定的不确定性。疾病越严重，合并症与并发症越多，这种不确定性相对越高。此外，由于疾病的不确定性，导致药品需求也有不确定性，而药品价值不确定则会加剧需求的不确定性。

2. 公平性 公平性是伦理学方面的要求与特征。药品是用于治疗疾病的产品，关系到健康与生命。一方面，药品是个人生命权利与健康可及的重要保证，要求使用药品时需要考虑公平性、可及性；另一方面，必须保证药品的安全性和有效性，以及药品的供应保障，要求药品在生产、销售和使用过程中都要保持高质量。

3. 外部性 外部性是指除了消费者，社会上其他人员也能在特定产品消费中获益。特定场景下，药品具有较强的正外部性，这在疫苗、传染病治疗药品中较为明显。以疫苗为例，其外部性体现为除了能够让疫苗接种者获益，其他非疫苗接种人群也会因易感人群减少，而降低其感染可能性，因此而获益。

4. 双重性 药品作为一种生理活性物质，在治疗疾病的同时，具有一定的潜在危害，表现为几乎所有的药品都存在不良反应，影响患者健康。这也意味着对药品的使用有严格要求，需要使用者具备一定技术资质。

（二）药品的需求

药品需求是指药品消费者在一定时期、一定价格水平下，愿意购买且有能力购买的药品及其数量。

1. 药品需求主体 由于委托代理及第三方支付的存在，药品需求方除了消费者（患者），还包括其代理人（医生）和第三方（保险方）。

消费者指有药品使用需求的患者。药品需求也属于派生需求（derived demand），患者对药品需求源于对健康的需求；患者不掌握药品的效果及相关信息，故其药品需求中存在典型的信息不对称；药品属于必需品，其需求价格弹性相对较低，且疾病越严重，价格弹性相对越小。

医生拥有医学专业信息，作为患者代理人，代替患者选择相应的药品，成为药品需求的主要决定者。医生同时是医院的代表，而医院也是药品主要的提供者。因此，医生具备了需方和供方的双重角色。

保险组织通过第三方支付为投保者/消费者购买药品。保险组织的药品需求，取决于其筹资水平与福利包（benefit packet），并通过医保目录、费用分担等来实现。与一般消费者相比，保险组织拥有更强的市场影响力，其大小与覆盖的保险人群范畴、保障强度等有关。

2. 药品需求理论 药品需求理论是指药品需求的影响因素，及这些影响因素（如价格）等对需求水平的影响强度。药品需求的影响因素包括药品价格、消费者收入、相关产品价格、消费者偏好、未来预期等。

与一般产品需求分析相比，药品需求分析除了考虑患者因素，还需要考虑医生或药剂师的影响，以及保险方因素。

（1）价格：需要考虑自付价格与名义价格，自付价格是第三方支付后患者需要自费支付的价格，反映了保险第三方的风险分担水平，也是影响需求的最主要因素。如果没有第三方支付，自付价格等于名义价格。自付价格越高，患者需求相对越小，反之则越大。名义价格则更多是指市场零售价，在同等报销比例下，名义价格越高，自付价格越高，需求越低。同时，名义价格会影响药品是否进入医保报销目录。名义价格越高，进入医保报销目录的可能相对越小，进而降低药品需求。名义价格越低，进入医保目录可能性相对越大，药品需求更高。

（2）收入：一般是指消费者（患者）个人或家庭收入，收入越高，需求越高。在此基础上，也要考虑医保基金收入，医保基金收入越高，福利待遇相对越好，药品需求越高；医保基金收入越低，其福利待遇相对越差，药品需求一般越低。

（3）相关产品价格：是指替代品或匹配品的价格，替代品可以是药品，也可以是有类似治疗功效的其他医疗服务或技术；匹配品是指与药品匹配使用的其他药品、服务或技术。一般而言，替代品价格越高，需求越高，反之则越低；匹配品价格越高，需求越低，反之则越高。

（4）偏好：偏好是消费者对特定商品的喜好程度。一般市场中，教育水平、文化习俗等对消费者个人偏好影响较大。药品的需求偏好，需要综合考虑患者、医生和医保等方面偏好特征。对于患者而言，除了文化习俗等因素，是否患病、疾病类别及严重程度等，都会影响药品偏好；对于医生而言，教育背景、药品使用指南、上级医生或同行用药习惯等，会影响其药品选择；对于医保而言，弱势人群、公平诉求、产业发展等，也会影响其政策偏好。

（5）预期与其他因素：患者、医生及医保都会根据预期，调整不同的策略，进而直接或间接影响药品需求。患者或医生的预期，既可能受到医保政策变化的影响，反过来又会影响到医保政策的预期。此外，医生在药品选择中的激励或奖惩措施，如药品收入与医生绩效挂钩等，会增加药品的需求；而如果采取预付制，形成医生药品使用的成本最小化激励，则又会降低药品需求。

（三）药品的供给

药品的供给是指药品生产者在一定时期、一定价格水平下，愿意生产且有能力生产的药品及其数量。

1. 药品供给环节　药品供给涉及药品生产、流通、销售等环节，生产主要是指药企或产商，销售则是面向使用者的交易环节，主要为医院和社会药房等，本章中主要讨论医院。

（1）药品生产企业：是指生产药品的专营企业或兼营企业。药品生产既是一种制造生产活动，也是一种研究和开发活动，而药品生产企业是主要的药品研发力量。当前制药方面的研发投入极高，大型药企通过巨额研发投资，推出创新专利药品，垄断市场，获取超额利润，此类企业更多是研发活动，单纯的生产相对较少。专利期之后，其他的中、小型企业开始仿制生产药品，此类企业更多是以单纯生产为主，研发活动相对较少。

（2）药品流通企业：药品流通是指将药品提供给医疗服务并转化为货币的过程或通路，药品流通企业是实现这一过程和连接这一通路的企业组织。药品流通分为批发和零售两个过程，并对应批发企业和零售企业。药品批发企业与制药企业、医疗机构或零售企业直接联系，是药品供需的重要中介组织。随着医药体制改革的推进，药品流通市场集中度越来越高，规模经济开始彰显。同时，批发企业规模越大，联系的制药企业和零售企业越多，其议价能力越强。

（3）医疗服务机构：我国的医疗机构一般均设有药房，是最主要的药品销售机构，属于药品供给内容。同时，医疗机构尤其是医生作为患者代理人，在药品需求与选择中起到主导作用，代理人同时也是提供者，会影响药品的合理使用。

2. 药品供给理论　药品供给理论是指药品供给的影响因素，及这些影响因素等对供给水平的影响强度。除了价格，供给影响因素还包括生产成本、生产技术水平、相关产品价格、未来预期等。

（1）药品价格：主要指零售价格，药品价格是药品供给的最主要影响因素，价格越高，产商利润水平相对越大，供给量越大。反之，价格越低，供给量越低。

（2）生产成本：在价格不变的基础上，成本越高，供给量越少；成本越低，供给量越高。对于专利药而言，其生产成本主要体现为研发成本；对于仿制药，其生产成本更多取决于规模经济、成本管理等因素。除了生产商的生产成本，还需要考虑流通成本，流通成本既受流通企业的规模经济影响，又与区域市场准入障碍有关。市场准入难度越大，流通成本相对越高。

（3）生产技术：生产技术包括合成、提纯、生产工艺等，一般情况下，生产技术的提升可以降低企业的生产成本，提升供给。

（4）相关产品价格：此处的相关产品是指同一个企业或行业投入资源可以生产的多种商品。当特定相关药品价格上升，企业生产该药品的单位利润增加，就会减少药品的生产，以增加相关药品的生产。

（5）预期与其他因素：生产者如果对药品市场前景乐观，预计其需求量增加或价格上涨，则增加供给；反之，如果对药品市场不看好，则可能会降低供给。

二、药物市场失灵及政府作用

（一）药品市场失灵

药品市场并不能满足完美市场条件，故会出现市场失灵。具体表现为药品价值与需求不确定性、药品信息不对称、药品使用外部性、第三方支付、公平性受到影响、垄断等，这些因素会影响药品在市场配置下的需求、供给及均衡，无法实现资源最优配置。

其中，药品的不确定性一方面会增加药品完全信息获得的难度，另一方面会产生药品使用风险，增加医疗保险的需求；药品的公平、可及源于生命公平目标，对药品公平、可及的追求也会增加医疗保险的需求；医疗保险带来的第三方支付，客观上会削弱价格机制对需方的引导，容易引起低效；而信息问题带来的委托-代理关系，与第三方支付结合，会加剧道德风险，引发更严重的效率损失等。

需要注意的是，药品的市场失灵，也与政府干预有关。例如药品的垄断，主要体现为专利药品。而专利是政府为了鼓励企业进行药品研发而做的干预。

（二）政府作用

政府作用主要体现为保护脆弱人群、维护公平正义，直接提供或购买公共产品，纠正市场失灵等。在药品领域，这三方面的作用，具体表现为以下几点。

1. 保证药品的公平、可及、可获得 宪法规定了生命健康是公民的基本权利，而药品是影响健康和生命权利的重要物品。药品的分配、使用不能完全基于市场机制，而应该以与社会经济发展水平相适应的健康需要为基准，保证公民享有其所需药品使用的基本权利，并最终实现不同区域、不同收入公民间的平等药品使用机会。收入再分配（财政医保补贴、财政卫生补贴等）、医疗保险筹资、基本药物制度、药品价格管制、医保目录统一等政策都有助于实现该目标。

2. 保证公共产品、准公共产品、有益产品等的有效提供 公共产品（public goods）是指消费无竞争性、收益无排他性的产品，这种产品无法形成有效需求，故无法通过市场实现有效供给，因此需要通过政府直接生产或政府购买等方式实现提供。对于准公共产品（quasi-public goods）或外部性产品，通过市场机制很难形成最优资源配置；如果消费者缺乏对于某种特定产品的完全信息及正确认知，容易出现需求不足或需求过度，如有益产品（merit goods）。针对上述这些产品，政府需要通过财政拨款、价格管制等措施，改变供需。

药品领域中，旨在构建免疫屏障阶段的新冠疫苗，属于典型的公共产品，故通过政府干预，免费提供；对于特定疾病患者（如 HIV 感染者、结核病患者）的药物提供与补助，属于通过政府干预优化准公共产品或外部性产品的配置；而对于特定疫苗等有益产品，政府认为个人需求不是个体及社会的最佳需求，也会进行强制性干预优化供需。

3. 纠正药品市场失灵 政府需要基于药品市场的失灵原因，如信息问题、不确定性问题、垄断问题等，选择适宜的政策工具，改变这些原因，逐步恢复市场机制，进而纠正市场失灵。故政府职责主要体现为完善市场条件、促进市场机制正常发挥作用的各种努力和活动。政府纠正市场失灵的举措主要包括质量管制、数量管制、信息管制，以及价格管制等。此外，政府需要通过总体规划，引导药品行业合理发展，避免由于药品需求存在信息不对称及委托代理，引发诱导需求，导致市场的无序发展和低效。

第三节　药品管制与药品政策

一、药品价格管制

（一）药品价格及其组成

药品价格是消费者为了获得特定药品而支付的货币代价。价格贯穿生产和消费全过程，并将生产企业和消费者联系起来。消费者在价格低于商品效用时才会交易，而生产者在价格高于生产成本时才会提供商品，故价格同时蕴含了消费者和生产者的关键信息。

国际上制定处方药品价格时，一般考虑药品成本、增值税、药事服务费等，国内制定药品价格时，主要考虑药品成本和税收。但国内药品零加成政策实施前的相当长一段时间，医院药品价格涵盖 15% 左右的销售加成，这成为医院增加药品使用的主要动力。此外，国内批发流通费用在药品成本中所占比例相对较高。

（二）定价理论与定价策略

完全竞争市场中，供需均衡时的价格 P = 边际成本（marginal cost，MC）= 边际收益（marginal revenue，MR），此时可实现社会最大福利。现实中药品市场是少数制药厂组成的寡头垄断或垄断竞争结构。垄断企业常通过高定价获取超额利润，此外，药品定价还需要考虑短期与长期收益、企业全产品收益、不同等级市场影响等因素。

药品定价有两种模式，一种为成本导向模式，另一种为需求（市场）导向模式。在成本导向模式中，药品的研发作为沉没成本纳入总成本范畴，并与目标利润结合，形成价格，决定需求量和利润。国内当前的按成本定价就是这个模式，这种模式下，成本是制定价格的关键要素。需求（市场）导向模式主要考虑药品真实价值，表现为患者使用药品后健康的改变等，并据此决定价格，然后影响需求和利润。

这两种定价模式的差异在于价格更多是考虑供方成本因素还是需方价值因素。一般而言，药品进入市场会有价格的改变，制药公司的后续价格调整策略表现为：一是渗透策略，企业确定的创新产品起始价格相对较低，以吸引顾客，占有市场，获得市场份额后逐步提高价格；二是撇脂策略，企业对于创新药物，制定上市高价，以获取最大利润，之后在市场出现变化后，慢慢调整价格。垄断性较强、创新程度较高的产品，一般都会采用撇脂策略；而创新程度较低，垄断性相对较弱的产品，往往采用渗透策略，以扩大市场份额、建立品牌效应作为定价目标。

（三）政府价格管制

药品价格管制是不同国家药品政策的主要内容之一，迄今国际上已形成多种药品价格管制模式，主要包括成本加成定价、参考定价、价格协商、利润控制等。

1. 成本加成定价　成本加成定价主要基于药品的成本，在此基础上附加一定的利润率，形成价格，这也是当前我国药品价格管制的最主要方式。定价机构需要有较为完整、准确的成本信息，包括研发成本、生产成本等。一方面，制药企业获得上述信息需要较好的成本管控与成本信息系统，另一方面，制药企业往往倾向于提供高成本信息以获得更高价格。因此，定价决策中，常常出现定价部门与企业之间的信息不对称，引起药品价格虚高。此外，这种定价方式对于制药公司提高效率、降低成本的激励相对较弱。

2. 参考定价（reference pricing）　参考定价有时也称为比较定价，是指将定价药品，与参照组进行效果和价格比较，并在参照物的基础上确定价格，或者参考特定国家、地区同种药品的价格水平，来制定价格。以加拿大为例，该国规定大多数专利药的价格要与治疗同类疾病的其他药品价格处于同一水平范围，而突破性创新药物的专利药价格不得超过其他发达国家（法国、德国、意大利、瑞典、瑞士、英国、美国等）同种药品价格中位数，专利药价格增幅不得超过消费价格指数增幅，专利药价格永远不能是全球最高。

我国在药品定价中也使用了参考定价。在创新药医疗保险药品目录谈判中，要求列出相应国家同一药品的价格，并明确要求医保谈判价格必须最低，之后结合其他因素，如药物经济学评价结果、预算影响研究结果、对应疾病的流行病学特征、竞品情况等，形成医保购买的最终价格。

3. 价格协商　如果需方的药品需求量大，对市场有影响力，就有能力与药品供应商进行协商，共同决定价格。典型的需方包括医保基金管理者、医院、政府等。药品市场中，医保基金管理者作为投保者的代表，医保覆盖率越高，其市场影响力越大，与药品产商谈判协商时的主动性就越强，对价格的影响也越大。此外，由于医院或者医院联盟的药品需求较大，也能影响市场。医院或医院联盟可通过与制药企业的谈判，影响药品的购买价格。

4. 利润控制　是指对制药企业一定时期内的最高利润率进行限制的定价模式。以英国为例，首先确定利润率的测量方法；之后英国卫生部对所有英国工业部门的平均利润率进行测量，并明确制药公司的利润率范畴；制定每个制药公司具体的目标利润率；如果公司的实际利润超过目标利润的 40% 时，要求公司必须将超额利润返还给卫生部，引导公司降价。而如果公司的实际利润低于目标利润的 40% 时，则可以提高价格。

5. 国家医保创新药物目录准入谈判　从 2016 年开始，创新药物进入中国医保目录的主要形式是谈判定价。药企需要提供谈判药物的药物经济学证据、预算影响研究证据，医保部门会综合药品的成本-效果、对医保基金影响、该药品国际价格、市场状况、该药品独特程度等多方面因素，通过谈判模式确定该药品进入国家医保后的支付价格。这种方式综合了参考定价、价格协商等多种模式特点。截止到 2021 年年底，共进行了 6 次谈判，每轮平均降价幅度为 44%～62%。

6. 药品集中采购　2019 年 1 月国务院发布了《关于印发国家组织药品集中采购和使用试点方案的通知》，明确对于仿制药采取集中采购。特定仿制药通过一致性评价后，产商可报名参加由政府组织的集中采购，并通过价格竞标、量价挂钩的模式，决定中标价格与市场份额。截止到 2021 年年底，已进行了 6 轮药品集中采购，每轮药品价格平均降幅为 52%～59%。

二、基本药物政策

（一）基本药物定义及其发展

1. 基本药物定义　基本药物（essential medicine）是指能满足人群基本卫生保健需要的药物，是在适当考虑公共卫生相关性、药品的有效性、安全性和成本-效果的基础上选定的优先提供药物。基本药物政策旨在解决发展中国家缺乏必要的药品提供而导致的药品可及性问题。

2. 基本药物概念提出及发展　世界卫生组织于 1975 年首次提出基本药物概念，是指能够满足基本医疗卫生需求，剂型适宜、保证供应、基层能够配备、国民能够公平获得的药品，主要特征是安全、必需、有效、价廉。而后，世界卫生组织制定了第一个基本药物示范目录，涵盖 205 种药品，并规定每两年更新一次。当前的示范目录包括核心目录（core list）和补充目录（complementary list）。核心目录是指满足基本卫生服务需要，最具有疗效、最安全、最有成本-效果的药物；补充目录则是针对有限疾病治疗的药品，此目录中特定药品的价格较高或成本-效果略差。2021 年，世界卫生组织公布了第 22 版基本药物示范目录，共涵盖 479 种药品，其中包括核心目录的 350 种药品。为确保基本药物能发挥作用，世界卫生组织于 1979 年建立基本药物行动规划，并于 1981 年建立基本药物行动委员会。之后，世界卫生组织扩展了基本药物概念，指出基本药物是能满足大多数人卫生保健需要的药品，国家应保证其生产和供应，并将其与合理用药紧密结合。同时，世界卫生组织把基本药物的遴选与《标准治疗指南》和《国家处方集》的制定结合起来，促进了疾病诊疗与用药的标准化与规范化，这推动了基本药物在疾病治疗中的合理使用，也意味着基本药物制度在发达国家也能发挥作用。

3. 国家基本药物政策与国家药物政策　国家基本药物政策（national essential drug policy, NEDP）是指针对基本药物研制、生产、供应、使用、广告、信息提供等各环节，制定有利于促进其合理使用及推广的相关法律、条例、策略和措施。以基本药物目录为核心的国家基本药物政策，涵盖合理价格、药物筹资、供给系统、管制与质量保证、合理使用、研发、人力资源、监测与评估等各环节，以达到保障基本药物可及性、高质量与合理使用的政策目标。

国家基本药物政策是国家药物政策（national drug policy, NDP）的重要组成部分。国家药物政策是世界卫生组织建议并支持所有国家制定和实施的综合性药物政策，其基本目标是：①可及性。保障基本药物（包括传统药物）的可获得性与可支付性。②质量。保证所有药物的质量、安全和有效。③合理使用。

4. 国家基本药物可及性框架　国家基本药物政策旨在保证高质量药物的可及性，这涉及药物选择、药物供应、药物筹资、价格管制、合理用药等五方面内容。

基本药物选择要根据功效、安全性、质量和成本-效果的最佳证据，制定国家治疗方案，并据此制定国家基本药物目录。基本药物遴选的流程与过程要公开透明，综合考虑患者、专家和决策者的意见，并结合人口学特征和疾病模式、医疗机构水平、医务人员能力、区域药品可得性、财务资源等因素。

基本药物提供主要包括供给和分配系统，涵盖药品的采购和销售等。采购基本原则包括购买适宜数量药品、选择最有成本-效果药品、选择可信赖供应商、保证药品及时供给、争取最小总成本等。

基本药物筹资首先需要考虑药品合理需求，并关注其变化。要关注不同筹资或支付策略下的药品合理使用、效率、个人负担情况，如后付制转向预付制后的药品费用改变、个人自付改变等。同时还要注意重点人群的需求和筹资水平。

基本药物适宜价格，或者支付得起的价格是保证基本药物可及性的重要因素。其具体实现形式为：①价格管制。但低价可能引起药品生产减少，故需要和政府补贴、税收减免等政策结合起来。②第三方支付。通过保险的风险共担和风险分担，降低个人自付价格。③价格谈判或协商。

基本药物合理使用是指针对特定患者，要选择正确的药品、适宜的时间、适宜的剂型与剂量、合理的价格。药物合理使用的范畴，已经从基本药物扩展到所有临床药物。

（二）基本药物政策

1. 基本药物目录及其调整　我国于 1982 颁布了第 1 版《国家基本药物目录》，最近的《国家基本药物目录（2018 年版）》，包含 417 种化学药品和生物制品，以及 268 种中成药，当前该目录药品被纳入国家医疗保险报销药品目录。

根据《国家基本药物目录管理办法》，基本药物目录遴选需要按照"突出基本、防治必需、保障供应、优先使用、保证质量、降低负担"的功能定位。同时也明确了不纳入目录遴选范围的药品，包括：含有国家濒危野生动植物药材的；主要用于滋补保健、易滥用的，以及纳入国家重点监控合理用药目录的；因严重不良反应被规定暂停生产、销售或使用的；或者违背国家法律、法规，或不符合伦理要求的。

基本药物目录已经形成了规范的目录评审流程。同时，国家基本药物目录坚持定期评估、动态管理，调整周期原则上不超过 3 年。

2. 基本药物制度演变与发展　我国在 1979 年就开始参与世界卫生组织基本药物行动计划，1992 年成立了由多部委和专家组成的"国家基本药物领导小组"，负责国家基本药物政策和目录的制定与推广工作；1997 年，《中共中央　国务院关于卫生改革与发展的决定》提出"国家建立并完善基本药物制度"；2007 年，在全国卫生工作会议上初步形成国家基本药物制度框架，明确"国家确定基本药物目录,实行定点生产、统一价格、集中采购、统一配送,农村、社区卫生机构应全部使用基本药物,医院也必须明确使用国家基本药物的比重"等。

2009 年,基本药物制度成为新一轮医药卫生体制改革的五项重点内容之一。2009 年发布的《关于建立国家基本药物制度的实施意见》中,对基本药物的遴选、生产、流通、使用、定价、报销、监测评价等作出了规定。2018 年,为进一步完善基本药物制度,国务院办公厅出台《关于完善国家基本药物制度的意见》,要求动态优化调整目录、切实保障生产共赢、全面配备优先使用、降低群众药费负担、提升质量安全水平等。

3. 基本药物制度的典型政策　国家基本药物制度的很多内容,影响了整个卫生服务体系,典型政策包括:①药品零加成:医院药品加成一直是医院重要收入之一,也是药品费用快速增长、药品不合理使用的重要诱因。药品零加成改革与医疗服务价格改革、财政补助等联合,改变了公立医院的营收模式,降低了公立医院开药动机,为改善合理用药、提升药品使用效率奠定了基础。②药品集中网上公开招标采购:这种模式利用卫生健康委、公立医院的市场影响力,通过谈判获得更优价格。线上阳光平台的构建,则提升了采购透明性,降低了交易成本。基本药物制度下的集中采购,最大的挑战在于药品质量信息缺失,以及药品实际需求不确定(难以硬性要求公立医院使用数量),影响其成效。此外,为了降低流通成本和药价,基本药物流通过程要求实行"两票制"。集中招采及两票制等基本药物政策实施中积累的经验和教训,为后续国家医保部门的仿制药集中采购等政策的成功推广、地方集团采购的实践等,提供了证据。③一致性评价:基本药物政策鼓励国内的仿制药通过一致性评价,以保证仿制药的质量。一致性评价成为后续国家医保集中采购的基石,也直接或间接提升制药企业生产的规范性,促进制药企业的规模发展。④优化医疗机构基本药物配备要求:一开始基层医疗机构只能配备并使用基本药物,后续则基于临床实际用药和分级诊疗需求,进行了相应调整。当前依然有基本药物配备比例要求,面临着与实际需求之间的矛盾,需要考虑一定的政策弹性。⑤药物临床综合评价:2019 年国家卫生健康委正式下文,明确开展药品使用监测和临床综合评价工作,旨在促进药品合理使用。合理用药需要综合考虑激励、用药规范、内部管理机制、能力建设、相应奖惩等。除此以外,尚有短缺药物保障等其他相关政策。

三、其他药品管制

药品市场存在严重的市场失灵,对药品市场的政府监管,贯穿了药品研发、生产、流通、销售、使用的全过程,具体包括以下几点。

(一)市场准入

为保证药品的安全有效,需要提供一系列安全、有效的证据,方能上市销售。这些证据主要通过基础研究、Ⅰ期临床、Ⅱ期临床和Ⅲ期临床试验获得。从政府干预角度,这属于质量管制。

(二)药品生产

具体包括:①生产要求:药品生产有明确的硬件和软件要求,以保证生产过程的规范性和最终产品的安全性、有效性与一致性,符合药品生产质量管理规范(good manufacture practice,GMP)。②创新药品专利保护:通过法律明确创新药物在特定时期享有市场独占权,不允许其他产商生产相同产品,实现创新药品垄断与高价,以鼓励制药厂商投入巨资进行药品研发。③产品一致性检验:通过药代动力学等技术,明确不同产商生产的同种药品是否具有相似质量。

(三)批发零售

具体包括:①批发、零售商的准入制度:药品出厂后到零售,有特定环节及要求,也对流通商提出了特定要求,以保证流通环节的质量要求。②两票制:指药品从生产企业到经销商开具一次发票,经销商到医院再开一次发票,整个流通过程只允许开具这两次发票。两票制旨在解决药品流通环节不规范、代理经销层次过多、交易成本过高的弊端。③药品集中采购。④药品价格管制。⑤处方药管理：明确必须由具备特定资质的专业人员开具，以保证药品使用的规范性和安全性。⑥药品说明书、药品广告。

（四）药品使用

具体包括：①药品使用范畴及支付标准：例如医保药品报销目录等。②药品使用指南：制定临床指南、抗生素使用指南等，以规范医生用药。③合理用药：通过监测与评估医生的药品使用（如处方点评），明确其不合理程度，并设定相应的惩罚措施等。

第四节　药物经济学评价

一、药物经济学评价定义

药物经济学评价（pharmacoeconomics evaluation）是指应用经济学工具，结合流行病学、生物统计学等知识，测量和比较特定药物与对照药物或治疗方案之间的成本-效果的一种评价技术。药物经济学评价主要内容与狭义的药物经济学内涵类似。

药物经济学评价旨在为决策提供证据，与一般临床试验相比，主要的差异在于：综合考虑产出与成本、将短期临床结果转化成为长期健康结果、将多维临床指标尽可能合成单维健康存量指标等。

二、药物经济学评价设计与评价方法

（一）药物经济学评价设计

《中国药物经济学评价指南》（2020中英双语版）中，评价设计包括基于模型的研究（model-based study）和基于个体水平数据的研究（individual-level data-based study）两大类。

1. 基于模型的研究　多指决策分析模型（decision analysis model），利用数学测量不同干预方案下的一系列概率结果，及对应的成本和健康产出，进而分析与比较不同干预方案的期望成本和期望产出。决策分析模型一般包括决策树模型（decision tree model）、马尔可夫模型（Markov model）、离散事件模拟模型（discrete events simulation model，DES）、分区生存模型（partitioned survival model，PSM），以及动态传染模型（dynamic transmission model）等。

2. 基于个体水平数据的研究　根据数据收集时间和方式不同，可分为前瞻性研究（prospective study）和回顾性研究（retrospective study）。前瞻性研究可分为前瞻性观察研究（prospective observational study，POS）和前瞻性试验性研究（prospective intervention study，PIS）。试验性研究又包括随机对照临床试验（randomized controlled trial，RCT）和实效性临床试验（pragmatic clinical trial，PCT）。

3. 真实世界研究　为了验证干预与结果之间的清晰因果链关系，RCT研究采取严格控制手段以保证样本选择均衡、分组随机等，这与真实世界人群和干预措施并不一致，影响其结果的外推性。RWS则基于真实世界数据（real world data，RWD）进行研究，能够更好反映真实世界情况，对RCT结果做有益补充。

4. 间接比较（indirect comparison）　如果缺乏直接比较证据，一般考虑采用间接比较等方法，进行证据合成。

（二）药物经济学评价方法

经典的药物经济学评价方法包括最小成本分析（cost minimization analysis，CMA）、成本-效

果分析（cost-effectiveness analysis，CEA）、成本 - 效用分析（cost-utility analysis，CUA）和成本 - 效益分析（cost-benefit analysis，CBA）等。

三、药物经济学评价内容

（一）药物经济学评价理论基础

药物经济学性评价旨在综合投入与产出两种维度指标，对不同药物进行比较，以明确彼此之间的相对优势，为决策提供证据。药品选择决策中，需要综合考虑各方案的总产出、总成本、投入产出比值等。不同药品在比较时，常常出现质量好、价格高的情况，此时需要测量增量成本 - 效果比（incremental cost-effectiveness ratio，ICER），即每获得一个增量的产出，需要增加的投入。真实决策往往会考虑决策阈值，即每获得一个产出单元的最大代价是多少？

ICER 本质上是一个增量产出的投入成本概念，而阈值是决策者在特定场景下为获得一个增量产出的最高支付意愿水平。如果 ICER 值小于决策阈值，则优先考虑该产品，反之则不考虑该产品。当前我国药物经济学评价结果主要应用于医保目录制定，故阈值更多体现为医保基金的支付意愿。医保基金作为群体基金，其意愿支付与个人意愿支付有很大差异，受到基金筹资水平、政治因素、文化习俗、产业发展等多因素的影响。完全基于个人意愿支付确定的阈值，未必适用于群体决策。实际决策中，国家医疗保障局尚未明确阈值水平及其应用。

需要注意的是，ICER 是一个比较的结果，对照的选择会直接影响 ICER 值，也会影响帕累托改善程度。如果对照选择的是特定场景下干预组以外的最佳方案，此时 ICER 值相对较高，基于此 ICER 值进行决策，理论上能达到帕累托改善。如果选择的对照是多个选择中的非最佳方案，基于此 ICER 的决策，由于尚存在潜在的更好替代方案，故未必能达到帕累托改善目的。

（二）药物经济学评价内容

1. 投入产出分析

（1）结果指标：投入产出分析方法包括 CBA、CEA 和 CUA，这三种方法的主要差异在于产出指标的差异。药物经济学评价的产出指标，借鉴了结果研究 ECHO 模型（economic，clinical，humanistic，outcome）中的不同维度，包括经济结果、临床结果和人文结果。经济结果的对应指标是货币；临床结果则对应临床状况，如实验室指标、死亡率、生存时间等；人文结果对应效用指标，包括质量调整生命年和失能调整生命年等。三类产出指标，分别对应 CBA、CEA 和 CUA 三种评价方法。

（2）ICER：当前，药物经济学评价的主要结局指标为 ICER，并结合阈值判断目标药品是否应该优先配置。基于临床结果与人文结果的分析，最后均可以计算 ICER 值，但其意义并不一样。由于决策需要进行不同方案的比较权衡，故要求指标尽可能单一、可比、能反映临床实际过程。中国医保药物目录准入中，推荐优先用 QALY 做产出指标，此时 ICER 表示每多获得一个 QALY，需要支付的成本。

（3）成本：药物经济学评价中，成本包括直接成本（direct cost）、间接成本（indirect cost）和隐性成本（intangible cost）。药物经济学评价中，成本分析包括成本的确认、成本的测量和成本的估值。成本分析要注意角度差异、成本范畴（如是否涵盖患者时间成本）、价格差异、成本的重复测量。

（4）贴现（discounting）：无论是成本，还是健康存量，都有投资属性与增值可能。研究时限在 1 年以上时，应对发生在未来的成本和健康产出进行贴现。《中国药物经济学评价指南》（2020 中英双语版）建议，成本和健康产出的年贴现率均为 5%。

（5）差异性分析与不确定性分析：差异性分析是指面对已经明确可能影响评价结果，且与治疗背景差异相关的参数差异的分析。这种差异无法消除，故需要通过亚组分析来处理。

不确定性分析是指药物经济学评价中,效果、成本、评价模型等都有一定的不确定性,需要全面分析各种来源的不确定性,包括方法不确定性、参数不确定性及模型不确定性等,权衡其对于结果影响。方法学及模型不确定性多采用情景分析,参数不确定性可以采用单因素、多因素、极值分析法等确定型敏感性分析(deterministic sensitivity analysis,DSA),或者采用蒙特卡洛模拟进行概率敏感性分析(probabilistic sensitivity analysis,PSA)。

2. 预算影响分析(budget impact analysis,BIA) 预算影响分析旨在分析新技术或干预措施进入某个系统(如医保报销范畴)后对该系统支出的影响。BIA 也被应用于国家医保药品目录准入谈判,表现为药品获得准入与没有准入的医保基金支出差异。

预算影响分析角度一般为资金持有者角度,不同角度选择会影响成本测算范围和资金范围;预算影响分析需要准确界定目标人群,该人群应满足相关药品的适应证要求,并考虑流行病学特征、药物使用依从性、是否为资金使用对象等因素;分析应至少考虑两种情景,即"未准入场景"和"准入场景",并考虑不同的市场预期变化,包括替代、联合使用、扩张等;分析时间一般为3~5年;预算影响分析中,成本不仅包括干预措施成本,也包括对其他成本的影响,并确定这些成本均和资金使用有关;预算影响研究还需要考虑不确定性,并对重点分析过程和输入数据进行验证,等等。

四、疫苗经济学评价特点与方法

(一)疫苗属性

1. 外部性 疫苗具有典型的收益外部性(externality),疫苗接种可以为消费者和非消费者都带来获益,表现为接种者获得相应传染病免疫力,其他人群也因此而降低了被感染的可能。

2. 公共产品 公共产品是指消费中具有非竞争性和非排他性的产品。一般的疫苗接种有竞争性和排他性,更具有个人消费品特征。只有特定场景下,如疫苗接种覆盖率超过易感人群一定比例,形成群体免疫(herd immunity),此时疫苗具有公共产品属性。群体免疫是指通过疫苗接种或感染,大部分易感人群获得对相应传染病的免疫力,易感人群降低到疾病传播所需的阈值以下,疾病无法传播而慢慢消失。群体免疫具有典型的公共产品特征,而旨在形成群体免疫的疫苗接种也具备了公共产品特征。

此外,疫苗还具有有益物品(merit goods)和健康跨期偏好(time preference for health)特征。有益物品属性是指消费者因信息不完全、不确定性和非理性偏好等原因,低估对特定产品的需求,降低社会福利。健康跨期偏好是指个体对于短期非健康成本与长期健康收益间的权衡,表现为个体对将来的单位健康效用感知随着时间延长而降低的心理现象。

疫苗这些不同于一般药品的属性,决定了疫苗经济学评价的不同之处,主要表现为成本与效果方面的测量等。而准确测量疫苗外部性带来的产出获益,是疫苗经济学评价的最主要挑战之一。

(二)疫苗经济学评价设计与内容

疫苗经济学评价与药物经济学评价在原理、框架上基本类似,包括以下几点。

1. 研究问题与目标人群 疫苗经济学评价,首先要回答特定疫苗接种是否有成本-效果,其次是对不同疫苗接种的投入产出进行比较。而其目标人群一般是健康人群(而非疾病人群),通过年龄、性别、职业、地理、临床状况来决定。

2. 时间框架、分析范围及其贴现 时间框架是指疫苗接种的时间,分析范围是指疫苗接种发生成本和产生免疫效果的时间。疫苗接种具有非常强的跨期选择经济学属性,需要设置足够长的时间框架和分析范围,才能获得完整的成本和效果改变。表现为 ICER 值会随着时间的波动而不断波动,并在一个相当长的时间后才趋于稳定。因为分析时间较长,故需要关注成本与效果的贴现,贴现率对于最终结果的影响也更为明显,故贴现是疫苗评价不确定性分析的重要内容。

3.效果测量与模型选择　疫苗的外部性主要体现在针对传染病的疫苗,而非针对慢性病的疫苗。分析与预测疫苗接种对于传染病传播水平的改变,也成为外部性效果测量的关键环节。

疫苗经济学评价中,对于传染病疫苗的效果,往往选用动态模型(dynamic model)来拟合。动态模型用于模拟疫苗接种前后个体自身、个体之间或个体与外界环境间的交互作用,并能反映疾病感染力随时间变化及个体间相互影响的动态特征(如群体免疫效应),进而测量不同干预后感染的变化。传播动力学模型(dynamic transmission model)、离散事件仿真模型(discrete event simulation)、基于主体的模型(agent-based model)是疫苗经济学评价中常用的动态模型。

思考题

1. 从经济学上看,药品与药品市场有哪些特征?
2. 药品需求理论是什么？哪些因素影响药品需求?
3. 药品价格是如何形成的？哪些因素影响我国当前的药品价格?
4. 政府对于药品市场的管制政策有哪些？为什么?
5. 药物经济学评价包括哪些主要内容?
6. 疫苗经济学评价与药物经济学评价有哪些异同?

（应晓华）

第十九章 医院经济

医院经济是应用经济学原理和方法,研究医院服务提供过程中的各种经济活动和经济关系,揭示其运行发展规律。医院经济主要通过医院成本、价格、效率与公平、经济行为和医院治理等分析,研究不同医院的资源、生产、分配和利用问题,设计合理的医院资源布局、管理、补偿及评价方案,在提高全社会医疗资源利用效率的同时,保障基本医疗服务提供的公平性。

第一节 概 述

医院是指遵照法律法规及行业规范,为患者提供必要的接诊、治疗、检查、护理、康复、救治等服务的机构。按照其性质、功能定位、等级规模,医院有不同的分类方法。具体而言,一是根据收治患者范围可分为综合性医院和专科医院;二是根据医疗技术水平分类,可分为一级、二级和三级医院,不同等级医院在床位、科室设置、人员配备、房屋、设备上有不同的设置标准;三是根据其经济属性,即所有制的形式,可分为全民所有制、集体所有制、个体所有制和中外合资医院等;四是按照医疗机构分类管理要求,分为营利性医疗机构和非营利性医疗机构,非营利性医疗机构在我国医疗服务体系中占主导和主体地位。

医院是能够将人力、物力和财力等要素的投入转变为健康服务产出的主要场所,以提供医疗卫生服务为主,其目的是满足居民的医疗保健需求。截至 2020 年年底,我国医疗卫生机构达 102.29 万家,其中医院 35 394 家。按登记注册类型分,公立医院 11 870 家。按医院等级划分,三级医院 2 996 家,二级医院 10 404 家。2020 年,医院诊疗人次数达到 33.23 亿人次,出院人数为 1.83 亿人。

医疗卫生服务产出过程也是人、财、物等经济资源消耗的过程,医院中资源的筹集、分配、使用、补偿与评价等形成了医院经济活动。医院经济活动分析是医院经济管理的有效手段,深入研究探讨医院经济运行、经济行为和医院治理等,可有效提高医院管理水平,促进医院健康可持续发展。

一、医院经济的研究范围

对医院经济的研究起源于美国,随着美国公众在卫生与健康方面的花费占国内生产总值比重越来越高,医院总费用也快速增长,学者们开始关注医院经济运行相关问题。20 世纪 60 年代,美国已开展了医院规模和运营成本之间关系、医院生产函数测算等医院经济研究。1972 年,美国出版的《医院经济学》(*Hospital Economics*)一书中,系统阐述了医院的目标、功能及其运营所需的经济基础等内容。世界卫生组织出版的《发展中国家医院经济学和筹资》(*Hospital Economics and Financing in Developing Countries*)一书,详尽阐述了医院资源的产生、配置、利用和评价等内容。目前,医院经济的研究内容逐渐扩展到医院成本管理、医疗服务价格调整、医院筹资补偿及其评价、医院治理和医疗保险支付等方面。

二、医院经济的研究目的和内容

医院提供的医疗服务是卫生服务的重要组成部分,但其在资源配置、服务产出、运营效率等方面,仍不同程度地存在相关经济问题,需要应用经济学的理论和方法加以解决,这也正是医院经济研究的主要目的和内容。

(一) 医院经济的研究目的

医院经济的研究目的是科学合理地配置有限的医疗资源、提高医院资源的利用效率、完善医院的治理和激励机制、从行业和机构等不同角度对医院绩效进行有效评价、为行业决策和机构管理提供科学依据,从而提高医院运行效率和效益。

在微观上,研究医院内部资源利用、服务产出、经济激励和运行效率等内容,为提高医院运行效率和效益提供理论依据。

在宏观上,综合考虑卫生服务体系内医院所处的地位和作用、区域特点、资源总量、医疗服务需求等因素,在不同医疗卫生机构之间合理配置医疗资源。同时对医疗行业整体的资源配置、服务提供、社会效益等方面进行综合评价。

(二) 医院经济的研究内容

医院经济研究可分为"微观"和"宏观"两个层面。微观层面以医院行为模型为核心,研究医院服务过程中需方、供方、医院管理者和服务支付方之间的决策问题,包括医院服务提供过程中的资源投入、配置和分配等机制的选择。宏观层面则以一国或一个地区的医疗服务体系为研究对象,研究医院服务的政府与市场责任、服务定价、筹资与补偿模式和医院治理等内容。

1. 医院资源配置与分析 医院在提供服务过程中需要投入大量的人力、物力、财力及信息资源。其资源配置是否合理有效以及服务利用是否公平可及,直接关系到医院的经济效益。在研究时,既可以是单个资源的配置和使用,也可以是综合资源的均衡分析。

2. 医院运行效率分析 医院的运行效率主要体现在医院的收入、支出及结余等财务指标方面。通常分析医院收支的结构、差异和变动趋势。探寻影响医院收支的各种因素,能客观真实全面地反映医院经济运营状况,提高医院运行效率。

3. 医院服务成本管理 医院服务成本是医院为产出一定的医疗卫生服务所消耗的所有资源的货币总和。通常包括医院总成本、科室成本、单元成本(如诊次成本、项目成本等)等成本的核算和控制,有利于评价医院的财务状况和管理水平,同时为制定合理的医疗服务价格提供依据。

4. 医院服务价格管理 医疗服务价格是医疗服务价值的货币表现。研究医院的医疗服务价格形成机制和调价机制、探讨医疗服务价格的影响因素,对合理配置卫生资源、引导居民合理就医有重要意义。

5. 医院经济行为 医院经济行为研究主要是对非营利性医院开展行为研究。通过描述和分析医院的特点、作用和行为模型,合理设定不同性质医院的规模、结构和布局。运用经济学方法研究医生、患者、医院管理者和支付方的行为特点,对各类医院进行合理补偿,使医院发展、医务人员报酬与经济社会发展相协调。

6. 医院治理 根据经济学理论,调整医疗服务市场结构、完善医院的筹资和补偿机制、健全监管规则、形成完善的医院治理框架。在政府宏观治理框架下,逐步完善政府和医院之间的治理关系,改善内部运行机制,提高医院运行效率,为医院的宏观体系变革和医院绩效改善提供理论支持。

7. 医院经济运行综合评价 公立医院经济运行主要包括外部和内部的运行机制。通过筛选关键指标,进行横向、纵向综合比较分析,有利于系统评价医院总体的经济运行状况。

三、医院经济的应用

（一）改进医院运行效率

医院经济中,关于资源配置、运行效率、成本、价格和医院行为等的研究,可用于分析医院及医务人员的行为,评价医疗行业的配置效率和技术效率,促进医院资源的有效配置和利用,为调整资源配置和改进医疗服务生产方式提供理论和实证依据。进而通过调整医疗服务提供的数量、质量和结构,达到提高医院总体运行效率,使医疗服务产出最大程度地满足社会需求的目的。

（二）改革公立医院治理模式

公立医院治理的理论和分析框架,可用于界定医院所有者与管理者之间的不同职责,明确各自的责任、权利。从而使政策制定者能够在对医院承担的社会功能提供财政保障的基础上,下放医院的经营管理自主权,并对管理者进行有效监督和问责,促使公立医院提高运行效率的同时,追求政府的社会政策目标。

（三）制定医院经济政策

医疗服务需求、供给和医院运行综合评价等研究,有助于制定不同服务类型、不同经济性质医院的补偿政策。从而使政策制定者能够以医院成本信息为基础,合理确定不同医务人员的技术劳务价值,调整医疗服务价格,完善医疗服务支付方式,有效补偿医疗服务成本,促进医院资源合理配置。

第二节　医院经济行为

从各国医院分类的实践来看,医院分为公立医院和私立医院。公立医院是国家税收收入举办的医院,不以营利为目的,先天具有非营利性。私立医院由于经营目的的不同,需要区分为营利性医院和非营利性医院。非营利性医院指为社会公众利益服务而设立运营的,不以营利为目的,不能将运营所产生的盈余向所有者进行分配的医院。

我国非营利性医院的主体是公立医院,并在医疗市场中居主导地位。我国公立医院一方面提供基本医疗服务保障,承担救死扶伤、疾病预防与控制、突发公共卫生事件的防治、妇幼保健、健康教育与健康促进等公共卫生服务保障,通过政府对公立医院的财政补贴以及逐步建立覆盖全民的基本医疗保障制度等实现人人享有基本医疗卫生服务的目标,具有公平可及性;另一方面承担疑难危重疾病诊疗、学科建设与人才培养、适宜技术评估与基本药物筛选、医疗技术创新与新技术推广、基础与临床医学科学研究等,具有政策性职能;再者,公立医院通常为了保证以最低的成本提供较为公平的医疗服务,会主动采取适宜的技术和服务,以较低的成本取得合理的治疗效果。

一、非营利性医院的特点和作用

非营利性医院通常具备以下三个特点。

1.公益性更为突出　非营利性医院需按照社会公众的意愿,在保证质量的前提下,向社会提供疾病预防和保健、医学科研和医学教育等公共卫生服务,向低收入人群提供免费或低收费的基本医疗服务,同时为社会培养合格的卫生技术人才等。非营利性医院作为各国医疗服务提供的主体,承担着为国民提供公平、基本的医疗服务的社会职能,必须突出其公益性。

2.非营利性　任何个人和组织对非营利性医院的盈余都没有分配权。非营利性医院必须符合非营利性要求,相关部门通过严格审查医院的经营目标、服务项目、利润率、收益再投资情况和病种构成等,客观公正地认定其非营利性,以敦促医院履行非营利性义务,发挥非营利性功能。

3. 医疗服务价格具有福利性 非营利性医院的医疗服务价格须按照国家或地方政府的规定,实行统一定价。政府行政部门对非营利性医院的收费实施严格监督。法定的医疗服务价格是国家卫生福利政策的价格体现,是对患者合法权益的保护,也是对非营利性医院经营目的的基本要求。

结合非营利性医院的特点,通常认为非营利性医院在医疗服务市场上发挥以下作用。

1. 提供公益性较强的医疗服务 由于不以营利为目的,非营利性医院往往更容易获得政府投入或社会的捐助,从而为低收入人群和偏远地区的居民提供一般市场条件下难以获益的医疗服务。

2. 有利于改善医疗服务市场信息不对称 由于非营利性医院不以营利为目的,往往在制度安排上需要向社会披露其效率和成本信息,这些信息披露对缓解医疗服务信息不对称具有重要作用。

3. 平抑医疗服务市场价格 由于非营利性医院具有一定的公益性,其医疗服务费用可能比营利性医院低,为患者提供的医疗服务价格也更为公平合理,非营利性医院的广泛存在有利于平抑整个医疗服务市场的价格。

二、非营利性医院经济行为模型

虽然非营利性医院不以营利为目的,其收入主要用于弥补医疗服务成本及其自身的可持续发展,但其目标的实现在很大程度上是由医生的行为决定的。医生作为医疗服务提供的主导者,集中了多种生产要素。他们既是医疗服务提供的决策者、执行者,又是医疗技术的研究者。因此,研究医生的行为对研究非营利性医院的行为尤为重要,除了前面章节讲的效用最大化模型和医生控制模型,本章主要介绍下面两种行为模型。

(一)哈里斯模型

由于效用最大化不能完全解释非营利性医院的某些行为,因此杰弗里·哈里斯(Jeffrey Harris)在1977年提出了两个机构的医院模型,他认为医院由两部分组织构成,即理事-管理人集团和医生集团。理事-管理人集团是医疗资源的投资者和管理者,医生集团利用医疗资源提供医疗服务。在医疗服务提供过程中,医生作为技术专家提供服务,并向医院要求相应的物品供给;管理者则面临着在一系列不确定的事件中向医生提供相应的投入。通过这一模型可知,医院服务不像可预见的流水线作业,患者的病情和身体存在个体差异,在紧急情况下,医院管理者和医生之间不可能像市场上那样进行谈判。存在医疗保险的条件下,这种与一般市场不同的代理关系有可能要求医生为患者做出各种不经济的决定,导致医院为此采用大量非市场的决策规则,如医院内的实施标准、支配规则等,来解决定量配给的问题。

哈里斯模型引申出:第一,医生作为患者代理人追求较高的医疗质量,医院在医生偏好的驱动下,追求新技术;第二,控制医院成本的管制措施不仅要对理事-管理人,也要对医生-代理人建立激励和约束机制;第三,按照服务流程进行重组可能提高医院运行效率,并帮助医生参与医院资源投入和管理决策。

(二)多任务模型

多任务模型认为医院的管理者有多种任务,包括门诊服务和住院服务的提供、医疗服务质量控制、行政管理、教学、科研以及新技术引进。医生作为双重代理人同样具有多任务特点,一方面要对患者负责,另一方面要对医院和支付方负责。但无论是医院管理者还是医生,其时间都是有限的。其在一个任务上花费的时间越多,在其他任务上花费的时间就越少。医生的付出涉及四个方面,包括时间、疾病诊断和智力付出、技术操作和体力付出、医疗风险带来的压力。

三、影响非营利性医院经济行为的因素

（一）政府投入水平

非营利性医院主要提供公共物品或服务的属性决定了其资金需要政府财政投入。根据效用最大化模型，医院医疗质量的提高必然带来医疗成本的上升，根据卫生服务需求法则，服务价格的上升必然带来需求数量的减少，进而导致医院收益的减少，这时需要政府财政补助加以弥补。当政府投入不足时，医院的选择或者以牺牲数量来维持高质量的服务，或者降低质量以满足预算约束。

（二）医患关系

通常，医患关系包括主动‐被动型、指导‐合作型及共同参与型。医患关系可以促使医生更细致耐心地对待患者，但同时医生也可能做出一些防御性行为，如用检查检验代替诊疗等。根据哈里斯模型，医生作为患者的代理人，所做出的各种经济决策应追求较高的医疗质量。但在防御性行为的趋势下，会增加患者就医经济负担，因此需要医院采取一定的约束机制限制医生行为。

（三）对医生的激励机制

在现实中，由于存在信息不对称，难以监控医生的努力程度，难以监测医疗服务的质量，医生的努力程度也难以通过合同加以界定。根据多任务模型，当对一部分医疗服务质量无法监控或无法通过合同界定，而对另一部分可监测的服务又给予较强的激励时，会导致医生努力做好可监测的服务，造成医疗资源不能有效配置于其他方面。多任务模型试图将双层代理、医院管理者与医生的多任务特性及医生的激励机制结合起来，对医院运行绩效进行更为全面的评价。

除了以上因素，医院的补偿机制、医疗保险支付方式和医院各方利益关系等也会影响非营利性医院的行为。

我国公立医院是政府利用公共税收资金出资举办的，是政府行为的组成部分和延伸，其行为必须体现出资人（即政府）的意志。政府通过举办公立医院把公益性赋予公立医院，公立医院的公益性要靠政府采取以下保障措施来实现：一是公立医院的公益性需要充足的财政支持和合理的财务制度，通过财政投入进行公立医院的基础建设，保障医生的薪酬和福利，引导医院之间进行基于绩效的竞争，通过财政投入总额预算控制，加强医院预算编制的科学化和预算执行的规范化，控制医疗费用不合理增长；二是通过深化内部机制改革，建立符合公益性的内部管理机制，包括改革分配制度、提高体现医务人员劳动价值的医疗服务收入占比、实行绩效工资制等措施；三是依据职能定位，进一步明确和细化公立医院的社会功能。针对公立医院的社会功能，制定具体的补偿机制和财政投入机制，例如某些公益性任务难以通过服务收费进行补偿，而且对经济效率要求较低，对此类任务可按岗位进行投入等。

医院行为模型的研究有助于制定政策。研究医院行为的目的是要从各种理论探讨中寻找非营利性医院的治理思路，非营利性医院的行为模型可为公立医院治理提供理论依据。

第三节 医 院 治 理

医院所有者和管理者之间的治理安排、筹资或支付安排以及面临的市场竞争程度三要素决定医院的激励机制，进而影响医院经济行为。本节重点关注治理安排。医院治理是关于医院的所有者代表、医疗服务监管者与医院管理者之间的职责、权利和义务的制度化安排。治理是所有者与管理者之间的关系，当管理者追求的目标很接近所有者的目标时，表明存在良好的治理。不同的治理结构决定了公立医院与其所有者的不同关系。

医院治理是影响医院经济的关键因素,涉及医院的发展方向,具体包括如何确定医院发展战略、规划和行使重大决策、如何决定院长人选、评价考核院长工作绩效、确定院长激励方案、负责监督院长行使权力、政府如何对医疗机构履行全行业监管职能、院长和管理团队如何组织实施理事会决议、年度工作计划和投资方案、拟订医院内部管理机构设置方案和基本管理制度和具体规章等内容。

公立医院作为我国提供基本医疗服务的主要载体,影响其经济运行的核心问题是治理。广义的公立医院治理涉及三个层次,第一层次是宏观治理,即公立医院运行的宏观外部制度环境;第二层次是中观治理,即公立医院自身的权力架构及制衡机制;第三层次是微观治理,即公立医院内部的组织架构和运行机制。狭义的公立医院治理仅指第二层次的中观治理,涉及医院内外部因素的管理体制、补偿机制、支付制度、人事薪酬制度和绩效考评机制等关键环节。

一、医院治理的相关经济学理论

新古典经济学认为,因外部性、公共产品特性和信息不对称等原因,市场机制不能充分发挥作用,存在市场失灵。政府举办公立医院有利于平衡全社会的医疗资源、调控医疗服务市场价格、承担社会公益性责任,从而有利于部分解决医疗服务领域的市场失灵问题。

委托代理理论认为,当存在不确定性和信息不对称时,委托人需要设计最优契约以激励代理人。委托代理理论用于公立医院治理,主要研究政府作为所有者代表和医院管理者之间的委托代理关系,有利于理解监督与问责机制对激励的影响,进而也有助于增进对政府和公立医院之间治理关系的理解。

产权理论关注激励问题,为公立医院改革过程中所有权与经营权分离提供了理论依据。在公立医院的组织变革过程中,政府通过对公立医院管理者下放管理决策权,实行收支盈余留用,使公立医院获得了剩余索取权,激励公立医院面向市场,以提高服务效率。

二、医院治理的组织模式

医院治理需要关注组织变革,变革过程中通过优化议事决策机制和收益分配机制,改善激励环境以调整各方利益。组织变革有诸多形式,有的改革聚焦筹资和医院的关系,有的改革以绩效考核为抓手向供方组织下放管理权限。世界银行经济学家依据不同的激励环境和各部门的职责定位,将医院组织模式分为以下四种形式。

(一)预算制组织(budgetary organization)

预算制公立医院作为政府部门运营的医院,其管理者本质上是行政人员,政府的行政层级制和行政管理规则控制着医院的发展问题。政府对医院的绝大部分日常服务进行决策,以直接预算分配的方式使医院获得收入,对医院实行收支两条线管理。预算制公立医院承担的公共卫生服务等社会功能没有明确的专门经费支持。政府部门通过财政投入和财务控制手段监测医院行为和管理绩效。

(二)自主化组织(autonomized organization)

自主化公立医院仍保持国家所有,政府将公立医院的大部分日常决策权下放给医院管理部门,同时激励医院通过提供服务来增加收入,并允许医院保留收入,对收入拥有部分剩余索取权。这一模式的实质是所有权和经营权分离,属于两权分离的改革范围。自主化的问责安排主要来自行政部门的督导,并通过细化的财务绩效指标进行监测。

(三)法人化组织(corporatized organization)

法人化公立医院的最终所有权仍保留在公共部门。依法设立法人实体,并对投入决策具有实质性的、完全的控制权。其特征是硬预算约束，直接面对市场压力，并对医院的业绩独立承担财务风险。医院董事会对医院绩效负完全责任，并向分管的政府官员充分负责。法人化的问责机制包括所有者问责（即董事会问责）、筹资／支付问责和管制问责三种机制。法人化公立医院的社会功能责任往往通过购买、保险管制、需方筹资以及命令形式予以保障。

在我国实践过程中，公立医院法人化治理改革主要有单个公立医院法人化、公立医院管理机构法人化和医院集团法人化三种形式。单个公立医院法人化是对一个公立医院实行法人治理结构改革，建立医院董事会（或理事会），明确所有者代表与医院管理层之间的责任权利关系和问责的制度安排。公立医院管理机构法人化是在一个区域内设立一个法人实体的公立医院管理机构，并对其构建法人治理结构，由相关政府部门和社会专业人士组成董事会（或理事会），对区域内所属公立医院发展的重大问题行使决策权，并对公立医院管理机构进行问责，如某医院管理中心通过统一所有者职能，使政府对公立医院的行政管理逐渐向法人化治理转变。医院集团法人化是医院之间横向整合资源，或医院与基层医疗卫生机构之间纵向整合资源，组建以资产为纽带的医疗集团，在集团层面设立理事会，与所属医院管理层之间明确划分权责。

（四）私有化组织（privatized organization）

私有化医院是将公立医院转变为私人所有的营利性医院或非营利性医院。医院从政府官员的控制和公共部门的行政等级规则中脱离出来。私有化组织的高激励特征表现为，如果医院成为私有化营利性医院，则完全进入市场，承受风险并获得"利润"。所有者获利和监督管理层的强烈动机成为强大的激励因素。

每个国家或地区采取什么形式的公立医院治理模式与各个国家或地区的历史和文化传承相关，与政治体制相关。自主化和法人化的改革模式没有孰优孰劣的问题，而是要适合一国的国情和国家的公共治理水平。在英国的国民卫生服务体系下，政府的预算通过国民卫生服务管理机构购买国民卫生服务联合体的服务，在人员雇用和管理上赋予医院更大的控制权及重要决策权。新西兰通过皇冠卫生企业（Crown Health Enterprises）的形式，效仿国有企业组织变革，把医院转化为独立法人，同时相应改变了决策权和问责机制。新加坡在进行卫生保健筹资体系改革的同时，把自主化和基于市场的绩效压力结合在一起，进行了公立医院改革。中欧和苏联卫生体系也引进了市场化组织变革，改革主要体现在所有权的分权和基于产出的支付机制改革。

我国从 1978 年经济体制改革后，公立医院获得了较大的经济激励，进入了快速发展的时期。医学科学技术水平迅速提高，医院基础设施发生了巨大变化，不断满足居民日益增长的医疗服务需求。但是，伴随我国经济体制改革的推进和医院的快速发展，公立医院治理也出现了新问题。主要存在所有者职能分散、某些方面放权过度、政府和行业监管约束不足及内部管理较粗放等问题。因此，需要进一步改革和完善公立医院治理，以形成对公立医院的有效激励和约束。当前，我国公立医院治理主要体现在医院管理机构法人化、组建医联体等方面。但由于公立医院的目标是多重的，并含有社会公益目标，因而，在医院治理模式改革的同时，需要通过建立绩效评估体系评判改革成效，以引导公立医院实现政府办医目的，在维护公平性的前提下，提高公立医院的运行效率。

三、评价医院行为的五个维度

组织模式决定医院内部管理者和医务人员的经济行为，组织内外部各种因素本身错综复杂并相互关联，要分清到底是哪种因素影响程度最大尤为困难。世界银行经济学家围绕治理安排、筹资安排和市场环境三要素，将评价医院行为的因素分为以下五个维度：决策权、剩余索取权、市场进入程度、可问责性和社会功能。

1. 决策权（decision right） 医院治理变革过程中尤为关注如何通过有效路径扩大医院和管

理者的自主决策权,以影响医院行为。政府下放给医院管理层的核心决策权包括投入、人事管理、业务范围、财务管理、临床管理、非临床的行政管理、组织的战略管理、市场战略销售和生产过程的决策,上述诸多决策权的下放程度体现了治理变革的特征。

2. 剩余索取权(residual claimant) 自主决策权不能直接激励医院行为变化。如何给予医院管理者和医务人员一定的物质利益,让其有效行使相关决策权,这主要通过将剩余资源留在医院来实现。产权理论能够解释上述关系,印证剩余索取权会影响医院有效决策,进而影响医院经济。

3. 市场进入程度(market exposure) 自主化和法人化均需依靠市场激励医院行为,市场激励能够让医院在市场条件下取得收入而不单纯依赖预算拨款。同时通过下放决策权和剩余索取权迫使医院管理者关注财务状况和面对市场压力,医院需要通过提高诊疗技术质量和合理控制费用等发展策略提升市场竞争力。

4. 可问责性(accountability) 上级监督部门通过间接机制如管制、合同和董事会等对医院进行问责,这通常依靠市场压力或购买服务等方式进行。筹资部门依据绩效考核评价结果购买服务。

5. 社会功能(social function) 对医院应承担的社会功能进行清晰界定,并制定相应的补偿政策,以降低医院内部交叉补贴。

前三个维度是基于扩大自主权、面向市场、增强激励机制的改革,针对的是效率和质量目标;后两个维度是针对放权而设定的制衡机制,针对的是非市场目标。组织变革错综复杂,要想实现激励对医院经济行为的有效性,只有这五个改革维度相互匹配,才能保证公立医院在提高公立医院服务效率的同时履行其社会责任,并追求政府的社会公益性目标。

第四节 公立医院经济运行

一、公立医院经济运行概述

(一)强化公立医院经济运行工作的意义

随着公立医院经济规模不断扩大,医教研防等业务活动、预算资金资产成本管理等经济活动、人财物技术等资源配置活动愈加复杂,加快补齐内部运营管理短板和弱项,坚持公益性发展方向,向经济运行管理要效益变得愈加重要。

强化公立医院经济运行工作,是以新发展理念引领医院高质量发展,落实现代医院管理制度的重要抓手;是深化公立医院综合改革,构建维护公益性、调动积极性、保障可持续的新运行机制的内在要求;是加强供给侧结构性改革,有效提升医教研防等核心业务供给效率的有力举措;是缓解公立医院经济运行压力,提升内部资源配置效率和运营管理效益的重要手段。

(二)公立医院经济运行的内涵

公立医院经济运行主要包括外部和内部的运行体制机制及管理制度流程。

公立医院经济运行的外部体制机制主要涉及管理体制、财政投入、医保支付、运行监管、绩效考核和收入分配等方面。

公立医院内部经济运行是以全面预算管理和业务流程管理为核心,以全成本管理和绩效管理为工具,对医院内部运营各环节的设计、计划、组织、实施、控制和评价等管理活动的总称,是对医院人、财、物、技术等核心资源进行科学配置、精细管理和有效使用的一系列管理手段和方法。医院内部经济运行主要包括内部资源配置、财务管理、资产管理、风险防控、绩效考核等内部管理机制、制度和流程。

（三）构建公立医院经济运行新机制的意义

公立医院通过综合改革建立维护医院公益性、调动积极性、保障可持续的运行新机制，就是使医院不与民争利，一心一意为人民健康服务。就必须破除公立医院现行的创收机制，切断医务人员与服务收费之间的利益联系，从根本上化解医务人员与人民群众之间的利益冲突。

以现行公立医院存在的问题为导向，通过取消药品耗材加成和实施药品耗材集中带量采购，破除以药补医。合理调整医疗服务价格，重新确立医疗技术服务价值观。落实政府投入，建立健全多渠道补偿，强化医院公益性考核，构建医院运行发展新机制。加强能力建设，引导"以药养医"向"以技养医"转变，切实提升公立医院的医疗水平、服务质量和运行效率。

二、公立医院经济政策与运行机制

（一）公立医院经济政策

影响公立医院经济运行的外部经济政策主要包括政府财政投入、医疗服务价格和医疗保障三大政策。

梳理发现，财政对公立医院的投入逐渐加大，主要经历了投入较少的 20 世纪中后期、有所倒退的 20 世纪后期和新医改二十年来财政经费保障机制得以强化的阶段。

医疗服务价格政策主要经历了政府全过程管理的计划价格时期、从计划经济向市场经济过渡时期、市场经济体制政府价格管制探索时期和适应市场经济体制的完善时期，目前正经历着进一步理顺医疗服务比价关系和规范医疗服务价格管理、积极探索建立通过制定医保支付标准引导价格合理形成机制的新阶段。

医疗保障主要经历了计划经济体制下的医疗保障体系、改革开放后的探索时期和新时期的医疗保障体系三个发展阶段。目前已建立和完善以基本医疗保障为主体，其他多种形式的补充医疗保险和商业健康保险为补充，覆盖城乡居民的多层次医疗保障体系。

（二）公立医院运行机制

公立医院运行机制包括破除以药补医、建立调整医疗技术服务价格和政府投入机制三方面，主要侧重影响机构内部经济运行的外部补偿政策。

公立医院运行机制存在的主要缺陷：公立医院运行主要依赖"以药补医"，形成逐利机制，公益性质淡化。主要原因：一是政府办医责任不到位，包括领导责任、保障责任、管理责任和监督责任等不到位；二是医疗服务价格不合理；三是医保支付方式不科学。

围绕破除"以药补医"机制，通过取消药品加成，实行药品集中带量采购和国家药品谈判等措施，构建了切断医院、医生与药品生产流通企业的利益机制。在建立维护医院公益性、调动积极性、保障可持续的运行新机制过程中，各政府部门将主要采取以下措施：一是破除"以药补医"机制，将公立医院补偿由服务收费、药品加成收入和政府补助三个渠道改为服务收费和政府补助两个渠道。二是理顺医疗服务价格。在保证医保基金可承受、总体上群众负担不增加的前提下，通过推进药品和耗材集中带量采购等改革降低费用，按照"总量控制、结构调整、有升有降、逐步到位"的原则，合理调整提升体现医务人员技术劳务价值的医疗服务价格。三是落实政府投入责任。落实政府对公立医院符合规划的基本建设和设备购置、重点学科发展、人才培养、符合国家规定的离退休人员费用、政策性亏损，以及承担公共卫生任务和紧急救治、支农、支边公共服务等投入的政策。

三、公立医院经济运行管理内容

公立医院经济运行管理坚持公益性，努力实现社会效益与经济效益的有机统一。将经济运行管理的各项要求融入医教研防等业务流程控制和质量控制各环节，促进业务管理与经济管理深度融合。以提升质量、提高效益为主线，转变重业务轻管理的现状，提高医院全员执行制度和重视内控的意识，不断提升医院经济管理工作整体水平。

实践中将现代管理理念、方法和技术融入经济运行管理的各个领域、层级和环节，重点关注各类业务活动和经济行为，通过完善管理制度、再造业务流程、优化资源配置、强化运行分析评价等管理手段，将经济运行管理转化为价值创造，有效提升经济运行管理效益和投入产出效率。

1. 资源配置 依据医院建设规划和中长期事业发展规划，建立人、财、物、技术、空间、设施等资源分类配置标准；加强资源调配与优化，促进各类资源动态匹配，提高内部资源配置对医教研防等业务工作的协同服务能力。

2. 财务管理 建立健全医院内部有关预算、成本、采购、资产、内控、运营、绩效等制度体系，依法依规规范经济活动，提高经济管理水平，发挥经济管理工作的服务、保障和管控作用。将事业发展目标任务、绩效考核业务指标和质量控制流程要求等融入财务管理，发挥财务管理服务、保障和管控作用；加强财务信息共享共用，为业务发展提供支撑保障。

3. 资产管理 加强货币资金、固定资产、无形资产、物资用品、在建工程等资产管理，构建资产采购、领用、库存等全链条管理体系；做好资产配置、使用、处置等各环节管理工作，强化资产使用效益分析和追踪评价。

4. 后勤管理 推进后勤服务社会化。加强水电气热、餐饮、环境卫生、建筑用房、安全保卫等后勤管理，优化服务流程，规范管理机制，强化能耗管控。探索智慧化"一站式"服务模式，持续改进后勤服务质量和效率。

5. 业财融合 加强临床、医技、医辅等业务科室运营指导。探索建立运营助理团队，常态化关注科室运营发展情况，有效指导医疗业务科室提升运营效益；强化教学、科研、预防、后勤服务等工作的制度管理和成本控制。

6. 风险防控 加强内部审计监督管理、风险管理及内部控制建设，建立健全风险研判、评估和防控机制；加强单位层面、财务层面、业务层面内部控制建设，实现医院经济事项全过程管控；建立医疗、价格、财务等管理部门联检联查日常监督机制，定期和不定期开展医疗服务规范化管理检查，避免发生违法、违纪、违规追求经济利益的行为；加强债务风险管理，严禁举债建设。

7. 绩效考评 医院应当根据卫生健康、中医药主管部门确定的绩效考核指标，建立内部综合绩效考核指标体系，从医教研防和学科建设等方面全方位开展绩效评价工作，全面考核运营管理实施效果；通过强化信息技术保证考核质量，并将考核结果与改善内部管理有机结合。

8. 经济运行信息化建设 按照国家和行业已发布的医院信息化建设标准，加强医院内部运营管理信息系统建设，促进实物流、资金流、业务流、信息流四流合一；加强各个信息系统的有效对接，确保各类数据信息的规范性、完整性和有效性，支撑运营数据的统计、分析、评价、监控等利用；加强运营管理信息安全，完善信息保护技术措施和制度。

四、公立医院经济运行评价

（一）政府对公立医院的经济运行评价

政府对公立医院组织开展经济运行评价工作，是检验公立医院运行管理成效的重要标尺，也是建立科学的公立医院激励约束机制、促进现代医院管理制度建设的重要方面。为认真落实深化医改任务要求，采取务实有效的措施，切实维护公立医疗卫生机构公益属性，政府应强化经济运行评价导向，提高公立医院服务能力和运行效率。强化运用考核结果，形成改革发展合力。将绩效考核作为推动医改政策落地的重要抓手，使得政策传导至医院内部乃至医护人员行为，使日常监管与经济运行评价工作互补，形成推动公立医院改革发展合力。

评价指标体系制定过程中，需系统考虑财政补助、医保管理、行政主管部门、审计监管等外部政策和管理对公立医院经济运行的要求及影响，同时将经济运行评价的结果作为公立医院发展规划、重大项目立项、财政投入、经费核拨、绩效工资总量核定和医保政策调整的重要依据。目的在于通过对公立医院的经济运行评价，完善公立医院运行机制，建立医务人员激励机制，将社会效益和经济效益、当前业绩和长久运营、保持平稳和持续创新相结合，强化评价工作的导向性，推动公立医院落实公益性，提高诊疗服务能力和经济运行效率。

我国政府对公立医院的经济运行评价，主要分为财务经济类指标体系和综合指标体系两个发展阶段，在具体实践中，医院经济服务于医疗业务管理，也为业务运行提供必要条件，与业务管理紧密相关。

财务经济类评价指标体系，实践中分别设置了评价指标和监测指标。评价指标立足于公立医院经济管理规范性、科学性和有效性等要求，以公立医院实现公益性、有效运行、可持续发展和职工满意等为基本切入点和评价维度，主要对全面预算管理、医药费用控制、内部业绩管理、节能降耗、财务风险控制和综合满意度 6 个方面开展的管理活动的内容、质量及效果进行评价。评价指标按照一定标准评分，并最终按得分情况将各医院经济运行结果分为不同的等级。监测指标主要监测年度间医院医疗资源、服务提供、教学科研、医疗收支和次均费用等经济运行要素及经济管理。由于各医院业务特性、发展阶段不同，医院间存在很多不可比的因素，因此，将这类指标设为监测指标，只列示指标结果，不进行评分。

综合评价指标体系由医疗质量、运营效率、持续发展和满意度评价 4 个维度构成。医疗质量维度主要通过医疗质量控制、合理用药、检查检验同质化等指标，考核医院医疗质量和医疗安全。运营效率维度主要通过人力资源配比和人员负荷指标考核医疗资源利用效率、收支结构、门诊和住院患者次均费用变化，衡量医院主动控制费用不合理增长情况。持续发展维度主要通过人才结构指标考核医务人员稳定性，通过科研成果临床转化指标考核医院创新支撑能力，通过技术应用指标考核医院引领发展和持续运行情况。满意度评价维度主要通过门诊患者、住院患者和医务人员满意度评价，衡量患者获得感及医务人员积极性。

（二）医院内部运行评价

目前公立医院运行面临挑战，亟须彻底扭转重资源获取轻资源配置、重临床服务轻运营管理的倾向，提升内部经济运行管理水平，推进管理模式和运行方式加快转变，向强化内部经济运行管理要效益。

强化经济运行与业务管理相融合。强化预算、成本、绩效、内控管理意识，将经济管理各项要求融入医院核心业务流程和质量控制各环节，促进业务与资源管理深度融合；探索完善临床路径标准化，规范临床术语，促进医疗服务活动规范化管理；强化医疗服务行为转化为经济行为的流程管控和内部监管。

强化内部资源的全流程管理与运行评价。主要围绕人力、财务、物资、基础运行和综合决策五大领域，医疗、医保、药品、教学、科研和预防等六大事项，重点提升人力资源管理、财务绩效考核（资金结算、会计核算、预算管理、全成本管理、审计管理等）、物资用品管理（药品、试剂、高值耗材、低值耗材及办公用品、消毒器械及材料等）、采购管理、资产管理（房屋、医疗设备、后勤设备、无形资产、在建工程）、内部控制、项目、合同、科研、教学、后勤等内部资源管理水平。

建立内部决策分析体系。运用各类管理理论和方法，重点围绕成本管理、预算管理、绩效管理等薄弱环节，坚持补短板强弱项，健全全成本核算体系、运营管理制度措施、内部控制全流程体系、预算绩效管理目标指标导向等，推进形成经济管理价值创造，提高业务活动和经济活动的质量效益。整合业务数据和经济运行数据，从战略决策、管理决策和业务决策三个层面建立决策分析体系。

推进决策分析一体化平台建设。通过对运营数据进行标准化、集成化、自动化处理，实现数据共享,强化数据应用,为医院运营管理持续改进提供全面、准确、及时的数据支撑。

加强分析结果应用。医院应当将决策分析结果重点应用于业务管理、资源规划、资金统筹和风险管控等方面,进一步提高运营效率和管理能力,推进医院现代化治理体系构建和治理能力提升。

思考题

1. 结合实际,阐述医院经济研究的微观、宏观层面之间的关系。
2. 在非营利性医院执业的医生行为有哪些目标?
3. 公立医院治理与公司治理有何不同?
4. 影响我国公立医院经济运行效率的关键因素有哪些?
5. 结合实际,探讨如何构建公立医院经济运行评价指标体系?

(江蒙喜 孙玉凤)

第二十章 传染病经济学

传染病经济学从经济学视角出发,介绍传染病相关的经济学概念和原理,为传染病经济学评价奠定基础。本章在介绍传染病经济学基本概念基础上,应用经济学评价方法从投入和产出两方面对常见传染病防控措施进行分析和评价,从而确定最佳的传染病防控措施。

第一节 传染病经济学概述

一、传染病的概念

(一)传染病的定义和传播

传染病是指由各种病原体引起的能在人与人、动物与动物或人与动物之间相互传播的一类疾病。我国目前的法定报告传染病分为甲、乙、丙3类,共40种。甲类传染病包括鼠疫和霍乱。乙类传染病有艾滋病、狂犬病、结核病等。流行性感冒、手足口病和流行性腮腺炎属于丙类传染病。此外,还有一些列入乙类、丙类传染病管理的其他传染病和按照甲类管理开展应急监测报告的其他传染病,如寨卡病毒感染、中东呼吸综合征、诺如病毒急性胃肠炎等。

传染病的传播和流行必须具备三个基本环节:传染源、传播途径和易感人群。传染源包括患者、病原携带者和受感染的动物等。常见的传播途径有呼吸道传播、接触传播、虫媒传播、垂直传播等。易感人群是指某些特定的人群对某种传染病存在易感性,如新生儿、老年人和一些高风险职业人员如医务人员、检疫人员、吸毒者等。

(二)传染病的防控要素

传染病的防控工作应该针对其流行过程的三个基本环节采取综合性措施,针对传播特点采取适当措施,防止传染病的扩散。传染病的防控主要有以下三个要素。

1. 发现、隔离及处理传染源 尽早发现传染源才能及时进行隔离与管理,这对感染者个体和未受感染的群体都很重要。

2. 切断传播途径 在传染病防控手段中,切断传播途径通常是起主导作用的防控措施,主要包括隔离和消毒两种手段。

3. 做好对个体(普通人群及易感人群)的各种保护 措施有非特异性和特异性两种方式。非特异性保护包括改善营养和锻炼身体等可以提高机体非特异性免疫力的方式。特异性保护是指采取有重点有计划的预防接种,提高人群的特异性免疫水平。在意外暴露发生时,人们通过紧急注射疫苗也可以产生防护作用。

二、传染病的外部性

(一)传染病的外部性的概念

传染病的外部性是指传染病会因个人行为的选择而影响到第三方。比如,个体的健康,尤其是在传染病流行期间,很大程度上取决于身边人的健康水平。在一个四口之家中,父母于秋天注射了流行性感冒疫苗，即使孩子没有接种流行性感冒疫苗，但到了冬天，孩子患流行性感冒的概率在一定程度上会因为父母注射过疫苗而降低。同样，如果有人患流行性感冒后，带病参加朋友聚会，那么参加聚会的大部分人的健康水平可能很快就会受到影响，继而影响到更多的家庭。

根据第三方受到影响的好坏，可以将传染病的外部性分为正外部性和负外部性。

正外部性是指个人的行为对他人产生了积极有利的影响。群体免疫是典型的正外部性例子，群体免疫是指当有足够多的人口接种疫苗时，就能获得对传染病的群体性免疫力，使得其他没有免疫力的个体由此受到保护而不被传染。这种未接种者由于他人接种疫苗而获得间接免疫的情况就属于疫苗接种的正外部性。

负外部性是指个人的行为对他人产生了不利的影响。如捕食野生动物、发生无保护的高危性行为、隐瞒自己的病情并参加聚集性活动等。

（二）传染病的边际成本和边际收益

传染病带来的损失与防控成本是决定传染病防控手段的重要因素。传染病防控手段的加强能有效隔断病毒在个体间的传播，从而减少患病人数，降低传染病造成的损失，但该行为的代价是增加传染病防控强度，即增加相应的防控成本。通过测算传染病的边际成本与边际收益可以量化这两者之间的关系，从而决定最优防控措施。

传染病的边际成本是指为防止传染病扩散而产生的成本增加量。传染病的边际收益是指防止传染病扩散行为带来和增加的收益。

在传染病经济学中，当防止传染病继续扩散的边际收益大于边际成本时，理性人会采取措施控制传染病的扩散。同时这些行为也遵循边际效用递减原理，即在其他条件不变的情况下，增加措施所带来的边际收益是递减的。

以接种疫苗作为防控传染病的一项措施为例，假设 V_{opt} 表示理性人选择下的最优化疫苗接种量，已知理性人的目标应该是在最小化传染病防控边际成本的同时最大化相应的边际收益，以达到最优疫苗接种量 V_{opt}（图 20-1）。

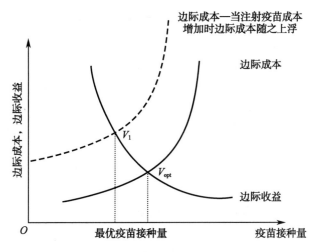

图 20-1　传染病的边际成本与边际收益

假设 V_1 表示边际成本增加时的最优疫苗接种量，当疫苗价格的上涨、前往社区卫生中心需要时间成本、接种后的强烈副作用等一系列因素导致接种疫苗的边际成本增加时，相应的边际收益与最优疫苗接种量 V_1 也会发生变化（图 20-1），最终将影响决策者调整相应的目标。

由于传染病的发生、流行和消失具有不确定性，因而会直接影响相应的预防、控制和治疗手段。因此，通过分析个体应对传染病的行为可以在计算疾病成本的同时预判并设计相关的防控措施，从而降低疾病所带来的负面影响。

（三）传染病个人防控行为的经济学分析

传染病的个人福利是指在传染病防控行为中，基于个人经济因素和个人需求所能达到的防控水平。增加或减少该水平的行为可被称为个人收益和个人成本。

传染病的社会福利是指所有人共同达到的防控水平之和，通常指在一个特定的社会制度下传染病防控资源配置和个人福利实现的结果。社会福利包括社会收益和社会成本。

继续以疫苗接种为例（图20-2），假设 V_{opt} 代表最优个人疫苗接种量，对应的纵坐标表示针对个人的最优边际成本与最优边际收益，V_1 代表最优社会疫苗接种量，相应的纵坐标表示最优社会边际成本与边际收益。通常情况下，当社会边际收益大于个人边际收益时，个人会倾向于不采取措施来避免产生成本，这时就需要政府出台措施（比如政府提供补贴）以增进社会福利。

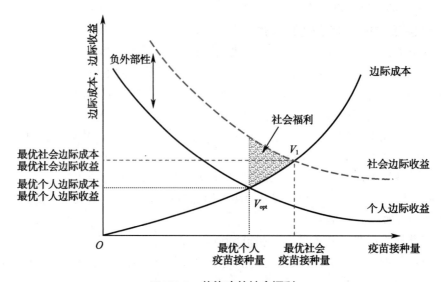

图 20-2　传染病的社会福利

接下来主要从两个经典的个人防控行为，即理性人经济行为和常见的"搭便车"行为，解释个人防控行为选择对经济的影响。

理性人经济行为是假设被感染者和未被感染者都是理性人，并假设所有被感染者和未被感染者都在追求自身效用最大化。当认识到自己的行为习惯会使感染疾病的风险提高，并且知道感染疾病会使自己受到一定的损失时，出于寻找效用最大化的目的，易感者会对预防保健产生一定的需求，同时易感者预防疾病的需求，可能会影响他们对居住位置、健康信息、社会环境的选择，以及对预防性商品和服务的需求。由于易感者需要对预防保健支付一定的消费成本，因此理性人选择的预防保健的消费数量会小于每个人应该获得的最优数量，当消费成本超过获得预防保健所能带来的收益后，人们会停止消费。

"搭便车"行为是指当个人认为疫苗接种率较高时，人们不太倾向于选择接种疫苗，而是选择通过他人都已免疫获得"免费"的间接保护作用，当越来越多人希望从"搭便车"行为中受益时，疫苗接种率将越来越低。

"搭便车"问题是解释疫苗这一公共产品供给的经济学理论的关键，也是疫苗接种中不可避免的问题。在通过提高当地疫苗接种率来降低疾病风险的同时，如果未接种疫苗的个人获知了当地的疫苗接种率，那么他们决定接种疫苗的可能性可能会变小。这种行为的发生会增加社区感染的风险，使社区中因医疗原因无法接种疫苗的弱势群体面临感染疾病的风险增大。

"搭便车"问题的出现也是个人福利与社会福利之间出现的冲突，个人接种疫苗给社会带来的效用高于个人所得到的效用，也就是社会收益高于个人收益。但是，在进行接种决策的时候，个人只会权衡个人收益（比如获得的疾病免疫）和个人成本（比如疫苗价格、疫苗副作用以及到接种花费的时间等),而不会考虑群体免疫给社会带来的收益,这也使得最终的疫苗接种率低于社会最优水平。如果可以通过教育鼓励人们关心社会福利,而不仅仅关心个人福利,那么疫苗接种的"搭便车"问题可能会得到缓解。同时,政府可以采取一定的干预措施控制或者禁止"搭便车"行为,以确保社区中的每个人都承担责任,避免发生这种不公平地利用他人集体努力的行为。

三、传染病的患病率弹性

(一)传染病的患病率弹性的概念

尽管一直强调传染病的严重程度,然而人们有时也对传染病的流行程度做出反应。如果社会环境下存在较多的病毒潜在携带者,人们可能会积极参与预防(比如接种疫苗)。但如果每百万人口中才有一人携带病毒,人们通常不会那么小心。传染病学家将患病率和保护需求间的关系做了相关分析,此外还引入补贴政策对疫苗需求的影响,得到自我保护、疫苗补贴和患病率间的反馈机制(图20-3)。

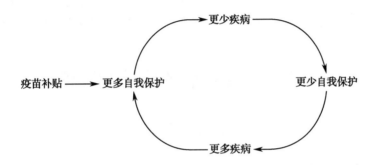

图 20-3　**自我保护、疫苗补贴和患病率间的反馈机制**

患病率是指既定时点某种疾病患者人数占人口的比例或者百分比。

从图 20-3 可知,这种关系表现为:如果受到更多的保护,将会降低患病率,同时,较低的患病率也会导致自我保护减少,最终这种互动关系产生的反馈效应降低了自我保护对患病率的作用。

自我保护活动需求的患病率弹性是衡量自我保护活动的需求如何随患病率的变化而变化的指标,通常被简称为患病率弹性。

$$患病率弹性 = \frac{自我保护活动需求的变化的百分比}{患病率的变化的百分比}$$

如果患病率弹性值较低(0,或者接近 0),那么人们的自我保护需求会很小,可能不愿意为获得自我保护而付出一定的消费成本,当获得自我保护的人群数量较少时,未来会出现更高的患病率。相反,如果患病率弹性值较高(远高于 0),那么人们会产生大量的自我保护(比如疫苗接种)需求,这会使未来的患病率降低。人们对自我保护的需求会改变疾病的未来患病率,可以减缓或促使患病率的进一步增加。

由于人们会因为传染病的流行自觉采取自我保护措施,因此许多传染病得到了控制。但是这并不意味着我们不需要担心像艾滋病这样的传染病肆意蔓延。原因主要有两点,首先,因为很多模型预测的结果都是如果没有干预措施,传染病会继续蔓延,患病率会提高;其次,人们的自我保护行为可能会发生一定程度的扭曲。例如,从事高风险活动的人如果知道传染病的患病率很高,可能会认为自己最后还是会死于这种疾病,那么他们可能会从事更加危险的活动。较高的预防保健需求有利于未来的患病率降低,从而遏制传染病蔓延,因此研究人们预防保健需求的影响因素具有一定的社会意义。

（二）疾病消灭

传染病控制的一个目标就是消灭疾病,即彻底消除任何新的感染性。这个目标不仅要求将患病率降为零,还要求消除传染病的非人类感染源。传染病的消灭不仅消除了传染病直接导致的死亡和肉体折磨,也消除了人们对感染传染病的担忧。换句话说,传染病的消灭不仅消除了传染病的成本,还消除了传染病的超额负担,因为此时已没必要实施任何自我保护活动(比如疫苗接种)。

尽管消灭疾病带来的好处巨大,但传染病是很难彻底根除的。在世界上,目前只实现了水痘的根除,对于其他传染病,再无被成功消灭的例子。传染病难以根除的主要原因是人类对患病率的自我保护反应。在消灭传染病的过程中,患病率可能被成功降低到低水平。但是,从这个水平再降低到零就非常困难。

（三）疾病反弹

在消灭疾病的运动中,患病率可以降到很低的水平。即使剩下极少数未被消灭的病例,仍有能力感染很多人,引发新的疫情。患病率可能从很低的水平上反弹。一个典型的传染病反弹案例是爱尔兰在 20 世纪 80 年代的麻疹流行。1985 年,爱尔兰引入了麻疹疫苗,儿童的麻疹例数从 1985 年的近 10 万例降低到 1991 年的 135 例。爱尔兰卫生当局估计,如果麻疹疫苗覆盖率达到 95% 的水平,群体免疫效应就能消灭该疾病。然而,爱尔兰卫生当局却一直没实现 95% 的疫苗覆盖率目标。随着自我保护需求的降低,麻疹患者出现反弹,1993 年出现了 4 000 多例。

第二节 传染病的经济学评价

一、传染病经济学评价的特殊性

（一）传染病经济学评价的概念

传染病经济学评价是指针对传染病的特征,应用经济学评价方法从卫生资源的投入和产出两个方面对传染病防控措施或干预措施进行分析和评价,从而合理地分配和利用有限的卫生资源,避免资源浪费,最终实现以较少的投入获得最大的产出。

（二）传染病经济学评价的基本要素

传染病经济学评价的重要特征是把投入与产出结合在一起研究。传染病防控的投入和产出是传染病经济学评价的两个最基本要素。

1. 投入 传染病防控的投入是指全社会在传染病防控的整个过程中消耗的所有人力、物力和财力等资源的总和,用货币形式表示就是成本。传染病经济学评价中对传染病防控投入的分析和研究,主要表现为对成本的分析和研究。

（1）直接成本:传染病防控的直接成本包括因患传染病(如因病就医产生的药费、治疗费、检查费等直接医疗成本;就医产生的交通费、食宿费等直接非医疗成本)和传染病防控(如各级政府和国际项目用于传染病防控工作的直接经费投入、物资储备等)直接消耗的资源总和。这些成本不管是由国家、地方政府支出的,还是由集体或个人支出的,只要是与传染病防控有关的直接支出都属于直接成本。

（2）间接成本:传染病防控的间接成本包括因患传染病(如因病休工、休学、过早死亡造成的生产力损失)和因传染病防控(如请假接种疫苗造成的工资损失)所带来的生产力损失的总和。

2. 产出 传染病防控的产出是指实施传染病防控措施后获得的效果、效益和效用。

（1）效果:传染病防控的效果常用的评价指标有避免感染的人数、发现并治愈的患者人数、降低的发病率、降低的死亡率、提高的治愈率等。

（2）效益:传染病防控的直接效益包括患病导致的门诊或住院相关的挂号、检查、治疗等医疗卫生支出，人力、物力资源消耗；间接效益包括因实施传染病防控措施而避免的患者及陪护家属生产力损失的经济价值。

（3）效用：传染病防控的效用常用的评价指标有因实施防控措施所挽救的失能调整生命年、获得的质量调整生命年。

（三）传染病经济学评价的重要特征

1. 间接效果　当传染病的防控措施影响了疾病在人群中的传播，除了产生直接效果，还会产生间接效果（正外部性），传染病防控措施的总体效果由直接效果和间接效果组成。例如，疫苗接种这项措施不仅能够降低接种者被感染的概率，同时由于人群感染力下降，也会产生间接保护作用。因此，评价传染病防控措施的总体效果需要考虑直接效果和间接效果。

2. 评价视角　评价视角决定了在进行传染病经济学评价时应该考虑纳入哪些投入和产出。对于传染病防控措施的评价，可以从患者、政府、社会等视角考虑。不同主体所关注的投入和产出存在差异。一般而言，传染病经济学评价应该从全社会视角出发，考虑所有资源的消耗，对全社会范围内传染病防控消耗的所有资源和获得的所有产出进行评价。

3. 增量成本 - 效果比　一般卫生经济学评价通过比较干预措施方案的成本和效果与普通方案的成本和效果，计算增量成本 - 效果比（incremental cost-effectiveness ratio, ICER），即可确定优势方案。当某项干预措施需要与"不实施干预"的成本和效果进行比较时，计算出的成本 - 效果比通常称为平均成本 - 效果比（average cost-effectiveness ratio, ACER），也称为与"不实施干预"相比，实施干预措施的增量成本 - 效果比。例如，通常情况下未实施的疫苗接种或筛查项目可供比较（替代方案是"不实施干预"），ACER 在疫苗接种和筛查领域应用较多。

4. 时间范围　时间范围是指以多长时间来测量传染病防控措施的投入和产出。许多儿童时期感染的传染病，可能造成未来生产力的损失，需要考虑对未来生产力损失的估计问题。因此，传染病经济学评价需要确定适当的时间范围，通常传染病经济学评价的时间范围应足够长，以计算所评估防控措施的所有投入和产出。

5. 贴现　贴现是指将不同时点上的投入和产出换算为同一时点上的投入和产出，以排除货币时间价值的影响。传染病防控措施呈现出即时投入和延迟产出的特征，即传染病的防控措施需要立即投入成本，但其产出效果（如因某措施实施避免的感染人数）往往需要经过一段时间才能显现。因此，为准确对传染病防控措施进行经济学评价，需要对投入和产出进行贴现。通常情况下，投入以年为基础、以指数形式进行贴现，贴现率一般在 3%～6% 之间。目前学术界关于是否需要对产出进行贴现以及如何贴现尚不明确。对于投入和产出应该采用相同的贴现率还是采用差异贴现率，也一直存在争论。贴现的具体介绍详见第十五章。

6. 不确定性　在传染病经济学评价中可能存在不同类型的不确定性。

（1）参数的不确定性：传染病模型的输入参数众多，且由于数据来源的质量存在不确定性，影响模型输出结果的稳健性。

（2）方法的不确定性：是否使用了适当的方法，如正确的评价视角和贴现率、衡量生产力成本的方法、适当的时间范围等。

（3）模型的不确定性：是否根据所研究的传染病自然史以及干预措施设计了适当的模型，是否做出了正确的建模假设等。

由于输入的参数、方法及模型本身存在众多的不确定性，因此一般需要进行敏感性分析，以探究这些不确定性如何影响模型的稳健性。

7. 可借鉴性　由于资源限制，并不是每个国家都能对每种传染病防控措施进行经济学评价，决策者常常希望经济学评价结果能够在不同国家间相互借鉴，但是从其他国家借鉴传染病防控措施的经济学评价结果是比较困难的，由于疾病传播等差异性的存在，借鉴其他国家防控传染病的具体措施就更加困难。尽管如此，借鉴经济学评价的模型和方法仍被证明是有效且有益的。

二、传染病经济学评价的主要方法

目前针对传染病防控措施的投入产出分析常用的方法包括成本 - 效果分析（cost-effectiveness analysis，CEA）、成本 - 效益分析（cost-benefit analysis，CBA）和成本 - 效用分析（cost-utility analysis，CUA），这三种方法的具体介绍详见第十五章。例如，疫苗接种常用成本 - 效果、成本 - 效益和成本 - 效用分析；结核病筛查常用成本 - 效果和成本 - 效用分析；艾滋病高危人群的个人行为干预和药物干预措施常用成本 - 效果、成本 - 效益和成本 - 效用分析方法。

另外，数学模型是传染病经济学评价的重要工具。干预措施对传染病的长期防控效果，需要基于人口学、疾病传播力、疾病进展率等参数，采用数学模型进行模拟和评价。传染病经济学评价常用的数学模型包括决策树模型、马尔可夫模型、传染病动力学模型等。其中，决策树是建立筛选路径的合适方法，马尔可夫模型可以模拟传染病自然史的长期结果，联合运用决策树 - 马尔可夫模型可以评价多种干预措施防控传染病的长期效果。传染病动力学模型可以通过建立微分方程，根据传染病流行规律和有关社会经济等因素，动态模拟和预测传染病的发生发展趋势；可以分析各种防治措施在控制传染病流行中的投入和产出，进而评价防控措施的效果，从而寻求传染病防控措施的最佳方案。

传染病动力学模型中最基本的是 SIR 模型。在传染病动力学模型里，一般将总人口分为易感组（susceptible，S），感染组（infected，I）和康复组（recovered，R）。假设在时刻 t，它们的初始人数分别为 S(t)、I(t) 和 R(t)。随着时间的推移，有的人死亡，有的人出生，健康者感染疾病以及患者康复。一个 SIR 模型表示易感者被感染者传染后，成为感染者个体，感染者具有免疫或者治愈后，从感染者移出变成康复者。如果疫苗被及时研制并且易感者接种该疫苗，易感者又可直接变成康复者（图20-4）。这个模型描述了传染病是如何演化的，能够帮助理解人群何时最脆弱，传染病何时最强以及何时开始衰退。

为了研究基础的 SIR 模型，给出如下合理假设：①假设不存在从感染者组或者康复者组返回到易感者的路径；②假设现阶段不存在治愈该流行病的特效药；③忽略外界因素对自然死亡人数和出生人数的影响。

根据时间的变化，可得 S(t)、I(t) 和 R(t) 的相应变化。图 20-4 展示了所有可能的路径以及相应的比率。

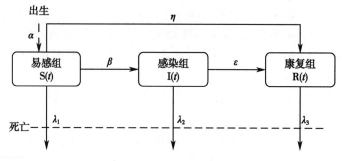

图20-4　SIR 模型空间图

S(t)：易感组人数；I(t)：感染组人数；R(t)：康复组人数；α：出生人数；β：感染率；ε：恢复率；λ_1：易感组死亡率；λ_2：感染组死亡率；λ_3：康复组死亡率；η：疫苗接种率。

有鉴于此，SIR 模型引入了与传染病相关的感染常数 κ，它描述了社区内个体行为与传染病和传染性之间的关系。于是，具有高传染性的疾病，比如流行性感冒，就拥有较高的感染常数；而麻风病就拥有较低的感染常数。感染率 β 和感染常数与感染人数存在如下数学关系：

$$\beta=\kappa\times I$$

通过公式分析可知，在其他条件不变时，随着传染性的降低，被感染的人数较少，易感人数较多。因此疫苗接种市场更大，从而疫苗补贴能够让更多的人受益。相反，如果传染性高，那么易感人数较少，因此疫苗接种市场较小，补贴政策的效果较小。

第三节　传染病经济学评价的应用

传染病经济学评价主要应用于传染病防控措施或干预措施的分析和评价，包括疫苗接种、筛查、个人行为干预和药物干预等。本节针对上述四种传染病防控措施进行经济学评价的具体应用进行介绍。

一、疫苗接种的经济学评价

传染病的大规模流行对社会稳定及宏观经济产生巨大的影响，疫苗接种是预防和控制传染病的最有效措施之一，为了降低传染病的患病率和确保社会稳定，政府通常采取补贴的方式提高疫苗接种率。

疫苗接种可以为接种个体提供直接保护，当疫苗接种率增加到一定程度时，会形成群体免疫，从而为未接种者提供间接保护。政府可以通过向市场中的供需双方（比如疫苗生产商、易感人群）提供补贴，从而影响供需双方的决策行为，提高疫苗接种率，进而有效控制传染病的传播。

（一）具体措施

政府可以选择向供方提供补贴，也可以向需方提供补贴。

1. 供方补贴　供方补贴是指政府向疫苗生产商提供适当的补贴，以保证市场上疫苗的可得性，具体的形式包括生产补贴和成本共享契约。

（1）生产补贴：是指政府向供方提供固定补贴，以提高疫苗的产量，即疫苗生产商每生产一单位疫苗，可以额外获得固定的补贴金额。

（2）成本共享契约：是指政府通过和疫苗生产商签订契约，和生产商共同分摊生产疫苗的成本，生产商每生产一单位疫苗，可以根据成本获得一定比例的补贴。

2. 需方补贴　需方补贴是指政府通过向接种者提供补贴，鼓励易感人群接种疫苗，具体的形式包括免疫规划和非免疫规划疫苗补贴。

（1）免疫规划疫苗补贴：是指国家根据传染病防治规划，对易感人群提供免费接种疫苗或者额外的补贴，疫苗费用由政府承担。国家纳入免疫规划的疫苗种类以及疫苗接种程序会根据当地的疾病流行特点、防控需要、疫苗有效性、安全性、可及性和成本 - 效果等综合因素考虑，因此只有部分的疫苗会纳入免疫规划（如乙肝疫苗、麻疹疫苗等）。

（2）非免疫规划疫苗补贴：是指对于非免疫规划疫苗，易感人群需要对疫苗接种付费，这可能会降低人们的接种意愿，为了提高疫苗接种率，政府可以结合地方经济发展水平和财政能力，对非免疫规划疫苗接种者提供一定的补贴。

（二）经济学评价应用

为了提高疫苗接种率，政府可以设计不同的补贴方案，比如考虑将自费疫苗纳入免疫规划。对疫苗接种进行经济学评价，可以为政府部门的决策提供科学依据。

对疫苗接种进行经济学评价需要考虑疫苗接种的外部性以及由此产生的间接保护作用，通常借助数学模型进行经济学评价。在经济学评价中，直接成本包括疫苗接种过程中消耗的人力、物力和财力（比如疫苗冷藏、运输、注射等费用，接种副作用的诊治成本、交通费）、传染病感染成本（比如药费、检查费、治疗费等），间接成本包括因病住院休工、休学带来的生产力损失等；效果是指接种疫苗后提高的免疫水平、对未接种人群产生的积极群体免疫效应、避免的传染病感染和死亡例数；效益是指因接种疫苗而避免感染而节省的卫生资源及其他方面的经济损失等，如减少的诊断、治疗、药品等费用的支出；效用通常采用 QALY 和 DALY 进行衡量。通过数学模型（例如传染病动力学模型或者决策树 - 马尔可夫模型）模拟不同的接种方案，并根据疾病转归的独立性，将传染病分为几个有限且相互独立的健康状态，根据各种健康状态在一定时间内相互转移的概率（比如发病率、死亡率）模拟疾病的发展过程，并结合每个状态的成本和健康产出，通过多次循环运算，确定各个状态的成本、效果、效益和效用，并考虑一定的贴现率，然后对不同方案进行成本 - 效果分析、成本 - 效益分析以及成本 - 效用分析，确定优势方案。由于模型和参数具有不确定性，因此需要进行敏感性分析，并考虑疫苗效力等影响因素。

例如一项研究发现我国从 1987 年起在全国推行新生儿乙肝疫苗接种后，急性乙型肝炎的发病率大幅降低，接种乙肝疫苗每投入 501 129.49 元可以减少 1 例肝癌的发生、10 例肝硬化的发生、100 例慢性乙型肝炎的发生以及 1 000 例乙型肝炎病毒表面抗原阳性的携带者，每投入 1 元成本可以带来 172 元的效益，每投入 402.50 元成本可以挽回 1 个 DALY，因此接种乙肝疫苗是具有成本 - 效果、成本 - 效益和成本 - 效用的优势方案。

二、筛查的经济学评价

筛查是指针对临床前期或早期的疾病阶段，运用快速、简便的试验、检查或其他方法，从表面健康的人群中识别出可能的传染病感染者，以便进一步诊治的过程。筛查能够早期发现可疑传染病患者，开展早诊、早治以提高治愈率或延缓疾病的发展。

（一）具体措施

1. 症状筛查　是指对传染病可疑症状进行筛查，如发现有可疑症状，需要前往医院进行进一步检查。例如，发现咳嗽、咳痰、咯血或呼吸困难，可考虑感染结核分枝杆菌。

2. 标志物筛查　传染病标志物是指血液中可检出的传染病病原体抗原、抗体及其他感染征象物的总称。通过筛查可以检测出受检者是否曾经感染某传染病。例如，疑似结核病的患者可进行结核菌素皮肤试验判断是否曾感染结核分枝杆菌。

3. 影像学筛查　是指借助于各种成像技术，对人体内部结构和器官形成清晰的影像，进而判断生理功能状况及病理变化，确定是否有病变发生。例如，疑似结核病的患者可通过胸部 X 线检查肺部是否发生病变。

（二）经济学评价应用

对不同的筛查措施进行经济学评价，首先需要确定筛查的投入和产出指标。筛查的投入分为直接成本和间接成本，直接成本包括筛查过程中消耗的人力、物力和财力（如筛查试剂的费用，人力成本，工作人员的住宿、交通、通信、培训等费用）和筛查后治疗的相关成本（如经筛查发现的患者的诊疗费用、交通费、食宿费以及因治疗引起的副作用的诊治费用）；间接成本包括患者及陪护人员的生产力损失等。筛查的产出通常用效果和效用衡量，效果是指实施筛查措施发现的病例数量、因筛查得到及时诊治而避免的死亡数；效用采用实施筛查措施挽回的 DALY 和获得的 QALY 衡量。此外，还需要确定适当的评价时间范围和贴现率。确定投入和产出之后，构建数学模型（例如决策树模型），模拟患者在易感、感染、发病、死亡等不同健康状态之间的转移。在模型的每个周期中，患者可以从一种健康状态转移到其他状态或仍然保持原有状态。每种状态下需要采取不同的诊疗措施，也对应不同的成本和健康产出。通过确定各个状态下的成本、效果和效用，计算增量成本 - 效果比或平均成本 - 效果比，确定优势方案。此外，还可通过敏感性分析检验模型的稳健性。

例如，结核病患者主动筛查是结核病防治行动的核心措施之一。有研究通过构建决策树模型，在经常暴发结核病的社区对三种结核病筛查措施进行成本 - 效果分析：第一种是不进行主动筛查；第二种是仅于 2019 年在社区范围内进行主动筛查；第三种是每两年在社区范围内进行主动筛查，为期 20 年。该研究确定的时间范围是 20 年，对于未来的投入和产出使用 1.5% 的年贴现率。研究发现，第二种和第三种措施大幅减少了活动性肺结核的病例数量，且成本更低，都具有成本 - 效果优势，第三种措施与第二种相比，避免一例活动性肺结核病例的增量成本 - 效果比为 6 430 美元，是更具有成本 - 效果优势的方案。

三、个人行为干预的经济学评价

个人行为干预是指通过对个人行为进行不同的具体干预措施，避免其暴露于危险因素，从而降低传染病感染的风险。个人通过增强自我保护意识、养成良好的卫生习惯等行为干预措施，能够降低感染的风险，降低疾病传播的可能性。

（一）具体措施

在传染病流行时，易感人群的个人行为干预对预防传染病继续扩散具有重要作用。对于呼吸道传染病，易感者应尽量避免去人群密集、空间狭小的场所，与人接触时戴口罩等。对于蚊媒传染病，可使用蚊帐、驱蚊剂等。对于性传播疾病，使用安全套可以有效降低感染风险。以艾滋病为例，毒品注射使用人群是艾滋病感染高危人群，通过危害减少项目（比如吸毒人群避免针头 / 针具共用，维持美沙酮治疗等）这种个人行为干预措施，可以降低艾滋病感染风险。

（二）经济学评价应用

针对个人行为干预措施，常用的方法是通过构建传染病动力学模型模拟传染病传播的过程并对不同的行为干预措施进行经济学评价。针对不同传播途径的传染病，个人行为干预措施差异较大，投入指标类型也不同。投入包括传染病治疗及行为干预措施投入的所有成本，以艾滋病为例，传染病治疗包含了艾滋病高危人群的诊疗、交通、食宿等费用，危害减少项目包含了提供吸毒人群清洁针头 / 针具的费用，维持美沙酮治疗门诊运营所需要的人力、物力和财力总费用等。产出指标用效果、效益和效用衡量，效果为避免感染人数，效益为避免感染所节省的总医疗卫生支出，效用为实施行为干预措施获得的 QALY。通过输入投入和产出的不同参数，建立传染病动力学模型动态模拟和预测传染病的发生发展趋势并对不同的行为干预措施进行成本 - 效果、成本 - 效益以及成本 - 效用分析。另外，还需要确定适当的评价时间范围和贴现率。

例如，有研究对艾滋病的危害减少项目进行经济学评价，通过构建传染病动力学模型，发现采取该个人行为干预措施在未来 30 年内可以预防 71 万人感染艾滋病，占模型模拟累计新发感染的 21%；其增量成本 - 效用比为每获得一个 QALY 的平均成本为 5 090 美元；相较于现有政策，措施未来 30 年内能节省总医疗卫生支出 110 亿美元。

四、药物干预的经济学评价

药物干预是指对感染者进行治疗性用药，对易感人群进行暴露前预防用药和暴露后预防用药的个人防控措施。经过大量科学实验已经证实，传染病药物干预是对阻断传染病传播行之有效的防控措施，通过服用药物或者注射药剂，抑制传染性病原体的感染和复制过程，可以有效降低自身被感染的概率，阻止传染病的传播，具有正外部性，间接保护了他人的身体健康，节省了传染病广泛传播导致的总医疗卫生支出。

（一）具体措施

某些有特效药物的传染病，对感染者可以进行药物治疗，对易感者可以采取药物预防措施，传染病药物干预措施主要包括治疗性用药、暴露前预防用药和暴露后预防用药。

1. 治疗性用药 是指使用特定药物帮助感染者控制传染病的疾病进展，缩短病程，改善患者的临床症状，减轻患者的不适，防止并发症的发生，降低其传播疾病的能力。

2. 暴露前预防用药 是指未感染者，但是有可能承担着与传染源密切接触的风险，被传染风险较高，这些高风险易感者可以通过暴露前预防用药降低其感染风险。如艾滋病高危人群高危性行为前预防性服用抗病毒逆转录药物，阻断艾滋病病毒复制过程中所需要的蛋白酶以及反转录酶的生成，同时可以抑制艾滋病病毒的复制，从而预防艾滋病的感染。

3. 暴露后预防用药 是指易感者暴露于某种病原体后，在一定时间内进行预防性治疗，以阻断感染。如尚未感染艾滋病的人在与艾滋病感染者发生危险行为后，在 72h 内服用特定的抗病毒药，以预防艾滋病感染。

（二）经济学评价应用

针对不同的药物干预措施进行经济学评价，与个人行为干预措施采取的经济学评价方法类似，常用的方法也是通过构建传染病动力学模型动态模拟和预测传染病的发生发展趋势，并对采取药物干预措施后产生的结果进行经济学评价。

以艾滋病为例，有研究通过构建传染病动力学模型对 75% 的高风险男男同性性行为人群进行暴露前预防用药的成本 - 效果、成本 - 效用和成本 - 效益分析。研究发现采取该药物干预措施后，多投入 69.8 亿的卫生支出成本，在未来 20 年内可以预防 20 万人感染艾滋病；每获得一个 QALY 平均花费 18 452 美元；相较于现有政策能节省总医疗卫生支出 36.4 亿美元。

思考题

1. 传染病的外部性是什么？正外部性和负外部性的区别是什么？
2. 自我保护活动需求和患病率之间存在什么关系？当自我保护需求较低时，对患病率会产生什么样的影响？当自我保护需求较高时，对患病率会产生什么样的影响？
3. 传染病经济学评价的基本要素有哪些？
4. 简述传染病经济学评价的重要特征。

（张 慧 朱纪明）

第二十一章　健康有害行为的经济学

　　吸烟、酗酒等作为日常生活、职业活动中危害健康的行为习惯，与各种疾病的发生和发展关系密切，给个人带来健康风险的同时，也给社会带来较大的经济负担。烟草和酒精使用已经成为危害人类健康的主要行为危险因素。本章主要介绍健康有害行为概念和烟草、酒精消费对健康的危害，以及消费成瘾模型和公共干预的方式。

第一节　概　　述

　　健康有害行为（health-risky behavior）指偏离个人、他人乃至社会的健康期望，客观上不利于健康的一组行为。其特点主要包括：①危害性，行为对自身、他人、社会健康有直接或间接的、现存或潜在的危害，如吸烟行为；②明显和稳定性，行为有一定的作用强度和持续时间，非偶然发生；③习得性，行为多在后天生活中学到、养成的。

　　不良的行为方式不仅与慢性病有关，也是传染病和伤害的重要危险因素。国内外的研究均显示，行为与生活方式因素在疾病的发生发展中占据了突出地位。据世界卫生组织估计，全球三分之一以上的死亡可归因于吸烟、酗酒、不健康饮食等十种行为危险因素，说明行为与生活方式对健康的影响具有举足轻重的意义。

　　健康有害行为的类型包括：①日常危害健康行为，指日常生活、职业活动中危害健康的行为习惯，如吸烟、酗酒、缺乏体育锻炼等。②致病性行为模式，指可导致特异性疾病发生的行为模式，如 A 型行为模式与冠心病的发生密切相关；C 型行为模式与肿瘤的发生有关等。③不良疾病行为，指个体从感知到自身患病到疾病康复过程中所表现出来的不利于健康、疾病康复的行为，如瞒病、恐病、讳疾忌医、不遵医嘱等。④违规行为，指违反法律法规、道德规范并危害健康的行为，如药物滥用等。

　　吸烟、酗酒等作为日常生活、职业活动中危害健康的行为习惯，与各种疾病的发生和发展关系密切，给个人带来健康风险的同时，也给社会带来较大的经济负担。

　　烟草流行是全球范围迄今面临的最大公共卫生威胁之一，同时还有大约 120 万人属于接触二手烟雾的非吸烟者。所有类型的烟草都有害无利，且烟草没有安全暴露水平。吸食卷烟是全世界最常见的烟草使用形式。其他烟草制品包括水烟烟草、各种无烟烟草制品、雪茄、小雪茄、手卷烟、烟斗烟草、比迪烟和丁香烟。使用无烟烟草极易上瘾，并且对健康有害。无烟烟草含有许多致癌物质，使用这类烟草会增加头、颈、喉、食管和口腔部位的肿瘤（包括口腔、舌、唇和牙龈部位的肿瘤）以及各种牙科疾病的风险。烟草使用将家庭支出从食物和住所等基本需求转移到烟草上，从而会加剧贫困。

　　世界卫生组织 2009 年《全球健康风险》报告，确定了与全球与区域疾病和死亡负担有关的 24 项健康风险因素。这些风险因素从接触室内固体燃料烟雾等环境风险到高血压等代谢风险不等（图 21-1）。报告显示，儿童体重过低、不安全性行为、酒精使用、不安全饮用水和环境卫生、高血压和烟草使用导致的死亡人数占全球死亡总数的四分之一，占失能调整生命年总数的五分之一。只要减少这些风险因素的影响，全球人均预期寿命就可延长近五岁。冠心病是全球主要死亡原因,其病例75%以上源自八种风险因素,即酒精消费、高血糖、烟草使用、高血压、高体质量指数、高胆固醇、水果蔬菜摄入量低以及缺乏身体活动。烟草和有害使用酒精成为危害人类健康的主要行为危险因素。

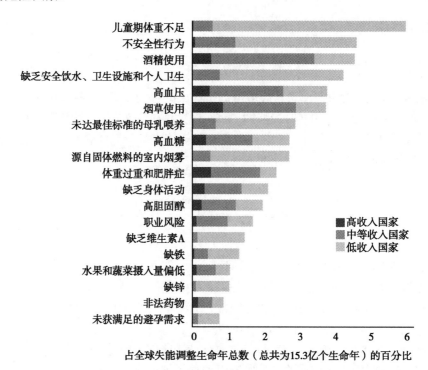

图21-1　归因于19个主要风险因素的失能调整生命年百分比

在经济学讨论中,最突出和最有争议的是对危害健康的商品的消费。经济学从个人的主观偏好出发,假设消费者对所消费商品的价格和非价格因素进行了充分评估(即便这种活动是危险的),那么一个人吸烟,表明他从这种消费中获得了净"效用"(或满足)。市场经济条件下,通常赋予消费者自由选择的权利,然而,人们发现在任何社会里都存在着鼓励或不鼓励消费某些商品的情况。人们宣传和鼓励大家接受健康宣教、接种疫苗、减少肥胖、进行良好的孕妇保健,也在设法阻止人们对香烟、麻醉品等商品的消费以及酒精的有害使用。

对于危害健康行为的干预主要包括健康教育和健康促进。健康教育是通过信息传播和行为干预,帮助个人和群体掌握卫生知识、树立健康观念、自觉采纳有利于健康的行为和生活方式的教育活动与过程。健康促进是促进人们维护和提高自身健康的过程,包括健康教育与制定政策、立法、社会开发等多系统的支持,达到促进健康的目的。健康教育与健康促进涉及行为学、教育学、社会医学、家庭医学等多学科领域,是疾病预防和实施公共卫生服务的重要措施,也是提高居民健康水平的重要途径。居民健康水平的提高,不仅减少医疗费用的消耗,同时也可以提高社会的生产力水平,具有很大的经济效益。

第二节　主要健康有害行为和成瘾模型

一、烟　草　消　费

烟草使用是导致全球可预防死亡的首要死因。烟草每年使世界各地800多万人失去生命,其中有700多万人死于直接使用烟草,在世界13亿烟草使用者中,80%以上生活在烟草相关疾病和死亡负担最沉重的低收入和中等收入国家。若不采取紧急行动,烟草使用将使十亿甚至更多人失去生命。图 21-2 显示了经济合作与发展组织国家和部分非经济合作与发展组织国家烟草的消费情况,其中,我国 15 岁以上吸烟人群占到了总人口的 21.5%。

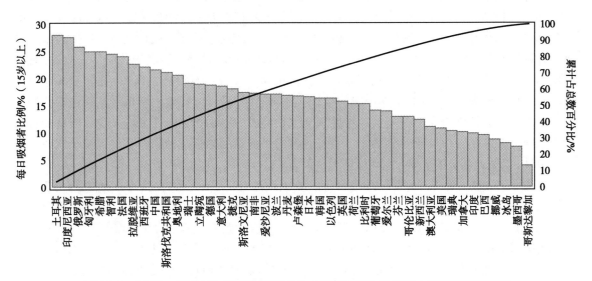

图 21-2　2013—2019 年 OECD 及部分非 OECD 国家 15 岁以上每日吸烟者比例

大部分国家是 2019 年数据,部分国家最接近 2019 年的数据。包括:2018 年,比利时、哥斯达黎加、爱沙尼亚、中国、印度、印度尼西亚、南非;2017 年,丹麦、德国、墨西哥、西班牙、瑞士;2016 年,智利;2013,哥伦比亚。

　　把吸烟定为不良健康行为是因为吸烟引起高死亡率。我国与环境、生活方式有关的肺癌、肝癌、结直肠癌、乳腺癌、膀胱癌死亡率及其构成呈明显上升趋势,其中,肺癌已取代肝癌成为我国恶性肿瘤死亡的首位原因。众所周知,吸烟也会对其他种类的疾病产生影响,如肺气肿、心脏疾病。毋庸置疑,如果连续几代年轻人从不吸烟,那么居民的平均年龄调整死亡率将会降低很多。健康生产的计量经济研究发现,香烟消费是重要的影响死亡率的预报因子。2019 年全球吸烟人数超过 10 亿,全球烟草流行的巨大健康和经济后果使烟草控制成为明确而紧迫的公共卫生优先事项。结束全球烟草流行是全球健康的一项决定性挑战。

　　吸烟与其他消费选择不同,而且不能适用市场效率的经济假设。世界银行专家曾指出,许多吸烟者并没有完全意识到疾病和早逝的极大可能性,还有烟草的上瘾性。所以,吸烟者带给市场的需求并不表明烟草带给他们的真正利益。烟草的外部性把本应是吸烟者私人的风险和成本同时也转化成了社会成本,因此降低烟草消费量,创造无烟环境,能增加社会的净利益。

　　2021 年 5 月,中国、美国、英国及日本等众多国家联合参与,数百位研究人员在国际顶级医学期刊 *Lancet* 在线发表题为"Spatial, temporal, and demographic patterns in prevalence of smoking tobacco use and attributable disease burden in 204 countries and territories, 1990–2019: a systematic analysis from the Global Burden of Disease Study 2019"的研究论文,该研究估计了 1990—2019 年按年龄和性别划分的 204 个国家和地区的烟草使用率和归因于疾病的负担。研究表明,全球范围内,2019 年吸烟导致 769 万人死亡和 2 亿失能调整生命年的健康损失,这占所有死亡人数的 13.6% 和所有失能调整生命年的 7.89%。30 年来,每年因吸烟导致的死亡人数的增加以我国为最多(150 万增加到 240 万),增幅达 57.9%。虽然很多国家已经在遏制吸烟的流行方面取得了实质性进展,但是在烟草控制方面仍然存在巨大的实施差距。各国有明显而紧迫的挑战,可以通过有力的、循证的政策,加快降低吸烟的流行率,并为其公民获得巨大的健康利益。

二、有害使用酒精

世界卫生组织《2018 年酒精与健康全球状况报告》全面介绍了世界各地酒精消费和酒精导致的疾病负担情况,阐述了各国为减轻这一负担正在采取的措施。2012 年,全世界因有害使用酒精造成了 330 万例死亡。酒精不仅能够导致依赖,还可增加人们罹患 200 多种疾病的危险,这包括肝硬化和某些癌症,有害使用酒精使人们更加容易罹患结核病和肺炎等传染病。此外,有害使用酒精可导致暴力和损伤。酒精消费造成的影响可能不仅涉及疾病发病率、损伤和其他健康病症,也涉及疾病病程以及对个体产生的结果。在酒精相关死亡率、发病率以及酒精消费的程度和方式方面存有性别差异。在全世界男性和女性饮酒者中,2010 年男性平均人均纯酒精消费总量为 19.4L,女性为 7.0L。酒精消费对人群慢性和急性健康结果造成的影响主要取决于饮酒方面两个单独、但彼此相关的因素:饮酒总量和饮酒方式。

据世界卫生组织统计,全世界每年因酗酒死亡人数达 180 万人之多,至少有 60 种疾病与酒精有直接联系。目前,全球嗜酒者仍在急剧增加,尤以第三世界国家最多。酒精和烟草的危害程度相近,对社会造成的后果都难以估量。据医疗专家称,嗜酒成瘾者要得到彻底治疗平均需要 5 至 10 年时间。德国每年花在治疗与喝酒有关疾病上的费用已达 200 亿欧元之巨。酒精导致的外部作用包括可能对家庭和邻居造成伤害,以及由于酒后驾车引起的极为危险的、往往是致命的交通事故。因饮酒导致的交通事故已经成为影响全球疾病负担的十大因素之一。Leavitt 和 Porter 的研究发现"血液中含有酒精成分"的驾驶员发生重大事故的可能性要比正常驾驶员高 8 倍。其他研究还发现,50%的汽车相撞致死事故与饮酒有关,烧伤患者中 36%~64% 是由于醉酒,22% 的工伤与饮酒有关,43%的打斗受伤者体内酒精的浓度较高。22% 的自杀者是酒瘾者,18% 的酒瘾者最终以自杀结束生命。

然而,为什么酒精没有像烟草那样受到各国的限制?这是因为酒精的危害性不像烟草那么明显。酒精的危害要比烟草复杂得多,根据目前对酒精的研究,有关限制酒精的意见还不统一,有人说人们每天饮适量的酒可以降低心脏病的发病率。对不少人来说,他们喜欢看这类消息,媒体也愿意写这类消息。但是,到底饮多少酒才算适量?因为个体差异的存在,每个人的适量饮酒标准很难确定,因此如果有人相信,从年轻时靠酒精来保护心脏,那只会适得其反。据报道,许多人对媒体报道适量饮酒有益健康的说法持不满态度。

世界上 15 岁(含)以上的人群中,平均每人每年饮用 6.2L 纯酒精。但由于仅有不足一半的人口(38.3%)实际饮酒(欧洲是人均饮用酒精最高的地区),因此意味着饮酒者平均每年饮用 17L 纯酒精。图 21-3 显示了经济合作与发展组织国家和部分非经济合作与发展组织国家酒精的消费

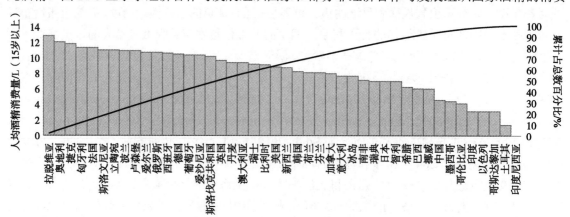

图 21-3　2016—2019 年 OECD 及部分非 OECD 国家 15 岁以上人均酒精消费量

大部分国家是 2019 年数据,部分国家最接近 2019 年的数据。包括:2018 年,匈牙利;2017 年,澳大利亚;2016 年,墨西哥。

情况,可见很多国家每年人均消费酒精量均超过了10L,其中,我国人均酒精消费量在样本国家中处于较低水平。

三、成 瘾 模 型

消费成瘾是一种特殊的经济行为,一直以来都是经济学研究的重要对象。美国卫生与人类服务部(U.S. Department of Health and Human Services,1988)官方确认,吸烟是一种成瘾行为,吸烟者对烟草存在依赖性。成瘾行为模型是从心理学、医学和经济学中分化而来的。对成瘾性行为的经济学研究产生深远影响的是诺贝尔奖得主美国经济学家 Gary Becker 从经济学角度创立的"理性成瘾模型"理论。

Becker 和 Murphy 在前人研究的基础上,发展了理性成瘾理论,并广泛应用于烟草消费研究领域。研究者发现,由于烟草具有成瘾性,其消费量不仅取决于当期的烟草价格,而且与前期烟草消费、预期未来烟草消费均有密切关联。如果忽略了烟草消费的这一成瘾性,会导致烟草需求价格弹性的有偏估计,影响税收政策的可行性和有效性。

理性成瘾模型(rational addiction model)认为,成瘾是消费者个人的理性行为。所谓理性,是指个体在其生命周期内始终追求效用的最大化,并且个人偏好在不同时期具有一定的稳定性。在理性行为的假设条件下,该模型认为,个体在前期、当期及后期的消费行为以及某种物品的需求量是相互依赖的,对未来预期折现程度(discount)越高的个体越容易成瘾。

成瘾行为的研究者通常会谈及加剧和耐性这两个概念。

加剧(intensified)是指对成瘾物品(如药物或者香烟)过去越来越多的消费会增加现在的消费量。吸烟者对香烟的需求量,会随着烟龄的增加而增加。

耐性(tolerance)是指当过去的消费量变得越来越多,消费数量的效用就会降低。这也意味着,我们现在消费得越多,吸烟、饮酒或者吸食药物对未来的影响就会降低。第一次喝一杯酒可能会使某人感到有些醉意,但随着时间流失,有了更多的饮酒经历,第二杯酒可能就没有任何影响了。饮酒、违法用药甚至日常的诸如咖啡等物品都可以提供类似的例子,我们用吸烟来例证重要的模型关系。

比如,拥有较长吸烟史的烟民,他对吸烟的态度可能会发生变化。因此我们假定成瘾的存量S"加剧"了香烟的消费C,这就意味着存量越多,吸烟越多,如图21-4中的A_1和A_2曲线所示。虽然数字中没有显示,但效用的作用表明消费者从对香烟的消费C、成瘾的存量S以及可以使消费者购买香烟以外的其他商品的收入因素中获得效用。

模型中的重要问题是解决随着时间变化成瘾的变化。例如,现在的消费增加了成瘾的存量。在21岁听贝多芬的音乐很可能会增加22岁时欣赏它的兴趣,因而增加了人们音乐的"资本存

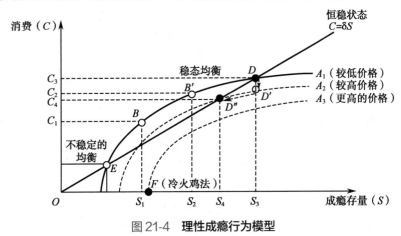

图 21-4　理性成瘾行为模型

量"。大多数吸烟者会记住吸第一支烟时的情况有多糟,但是同样的,在 21 岁吸烟或者饮酒可能会增加随后几年对于吸烟和饮酒的兴趣。所以,一个越来越大的成瘾存量带来更多的未来消费。

不理性的或缺乏预见性的成瘾模型只看到了加剧的效果。然而理性成瘾模型考虑到了现在的成瘾行为给未来带来的危害。理性成瘾吸烟者权衡现在的消费对于未来的健康结果以及现在消费对未来消费意向的良性影响之间的关系。

理性成瘾理论从分析中得出了一些推论:①那些不考虑未来的人们更容易成瘾,因为他们忽略了潜在的危害;②当过去消费的影响很快降低的时候很可能出现成瘾行为;③像现在价格的上涨一样,未来预期价格的上涨会对现有消费产生消极的影响。

研究人们行为随时间的推移而变化的模型通常会寻找一种"稳态",即所有的"流出"和"流入"维持着系统的平衡,像维持良好生态平衡的鱼池一样。在这里所提到的稳态的平衡中,只要现在的吸烟者对成瘾的库存增加合适的吸烟量 C,以此取代这段时间内库存 δS 的降低,那么系统就会在这段时间内维持平衡。从数学角度来说,$C = \delta S$,其中,δ 是恒量,表示降低的比率。图 21-4 中的 $C = \delta S$ 线表示所有的 C 和 S 的聚合,形成了稳态平衡。

回顾模型中的各要素,可以看到香烟的消费作为成瘾存量的一个作用,在假定的时间偏好(使未来与现在相关联)、假定的财富水平以及面对一系列香烟和非成瘾商品的价格问题的情况下,对于个体来讲,曲线 A_1 使吸烟与成瘾存量产生关联。将 A_1 看成香烟的消费曲线,因此存量 S 越多,消费量 C 就越多。换句话说,任何假定的存量 S 对于维持消费水平 C 都是足够的。

依赖香烟的消费可以维持成瘾存量。成瘾行为的资本存量每年的折旧率为 δ(在 0~1 之间)。这就意味着存量越多,吸烟量越多。从原点引出的射线 $C = \delta S$ 就是稳态线,表明香烟的消费量正好抵消了吸烟资本存量的降低。

这个模型提供了一种观察理性成瘾行为一段期间后发生变化的方法。仔细研究在消费曲线 A_1 与成瘾存量 S_1 交点的消费者,可以解释为什么价格从低到高的增长会使消费曲线从 A_1 转变到 A_2。这里的存量是指香烟消费量 C_1,或者 B 点。然而,我们注意到在这期间消费量 C_1 将多于代替 S_1 的降低(B 点在稳态线之上,$C = \delta S$)。随之而来的,成瘾存量将增长并且在接下来的期间超过 S_1;可能在 B' 点升到 S_2。

按照这个逻辑,只要消费量 C 在稳态线之上,成瘾存量 S 就会增长。最后,存量 S_3 和消费量 C_3 在 A_1 达到了稳固情况的平衡,标记这个平衡点为 D。比较稳固情况平衡点 D 和另外两曲线相交点 E,发现 D 好像是磁铁:任何靠近 S_3 的存量都被拉向 D。任何在 S_3 偏左一点的存量会增长到 S_3;任何在 S_3 偏右一点的存量会降低到 S_3。D 点代表了一个"稳态平衡点"。在平衡点 E 尝试做同样的试验,可以看到并不稳固。任何在 E 点偏左一点的存量会向左偏得更远;任何在 E 点偏右一点的存量最终会增长到 S_3。

这个模型提供了关于价格变化影响的重要政策推论,通常也包括通过税收政策。从 D 点开始考虑到价格的上涨,香烟的消费曲线从 A_1 转换到了 A_2。伴随着价格的上涨,吸烟量从最开始的 C_3(D 点)下降到了 D' 点,然后继续下降直到 D'' 点在稳态线以下。平衡吸烟水平在 D'' 点降到了 C_4。这表明模型和我们之前对于价格和需求量的设想是一致的。价格越高,需求量越低。进一步讲,对于价格变化的长期反应超过了短期反应。吸烟量一开始的降低导致了成瘾行为资本存量的降低,随后刺激吸烟量进一步降低。

在某一点上,增长的价格会导致所有的均衡消失。从 D'' 点开始使价格增长得更多一些,一个新的 A_3 曲线始终会在稳态线 $C = \delta S$ 的下方。这种推断只适用于理性成瘾模型。

人们还可以断定,对于未来香烟价格的预测会影响成瘾者现在对于吸烟的决定。如图 21-4 所示,说明了可以持久的价格增长比暂时的价格增长更能使消费曲线下降。其根本原因在于,成瘾性物品的需求在不同时点具有一定的互补性,其互补的程度取决于成瘾的程度。当成瘾行为达到强化程度(reinforcement)时,个体对成瘾物品在当期、前期、后期的消费是互补的,这种关系可以通过各期价格机制的传导实现。具体来说，当期烟草消费量不仅与当期价格成负向关系，而且与前期和后期的价格也成负相关，这就表明，永久性价格变动对烟草消费的长期效应远大于其短期效应。这一理论发现，为各国政策制定者利用税收和价格杠杆控制烟草消费提供了重要的政策参考依据。

第三节　健康有害行为的经济学分析

一、个人偏好和公共干预的理性

如果吸烟者得到了足够的有关吸烟风险的信息是否能够做出理性选择？一些经济学者对吸烟者不了解吸烟危害的观点提出了质疑。他们认为，吸烟者的知识和对风险的反应都与不吸烟者相似。关于吸烟与不吸烟者行为的各领域的研究结果更多地表明，他们的行为是不同的，有人把这称为个人偏好。

个人偏好不合理最初由 Richard A. Musgrave 于 1959 年提出。他把个人偏好不合理的物品命名为有益品和有害品。有益品（merit goods）是指个人对它的效用评价偏低的物品，有害品（demerit goods）是指个人对它的效用评价偏高的物品。

把烟草和酒精称为经济学意义上的有害品，主要是指烟草和酒精的消费者（吸烟者和酗酒者）的偏好存在问题，即吸烟者和酗酒者对烟草和酒精的效用评价过高。吸烟者对烟草这个产品的消费，明显地存在着行为上的非理性。一方面，从开始吸烟的行为来看，相当一部分人明知吸烟危害健康、烟草有致瘾性，但因为这种对健康的危害和致瘾性不是立竿见影的，因而，消费者往往过高估计了吸烟的效用而过低估计了吸烟的成本（因健康问题产生的成本），选择了吸烟，由此可见，选择开始吸烟这一行为是非理性的。

另一方面，从吸烟致瘾后的行为来看，致瘾后的吸烟者明知道吸烟危害健康，但由于心理上和生理上对烟草的依赖，难以成功地放弃吸烟行为，因而，对于已经致瘾的吸烟者来说，对放弃吸烟这一行为的收益和成本的评价与非吸烟者的评价已经完全不同了。出于对烟草的生理和心理依赖，吸烟者对放弃吸烟成本的估计会高于非吸烟者，而对放弃吸烟收益的评价会低于非吸烟者。因此，烟草致瘾者对烟草的依赖，是一种非理性的行为，他们对烟草的效用评价高于社会的评价。而且，这种成瘾性本身，侵犯了个人权利，它导致烟草成瘾的个人丧失了做出提高自己福利的理性选择的能力。

考虑到这些行为对健康的影响，很多国家选择对烟草和酒类消费进行干预。经济学提供了可能有效的两个主要工具，以便控制危害健康行为的消费：限制广告宣传和征收货物税。对广告宣传的限制可以通过修订税收标准实现，然而更为普遍的公众问题是，对广告是全部限制还是有选择地限制。理论上，货物税的有效程度取决于需求是否富有弹性。

二、香烟和酒类广告宣传

关于广告是如何起作用以及广告对社区做了些什么，有三个主要理论：广告是一种信息形式；广告是一种劝说的工具；广告是一种补充性商品。前两个理论在广告理论中代表了两个不同的方面：信息通常是有益的，而劝说至少是值得怀疑的。最近的观点认为，广告是一种补充性商品。

（一）作为信息的广告

当广告被看作是信息时，其可以被看成是降低均衡价格、为新的生产者创造更好的市场进入、用可行的消费品更好地迎合消费者选择的工具。拥有信息的消费者发现，他们对品牌 A 的依赖或信赖，会被不断增加的其他品牌的信息削弱。如果比较容易选择其他品牌，消费者就有较大的灵活性——某个灵活的消费者就更具备抵制一些诸如质量下降或价格上升导致的品牌不好的能力。对价格的反应性较大意味着需求富有弹性，并且可能降低市场的均衡价格。公司昂贵的广告宣传活动怎样才能发挥有益的作用，而不增加消费者的价格？虽然在给定产出下，价格一定会上升，但是竞争可以改变市场的均衡产出量，随着产量的增加，市场价格也将降低。

（二）作为进入障碍的广告宣传

与广告作为信息的观点不同，贝恩认为，广告可以使一种品牌区别于另一种品牌，是创造品牌追随者的手段。通过使消费者更能不受价格改变和需求的影响，广告导致了市场势力的加强和均衡价格的提高。

作为对这一观点的补充，有学者指出，广告的说服功能可以使它对现有生产者和新加入的生产者产生不同的效果，消费者对著名公司有更多的经验，也更有认同感。那些有名望的公司新一轮的广告投入会比新加入者同样的投入产生更大的收益。

（三）广告作为一种补充性商品

现代商业社会中，商品和服务信息绝大多数都是通过广告传递的，平面广告通过文字、色彩、图形将信息准确地表达出来，而二维广告则通过声音、动态效果表达信息，通过以上各种方式，商品和服务才能被消费者接受和认识。由于文化水平、个人经历、受教育程度、理解能力的不同，消费者对信息的感受和反应也会不一样，这使得广告增加了消费者消费时的边际效用。

烟草广告、促销和赞助，将烟草与运动、成功、独立、性感等相联系，美化了烟草形象，对青少年吸烟有极强的诱导作用。烟草广告和促销与烟草消费关系密切。102个国家烟草广告与烟草消费趋势之间的关系研究表明，在全面禁止烟草广告的国家，烟草消费呈现出急剧下降趋势。

（四）广告宣传与有害使用酒精

虽然早期的研究说明广告对酒精消费没有作用，但是，有研究发现广告是促进饮酒的一个显著的影响因素，尤其是对年轻饮酒者的影响更大；研究认为完全禁止所有酒类广告会减少24%的青少年过度使用酒精，同时发现当其他条件固定不变时，酒精广告数量与机动车辆有关的死亡数之间成正相关关系，且具有显著性。

三、税收的作用

公众通常认为对产品的税收一直都是完全转移给消费者的，但事实并非如此。反过来想，如果真是这样，那么除了增加国库收入，香烟税和酒精税就没有其他作用了。分析一下货物税的理论就会知道在决定税率以及消费量减少的程度方面，需求和供给的在价格弹性方面的重要作用。理解了这一点之后，就可以对有关这些弹性系数的经验认识进行分析。

（一）税收和烟草消费

在国际上关于烟草税和烟草消费的经济学经验研究划分成两个阶段：在理性成瘾模型提出之前，研究者普遍认为吸烟者行为不受理性控制，在烟草需求的模型中并没有考虑烟草的成瘾性特征；在此理论之后，研究者纷纷将烟草成瘾引入需求行为模型，依据理性成瘾理论进行烟草税的经验分析。

国外的研究发现，烟草消费具有成瘾性，长期需求价格弹性为 $-0.48 \sim -0.27$；重度成瘾者相对于轻度成瘾者具有更高的长期需求价格弹性，教育程度较低、年龄较小、男性吸烟者的香烟需求价格弹性相对较大。同时，前期与后期的香烟价格会影响当期香烟消费，即香烟的长期价格弹性高于短期价格弹性，当香烟价格永久性增加10%，会导致当期消费量在短期内减少4%，而在长期则会减少7.5%。目前有关我国烟草消费的经验分析，主要关注烟草需求价格弹性的估计，但是采用的多是静态需求行为模型，并没有应用长期数据考察吸烟者在一段时间内吸烟量的变化，因此也就没有检测吸烟成瘾性以及烟草税政策的长短期影响。研究者使用不同的数据，包括宏观时间序列数据以及地区微观调查数据，发现香烟的价格弹性位于 −0.84～−0.51 间。研究者还发现，青少年对价格增长的反应较大，这样就更有理由利用税收这一工具。这个结果对任何一个想要阻止青少年养成吸烟习惯的人来说都是具有吸引力的。

（二）税收和酒类消费

研究证明，在其他因素不变的条件下，提高酒类的价格，会使酒精消费下降，而且酒精成瘾者也不例外，因此，决定酒类价格重要因素的是酒税的高低。国外对酒类消费、价格和广告的研究通常集中在年轻人身上；这些年龄较小的群体代表了酗酒的最高等级。

四、吸烟的经济学分析

（一）烟草税收增加的同时，吸烟所致的医疗支出大增

世界卫生组织的研究表明，如果一国政府当年的烟草税是若干亿元，那么 20 年后，这个政府将不得不用当年所征收的烟草税 2.8 倍的资金数额来支付因吸烟带来的健康危害，而且不包括由吸烟造成的其他损失的费用。烟草作为我国最大的单一税种，在国民经济中占有举足轻重的地位。吸烟给烟民个人带来的是疾病和死亡，给国家带来的则是一笔越来越沉重的医疗负担。据专家经过几十年的数据统计及不同模型的测算，吸烟引起的直接医疗费用支出基本占到一国医疗费用总支出的 6%～11%，还有一部分烟民因为吸烟引起的疾病而丧失了劳动力或因为吸烟而过早死亡，应按 7%～8% 的比例计算成本。这些数据还不包括生命的价值、患者的痛苦和患者给家人造成的精神损失。

（二）烟民和被动吸烟者的权利公平与效率缺失

被动吸烟，即吸"二手烟"，指生活和工作在吸烟者周围的人们，不自觉地吸进吸烟者吐出的烟雾尘粒和各种有害物质。而在吸烟者吐出的冷烟雾中，烟焦油含量比吸烟者吸入的热烟雾中的多 1 倍，苯并芘多 2 倍，一氧化碳多 4 倍。吸烟者的吸烟行为给其他人带来了健康损害，而吸烟者本人并不为此付出代价。按照经济学原理，在吸烟者购买香烟的时候，其按照香烟带给自己的效用支付价格，使其消费达到自身的边际效用与边际成本相等，实现自身消费的效用最大化。然而，吸烟的效用由吸烟者自己享受，而吸烟产生的成本除了吸烟者购买香烟而付出的价格，还包括了这一行为给其他人造成的健康损害，以及由此产生的他人的医疗费用代价和心理代价，这些代价并没有包含在香烟的价格中，也就是说，吸烟者的吸烟行为造成了外部成本，这种成本不由吸烟者自己承担而由其他人承担。我国每年因受二手烟危害死亡的人数高达 10 万人以上。这些本不吸烟的无辜者，被动地承受着烟草的毒害，默默地承担着被动吸烟导致的各种疾病的医疗费用，给公民之间的医疗公平与效率带来重要的障碍。据调查，仅有 35% 左右的不吸烟者知道被动吸烟带来的危害。国家也最终成为被动吸烟者的医疗费用买单者之一。

第四节　公共政策干预

一、烟草相关的公共政策

（一）禁止香烟广告

全面禁止烟草广告会促使烟草消费减少。一项对 22 个高收入国家的研究表明，全面禁止烟草广告和推广能减少 7.4%～16% 的烟草消费，但是仅有超过半数的国家禁止在当地杂志和广告牌刊登烟草广告。烟草企业市场营销和促销活动会鼓励当前吸烟者吸更多烟，降低他们戒烟的

动力,从而提高烟草销售量,当然这也就意味着更多人会死于烟草;同时,市场营销还可以刺激潜在的使用者——特别是年轻人——尝试烟草,继而成为他们的长期顾客。

禁止烟草的市场营销和促销活动将是打击烟草流行的一件利器。如禁止烟草广告能够减少各类收入和教育水平人群的烟草使用。政策制定者应在开始实施前很早就宣布对烟草广告、促销和赞助的禁令,一方面为了有效降低消费,另一方面出于对整个传媒产业的公正对待,禁令必须全面;同时要针对所有类型的营销和促销活动。禁止烟草广告是《烟草控制框架公约》中的一项主要内容。

(二)提高税收

世界卫生组织认为提高卷烟的价格和税收是控制烟草消费上升的有效手段之一。烟草的总需求价格弹性在具有不同社会经济地位的子群体中存在显著差异,社会经济地位较低群体对价格变动的反应集中在吸烟决策上,然而社会经济地位较高群体对价格变动的反应更多体现在烟草消费量上。在发展中国家增加烟草制品的税收有充分的余地,它可以成为改善人民健康和振兴经济的最重要的政策工具。增加10%的烟草制品税收,可减少高收入的国家的因烟草制品所致损害的4%,而对低收入或中等收入的国家则可降低烟草带来危害的8%。全球范围内香烟实际价格增长10%,则会导致4 200万烟民戒烟并从而最少能挽救1 000万因烟草导致死亡的人。

世界卫生组织建议各国政府应从烟草税所得的政府税收中指定资金的专门用途,一部分可用来推动控烟活动,如实施戒烟规划,进行吸烟有害健康的广告宣传和开展与吸烟有关的癌症研究,加强区域性合作以调整烟草价格和联手打击香烟走私,政府通过增加消费价格指数,调整香烟价格,以维持其与通货膨胀一致。

(三)全球控烟策略

《世界卫生组织烟草控制框架公约》(*World Health Organization Framework Convention on Tobacco Control*)(以下简称《公约》),表示出全球加强烟草控制和拯救生命的政治意愿。它是一个具有法律约束性的全球性条约,为各国限制烟草的蔓延、实施和管理烟草控制规划奠定了基础。截至2021年12月,《公约》已有182个缔约方,覆盖全世界90%的人口。

《公约》赋予缔约国一系列法律义务,这些法律义务包括:保护公共卫生政策免受商业和其他烟草业既得利益者的影响;采取价格和税收措施以减少烟草需求;规制烟草产品的内容物;规制烟草产品内容物的披露;规制烟草产品包装和商标,警示人们烟草的危害;全面禁止烟草广告、促销和赞助;帮助吸烟者戒断烟瘾;控制烟草制品的走私;禁止对未成年人或经由未成年人销售烟草;支持经济可行方法替换烟草种植。世界卫生组织呼吁,各国应该把履行该条约作为重中之重,以控制烟草使用的全球流行,减少烟草相关疾病和死亡。

2016年世界卫生组织对《公约》进行的独立影响评估发现,《公约》有助于在保护人们免于接触烟草烟雾,规范烟草制品的包装和标签,教育、交流、培训公众意识,禁止向未成年人销售和由未成年人销售烟草制品,报告和信息交流方面取得重大快速进展。《公约》的实施已帮助拯救了3 700多万人的生命,这一数字还在继续增长,全球烟草使用流行率已从2000年的近33%下降到2021年的22%。

(四)全球无烟环境立法

随着《公约》的生效,越来越多国家和地区加速立法,完善执法,提高控烟能力,尽最大的可能保护居民免受烟草烟雾的危害。最初立法和执法比较好的大部分是发达国家,2004年3月,爱尔兰成为世界上第一个立法建立无烟工作场所的国家,无烟化的范围包括公共场所、所有的办公室、餐厅、酒吧和旅店。不到三个月,挪威的无烟立法也开始生效。此后,在这两个国家的引领下,新西兰、意大利、西班牙、几内亚、毛里求斯和乌拉圭等12个国家相继开展了无烟工作场所和公共场所的工作。随后,越来越多的发展中国家加入全面立法的行列,越来越多的人生活在安全清洁的环境中。

在 182 个缔约国中，有些国家制定了全国性的全面无烟环境的法律，禁烟场所包括了所有的室内工作场所、公共场所和公共交通工具。由于各个国家的立法权力和程序不同，有的很难通过全国性的禁烟法规，这些国家采用了各州、省或者城市立法，这种做法与全国性立法相比，操作上更加可行。美国、加拿大和澳大利亚在这方面取得了斐然成绩。如果所有具有此种合法权力的国家级以下区划都实施全面无烟化政策，那么得到保护、免遭二手烟暴露危害的人口数量就会再增加 33 亿。

（五）中国公共场所禁烟

2011 年 3 月，第十一届全国人大四次会议通过的《中华人民共和国国民经济和社会发展第十二个五年规划纲要》明确提出"全面推行公共场所禁烟"。控烟首次被列入经济和社会发展五年规划。这项政策的实施，将有效保护公众免受"二手烟"的危害，是预防和减少严重威胁人民健康的肿瘤、心脑血管疾病、呼吸系统疾病等慢性病的一项重要措施，关系到维护人民健康权益，关系到健康核心指标的实现。

2011 年 3 月，卫生部公布修订后的《公共场所卫生管理条例实施细则》（以下简称《细则》），《细则》新增加"室内公共场所禁止吸烟"等规定，2011 年 5 月 1 日起正式实施。《细则》规定，公共场所经营者应当设置醒目的禁止吸烟警语和标志。室外公共场所设置的吸烟区不得位于行人必经的通道上。公共场所不得设置自动售烟机。公共场所经营者应当开展吸烟危害健康的宣传，并配备专（兼）职人员对吸烟者进行劝阻。《细则》还进一步明确了执法主体、强化了公共场所经营者的责任、加重了处罚力度等。这是我国第一次明确将"室内公共场所禁烟"列入公共场所卫生管理条例。

近年来，一些省市相继出台了地方性的公共场所控烟禁烟法规，截至 2021 年 3 月，我国有100 多个城市制定了控烟的地方性法规、地方政府规章和地方性规定。北京市、上海市、天津市均专门出台了控烟地方性法规，而重庆市将控烟的规范写入了《重庆市爱国卫生条例》中。但在公共场所控烟禁烟法规的执行上还存在公共场所的定义尚未统一、执行的力度很难保证等问题，导致很多城市的控烟禁烟地方性法规仍然还在路上。《"健康中国 2030"规划纲要》明确提出，到 2030 年，我国 15 岁以上人群吸烟率降低到 20%。随着大众健康意识的提升，公共场所无烟环境已逐渐成为社会共识，亟待全方位加强控烟。国家层面控烟法规多次推进，助力"健康中国2030"的控烟目标顺利达成。

二、酒精相关的公共政策——减少有害使用酒精全球战略

世界卫生组织重视就有害使用酒精问题制定、测试和评估具有成本 - 效益的干预措施，并编制、汇集和传播关于酒精使用和依赖以及相关的健康和社会后果的科学信息。目标是减轻有害使用酒精造成的卫生负担，挽救生命，预防伤害和疾病，从而增进个人、社区以及整个社会的福利。

世界卫生大会于 2010 年核准了减少有害使用酒精全球战略（global strategy to reduce harmful use of alcohol）。为确保与各会员国就实施全球战略进行有效合作和协商，建立了世界卫生组织国家对口实施单位全球网络。同时，世界卫生组织建立了酒精与健康全球信息系统（geographic information system on alcohol and health），以便积极提供关于酒精消费水平和模式、酒精造成的健康和社会后果以及各级对策的信息。

减少有害使用酒精全球战略表明，世界卫生组织各会员国共同承诺采取持续行动，以减少有害使用酒精造成的全球疾病负担。该项战略列出了以证据为基础的政策和干预措施，如采用、实施和执行这些政策和措施，可维护健康和挽救生命。它还确定了关于制定和执行政策的一整套指导原则，确定了全球重点行动领域，提出了国家行动领域，并授予世界卫生组织加强各级行动的重大任务。

　　可用于国家行动的政策方案和干预措施分别归入 10 个相辅相成的建议目标领域。这十个领域是：领导、认识与承诺；卫生机构的应对行动；社区行动；酒后驾驶的政策和对策；酒精供应；酒精饮料的推销；价格政策；减少饮酒和醉酒的负面后果；减少非法酒精和非正规生产的酒精的公共卫生影响；监督和监测。

　　根据《2030 年可持续发展议程》和《世界卫生组织非传染性疾病全球监测框架》包含的目标，要真正减少有害使用酒精就要求各国采取协调一致行动，开展有效的全球治理，并使所有相关利益方适当参与。通过富有成效的合作活动，减少酒精对健康和社会带来的不利影响。

思考题

1. 许多学生吸烟、喝酒或者吸食其他的成瘾物品，如咖啡因（在咖啡、茶或者软饮料中都会有）等，如何把成瘾模型与这些行为习惯联系起来？

2. 你看到的香烟广告和酒精广告具有主要的信息性内容或说服性内容吗？你会从你的发现中得到什么结论？

3. 青少年和成人对香烟广告和价格反应有何不同？为什么这一点很重要？

（李国红）

第二十二章 卫生经济政策与改革

卫生经济学研究成果通过卫生经济政策工具在各国得以应用，其推进了卫生改革进程，对于明确卫生健康事业发展目标、促进卫生资源优化配置、提升人群健康水平起到了积极的促进作用。本章阐释了卫生经济政策的概念与内容、卫生经济政策的理论基础和目标、卫生经济政策分析框架；介绍了全民健康覆盖与国际卫生改革以及我国卫生经济政策与改革的经验。

第一节 卫生经济政策概述

一、卫生经济政策的概念与内容

（一）卫生经济政策的概念

卫生经济政策（health economics policy）是公共政策的重要组成部分，是政府及相关职能部门为解决公共健康问题、实现长期健康目标，运用卫生经济理论和方法，通过科学的决策过程形成的与现行社会制度和社会经济发展水平相适应的政策工具总和。

由于卫生服务的特殊性，卫生领域存在市场机制的失灵，政府结合居民公共健康需求和社会经济状况，通过卫生经济政策工具明确宏观卫生健康事业发展目标；规范卫生服务市场；促进有效、公平地使用稀缺的卫生资源，以满足人们日益增长的对卫生服务的需求和需要，保障卫生服务体系的可持续发展。

（二）卫生经济政策的内容

卫生经济政策涵盖内容广泛，可分为宏观和微观两个层面。宏观层面，卫生经济政策将卫生经济学理论运用于卫生健康事业发展的指导思想、卫生发展的战略重点、卫生健康工作的指导方针、卫生规划和健康保障制度中。微观层面，卫生经济政策主要是指运用经济手段调节各利益相关方的关系形成的政策，例如补偿政策、税收政策、价格政策等。

二、卫生经济政策的理论基础

卫生经济政策是在对卫生领域经济现象和经济规律深刻理解的基础上为解决卫生领域的问题而形成的政策工具，是充分发挥市场资源配置作用和政府宏观调控功能的手段。以资源的稀缺性为基本前提，将经济学理论和方法与卫生领域的特殊性结合，以有效和公平的筹集、利用和分配卫生资源为主要手段，以提升人群健康水平和公平为最终目标。

（一）效率和公平理论

1. 卫生服务市场和效率 在竞争性市场，每个人要在自己的资源约束下，在给定商品的价格下，选择效用最大化的消费组合。福利经济学第一定律指出在一定条件下，竞争性市场是有经济效率的。在给定初始禀赋下，每个人都可以通过交换得到竞争市场的均衡点，即帕累托效率点。但是，帕累托效率点并不一定是公平的。福利经济学第二定律扩展了第一定律的适用性，指出给定适当的初始禀赋，任何帕累托有效的结果理论上都可以通过竞争性市场实现。政府可以通过初始禀赋的再分配与竞争性市场相结合,实现既公平又有效率的结果。很多经济学家认为卫生服务市场也可以达到第二定律的条件,政府可以提供市场无法提供的东西,使卫生服务市场更完美,但是,政府的功能是使市场更好地发挥作用,而不是替代市场。

卫生服务市场的特殊性使其偏离竞争性市场的假设,导致无效率的结果。如果通过公共政策能够纠正一个或多个对完全竞争偏离的条件,可能会促进市场的竞争,但是不一定能够增进社会福利。在卫生领域,人群健康水平的提升是最终的目的,只有在竞争确实能够增进社会福利时,才偏好竞争性市场。因此,在卫生领域的政策中,往往把公平放在更为重要的位置。1997年,《中共中央 国务院关于卫生改革与发展的决定》中提出,正确处理社会效益和经济收益的关系,把社会效益放在首位,体现社会公平。2009年,《中共中央 国务院关于深化医药卫生体制改革的意见》强调,坚持公平与效率统一,政府主导与发挥市场机制作用相结合。在卫生系统的绩效评价中,将健康的水平和公平作为最终的评价指标,把效率作为中间的评价指标,效率是利用有限资源获得最大健康水平和公平的基础,即以较少的成本实现公平的目标。改善效率要求卫生系统更好地利用现有资源,并减少浪费,提高卫生系统提供服务的能力,促进全民健康覆盖目标的实现。

2. 健康公平理论 公平理论的发展为健康公平理论的形成奠定了基础。

(1)公平理论:效用主义、自由主义和罗尔斯公平理论为健康公平理论提供了借鉴。不同的伦理观对公平的认识不同,政策的目标也存在一定的差异。

效用主义(utilitarianism)分为主观效用主义和客观效用主义。不同伦理观下,卫生经济政策目标的侧重点不同。主观效用主义认为每个人是个人效用最大化的判断者,基于这一理论,卫生经济政策的目标应该是使社会总体满意水平实现最大化。客观效用主义认为个人并不总是能做出良好的选择,主张从客观角度通过专家来界定。客观效用主义下的卫生经济政策的目标是使社会总体健康水平实现最大化。根据效用主义,为了大多数人的更大利益,社会可能愿意接受对少数人利益的损害。

自由主义者要求国家只承担保护个人的财产权利和个人自由的优先职责。平等自由主义者(egalitarian liberal)主张每个人都应具有维持最低水平的服务和确保机会均等所需资源的积极权利(positive right)。政府必须限制自身的功能,应只限于提供必要的服务。在卫生领域,自由主义者认为公平是指保障居民获得最低标准的卫生服务。平等自由主义者认为公平包括按能力支付,每个人都有同等的卫生服务可及性,卫生服务的配置以促进健康公平最基本的需要为基础。

罗尔斯公平理论提出了公平原则的优先顺序。约翰·罗尔斯(John Rawls)提出社会选择必须是公平的,只有抛开既得利益,才有可能对社会公平的原则达成共识。公平正义有两个原则,一是平等自由的原则,即每个人都应拥有与其他人所拥有的最广泛的基本自由体系平等的权利;二是差别原则(适合于最少受惠者的最大利益)和公平的机会平等原则(机会平等的条件下,地位和职位向所有人开放)。该理论认为平等优先于社会经济,正义原则优先于效率原则和最大限度地追求利益总额的原则,公平机会原则又优先于差别原则。社会中,生活最差的人的需要应该被优先考虑。

(2)卫生领域公平的内涵:卫生领域的公平包括健康公平和卫生服务公平。

世界卫生组织提出,健康公平(health equity)是所有社会成员均有机会获得尽可能高的健康水平,这是人的基本权利。《阿拉木图宣言》明确了卫生领域追求的价值观:社会公正和人人享有更佳的健康权利,参与以及团结。健康公平观强调了健康的权利。卫生经济政策的目标应该是消除不同国家之间以及同一国家不同人群组之间健康状况的差异。

卫生服务提供的公平包含可及性的公平和政府投入分配的公平。可及性的公平指不同的人在遇到同样的健康问题时具有同样的可能来获得同样质量的卫生服务。政府投入分配的公平指政府健康补贴应该向低收入人群倾斜。

居民获得卫生服务的公平又体现为水平公平和垂直公平,强调以健康需要为基础的卫生服务公平。水平公平是指具有等量卫生服务需要的人能够获得同等数量和质量的卫生服务。垂直公平是指需要水平高者得到较多的卫生服务,需要水平低者得到较少的卫生服务。

现实中,不同人群间的健康不公平决定于一系列广泛的社会和经济因素,以及包括种族、失能和性别等比社会经济、地理位置和环境因素更广泛的潜在因素。政府有责任确保其政策实现消除歧视和促进机会平等的目标,并采取相关措施促进不同人群建立良好关系和消除困苦。

（二）以健康需要为基础的资源配置

卫生领域的公平强调以健康需要为基础,相应的以健康需要为基础的资源配置成为实现公平的重要手段。但是不同层面对健康需要的界定也有所差异。

个体根据自我对健康的感知和相关知识的认知水平产生对卫生服务的需要。由于受主观感受的影响以及个体往往不具备判断自身健康水平和是否需接受卫生服务的能力,个人感知的需要不能作为资源配置的依据。

由专业人员判定的卫生服务需要也有不同的界定标准。有的学者认为卫生服务需要应为最大可能增进健康所必需的支出;也有学者认为应用最小需要或适当标准衡量卫生服务需要。

卫生经济政策针对公共健康问题,要基于社会层面的需要。社会层面的卫生服务需要水平受到社会所有公共目标选择的影响。社会总体资源有限,社会发展需要各领域的公共目标,如教育、环境、交通等,政府要在不同的社会公共目标之间进行权衡。社会健康目标的确定决定了社会卫生服务需要的水平,以及实现一定时期社会健康目标必需的卫生服务水平。

一个合理的社会健康水平目标的选择必须考虑社会资源约束和社会价值观。健康的获得需要多种卫生产品和服务的组合,而卫生服务提供的各种投入要素之间、卫生服务投入与健康生产其他投入之间,存在多种可能的替代选择。以需要为基础的资源配置要考虑卫生服务的成本,也要注重投入产出的效率。

按需要配置资源、可及的公平和健康的公平有时候并不是简单的线性关系。由于患者自身的认知会影响服务的利用,按需要配置资源不一定带来公平、可及的卫生服务,公平、可及的卫生服务也并不一定带来公平的健康结果。政策形成和执行中,还要充分考虑其他相关因素的影响。

三、卫生经济政策的目标

卫生经济政策是培育卫生服务市场,改善市场失灵的重要工具,通过科学的政策工具组合实现卫生系统的发展目标。卫生经济政策的最终目标是:提高人民的健康水平;确保消费者满意;使卫生系统具有筹资风险保护作用。通过各项卫生经济政策的不断完善和协调配合,促进卫生服务市场机制和政府作用的有机结合,提升卫生服务体系公平、效率、稳定、可持续与质量等发展目标,保障最终目标的实现。

第二节　卫生经济政策分析

一、卫生经济政策分析基本框架

卫生经济政策分析是政策研究者、政策制定者和政策执行者共同关注和参与的过程,其共同的目标是通过形成高价值的政策,解决卫生领域的政策问题。政策分析从政策问题的认定到政策的终结形成具有循环性和周期性的政策过程,一般分为政策议程、政策规划、政策决策、政策执行和政策评估五个阶段。现实中政策分析的起点和终点可能是多种多样的。

（一）政策议程

政策议程是社会公共问题成为政策主体特别关注并下决心要加以解决的公共政策问题的过程，包括定义政策问题和分析问题产生的原因两部分。

不同时期要解决的卫生健康问题很多，需要从众多公共健康问题中确定影响卫生健康事业发展目标的主要问题和优先需要解决且能解决的问题。政策问题表现为现状和卫生健康事业发展目标之间的差距。定义政策问题的过程，需要政策研究者和政策决策者各自发挥优势，协调配合加以确定。明确政策问题后，要分析政策问题产生的原因和作用机制，通过政策问题根源分析，抓住主要矛盾，确定主要成因是形成政策作用机制的基础。

世界银行专家提出了诊断公共健康问题的机制，即卫生系统的五大控制柄：筹资、支付、组织、规制、行为。卫生经济政策的作用机制主要通过这五个控制柄发挥作用。政策问题原因的诊断可通过这一作用路径追溯到这五个重要的方面。

（二）政策规划

政策规划是政策主体在对政策问题进行分析、研究的基础上，经过科学的方式，运用专业知识和技术，提出相应的解决办法或方案，为政策决策提供必要前提的过程。包括目标确立、方案设计、后果预测、可行性论证和方案优化几个阶段，通过不断反馈、调整和总结，最终形成可供选择的政策方案。在政策方案形成的过程中，卫生经济学家通过政策研究过程为政策的形成提供重要的支撑。2009年，新医改政策研究过程中，卫生行政部门聘请多家研究团队形成了不同的改革方案，为政策的形成提供依据。

（三）政策决策

政策决策主体围绕一定的价值取向和目标，通过一定的程序进行竞争、协商、合作，确定政策行动最终方案。决策过程是调节、平衡各种利益关系，确立主导性意志和利益，提供集体行动规则的过程。决策结果最终要经过合法的程序转化为正式政策。

（四）政策执行

政策执行者通过建立组织机构，运用人、财、物等各种资源，选择相应的政策工具，采取宣传、试验、实施、协调与监控等各种行动，充分发挥各方的积极性、灵活性和创造性，将已合法化的政策付诸实践，从而实现既定目标的动态过程。政策执行过程需要明确政策内涵，分析政策的动力和阻力，制订执行计划，配置执行资源，并协调和控制政策的实施。

（五）政策评估

政策研究者和制定者依据一定的标准和方法，对政策方案规划、执行情况和政策效果及价值进行估计和评价。政策评估是检验政策实践效果的过程，需要回答政策是否按既定计划实施、是否达到预期的目标、政策多大程度上解决了公共健康问题、政策带来的社会影响等。如果政策效果明显，说明原有政策问题得到了相当程度的解决，该领域的问题优先顺序会出现新的变化，新的问题可能替代老的问题成为关键或焦点问题；如果政策有效但不明显，则面临政策的调整；如果政策实施后没有出现预期的结果，甚至带来一定的负效应，则面临该政策方案是终结还是需要寻找新的替代方案的选择。政策评估也是发现新的政策问题的重要途径。

二、卫生改革的发展路径

通过卫生改革实现卫生健康发展目标的过程，是无数卫生经济政策进程相互连接的螺旋上升动态调整的过程。这一过程不仅需要制定和完善卫生经济政策，而且也需要一系列促进完善和改革的行动。这些不同的行动之间存在一个统一的构建卫生经济政策改革的路径（图22-1）。第一，要确定长期卫生系统发展的目标。需要在国际全民健康目标和我国健康中国战略的指引下，在特定阶段社会经济状况和人口健康状况的前提下，明确一定时期卫生健康事业发展的目标。第二,进行现状分析,通过现状分析明确现状与目标之间的差距,确定需要优先解决的公共健康问题,要重点关注基本卫生服务可及性和经济风险保护能力等政策目标,要考虑卫生系统内外可能会影响长期卫生健康目标实现的因素。第三,进行卫生经济政策规划,对进入政策议程的公共健康问题进行诊断,明确影响的路径,同时对未来可用的卫生资金和可采取的经济手段和工具进行评估,形成改革策略,并促使卫生健康部门与相关部门的协调。第四,政策决策,要分析政治上、经济上和技术上的可行性,形成明确的政策。第五,确定改革的执行战略,细化政策内涵并制定实施政策的计划。第六,在整个过程中进行监测和评估,结合现状分析、完善政策目标。这是一个持续完善的过程,要根据系统实际运作情况的反馈,不断地进行再评估和再调整,设计针对出现的问题和挑战的新计划。

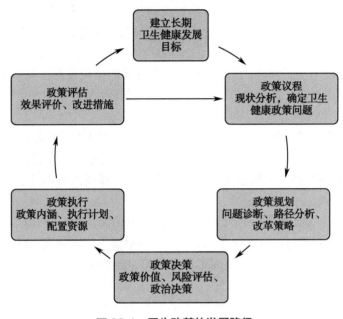

图 22-1　卫生改革的发展路径

第三节　全民健康覆盖与国际卫生改革

一、全民健康覆盖的概念和发展

(一) 全民健康覆盖的概念

全民健康覆盖(universal health coverage,UHC),也称为全民覆盖(universal coverage,UC),是指确保所有人都能获得所需的基本卫生服务,包括健康促进、疾病预防、治疗、康复、姑息治疗等,这些卫生服务应是质量合格并有效的,同时还应确保人们不会因使用这些服务而陷入经济困难。全民健康覆盖关注对所有人基本卫生服务的覆盖,基本卫生服务的范围随资源状况的改善而动态调整。

全民健康覆盖体现了三项目标:第一,确保需要卫生服务的人公平获得卫生服务,不考虑其支付能力,仅从健康的角度保证需要卫生服务的人能够获得卫生服务;第二,提供质量合格的卫生服务,以改善接受卫生服务者的健康,卫生服务的合格和有效是保证接受卫生服务者健康的基础;第三,防范经济风险,确保接受卫生服务的人不会因为患病治疗而陷入贫困。

(二) 全民健康覆盖发展过程

全民健康覆盖概念的形成经历了长期的发展和完善。世界卫生组织 1948 年制定的《世界卫生组织组织法》宣布：健康是一项基本人权，在 1978 年《阿拉木图宣言》中确定了人人健康议程。2000 年，世界卫生报告《卫生系统：改进业绩》中将人人享有卫生保健（health for all）目标称为可负担的全民覆盖（affordable universal coverage），该报告提出卫生系统三个最基本的目标是：提高所有服务人群的健康水平；对人们的某些期望予以满足；能够保障患者支付的费用不致过高。

2005 年，第五十八届世界卫生大会形成了第 33 号决议《可持续卫生筹资、全民保险和社会健康保险》，敦促各会员国确保其卫生筹资系统能够使人们共担风险，避免个人因寻求医疗服务而支付灾难性卫生支出和陷入贫困；确保质量良好的卫生保健基础设施和卫生人力资源的适当和公平分布，使受保人能够获得质量良好和公平的卫生服务；确保用于特定卫生规划或活动的外部资金以有助于发展卫生系统可持续筹资的机制进行管理和组织。该决议倡导各国制定适应其宏观经济、社会文化和政治环境的向全民健康过渡的计划，促进满足人们对卫生保健的需求和改进其质量，减少贫困、实现国际商定的发展目标，包括《联合国宣言》中包含的目标和人人享有卫生保健。这一目标被定义为全民健康覆盖。2008 年，世界卫生报告《初级卫生保健：过去重要、现在更重要》针对健康不公平问题，提出了改善健康公平的全民覆盖改革、以人群为中心的卫生服务体系改革、促进和保障社区健康的公共政策改革、使卫生管理者更加可信赖的领导力改革四个初级卫生保健的联动改革方案。

2010 年，世界卫生报告《卫生系统筹资：实现全民覆盖的道路》明确了全民健康覆盖的内涵、途径及行动纲领，并介绍了各国的经验。该报告发布后，为达到全民健康覆盖这一目标的全球性努力逐渐增加。很多国家都在试验通过优化卫生筹资机制和提高基本卫生服务可及性等改革实现全民健康覆盖的模式。

2015 年，联合国首脑峰会通过《变革我们的世界：2030 可持续发展议程》，提出包括健康在内的 17 个领域的可持续发展目标和 169 个具体目标，其中健康领域的核心目标是实现全民健康覆盖，即确保所有人都能及时获得所需的质量合格的、安全的、有效的卫生服务，并且不会因此而遭受经济困难。

2018 年，世界卫生组织公布《2019—2022 年第十三个工作总规划》，确定了未来 5 年的三项战略重点——三个"十亿人目标"：①实现全民健康覆盖：基本卫生服务新增覆盖人口必须至少达到 10 亿人；②应对突发卫生事件：面对突发卫生事件，受到更好保护的人口新增 10 亿人；③促进人群健康：健康和福祉得到改善的人口新增 10 亿人。全民健康覆盖目标也为后两个目标提供了保障。

全民健康覆盖已经成为全球健康的优先领域，成为引领各国卫生改革的主要目标和方向，也成为评估卫生经济政策效果的重要内容。

二、全民健康覆盖的测量

（一）全民健康覆盖的三个维度

实现全民健康覆盖面临着福利和合理性等方面的重要政策选择。全民健康覆盖包含三个维度：人口覆盖（population coverage）、服务覆盖（service coverage）和筹资覆盖（financial coverage）。人口覆盖指覆盖多少人口，即覆盖的对象；服务覆盖指覆盖服务的范围；筹资覆盖指通过保险或其他风险分担机制覆盖的卫生服务成本的比例。实现全民健康覆盖面临着在这三个维度的选择，各国通过选择使其改革的方向能最好地适应其目标以及所处的财政、组织和政治环境。通过卫生改革和行动增加用于健康的资金，通过预付和合理的安排使人们能够公平地使用基金，有效地利用服务并促进服务质量的提高。

（二）全民健康覆盖测量的指标

世界卫生组织和世界银行于 2013 年启动全民健康覆盖（UHC）监测项目，2014 年，启动了

UHC 全球监测框架，2015 年，发布了第一部 UHC 监测报告。2015 年，联合国大会通过了 17 个可持续发展目标（SDGs），进一步推动 UHC 的监测。其中，目标 3 中的子目标 3.8 是实现全民健康覆盖（UHC），包括所有人的财务风险保障、获得优质基本卫生服务以及获得安全、有效、质优且负担得起的基本药物和疫苗。这项目标是实现整个目标以及其他与健康相关的 SDGs 的关键。目标 3.8 有两个指标：3.8.1 是基本卫生服务覆盖（在全体人群和最弱势的人群中基于追踪干预措施的基本服务的平均覆盖），3.8.2 是家庭卫生支出占总家庭支出或收入份额较大的人口比例，体现财务保障维度。2017 年，发布第二部 UHC 监测报告，以 SDG3.8 的监测框架为基础，考虑不同人群之间的公平性分析，形成了基本卫生服务覆盖指数。服务覆盖率的不平等可以通过计算不同亚人群的覆盖率水平来分析，例如家庭财富五分位数、教育程度、地理区域、年龄和性别。2019 年已公布了第三部 UHC 监测报告。

1. 基本卫生服务覆盖

（1）基本卫生服务覆盖指标：世界卫生组织将四类 16 项基本卫生服务作为监测国家覆盖水平和公平的指标，包括生殖、孕产妇、新生儿和儿童健康（家庭生育服务、产前和生产保健、全面儿童免疫、肺炎就医行为）、传染病（结核病治疗、人类免疫缺陷病毒抗逆转录病毒药物治疗、使用预防疟疾的药浸蚊帐、适当卫生设施）、非传染性疾病（防治高血压、防治高血糖、宫颈癌筛查、是否吸烟）、服务能力和可获得性（医院基本服务、卫生工作者密度、获得基本药物、卫生安全、遵守《国际卫生条例》）（表 22-1）。指标的选取也考虑指标的可测量性，并不代表该服务类型的所有服务内容。每个国家可依据自身特点制定自己的全民健康覆盖进展测量方式，也可采用国际公认的标准化测量指标，以便进行跨国和跨时比较。

表 22-1　UHC 基本卫生服务覆盖指标

基本服务	指标
生殖、孕产妇、新生儿和儿童健康（RMNCH）	
1. 家庭生育服务（FP）	15～49 岁结婚或工会中女性使用现代避孕方法的需求满意度（%）
2. 怀孕和分娩保健（ANC）	产前保健四次以上访视（ANC4）比例（%）
3. 儿童免疫接种（DTP3）	注射了 3 剂白喉 - 破伤风 - 百日咳疫苗（DTP3）的一岁儿童比例（%）
4. 儿童治疗	疑似肺炎儿童的求医行为（%）
传染病	
1. 肺结核治疗（TB）	TB 有效治疗覆盖率（%）
2. AIDS 治疗（ART）	接受抗逆转录病毒疗法（ART）的人类免疫缺陷病毒感染者（%）
3. 疟疾预防（ITN）	使用经过杀虫剂处理的蚊帐（ITN）的人群（%）
4. 水和环境卫生	家庭能获得最基本的卫生设施（%）
非传染性疾病（NCD）	
1. 预防心血管疾病（CVD）	正常血压 CVD 患病率（无论治疗情况如何）（%）（年龄标准化）
2. 糖尿病管理（FPG）	平均空腹血糖（FPG）（mmol/L）（年龄标准化）
3. 癌症检测和治疗	30～49 岁女性宫颈癌筛查率（%）
4. 烟草控制	过去 30 天内 15 岁及以上的成年人未吸烟率（%）（年龄标准化）
服务能力与可获得性	
1. 住院服务	人均医院病床数（w/ 阈值）
2. 卫生工作者密度（HWD）	人均卫生技术人员（w/ 阈值）：医生、精神科医生和外科医生
3. 基本药物的可获得性	使用世界卫生组织基本药物清单所列药物的医疗卫生机构所占比例
4. 健康安全（IHR）	国际卫生条例核心能力指数

原文来源：World Health Organization and The World Bank. Tracking universal health coverage: 2017 global monitoring report. Switzerland: WHO Document Production Services，2017：6-9.

（2）基本卫生服务覆盖指数：UHC 服务覆盖指数是测量基本卫生服务覆盖情况的综合指标。该指数采取几何平均数的方法获得，有利于表现各种服务覆盖水平同等的重要性。指数取值为 0～100。

1）四类基本卫生服务指数

生殖、孕产妇、新生儿和儿童健康指数（RMNCH）＝(FP×ANC×DTP3×儿童治疗)$^{1/4}$

传染病指数：

传染病指数$_1$＝(ART×TB×ITN×水和环境卫生)$^{1/4}$（高疟疾风险地区）

传染病指数$_2$＝(ART×TB×水和环境卫生)$^{1/3}$（低疟疾风险地区）

非传染性疾病指数（NCD）＝(BP×FPG×烟草控制)$^{1/3}$（宫颈癌筛查数据不足，未包含）

服务能力和可获得性指数＝(住院服务×HWD×IHR)$^{1/3}$（获得基本药物数据不足，未包含）

2）UHC 服务覆盖指数

UHC 服务覆盖指数＝(RMNCH×传染病×NCD×服务能力和可获得性)$^{1/4}$

2. 财务保障的衡量指标

（1）灾难性卫生支出发生率：家庭自费卫生支出占家庭总支出或收入给定比例（10% 和 25%）的人口占比，体现财务保障维度。利用不同人群之间的差异反映不公平性。

（2）因病致贫性卫生支出发生率：因病致贫指由于自付费用支出，使家庭陷入贫困线以下。因病致贫人数通过消费或收入中包括与不包括自费支出的贫困人数的差值计算。监测指标包括三个贫困线，一是每天 1.9 美元（2011 年 PPP）的绝对贫困线，一般用于低收入国家。二是每天 3.10 美元（2011 年 PPP）的绝对贫困线（2017 年 10 月，世界银行将每天 3.10 美元的贫困线修改为每天 3.20 美元），一般用于中低收入国家。三是以每人每天消费或收入中位数的 60% 为标准的相对贫困线。贫困线的设定在不同监测周期会有所差异，不同国家也可基于地区数据设定贫困线。

自付费用是指家庭花费在医疗、健康产品、门诊和住院服务及其他卫生服务（如医学实验室服务）时产生的未被第三方补偿（政府、社保或商保报销）的费用，不包括家庭的健康保险费。

三、全民健康覆盖与国际卫生改革

（一）通过政府承诺，融入国家政策

健康是长期经济发展的基础，全民健康覆盖成为实现"2030 可持续发展目标"的重点内容。随着越来越多的国家通过政府承诺实现可持续发展目标，全民健康覆盖成为引导很多国家卫生改革的发展方向，需要各国按照其各自的价值观、约束条件和机遇，构建和完善其卫生系统和筹资体系。每个国家所处的环境也都在发生着变化，需要不断适应变化的环境。全民健康覆盖目标的引导，有助于各国深刻理解目前的状况，并形成对未来的清晰设想，从而选择适合的改革路径。

（二）通过监测评估，确定各国改革优先重点和发展方向

世界卫生组织发布《通往全民健康覆盖之路的初级卫生保健：2019 监测报告》显示，全球基本卫生服务覆盖指数从 2000 年的 45（总分 100）提高到 2017 年的 66。进步最大的是较低收入国家，得益于传染病防治和生殖、孕产妇、新生儿和儿童健康服务。但是，最贫困的国家和被冲突影响的国家仍存在较大差距。从绝对数看，中等收入国家 2017 年基本卫生服务短缺的人口数最多。监测发现全球和很多国家全民健康覆盖的进程在 2010 年后有所减慢，2017 年基本卫生服务覆盖 33%～49% 的世界人口。根据 SDGs 进程（2015—2030 年）预测，基本卫生服务覆盖人数增加 11 亿到 20 亿（受人口数增长的影响）。如果按目前的增长趋势，到 2030 年，基本卫生服务预计将覆盖 39%～63% 的世界人口，这与目标存在巨大差距，全民健康覆盖的进程需加速。

财务保护方面，随着服务覆盖的增加，对于个体和家庭的卫生服务成本也会增加，灾难性卫

生支出的发生率从 2000 年到 2015 年持续增加。自付费用占家庭收入超过 10% 的人口比例由 9.4% 增加到 12.7%；自付费用占家庭收入超过 25% 的人口比例由 1.7% 增加到 2.9%。2015 年，约 9.3 亿人口自付费用超过家庭收入的 10%，2.1 亿人口自付费用超过家庭收入的 25%。基于相对贫困线（人均每日消费或收入中位数的 60%），因自付费用因病致贫人口从 2000 年的 1.8% 增加到 2015 年的 2.5%。因此，在服务覆盖和人口覆盖水平提高的同时，卫生筹资的持续提升和有效利用是各国面临的改革方向。

1. 不同类型国家改革优先重点　全民健康覆盖情况的监测可为各国提供指导，确定卫生经济政策的优先重点。根据基本卫生服务覆盖指数和财务风险平均水平可分成 4 种类型：高服务覆盖、低财务风险；高服务覆盖、高财务风险；低服务覆盖、高财务风险；低服务覆盖，低财务风险（图 22-2）。

对于高服务覆盖、低财务风险的国家，其主要挑战是持续推进效率、质量和公平的健康服务；对于高服务覆盖、高财务风险的国家，最主要的挑战是保障更大范围的全民覆盖机制，以保护居民不因自付费用导致贫困；对于低服务覆盖、高财务风险的国家，需要推进在服务提供和健康筹资方面的全方位的改革，并优先处理不公平问题；对于低服务覆盖、低财务风险的国家，需要建立完善基础卫生服务体系。

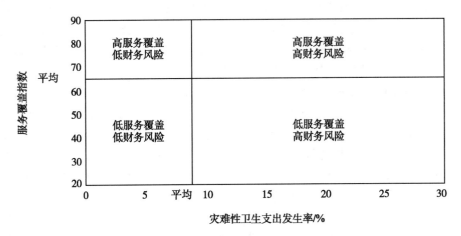

图 22-2　**基于全民健康覆盖监测的分类**

2. 卫生经济政策发展方向　UHC 监测也提示了卫生经济政策的发展方向。

（1）加强卫生系统建设：为推进全民健康覆盖，各国都需要加强卫生系统建设。第一，需要保证强有力的筹资结构。通过提高统筹资金，减少自付比例，在全体人群中分担疾病财务风险。第二，需要提升卫生人力的可获得性、可及性和能力，以保证能够提供以人为本的高质量综合卫生健康服务。第三，加大卫生人力投资。根据世界卫生组织监测报告预测，为了满足可持续发展目标对卫生人力的需求，到 2030 年，需增加超过 1 800 万卫生人力，供需缺口主要集中在低收入和中低收入国家。不仅需要公共和私立部门加大对医学教育的投资，而且需要提升卫生人力薪酬水平、完善激励机制，吸引优秀人才进入卫生行业。

（2）提升卫生服务提供效率：全民健康覆盖不仅强调改善卫生服务的覆盖程度，而且还需要更有效率地提供这些服务。首先，要促进卫生服务整合，从居民和社区健康需要的角度对医疗、护理、保健、养老等服务进行整合，从根本上改变服务提供方式。其次，要发展高质量的初级卫生保健。初级卫生保健不仅包含基本医疗和公共卫生服务为核心的卫生健康服务，还包括改善健康影响因素的多部门政策和行动，以及促进个人、家庭和社会的广泛参与增强自我管理能力的基层治理。

（3）加大对基本公共卫生服务的投资：新型冠状病毒感染导致的疫情使各国意识到需要迅

速加大对基本公共卫生服务的投资,包括基于证据的政策制定;提升个人和家庭自我管理的能力;提升社区治理能力;加强信息系统、数据分析和监测、实验室检测能力;完善公共卫生机构规划和补助机制等。

第四节　中国主要的卫生经济政策与改革

一、中国卫生经济政策改革历程

中华人民共和国成立以来,我国的医药卫生体制在改革中不断发展和完善,在通往全民健康覆盖的道路上取得了重要的进展,卫生经济政策成为推进改革的重要工具。

(一)卫生体系发展时期(1949—1978年)

随着卫生体系逐步建立,与之相适应的卫生经济政策逐步形成。在补偿政策方面,国家把公共卫生机构定位为全额补助单位,机构的发展、设备的添置、人员费用和业务费用均以国家财政补助的形式支付。对于卫生防治防疫机构、妇幼卫生机构、药品检验机构,国家对免费治疗疾病所需的经费给予专项补助,还针对重点疾病建立经费补助项目。医院由各级卫生、财政部门安排预算,预算结余资金上缴财政。卫生部门所属医院工作人员的工资全部由国家预算开支,医院财务预算采取"全额管理、定项补助,预算包干"的方式。允许将药品的批零差价收入作为补偿的一部分。在这种投入机制下,医院可收支平衡,但发展乏力。

1. 价格政策方面　从1953年到1957年,政府规定卫生事业是福利性事业,向居民提供免费的预防保健服务,政府加大对医院的投入,制定暂行收费标准,价格低于成本,同时实施"全额管理,差额补助"政策,医院仍可保持收支平衡。政府强调卫生服务的福利性,1958年、1960年、1972年,3次大幅度降低医疗服务价格。医疗服务价格低于不含劳务和固定资产折旧费用的成本。

2. 税收政策方面　国家为了促进卫生事业发展,积极扶持各级各类医疗机构,1950年起,对公立、私立等医疗机构免征工商业税,公立医疗机构所设账簿免征印花税等。

3. 医疗保障政策方面　计划经济时期,政府实行公费、劳保、合作医疗等不同形式的医疗保障制度,并向全体社会成员提供免费和低收费的各类医疗服务,卫生筹资的公平性较好,这一时期,人群健康水平得到了大幅的提升。

(二)改革初步探索阶段(1979—2002年)

改革开放以后,受经济体制改革的影响和带动,医疗卫生系统也在探索如何利用市场机制发展卫生领域以及如何克服市场机制对卫生带来的负面影响。

1. 补偿政策方面　公共卫生机构费用全部由国家承担的预算管理办法受到财政支付能力的限制,国家允许卫生防疫、药品检验机构开展的部分监督、检验业务实行有偿服务,所得收入全部留归单位用于发展事业和改善职工工作生活条件。这对缓解公共卫生机构资金供需矛盾起到了一定的作用,但是也使公共卫生服务的提供在一定程度上受到影响。对于公立医院采取简政放权的微观激励机制,政府对医院的补偿模式发生了重大变化。1979年4月,卫生部等部门颁布了《关于加强医院经济管理试点工作的意见》,提出"在坚持医院是社会主义福利事业的前提下,要运用经济方法管理医院的业务活动和财务收支",对医院实行"五定",即定任务、定床位、定编制、定业务技术指标、定经费补助。对医院的经费补助实行"全额管理、定额补助、结余留用"的制度,增收节支的结余,可以拿出一部分用于集体福利和个人奖励。1985年,国务院批转卫生部的《关于卫生改革若干政策问题的报告》指出,"国家对医院的补助经费,除大修理和大型设备购置外,实行定额包干,补助经费定额确定后,单位有权自行支配使用""对一些应用新仪器、新设备和新开展的医疗诊治服务项目,按成本制订收费标准;对新建、改建、扩建后医疗条件好的医疗单位，其医疗收费可以适当提高；病房可以分等级，实行不同的收费标准"。这对调动医院和医务人员积极性起到了重要的作用。但由于国家经济体制改革，财政实行"分灶吃饭"，卫生事业的管理体制从集中统一领导转为"宏观指导、分级管理、地方为主、条块结合"的模式。由于各地经济发展和财力状况的不平衡，各地财政对医疗机构补助水平存在较大差异，城乡之间、地区之间卫生投入水平出现较大差距，卫生筹资公平性降低。随着医院收支模式的变化，药品加成收入和高新医疗技术收入成为医疗机构补偿的主要渠道。但这种补偿模式激发了医疗机构诱导需求行为，过度医疗、不合理用药、医疗费用快速增长对卫生系统的公平性、效率、质量以及发展的可持续性都提出了挑战。

2. 价格政策方面　随着物价按市场调节，医疗服务成本提高（要素价格上涨），但医疗服务价格仍维持低价政策。1983 年，医疗服务价格实行"双轨制"。1985 年，政府允许新项目和高新技术按不含工资的成本定价。1992 年，收费标准并轨，结合医院等级评审，对不同等级医院实行不同的收费标准。在宏观改革环境和财政职能调整的同时，医疗服务维持低价政策，虽然医疗收费标准有部分微调，但总体上医疗服务价格背离价值的问题随着物价上涨而显得更加严重。2000 年，《关于改革医疗服务价格管理的意见》提出，对医疗服务价格实行政府指导价和市场调节价，取消政府定价。同时规范医疗服务价格项目，统一医疗服务项目和服务名称，规范医疗项目收费标准。2000 年 10 月，国家计划委员会、卫生部和国家中医药管理局印发了《全国医疗服务价格项目规范（试行）》，首次统一了全国医疗服务价格项目名称和编码。但是医疗服务价格背离价值的问题仍未得到改观，比价仍然不合理，价格管理体制不能完全适应市场经济发展的需要，政府定价的范围偏大，价格调整缺乏必要的灵活性。

3. 税收政策方面　1989—1991 年，对医疗卫生事业单位举办其他以副补主产业免征所得税，鼓励多渠道筹资发展卫生事业。2000 年，《关于城镇医疗机构分类管理的实施意见》将医疗机构划分为非营利性和营利性两类。非营利性医疗机构享受税、费优惠政策。但对非营利性医疗机构从事非医疗服务取得的收入，如租赁、财产转让、培训、对外投资收入等按规定征收各项税款。非营利性医疗机构将取得的非医疗服务收入，直接用于改善医疗卫生服务条件的部分，经税务部门审核批准可抵扣其应缴纳所得额，其余额征收企业所得税。非营利性医疗机构的药房分离为独立的药品零售企业，应按规定征收各项税款。

4. 医疗保障政策方面　原有医疗保险政策难以适应经济体制改革的要求，医疗保障覆盖面大幅下降。党的十四届三中全会提出，要建立社会统筹和个人账户相结合的社会医疗保险。1994 年，在江苏省镇江市、江西省九江市实行医疗保险制度改革"两江"试点。1996 年，试点工作扩大到 57 个城市。2002 年 10 月，《中共中央　国务院关于进一步加强农村卫生工作的决定》明确提出，建立和完善农村合作医疗制度和医疗救助制度。由于医疗保障体系尚不完善，出现医疗费用快速攀升、居民医疗经济负担加重、居民特别是低收入人群卫生服务可及性得不到提高等问题。

（三）改革深化阶段（2003—2008 年）

严重急性呼吸综合征（SARS）的流行推动了政府和学者对医药卫生体制改革的深入探讨。这一阶段，国家加强了对公共卫生机构的投入，专业公共卫生服务机构的人员经费、发展建设和业务经费由政府全额安排，按照规定取得的服务收入上缴财政专户或纳入预算管理。建立起了新型农村合作医疗制度和城镇居民医保制度，并同步推进了城乡医疗救助制度，为我国全民健康覆盖进程奠定了基础。

（四）新一轮医药卫生体制改革（2009 年以来）

2009 年 3 月，《中共中央　国务院关于深化医药卫生体制改革的意见》形成了新一轮医改的整体框架，以建立起覆盖城乡居民的基本医疗卫生制度为目标，具体包括建立起比较完善的公共卫生服务体系和医疗服务体系、比较健全的医疗保障体系和比较规范的药品供应保障体系。实现上述目标和完成改革任务主要通过建立协调统一的管理体制、高效规范的机构运行机制、政府主导的多元卫生投入机制、科学合理的医药价格形成机制、严格有效的监管机制、可持续发展的科技创新机制和人才保障机制、实用共享的信息系统、健全的法律制度八个方面的策略和政策。

二、卫生经济政策改革深化

（一）"健康中国"战略与卫生经济政策

2016 年，全国卫生与健康大会强调"健康中国"的建设理念，明确了新时期卫生与健康工作的方针是"以基层为重点，以改革创新为动力，预防为主，中西医并重，将健康融入所有政策，人民共建共享"。将卫生工作扩展到健康领域，体现了中国政府的健康价值观。"健康中国"战略明确新时期卫生健康事业的优先重点和发展策略，是全面提升中华民族健康素质、实现人民健康与经济社会协调发展的国家战略，是积极参与全球健康治理、履行 2030 年可持续发展议程国际承诺的重大举措。同年 10 月发布的《"健康中国 2030"规划纲要》提出了"三步走"的战略目标，以及到 2050 年"建成与社会主义现代化国家相适应的健康国家"的长远目标。

健康中国战略的根本要求是健康优先，基本策略是"健康融入所有政策"。这就要求政策制定者从健康影响因素的广泛性、社会性、整体性出发，强调政府的统筹协调责任，突出调动全社会参与的积极性，制度化地把促进健康的理念和要求纳入卫生经济政策制定和实施的全过程。政策制定中要以改善人群健康和健康公平为目标，通过跨部门公共政策制定的方法，促进各相关部门在实现政策目标过程中，增加健康价值理念，追求制度化地将健康、公平和可持续的考虑作为政策制定过程的一个标准模块，通过部门协作，避免对健康造成不利影响。

（二）主要卫生经济政策及改革

1. 区域卫生规划　具体规划是实现"健康中国"战略目标的分阶段实施路径。2021 年 2 月，全国卫生健康工作会议要求推进新发展阶段卫生健康事业高质量发展。为进一步促进资源的优化配置，指导各级卫生健康行政部门制定区域医疗机构设置规划，2022 年 1 月 12 日，国家卫生健康委员会印发《医疗机构设置规划指导原则（2021—2025 年）》衔接国家发展重要部署，以人民健康需求为导向、顺应新时代发展需求、围绕高质量发展主题，为充分体现政府宏观调控和市场配置资源的作用，促进医疗卫生资源优化配置，实现城乡医疗服务体系协调发展、医疗服务能力全面增强、医疗服务公平性与可及性有效提升提供了重要依据和工具指引。

2. 补偿政策　公共卫生服务主要通过政府筹资，实现基本公共卫生服务均等化成为新医改的重点任务之一。基本公共卫生服务的范围也根据人民健康需求和财政收入水平动态调整。2021 年 3 月，《中华人民共和国国民经济和社会发展第十四个五年规划和 2035 年远景目标纲要》进一步明确，改革疾病预防控制体系，建立稳定的公共卫生事业投入机制，落实医疗机构公共卫生责任。

随着医药分开综合改革的推进，医疗机构的补偿方式由政府财政投入、医疗服务收入和药品收入三个渠道向由财政投入和医疗服务收入两个渠道转变。多个地区推动了医药分开综合改革，与医疗服务价格改革、药品集中招标采购、医保制度改革等结合起来，促进公立医疗机构补助结构的调整和优化。

3. 价格政策　新医改提出了价格改革方向，对非营利性医疗机构提供的基本医疗服务，实行政府指导价，其余由医疗机构自主定价。基本医疗服务价格按照扣除财政补助的服务成本制定，体现医疗服务合理成本和技术劳务价值。不同级别的医疗机构和医生提供的服务，实行分级定价。规范公立医疗机构收费项目和标准，探索按病种收费等收费方式改革。建立医用设备仪器价格监测、检查治疗服务成本监审及其价格定期调整制度。同时改革药品价格形成机制。并积极探索建立医疗保险经办机构与医疗机构、药品供应商的谈判机制，发挥医疗保障对医疗服务和药品费用的制约作用。随着药品零差率和耗材零差率政策的实施，各地医疗服务价格相应得到一些调整。

2015年以来，以推进公立医院综合改革为契机，按照"总量控制、结构调整、有升有降、逐步到位"的原则，探索医疗服务价格动态调整的机制，强调体现医务人员技术劳务价值，减少药品耗材占比，同时建立以成本和收入结构变化为基础的价格动态调整机制，理顺比价关系。2021年8月，国家医疗保障局等八部门印发《深化医疗服务价格改革试点方案》的通知，明确建立5项机制（更可持续的总量调控机制、规范有序的价格分类形成机制、灵敏有度的价格动态调整机制、目标导向的价格项目管理机制、严密高效的价格监测考核机制）；强化3项支撑（优化管理权限配置、完善定调价程序、加强管理能力建设）；统筹推进4项配套改革（深化公立医院综合改革、改进医疗行业综合监管、完善公立医疗机构政府投入机制、衔接医疗保障制度改革）。

4. 医疗保障政策 新医改明确"建立覆盖城乡居民的基本医疗保障体系"。"城镇职工基本医疗保险、城镇居民基本医疗保险、新型农村合作医疗和城乡医疗救助共同组成基本医疗保障体系，分别覆盖城镇就业人口、城镇非就业人口、农村人口和城乡困难人群。""建立国家、单位、家庭和个人责任明确、分担合理的多渠道筹资机制，实现社会互助共济。"随着国家医疗保障局的成立，医保制度完善的推进力度进一步加快。目前，我国基本医疗保障制度覆盖人口稳定在95%以上，统筹层次和水平也在逐步提高。

在深化医疗保障制度改革方面，2020年3月，《关于深化医疗保障制度改革的意见》明确提出，全面建成以基本医疗保险为主体，医疗救助为托底，补充医疗保险、商业健康保险、慈善捐赠、医疗互助共同发展的医疗保障制度体系，包括完善公平适度的待遇保障机制、健全稳健可持续的筹资运行机制、建立管用高效的医保支付机制、健全严密有力的基金监管机制、协同推进医药服务供给侧改革以及优化医疗保障公共管理服务。随后国务院办公厅相继出台了《关于推进医疗保障基金监管制度体系改革的指导意见》《关于健全重特大疾病医疗保险和救助制度的意见》《关于推动公立医院高质量发展的意见》《关于印发"十四五"全民医疗保障规划的通知》等，推进统一制度、完善政策、健全机制、提升服务，增强医疗保障的公平性、协调性，发挥医保基金战略性购买作用，推进医疗保障和医药服务高质量协同发展，促进健康中国战略实施。

以上政策并不能涵盖所有卫生经济政策，但是通过这几类卫生经济政策的改革完善，可以呈现卫生健康发展目标、卫生健康问题、卫生改革、卫生经济政策之间循环推进、动态变化的过程。同时，不同的卫生经济政策也不是孤立的，在改革中常常是相互配合发挥作用。

思考题

1. 简述卫生经济政策的概念和目标。
2. 简述全民健康覆盖的概念和监测指标。
3. 简述全民健康覆盖监测对各国卫生改革优先重点确定的意义。
4. 简述"健康融入所有政策"对卫生经济政策形成的意义。

（韩优莉）

推 荐 阅 读

[1] 保罗•J.费尔德斯坦.卫生保健经济学[M].费朝晖,李卫平,王梅,等译.4版.北京:经济科学出版社,1998.

[2] 陈文.卫生经济学[M].4版.北京:人民卫生出版社,2017.

[3] 胡善联.药物经济学评价指南[M].上海:复旦大学出版社,2018.

[4] 孟庆跃.卫生经济学[M].北京:人民卫生出版社,2013.

[5] 舍曼•富兰德,艾伦•C•古德曼,迈伦•斯坦诺.卫生经济学[M].6版.王健,李顺平,孟庆跃,译.北京:中国人民大学出版社,2011.

[6] 亚历山大•S•普力克,阿普里尔•哈丁.卫生服务提供体系创新[M].李卫平,王云屏,宋大平,译.北京:中国人民大学出版社,2011.

[7] 中国健康教育中心.健康影响评价实施操作手册(2019版)[M].北京:人民卫生出版社,2019.

[8] ARROW K. Uncertainty and the Welfare Economics of Medical Care[J]. American Economic Review,1963,53(5):941.

[9] CULYER A,NEWHOUSE J. Handbook of Health Economics[M]. Amsterdam: Elsevier B.V. 2000.

[10] DRUMMOND MF,SCULPHER MJ,CLAXTON K,et al. Methods for the Economic Evaluation of Health Care Programmes[M]. 4th ed. Oxford: Oxford University Press,2015.

[11] GROSSMAN M. The Demand for Health: A Theoretical and Empirical Investigation[M]. New York: Columbia University Press,2017.

[12] HANSON K,BRIKCI N,ERLANGGA D,et al. The Lancet Global Health Commission on financing primary health care: putting people at the centre[J]. Lancet Glob Health,2022,10(5):e715.

[13] O'DONNELL O,DOORSLAER E,WAGSTAFF A. Analyzing health equity using household survey data[M]. Danvers: Clearance Center Inc,2008.

[14] ONUKWUGHA E,MCRAE J,KRAVETZ A,et al. Cost-of-illness studies: an updated review of current methods[J]. Pharmacoeconomics,2016,34(1):43.

[15] SMITH P C,MOSSIALOS E,PAPANICOLAS I,et al. Performance measurement for health system improvement: Experiences,challenges and prospects[M/OL]. Cambridge: Cambridge University Press,2010.

[16] WORLD HEALTH ORGANIZATION. Guide to producing national health accounts[M]. Geneva: World Health Organization,2003.

[17] WORLD HEALTH ORGANIZATION. Health Systems Financing: the Path to Universal Coverage. The World Health Report 2010[R]. Geneva: World Health Organization,2010.

[18] WORLD HEALTH ORGANIZATION,WORLD BANK. Global Monitoring Report on Financial Protection in Health 2021[R]. Washington: World Bank,2021.

[19] XU K,EVANS D,KAWABATA K,et al. Household catastrophic health expenditure: a multicountry analysis[J]. the Lancet,2003,362:111.

[20] ZWEIFEL P,BREYER F. Health Economics[M]. 2nd ed. Berlin: Springer,2009.

中英文名词对照索引